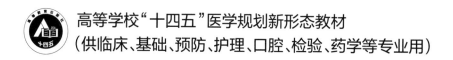

高等学校"十四五"医学规划新形态教材

（供临床、基础、预防、护理、口腔、检验、药学等专业用）

医学寄生虫学

Yixue Jishengchongxue

第4版

U0312920

主　编　汪世平

副主编　吴忠道　陈晓光　董惠芬　徐绍锐　吕志跃

编　委（以姓氏笔画为序）

王　勇（南京医科大学）	王中全（郑州大学）
尹铁球（桂林医学院）	吕志跃（中山大学）
刘　莎（首都医科大学）	刘　淼（安徽医科大学）
刘志刚（深圳大学）	刘明社（长治医学院）
刘爱芹（哈尔滨医科大学）	江钢锋（广东医科大学）
安春丽（中国医科大学）	李　苗（中国医科大学）
李晋川（成都医学院）	李朝品（皖南医学院）
杨　光（暨南大学）	杨秋林（南华大学）
吴　翔（中南大学）	吴仕筠（吉首大学）
吴忠道（中山大学）	邹节新（南昌大学）
汪世平（中南大学）	陈建平（四川大学）
陈晓光（南方医科大学）	国　果（贵州医科大学）
明珍平（武汉大学）	罗恩杰（中国医科大学）
周必英（遵义医科大学）	周宪民（南昌大学）
单骄宇（新疆医科大学）	赵亚娥（西安交通大学）
胡　薇（复旦大学）	柳建发（宁波大学）
段义农（南通大学）	秦元华（大连医科大学）
夏超明（苏州大学）	徐绍锐（中南大学）
高兴政（北京大学）	郭宪国（大理大学）
崔　昱（大连医科大学）	崔　晶（郑州大学）
章　涛（福建医科大学）	梁韶晖（温州医科大学）
彭礼飞（广东医科大学）	董惠芬（武汉大学）
蒋立平（中南大学）	潘卫庆（海军军医大学）

编写秘书　周云飞（海南医科大学）

中国教育出版传媒集团

高等教育出版社·北京

内容简介

《医学寄生虫学》第4版由中南大学汪世平教授担任主编,由来自40多所高校的60余位医学寄生虫领域专家、教授共同编写而成。

全书共分五篇十九章,内容涵盖总论、医学原虫学、医学蠕虫学、医学节肢动物学和寄生虫病的实验诊断技术与治疗药物。教材依据高等医学院校医学专业培养目标,结合我国国情,重点阐述了我国常见的严重危害人群健康的寄生虫和重要病媒节肢动物,对国外重要的虫种或具有潜在危害的罕见寄生虫也做了介绍,涉及人体寄生虫与病媒节肢动物100余种,系统地介绍了寄生虫病的实验诊断技术与治疗药物。为了满足双语教学的要求,本书主要名词概念和图表均采用中、英文表达。本书配数字课程,内容包括教学PPT、英文小结、思考题、自测题等。

本书适用于高等医学院校临床、基础、预防、护理、口腔、检验、药学等专业学生,也可作为研究生、临床医师及疾病控制卫生防疫工作者的参考书。

图书在版编目(C I P)数据

医学寄生虫学 / 汪世平主编. -- 4版. -- 北京 :
高等教育出版社,2024.5
供临床、基础、预防、护理、口腔、检验、药学等专业用
ISBN 978-7-04-053279-1

Ⅰ. ①医… Ⅱ. ①汪… Ⅲ. ①医学－寄生虫学－医学院校－教材 Ⅳ. ①R38

中国版本图书馆CIP数据核字(2019)第290620号

策划编辑 初 瑞　　责任编辑 初 瑞　　封面设计 李小璐　　责任印制 沈心怡

出版发行	高等教育出版社	咨询电话	400-810-0598
社　　址	北京市西城区德外大街4号	网　　址	http://www.hep.edu.cn
邮政编码	100120		http://www.hep.com.cn
印　　刷	涿州市星河印刷有限公司	网上订购	http://www.landraco.com
开　　本	889 mm×1194 mm 1/16		http://www.landraco.com.cn
印　　张	20	版　　次	2004年7月第1版
字　　数	520千字		2024年5月第4版
插　　页	2	印　　次	2024年5月第1次印刷
购书热线	010-58581118	定　　价	49.80元

新形态教材·数字课程（基础版）

医学寄生虫学

（第4版）

主编　汪世平

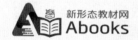

关于我们 | 联系我们　　　登录/注册

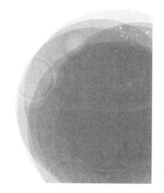

医学寄生虫学（第4版）

汪世平　主编

开始学习　　收藏

　　医学寄生虫学（第4版）数字课程与纸质教材一体化设计，紧密配合。数字课程内容教学PPT、英文小结、思考题、自测题等。充分运用多种形式媒体资源，极大地丰富了知识的呈现形式，拓展了教材内容。在提升课程教学效果同时，为学生学习提供思维与探索的空间。

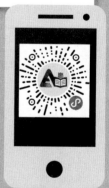

http://abooks.hep.com.cn/53279

"医学寄生虫学(第4版)"
数字课程编委会

前　言

本教材根据本科教学大纲的要求,在吸收、继承和发扬医学专业教材传统特色的基础上进行了创新,既遵循"三基(基础理论、基本知识和基本技能)",又兼顾"五性"(思想性、科学性、先进性、启发性、实用性)的要求。同时,加强基础与临床的联系,以利于学生开阔视野、拓宽思维,提高分析问题、解决问题的能力,培养创新的精神。

全书包括总论、医学原虫学、医学蠕虫学、医学节肢动物学和寄生虫病的实验诊断技术与治疗药物等内容。采用传统的寄生虫学知识结构体系进行编排,按寄生虫的生物学分类或结构的复杂程度编写教学内容,以满足实际教学工作的需要。总论阐述了与医学寄生虫学有关的基本概念、寄生虫和宿主的相互关系、寄生虫感染的特点及其流行规律和防治对策;各论包括常见人体寄生虫的形态、生活史、致病机制和临床表现、实验诊断、流行与防治等内容。教材内容较全,引用资料较新,实用性较强。

为了满足双语教学的需要,书中图表采用中英文标注,图文并茂;书末附有详细的英汉名词对照,可作为长学制和双语教学参考。数字课程包括教学 PPT、英文小结、思考题、自测题等资源,有利于学生拓展知识、深入学习。

来自 40 多所高校的 60 多位专家、教授参与了本教材的编写。全体编写人员的辛勤劳动,以及高等教育出版社编辑的共同努力,是本书顺利出版的重要前提。承蒙香港中文大学冯明钊教授审校全书的英文部分,长治医学院刘明社教授承担了部分图稿的修订,海南医科大学周云飞博士担任本书编写秘书。由于受扉页的排名所限,还有以下署名在相关章节的专家教授:沈际佳、吴建伟、舒衡平、毛佐华、杨自军、汪雪兰、张龙兴、郑小英、张玺、王美莲、赵金红、任一鑫、热比亚·努力、杨凤坤、胡丽等编者承担并完成了编写工作,对此,我一并致以衷心的感谢。由于编者水平与时间限制,书中难免存在不足和错漏之处,恳请同行专家及广大师生在使用本教材过程中,将发现的问题及时反馈,以便今后加以修正,将不胜感激。

汪世平

2024 年 3 月

目 录

第一篇 总 论

第二篇　医学原虫学

第三篇　医学蠕虫学

第四篇　医学节肢动物学

第五篇　寄生虫病的实验诊断技术与治疗药物

第一篇
总　论

　　医学寄生虫学（medical parasitology），又称人体寄生虫学（human parasitology），是研究寄生在人体内和体表上、有医学意义的寄生虫及其与宿主相互关系的一门科学。它以人体寄生虫为研究对象，阐述寄生虫在生物界的分类地位、形态特征、生活史、地域分布及与疾病的关系等方面的知识，包括媒介、保虫宿主、终宿主和中间宿主及与寄生虫病传播和预防有关的流行病学和生态学等内容。医学寄生虫学属于基础医学病原生物学的范畴，是基础医学与临床医学、预防医学等的桥梁课程。它由医学原虫学（medical protozoology）、医学蠕虫学（medical helminthology）和医学节肢动物学（medical arthropodology）三大部分所组成。学习本课程的目的是控制和消除病原寄生虫所致的人体寄生虫病，并防制与疾病有关的医学节肢动物，以保障人类的健康。

第一章

寄生虫对人类的危害

在无脊椎动物中,寄生虫占有很大的比例,它虽不像脊椎动物那样为人们所熟知,但某些寄生虫所致的人体寄生虫病,却广泛流行于世界各地,在人类传染病中占有重要地位,尤其在热带与亚热带地区的发展中国家,人群发病率和病死率均很高。寄生虫病对人类健康的危害极大,造成的经济损失难以估量,严重影响了社会和经济的发展,成为人们极为关注的公共卫生问题。因此,寄生虫病受到世界卫生组织(WHO)的高度重视。由联合国开发计划署/世界银行/世界卫生组织联合倡议的热带病研究和培训特别规划(Special Program for Research and Training in Tropical Diseases,TDR)2000 年公布,要求重点防治的10 种主要热带疾病目录中,除麻风(leprosy)、登革热(dengue fever)、结核(tuberculosis)3 种外,其余7 种都是寄生虫病,即疟疾(malaria)、血吸虫病(schistosomiasis)、利什曼病(leishmaniasis)、非洲锥虫病(African trypanosomiasis)、美洲锥虫病(American trypanosomiasis,Chagas disease)、淋巴丝虫病(lymphatic filariasis)和盘尾丝虫病(onchocerciasis)。

WHO 采用"伤残调整生命年"(disability-adjusted life year,DALY)作为表示疾病负担的主要指标,以便通过对疾病负担的比较分析,客观评价某种疾病对健康损害的程度及对生存质量的影响。据2022 年 WHO 有关血吸虫病与土源性蠕虫病最新进展报告,分析 2000—2019 20 年间两者 DALY 的变化,其 DALY 从 630 万降到 3 350 万。其中,血吸虫病 DALY 从 222 万降至 163 万,土源性蠕虫病 DALY 从 400 万降至 190 万。另据 2016 年 WHO 的统计资料显示,疟疾流行于 104 个国家,约有 33 亿人生活在疟疾流行或亚流行地区,受威胁人口占全球总人数的 50% 以上。2017 年,WHO 估计全球发病人数达 2.03 亿 ~2.62 亿,大部分疟疾病例发生在非洲区域(92%),其次为东南亚区域(5%)和地中海区域(2%)。2017 年疟疾死亡人数为 43.5 万人,非洲区域疟疾死亡人数占所有疟疾死亡人数的 93%。全球疾病负担排名,疟疾居前 10 之内。据 WHO 2021 年统计,目前血吸虫病流行于 78 个国家和地区,约有 2.4 亿人感染血吸虫,7 亿多人口受感染威胁,其中 15 岁以下儿童有 1.14 亿,占 44.3%,每年死于血吸虫病者有 4.1 万,DALY 为 186 万,在所有寄生虫病中,其疾病负担居第 2 位。丝虫病流行于 52 个国家,有 8.86 亿人口受感染威胁,2.5 亿人受感染,3 600 万人因感染丝虫而致伤残,DALY 为 135.1 万。其中,班氏丝虫病呈全球性分布,居住在受威胁地区的居民约有 9.05 亿人,在东南亚、非洲、美洲和太平洋岛国的大部分热带国家中尤为严重。蚋传播的盘尾丝虫引起盘尾丝虫病(河盲症),流行于非洲、拉丁美洲和西亚的 31 个国家,估计全世界有患者 1 760 万,致盲者达 32.6 万人。利什曼原虫有 7 种和若干亚种,由白蛉传播。利什曼病主要流行于热带和亚热带的 88 个国家和地区,全世界感染人数为 1 200 万,受威胁人数达 3.5 亿;因其流行区分散,发病率较难估计,每年新感染者为 100 万 ~200 万人,约有上千人死亡。锥虫可通过舌蝇传播,非洲锥虫病(睡眠病)流行于非洲的 37 个国家,每年感染人数为 5 万 ~7 万,约有 6 000 万人受感染威胁;美洲锥虫病即恰加斯病,流行于中南美洲,感染人数达 700 万 ~800 万人,约有 9 000 万人受感染威胁。

此外,肠道寄生虫病及机会性寄生虫病如弓形虫病、隐孢子虫病等对人类健康的危害不容忽视。全球钩虫感染的人数已超过7亿;在发展中国家的农村地区,蛔虫感染者占总人口的75%~90%,50%以上的儿童营养与发育受到严重影响。特别是在亚洲、非洲、拉丁美洲的农业区,常因污水灌溉和施用新鲜粪便,导致肠道寄生虫病的广泛传播。肠道寄生虫病的发病率已被看作是衡量一个地区经济文化发展水平的基本指标,它与社会经济和文化的发展水平互为因果。由于要防治和控制寄生虫病的流行,无疑会加重政府的财政负担,影响国家的经济建设进程。因此,寄生虫病是制约发展中国家经济发展的重要因素之一。近年来,随着全球经济的增长和公共卫生地位的提升,"被忽视的热带病"(neglected tropical disease,NTD)(绝大多数NTD是寄生虫病)开始受到全世界的关注。目前,"被忽视的热带病"为全球疾病负担前10类疾病之一。即使在经济发达的国家,由于人们生活方式、习惯的不同,也不同程度地存在寄生虫病的公共卫生问题。如阴道毛滴虫的感染人数,估计美国有371万,英国有100万;蓝氏贾第鞭毛虫的感染在俄罗斯及其周围地区特别严重,美国部分地区也有流行,全球感染者达2亿。许多人畜共患寄生虫病如旋毛虫病、棘球蚴病(包虫病)、猪囊尾蚴病(囊虫病)、弓形虫病等,不仅危害人类的健康,也给畜牧业造成巨大损失。当前,寄生虫对人类危害的严重性还表现在寄生虫产生抗药性等方面,如恶性疟抗药性、媒介昆虫抗药性的出现。

随着人类活动范围的扩大,不可避免地将许多本来和人类没有关系的寄生虫从自然界带到人类居住地,进入人群并造成新的公共卫生问题。随着人类的交往活动越来越频繁,在他国危害性很大的寄生虫病或媒介节肢动物可输入本国,并在一定条件下传播流行。现代工农业建设造成的大规模人口流动和生态环境平衡破坏,也可能引起某些寄生虫病的流行。近代的一些医疗措施,如长期使用免疫抑制剂可造成人体免疫功能受损,也使机会性致病性寄生虫感染增加。总之,寄生虫正以新的形式威胁着人类。

在我国,寄生虫病分布很广。据中华人民共和国成立初期的调查,仅血吸虫病、疟疾和丝虫病患者就达7000多万人,严重阻碍了农业生产和国民经济的发展。中华人民共和国成立后,党和政府高度重视寄生虫病的防治工作,《1956年到1967年全国农业发展纲要(草案)》中,就将流行最为广泛、危害最为严重的血吸虫病、疟疾、丝虫病、钩虫病和内脏利什曼病列为我国的五大寄生虫病,重点加以防治。经过60多年的不懈努力,我国寄生虫病的防治工作取得了举世瞩目的成绩。如疟疾,中华人民共和国成立前全国有疟疾流行的县(市)达1829个,发病人数高达3000多万,20世纪70年代初,黄淮平原疟疾暴发流行,5个省的发病人数即高达2198万,对人民健康和社会发展造成极大影响;经过数十年积极防治,2018年全国仅报告疟疾2678例,且均为境外输入病例;目前,我国无本土感染;2021年6月,WHO证实我国已达到消除疟疾目标。1958年,我国大部分地区基本消灭了内脏利什曼病。淋巴丝虫病虽不致命,但有相当高的致残率,被WHO列为全球第2位致残病因。我国曾有16个省(自治区、直辖市)的864个县流行丝虫病,估算全国累计病患为3099万。经过近50年的努力,至1994年,我国基本上消灭了丝虫病;2006年,我国16个丝虫病流行的省(自治区、直辖市)已全部达到了消除丝虫病的标准;2007年,全国彻底阻断丝虫病的传播,并得到了WHO的认可。

与防治之初相比,我国许多寄生虫病流行区域在不断缩小,感染人数和患病人数总体上呈下降趋势,寄生虫病病死率也降到了历史最低水平。但是,由于我国各地经济发展尚不平衡,许多寄生虫病又是人畜共患病,引起寄生虫病流行的复杂因素依然存在,故寄生虫病的现场防治仍然面临很多困难。如血吸虫病、疟疾、棘球蚴病和内脏利什曼病等一些危害严重的寄生虫病,其传播还没有得到完全控制。部分得以基本控制的寄生虫病疫情仍不稳定,在局部地区仍出现疫情回升或反弹。

近年来,由于生物、自然和社会经济等因素的相互影响,加上血吸虫病传播环节复杂、传染源种类多、钉螺分布面积大、江湖洲滩环境和大山区地形复杂导致血吸虫病防治难度增加。截至2020年底,我国共有450个县(市、区)、3352个乡(镇)、28376个村流行血吸虫病,流行村总人口数为7137.04万人;现有晚期血吸虫病患者29517人。全国现有钉螺面积36.50亿 m²,其中湖沼型、水网型、山丘型流行区有螺面积分别占94.66%、0.04%、5.30%。从地区分布来看,湖南省钉螺面积约占全国50%,为17.25亿 m²。由于钉螺扩散状态依然存在,人畜感染危险性增加,血吸虫病传染源还有向城市扩散的倾向,在一些传播阻断多年达到消除目标的地区(如浙江、上海、广东等)输入性血吸虫病病例常被发现。内脏利什曼病虽在黄淮平原已经绝迹,但西北地区散在发生的病例从未间断;新疆、甘肃、四川、陕西、山西和内蒙古仍有新病例出现,自 2001 年以来,我国发病人数维持在 300 例以上,近几年疫情亦一直处于高位徘徊状态。

值得注意的是,我国部分农村地区卫生条件欠佳,容易造成寄生虫病的传播、流行。寄生虫混合感染的现象时有发生,同时感染 2~3 种寄生虫者很常见,有地区 5 岁以下儿童感染寄生虫多达 6 种,最多者一人感染 9 种寄生虫。据 2014—2015 年第三次全国人体重要寄生虫病现状调查数据显示,肠道寄生虫人群感染率较第二次调查(2001—2004)显著下降,土源性线虫加权感染率为 4.49%,其中钩虫、蛔虫、鞭虫感染率分别为 2.62%、1.36% 和 1.02%。推算全国总感染人数约为 3 859 万,其中单一虫种感染人数为 3 430 万,混合虫种感染人数为 430 万。其中钩虫、蛔虫、鞭虫感染人数分别为 1 697 万、882 万和 660 万。

食源性寄生虫病的发病人数日趋增多。由于市场开放,家禽或肉类、鱼类等商品供应渠道增加,城乡食品卫生监督难度加大,加之饮食习惯的变化,喜生食、半生食的人数增加,使一些食源性寄生虫病的流行程度在部分地区有不断扩大的趋势。华支睾吸虫病是我国常见的食源性寄生虫病,流行于全国 27 个省(自治区、直辖市),估计感染人数达 598 万人,重流行区感染率超过 90%。旋毛虫病在全国 17 个省(自治区、直辖市)的 93 个县(市)已有报道,2004—2008 年我国旋毛虫病暴发 9 次,发病人数为 1 282 例,死亡 3 例。广州管圆线虫病在 1997—2006 年暴发 3 次,发病人数为 251 人。随着艾滋病在我国迅速蔓延,也使一些机会性致病的寄生虫病如孢子虫病、弓形虫病、粪类圆线虫病等的发病率增加。2004 年我国人群弓形虫血清阳性率约为 7.88%,估计感染人数达 9 400 余万。由于被饲养宠物的种类和数量的增加,使得人类感染与猫、犬等宠物有密切关系的寄生虫病,如犬弓首线虫病、猫弓首线虫病、犬复孔绦虫病、犬棘球蚴病等病例增加。此外,由于对外交往和旅游业的发展,人口流动日趋频繁,不仅感染者(带虫者)入境增多,而且一些可作为中间宿主、转续宿主的动物也被输入,如海鱼类(异尖线虫的宿主)、螺类(广州管圆线虫和棘口吸虫等的宿主)、蟹类(各种并殖吸虫的宿主)、淡水鱼类(猫后睾吸虫和异形吸虫等的宿主)、龟鳖类(喉兽比翼线虫的宿主)、甲虫类(巨吻棘头虫等的宿主),这些寄生虫、宿主和媒介的输入给我国人民健康带来新的威胁。

总之,我国寄生虫种类多,分布范围广,感染人数众,必须引起足够的重视。尽管某些重要寄生虫病的防治工作取得了巨大成绩,但控制和消除寄生虫病的任务仍然十分艰巨。

(汪世平)

数字课程学习……

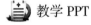 教学 PPT　　　　✎ 英文小结　　　　📖 思考题　　　　📝 自测题

第二章

寄生虫生物学

▶▶▶ 第一节 寄生现象 ◀◀◀

在自然界,两种生物在一起生活的现象非常普遍。这种现象是生物在长期演化过程中逐渐形成的,称为共生(symbiosis)。从营养、居住和利害关系看,生物种间的共同生活关系一般可分为互利共生(mutualism)、偏利共生(commensalism)和寄生(parasitism)3种类型。

一、互利共生

两种生物生活在一起,双方互相依赖,都能受益,这种生活关系称互利共生。互利共生通常是专性的,因为共生的任何一方大多都不能独立生存。例如白蚁和它肠道中的鞭毛虫,因白蚁不能分泌纤维素酶,所以不能消化纤维素,而生活在白蚁消化道内的鞭毛虫能合成纤维素酶,并能利用白蚁食入的木质作为营养来源,白蚁则以鞭毛虫排泄的发酵产物作为营养,两者互利共生。

二、偏利共生

两种生物生活在一起,其中一方从共同生活中获利,另一方不受益亦不受害,双方的关系仅是空间或生态上的关系,这种生活关系称偏利共生或共栖。有些生物习惯上被认为是寄生虫,实际上是偏利共生的原虫,例如在人结肠内寄生的结肠内阿米巴,以肠内细菌为食,但不侵入肠黏膜,对宿主既无利也无害。又例如生活在人口腔中的齿龈内阿米巴,在口腔中以细菌、食物颗粒和死亡的上皮细胞为食,因此齿龈内阿米巴既不损害宿主的口腔组织,又不被宿主伤害。

三、寄生

两种生物生活在一起,其中一方受益,另一方受害,受害方给受益方提供营养物质和居住场所,这种生活关系称寄生。寄生受益的一方称为寄生物,如病毒、立克次体、细菌、真菌、寄生虫等,被寄生受害的一方称为宿主(host)。寄生虫(parasite)是指营寄生生活的单细胞的原生生物和多细胞的无脊椎动物,如原虫、吸虫、线虫与节肢动物。寄生虫通过机械性损害(如钻入宿主),摄取、消化和吸收宿主组织,代谢产物毒害宿主,或夺取营养等综合作用损害宿主。

(汪希雅　汪世平)

▶▶▶ 第二节　寄生虫与宿主的类别 ◀◀◀

一、寄生虫的类型

根据寄生部位、寄生性质及寄生虫与宿主的关系,可将寄生虫分为以下几类。

1. **体外寄生虫(ectoparasite)和体内寄生虫(endoparasite)**　寄生在宿主体表的寄生虫称体外寄生虫,如虱、蚤等,吸血时与宿主体表接触,多数在饱食后即离开宿主。寄生在宿主体内的寄生虫称体内寄生虫,如寄生于宿主肠道的蛔虫、组织内的囊尾蚴、细胞内的疟原虫等。

2. **专性寄生虫(obligatory parasite)**　是指某些必须营寄生生活的寄生虫,否则无法完成它们的生命周期。如丝虫,其生活史各阶段均营寄生生活;或生活史某个阶段必须营寄生生活,如钩虫的幼虫在土壤中营自生生活(free-living),但发育至丝状蚴后,需侵入宿主体内营寄生生活,才能继续发育至成虫。

3. **兼性寄生虫(facultative parasite)**　既可营自生生活又可营寄生生活的寄生虫称兼性寄生虫,如粪类圆线虫成虫阶段既可寄生于宿主肠道内,也可以在土壤中营自生生活。兼性寄生虫有自生生活阶段,或作为共生者,这些寄生虫偶然被食入,或经伤口、身体其他开口进入人体。如某些自生生活阿米巴(耐格里属),可以寄生于人脑内,且感染致病通常是致命的。

4. **永久性寄生虫(permanent parasite)和暂时性寄生虫(temporary parasite)**　寄生虫的某一生活阶段不能离开宿主独立生活,离开了就不能存活,这类寄生虫称永久性寄生虫,如疥螨、蠕形螨、血吸虫的成虫等。某些寄生虫因取食需要而暂时性、短时间接触宿主,然后离开,这类寄生虫称为暂时性或间歇性寄生虫,如吸血昆虫蚊、蚤等。

5. **偶然寄生虫(accidental parasite)**　因偶然情况进入宿主体内寄生,或附着于非正常宿主的寄生虫称偶然寄生虫,但它们不能长期在非适宜宿主体内存活,在某些情况下还可能具有极端致病性。如某些蝇类幼虫偶然寄生于人体组织或腔道引起蝇蛆病。

6. **机会性致病性寄生虫(opportunistic parasite)**　某些寄生虫如弓形虫、隐孢子虫等,在宿主体内通常处于隐性感染状态,当宿主免疫功能低下时,这些寄生虫可出现异常增殖且致病力增强,这类寄生虫称机会性致病性寄生虫。

二、宿主的类型

寄生虫完成生活史过程,有的只需要一个宿主,有的则需要两个以上的宿主。有些原虫和许多蠕虫生活史复杂,甚至需要多个宿主。根据宿主在寄生虫生命周期中的作用不同,宿主类型分为以下几类。

1. **中间宿主(intermediate host)**　是指寄生虫的幼虫或无性生殖阶段所寄生的宿主。若有两个以上中间宿主,依发育的先后顺序分别命名为第一中间宿主和第二中间宿主。例如某些淡水螺和淡水鱼分别是华支睾吸虫的第一中间宿主和第二中间宿主。

2. **终宿主(definitive host)**　是指寄生虫性成熟阶段(成虫)或有性生殖阶段所寄生的宿主。例如人是血吸虫的终宿主。

3. **保虫宿主(储存宿主,reservoir host)**　有些寄生虫引起人畜共患病,除可寄生于人体外,还可寄生于其他脊椎动物,并在一定条件下可传播给人,在流行病学上称这些动物为保虫宿主或储存宿主。这些动物是寄生虫的正常宿主,但就人的动物源性感染而言,它们又是贮藏所,故任何可传染给人类感染寄生虫的动物均称为保虫宿主。在流行病学上,这类动物可作为人体寄生虫病的重要传染源。例如,感染血吸虫的牛和猪、感染克氏锥虫的猫和犬均为保虫宿主。

4. **转续宿主(paratenic host)**　是指寄生虫不经历任何发育但其仍然存活,并对另一宿主具有感染性的寄生宿主。即当某些寄生虫的幼虫侵入非正常宿主体内,虽能存活,但不能继续发育为成虫,长期保持幼虫状态,而对终宿主(正常宿主)有感染性,当此幼虫有机会再进入正常终宿主体内时,仍可继续发育为成虫,这种非正常宿主称为转续宿主或输送宿主。它可能弥补中间宿主和终宿主之间的生态差距。因此,转续宿主对完成生活史常常是有益的,有时甚至是必需的。例如,卫氏并殖吸虫的囊蚴被野猪食入后,童虫大多数侵入肌肉,长期存活而无明显发育,处于滞育状态。人们可因生食野猪肉而感染卫氏并殖吸虫病,野猪即是卫氏并殖吸虫的转续宿主。

有些寄生虫仅能寄生于一种或两种宿主,具有高度宿主特异性。例如,链状带绦虫(猪带绦虫)仅在人体内成熟,所以它有完全的宿主特异性。另一些寄生虫具有低宿主特异性,如旋毛虫几乎能在任何恒温脊椎动物体内发育成熟。此外,还有一些寄生虫可以寄生在其他寄生虫体内,这种现象称重寄生,例如在蚤体内的绦虫幼虫。

(汪希雅　汪世平)

▶▶▶　第三节　寄生虫的生活史　◀◀◀

寄生虫完成一代生长、发育和繁殖的全过程称为寄生虫的生活史(life cycle)。寄生虫的种类繁多,生活史也多种多样。从形式上看,寄生虫的生活史不过是个体生长发育整个过程中许多阶段的连续,表现形式不同,但都是生存必需的环节。如血吸虫生活史中的成虫、虫卵、毛蚴、胞蚴、雷蚴、尾蚴与童虫,虽然名称各异,但都是整个生活史中互相连接的环节。了解和掌握寄生虫的生活史,不仅可以认识寄生虫是如何生存、发育和繁殖的,而且有利于针对其关键阶段采取有效的防制措施。根据寄生虫完成整个生活史过程是否需要经历宿主转换,可将寄生虫的生活史分为直接发育型与间接发育型两种类型。

一、直接发育型

寄生虫完成生活史不需要更换宿主,如蛔虫、钩虫等。蠕虫的虫卵、原虫的包囊经宿主粪便排出体外,随后的发育除了寄生虫本身的先天因素外,自然条件对它们的生存、生存时间和感染性影响很大。这些寄生虫在外界直接发育到感染期,主动或被动进入宿主机体发生感染,在流行病学上常将此类生活史的蠕虫称为土源性蠕虫。一般来说,直接发育的寄生虫以肠道寄生虫多见,其分布地区也比较广泛。

二、间接发育型

寄生虫完成生活史需要宿主更换,在中间宿主或媒介昆虫体内发育至感染阶段后才能感染人体,如疟原虫等。蠕虫中如丝虫的生活史属此种类型,在流行病学上又将具有间接发育生活史的蠕虫称为生物源性蠕虫。间接发育型的寄生虫完成生活史过程的条件多一些,除了要求终宿主之外,中间宿主的种类、分布的地区及空间密度,决定了该寄生虫存在的地区和感染的情况。血吸虫即是如此,需要钉螺作为中间宿主。血吸虫卵在水中孵出毛蚴,然后感染钉螺,由于毛蚴寿命短,感染成功的机会与虫卵数量、钉螺分布的密度、外界环境条件等有关。尾蚴从螺体逸出后感染终宿主时也是这样,尾蚴数量越多、活力越强,感染成功的机会就越大。从流行病学角度看,发育生长过程是决定流行病学动力学的基础。寄生虫发育生长过程越短,每一增殖阶段增殖的数量越大,则寄生虫种群数量增长的内在潜力就越大,在一定空间内该病流行的动力也就越大。虽然流行病学动力学不完全取决于上述生活史诸因素本身,但是生活史是重要的基础。

寄生虫的生活史是在长期演化过程中形成的,是寄生虫遗传特性和环境条件互相影响的结果,如蠕虫卵与昆虫卵的孵化、幼虫的逸出、原虫的脱囊及孵化与脱囊后的移行与定居,受到各种酶、气体、酸碱度、其他化学效应及温度、接触、压迫等因素的影响。因此,研究寄生虫发育和生长的规律,认识其生活史,必须综合考虑这些因素。

三、寄生虫对寄生生活的适应性变化

在生物进化中,在自然选择的作用下,生物群体渐次分化,寄生虫的生活史过程,在某种程度上也留下进化的痕迹。如许多吸虫在软体动物体内的发育,反映了进化早期的痕迹,包括从水生到陆生、从低等到高等、从无脊椎动物到脊椎动物。许多线虫的生活史,比较明显地反映了从自生生活到寄生生活这一改变的痕迹。寄生虫对寄生生活的适应性变化主要体现在以下几方面。

1. **形态变化** 有些寄生虫为了适应寄生生活,发生了很大的形态学变化。生活史各阶段都营寄生生活的寄生虫比兼有自生生活和寄生生活的寄生虫形态变化更为突出,寄生生活中不必要的器官常常退化、消失。大部分自生生活的涡虫纲扁虫的成虫表皮有纤毛,而寄生生活的涡虫或吸虫和绦虫均无纤毛;吸虫消化系统退化,绦虫则完全没有消化道。在寄生的扁虫中有特化的吸附器官(吸盘和小钩)。寄生状况对虫体的大小影响很大,尽管多认为寄生虫是体型小的生物,但许多寄生虫比自生生活的相应生物要大得多,如寄生的蛔虫能长达 35 cm。

2. **生理生化变化** 某些寄生虫侵入人体和组织,具备了特异的生理机制,如溶组织内阿米巴能释放有助于穿入肠黏膜的蛋白水解酶,而此酶在结肠内阿米巴中却未发现;血吸虫尾蚴可借助穿刺腺分泌物钻入人的皮肤而感染人体;短膜壳绦虫六钩蚴可借助于 6 个小钩而钻入肠绒毛。此外,寄生生活还可导致寄生虫发生生物化学的变化,最明显的改变是在自生生活的生物中常见的某些代谢途径的丢失,寄生虫不再合成某些必要的细胞成分,而可从宿主获得。溶组织内阿米巴、利什曼原虫、锥虫、蓝氏贾第鞭毛虫、阴道毛滴虫及大部分蠕虫与宿主代谢途径差别极大,寄生虫和宿主之间的这些代谢差别可能给化学治疗提供依据。

3. **免疫学变化** 寄生虫一旦寄生在宿主体内,就要受到宿主免疫应答的作用,寄生关系的持续有赖于如何成功逃避宿主的免疫应答。

4. **幼体生殖现象** 与相应的自生生活生物相比,繁殖力增强已成为吸虫和绦虫的特征。单个虫卵成功感染新宿主的机会很小,如果需要一个以上的宿主,完成生活史就更难。如果一个寄生虫感染中间宿主后,其幼虫可在宿主体内发育、生殖,依次产生许多新一代幼虫,而这些幼虫又能感染终宿主或第二中间宿主,显然对寄生虫有利。在吸虫和许多绦虫中常可见到幼体生殖的现象。

(汪希雅 汪世平)

▶▶▶ 第四节 寄生虫的营养与代谢 ◀◀◀

一、寄生虫的营养

寄生虫因其种类及生活史阶段不同,所需营养物质的种类与数量、营养方式与来源各有差异。寄生虫所需营养物质基本相同,包括水、无机盐、糖类、蛋白质、脂质、维生素和微量元素等。虫体蛋白质合成所需的氨基酸来源于分解的食物或分解的宿主组织,也可直接摄取宿主的游离氨基酸。嘌呤和嘧啶是寄生虫核酸合成的必需物质,寄生虫可自身合成嘧啶,但合成核酸的嘌呤必须从宿主获取。寄生虫所需的脂质也主要来源于宿主,寄生虫可能有延长脂肪链的功能。有些寄生虫需要从宿主消化道中获取自身缺乏的某些消化酶类。

寄生虫营养吸收的途径因虫而异,一些具有消化道的寄生虫,如吸虫、线虫,消化道是其吸收宿主营养物质的重要场所,吸虫还可通过其体表吸收低分子物质。无消化道的绦虫,依靠具有微毛的皮层(tegument)来吸收宿主的营养物质。某些原虫有胞口(cytostome)与胞咽(cytopharynx)结构,如结肠小袋纤毛虫(*Balantidium coli*),可经胞口摄取营养物质。形成伪足(pseudopodium)的原虫,如阿米巴,通过细胞质的流动包围营养物质,在虫体内形成食物泡(food vacuole)后进行消化与吸收。寄生虫的细胞膜不仅具有维持细胞完整性的功能,而且在其营养吸收的过程中也起着关键作用。所有营养物质吸收都要通过细胞膜进行,细胞膜对可溶性分子和不溶性分子的通过和流量进行调节,起选择性屏障作用。

二、寄生虫的代谢

寄生虫的代谢主要有能量代谢和合成代谢两类。大多数生物能量代谢的本质是将营养源内的葡萄糖等分子的化学能量转变为 ATP。大多数寄生虫的能量来源主要靠糖酵解获得,尤其是在无氧或低氧环境中寄生的消化道寄生虫。糖酵解生成乳酸并释放较少能量。在得不到糖类时,寄生虫的蛋白质代谢旺盛,其蛋白质在从宿主获得的外源性氨基酸和虫体自身分解的氨基酸进入代谢库后合成,并通过蛋白质代谢获得所需的能量。寄生虫所需的脂质主要来源于宿主,其脂肪酸代谢产生能量,以补充糖氧化功能的不足。有的寄生虫可通过糖酵解自身合成磷脂,如诺氏疟原虫($Plasmodium\ knowlesi$)。线虫能氧化储存于肠细胞内的脂肪酸作为能量来源。虽然寄生虫的生长、繁殖需要高速率的合成代谢,但大多数寄生虫的合成代谢种类十分有限,其所需营养成分主要来自宿主。寄生蠕虫大多数不能合成胆固醇和不饱和脂肪酸,缺乏从初始阶段合成脂类的能力;多数原虫也不能合成胆固醇;大多数寄生虫自身不能合成嘌呤,如某些寄生原虫和蠕虫缺乏嘌呤初始的合成途径,完全依赖补救途径。

现已发现,一些寄生虫能通过某些代谢途径来固定 CO_2,并用于合成与重要功能有关的物质,也参与能量生成。寄生虫具有两种固定 CO_2 的酶参与能量代谢,即苹果酸酶(malic enzyme,ME)和磷酸烯醇丙酮酸羧化激酶(phosphoenolpyruvate carboxykinase,PEPCK)。当糖降解为磷酸烯醇丙酮酸时,在 PEPCK 作用下将 CO_2 固定,生成草酰乙酸,草酰乙酸被还原为苹果酸,苹果酸进入线粒体产生歧化,一部分转化为延胡索酸,另一部分在苹果酸酶的作用下,将 CO_2 固定并转化为丙酮酸。

寄生虫对氧的吸收以扩散方式为主,氧溶解于虫体皮层周围和消化道内壁或通过其他与氧接触的部位而进入虫体。进入虫体内的氧经体液或借助血红蛋白、铁卟啉等化合物扩散到虫体各部位。虽然有氧代谢并非寄生虫能量的主要来源,但在一些物质(如卵壳)的合成中,氧起着重要作用。寄生虫的物质代谢调节主要包括两方面:在细胞水平上的调节,即变构调节;环境和遗传方面的调节,即对寄生虫生活史过程中代谢变化的调节。研究寄生虫的代谢,特别是研究其与人体代谢的差异和相互关系,有助于研制新的抗寄生虫药并阐明其作用机制。

(汪希雅　汪世平)

▶▶▶ 第五节　寄生虫的分类 ◀◀◀

寄生虫的分类属于生物分类中很小的一部分。根据传统动物分类系统,人体寄生虫主要隶属于动物界(Kingdom Animal)的无脊椎动物的 4 个门:扁形动物门(Phylum Platyhelminthes)、线形动物门(Phylum Nemathelminthes)、棘头动物门(Phylum Acanthocephala)与节肢动物门(Phylum Arthropoda);以及原生动物亚界(Subkingdom Protozoa)的 3 个门,即肉足鞭毛门(Phylum Sarcomastigophora)、顶复门(Phylum Apicomplexa)和纤毛门(Phylum Ciliata)。寄生虫的分类层次与其他生物相同,分类阶元主要有界、门、纲、目、科、属、种 7 个阶元,此外还增加了亚门、亚纲、亚目、总纲、总目等中间阶元。命名采用双名制(binomen)原则,即一种寄生虫的"学名(scientific name)"包括属名(在前)与种名(在后),有时种名之后还有亚种名,其后是命名者的姓与命名年份(论文正式发表的年份),采用拉丁文或拉丁化的文字表示。例如,溶组织内阿米巴(Entamoeba histolytica Schaudinn,1903)。

寄生虫分类的目的是探索不同种类寄生虫之间的亲缘关系,追溯各种寄生虫演变的线索,从这种关系的参照对比中,比较全面准确地认识和了解各个群和种的特点,并利用它们认识寄生虫和人类之间的相互关系。原虫、蠕虫和昆虫处在不同的演化阶段,由于历史原因、技术问题及科学研究的侧重点有所不同,对它们的了解也不一样,因此采用的分类依据也就不同。以形态学为基础的分类学适用于种以上的分类,分子遗传学分类适用于种以下的分类。当前分类学正超出形态学的范围,进入生态学、遗传学、系统发生与分子生物学等领域。从现有资料来看,与低层次阶元即种间或种内的传统寄生虫分类相比较,寄生虫分子生物学分类具有更精确的优势,可补充以形态学为基础的传统寄生虫分类的不足。随着分子生物学技术在寄生虫分类研究中的广泛应用,必将导致寄生虫的分类从定性的、描述性的水平走向更精确、定量的基因型分类的分子水平。尽管寄生虫的分类研究进展较快,但不容置疑的是,寄生虫传统分类方法为寄生虫分类及系统发生的研究奠定了基础,积累了宝贵的资料和经验。因此,在大多数寄生虫学专著与教科书中,寄生虫生物学分类仍采用传统寄生虫分类的框架。但由于这种分类有片面性和局限性,不可能反映一个种群的真正面貌,很难解释种间的亲缘关系,因此寄生虫分类系统不稳定,难免出现同种异名、异种同名的现象。此外,某些寄生虫除了学名之外,还有俗称,如习惯上将扁形动物与线形动物统称为蠕虫。

常见的医学原虫、医学蠕虫和医学节肢动物如下。

1. **医学原虫** 包括溶组织内阿米巴、利什曼原虫、锥虫、蓝氏贾第鞭毛虫、阴道毛滴虫、人毛滴虫、口腔毛滴虫,疟原虫、刚地弓形虫、隐孢子虫、肉孢子虫、等孢球虫、微孢子虫,结肠小袋纤毛虫等。

2. **医学蠕虫** 包括吸虫、绦虫、线虫和棘头虫。

(1)吸虫 有华支睾吸虫(肝吸虫)、卫氏并殖吸虫、斯氏并殖吸虫(肺吸虫)、日本血吸虫、曼氏血吸虫、埃及血吸虫、布氏姜片吸虫(姜片虫)、肝片吸虫等。

(2)绦虫 包括链状带绦虫(猪带绦虫)、肥胖带绦虫(牛带绦虫)、细粒棘球绦虫(包生绦虫)、多房棘球绦虫、曼氏迭宫绦虫、阔节裂头绦虫、微小膜壳绦虫(短膜壳绦虫)、缩小膜壳绦虫(长膜壳绦虫)、犬复孔绦虫等。

(3)线虫 有似蚓蛔线虫(蛔虫)、毛首鞭形线虫(鞭虫)、十二指肠钩口线虫(十二指肠钩虫)、美洲板口线虫(美洲钩虫)、蠕形住肠线虫(蛲虫)、粪类圆线虫、班氏吴策线虫(班氏丝虫)、马来布鲁线虫(马来丝虫)、旋毛形线虫(旋毛虫)、结膜吸吮线虫、广州管圆线虫、东方毛圆线虫、美丽筒线虫等。

(4)棘头虫 有猪巨吻棘头虫、念珠棘头虫等。

3. **医学节肢动物** 包括昆虫纲的蚊、蝇、白蛉、蚤、虱、蜚蠊、臭虫、蠓、蚋、虻、毒毛虫(松毛虫、隐翅虫)和蛛形纲的蜱(硬蜱、软蜱)、螨(恙螨、革螨、疥螨、蠕形螨、尘螨)等。

上述人体寄生虫及媒介节肢动物在生物学上的分类地位如表2-1所示。

表2-1 常见人体寄生虫及媒介节肢动物

Table 2-1 Species of human parasite and vector arthropod

门 phylum	纲 class	种 species
肉足鞭毛门 Sarcomastigophora	动鞭纲 Zoomastigophora	杜氏利什曼原虫 *Leishmania donovani* 阴道毛滴虫 *Trichomonas vaginalis* 人毛滴虫 *Trichomonas hominis* 口腔毛滴虫 *Trichomonas tenax* 布氏冈比亚锥虫 *Trypanosoma brucei gambiense* 蓝氏贾第鞭毛虫 *Giardia lamblia*
	叶足纲 Lobosea	溶组织内阿米巴 *Entamoeba histolytica* 迪斯帕内阿米巴 *Entamoeba dispar* 结肠内阿米巴 *Entamoeba coli*
顶复门 Apicomplexa	孢子纲 Sporozoa	间日疟原虫 *Plasmodium vivax* 三日疟原虫 *Plasmodium malariae* 恶性疟原虫 *Plasmodium falciparum* 卵形疟原虫 *Plasmodium ovale* 刚地弓形虫 *Toxoplasma gondii* 小隐孢子虫 *Cryptosporidium parvum* 人肉孢子虫 *Sarcocystis hominis* 贝氏等孢球虫 *Isospora belli*
纤毛门 Ciliata	动基裂纲 Kinetofragminophorea	结肠小袋纤毛虫 *Balantidium coli*

门 phylum	纲 class	种 species
扁形动物门 Platyhelminthes	吸虫纲 Trematoda	华支睾吸虫 *Clonorchis sinensis* 布氏姜片吸虫 *Fasciolopsis buski* 卫氏并殖吸虫 *Paragonimus westermani* 斯氏并殖吸虫 *Paragonimus skrjabini* 日本血吸虫 *Schistosoma japonicum* 埃及血吸虫 *Schistosoma haematobium* 曼氏血吸虫 *Schistosoma mansoni*
	绦虫纲 Cestoda	链状带绦虫 *Taenia solium* 肥胖带绦虫 *Taenia saginata* 曼氏迭宫绦虫 *Spirometra mansoni* 阔节裂头绦虫 *Diphyllobothrium latum* 细粒棘球绦虫 *Echinococcus granulosus* 多房棘球绦虫 *Echinococcus multilocularis* 微小膜壳绦虫 *Hymenolepis nana* 缩小膜壳绦虫 *Hymenolepis diminuta* 犬复孔绦虫 *Dipylidium caninum*
线形动物门 Nemathelminthes	尾感器亚纲 Phasmidia	似蚓蛔线虫 *Ascaris lumbricoides* 十二指肠钩口线虫 *Ancylostoma duodenale* 美洲板口线虫 *Nacator americanus* 蠕形住肠线虫 *Enterobius vermicularis* 粪类圆线虫 *Strongyloides stercoralis* 班氏吴策线虫 *Wuchereria bancrofti* 马来布鲁线虫 *Brugia malayi* 结膜吸吮线虫 *Thelazia callipaeda* 广州管圆线虫 *Angiostrongylus cantonensis* 东方毛圆线虫 *Trichostrongylus orientalis* 美丽筒线虫 *Gongylonema pulchrum* 异尖线虫 *Anisakis* spp.
	无尾感器亚纲 Aphasmidia	旋毛形线虫 *Trichinella spiralis* 毛首鞭形线虫 *Trichuris trichiura* 肝毛细线虫 *Capillaria hepatica* 肾膨结线虫 *Dioctophyma renale*
棘头动物门 Acanthocephala	后棘头虫纲 Metacanthocephala	猪巨吻棘头虫 *Macracanthorhynchus hirudinaceus*
节肢动物门 Arthropoda	昆虫纲 Insecta	中华按蚊 *Anopheles sinensis* 三带喙库蚊 *Culex tritaeniorhynchus* 白纹伊蚊 *Aedes albopictus* 家蝇 *Musca domestica vicina* 中华白蛉 *Phlebotomus chinensis* 台湾蠓蠓 *Lasiohelea taiwana* 蚋 *Simulium* spp. 中华斑虻 *Chrysops sinensis* 人蚤 *Pulex irritans* 温带臭虫 *Cimex lectularius* 德国小蠊 *Blattella germanica* 人虱 *Pediculus humanus* 隐翅虫 *Paederus* spp. 松毛虫 *Dendrolimus* spp.

续表

门 phylum	纲 class	种 species
	蛛形纲 Arachnida	全沟硬蜱 *Ixodes persulcatus* 地里纤恙螨 *Leptotrombidium deliense* 蜘蛛 *Latrodectus* spp. 蝎子 *Buthus* spp.
	甲壳纲 Crustacea	溪蟹 *Potamon* spp. 蝲蛄 *Cambaroides* spp. 剑水蚤 *Eucyclops* spp.
	唇足纲 Chilopoda	蜈蚣 *Scolopendra* spp.
	倍足纲 Diplopoda	马陆 *Trigoniulus* spp.

（汪希雅　汪世平）

数字课程学习……

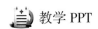 教学 PPT    英文小结   思考题   自测题

续表

第三章

寄生虫和宿主的相互关系

寄生虫与宿主的相互关系是在长期的生物进化过程中逐渐演变形成的一种特定关系,包括寄生虫对宿主的损害和宿主对寄生虫的抵抗两方面。一方面,寄生虫进入宿主,必将受到宿主免疫防御系统的攻击,力求将寄生虫消灭;另一方面,寄生虫为了适应寄生环境,也会发生形态、生理、代谢等方面的改变,并给宿主带来一定的损害。

▶▶▶ 第一节 寄生虫和宿主的相互作用 ◀◀◀

一、寄生虫对宿主的影响

只要有寄生虫寄生,对宿主就会造成损害。寄生虫对宿主的危害主要取决于虫种(株)、毒力、在人体内的游移过程、寄生部位及生理活动等。

1. **夺取营养,影响吸收** 寄生虫在宿主体内生长、发育及大量繁殖,都需要从宿主获得所需的营养物质。寄生虫的数量越多,所需的营养也就越多。这些营养还包括宿主不易获得而又必需的物质。如钩虫寄生时,其吸血掠夺的蛋白质和铁超过宿主通过饮食补充的量时,就可导致宿主出现小细胞低色素性贫血。有些肠道寄生虫(如似蚓蛔线虫、布氏姜片吸虫、毛首鞭形线虫、链状带绦虫)除夺取大量营养外,还可造成肠黏膜损伤,影响肠道的吸收功能,导致营养不良,产生疾病。

2. **机械性损伤** 寄生虫在宿主肠腔、组织或细胞内寄生,可引起堵塞腔道、压迫组织和破坏细胞等机械性损伤。如似蚓蛔线虫大量寄生可造成肠梗阻,还可钻入胆道,引起胆道蛔虫症等;棘球蚴在肝、肺、脑内寄生,压迫周围组织,引起占位性病变;疟原虫寄生在红细胞,进行裂体生殖,导致红细胞破坏。另外,蠕虫幼虫在体内移行可造成移行部位的损害,如似蚓蛔线虫和钩虫在肺内移行时穿破肺泡壁毛细血管,引起出血;并殖吸虫童虫在宿主体内移行可引起肝肺等多组织、多器官损害。

3. **毒性作用** 寄生虫的排泄物、分泌物和脱落物等代谢产物及死亡虫体的崩解产物对宿主均有毒性作用,可造成宿主的损伤。如溶组织内阿米巴分泌蛋白水解酶侵蚀肠壁,破坏组织;又如寄生于胆管系统的华支睾吸虫,其分泌物、代谢产物可引起胆管上皮增生,附近肝实质萎缩,胆管局限性扩张,管壁增厚,进一步发展可致上皮瘤样增生并引起癌变。

4. **免疫病理变化** 寄生虫侵入机体后,寄生虫体内和体表许多成分、代谢产物、死亡虫体的分解产物,以及线虫的蜕皮液、绦虫的囊液等都具有抗原性,往往诱导机体产生免疫病理反应,从而引起炎症反应,造成局部或全身的组织损害。寄生虫病的严重病理损害与超敏反应有关,其过敏反应类型与其他病原生物引起的相似。如蠕虫感染所致的荨麻疹、蛔虫和钩虫的幼虫移行引起的哮喘、血吸虫尾蚴性皮炎、钩蚴性皮炎、棘球蚴囊破裂引起的过敏性休克及热带性肺嗜酸细胞浸润症均属速发型超敏反应(Ⅰ型);内脏利什曼病和疟疾患者的溶血性贫血属细胞毒型超敏反应（Ⅱ型）；疟疾患者的肾小球肾炎和日本血吸虫引起的肾病变属免疫复合物型超敏反应（Ⅲ型）；日本血吸虫虫卵肉芽肿病变和丝虫病象皮肿属迟发型超敏反应（Ⅳ型）。

二、宿主对寄生虫的影响

寄生虫及其产物对宿主而言均为抗原性异物，能引起宿主的一系列防御性反应，即宿主的免疫，包括固有免疫（innate immunity）和适应性免疫（adaptive immunity），其主要表现为免疫系统识别和清除寄生虫的反应。固有免疫包括皮肤、黏膜的屏障作用，吞噬细胞的吞噬、消化作用，以及体液因素对寄生虫的杀伤作用等。个别宿主对某种寄生虫具有固有免疫力，如东方田鼠（Microtus fortis）具有抗日本血吸虫感染的固有免疫力。寄生虫感染与细菌、病毒、真菌感染的免疫过程基本相同，但大多数寄生虫感染所产生的适应性免疫比细菌和病毒的水平低（详见本章第四节）。

另外，宿主的饮食或营养状态对寄生虫的感染也有一定影响。高蛋白质饮食对许多肠内原虫发育不利，而低蛋白质饮食则有助于阿米巴病症状和并发症的出现。糖类为某些绦虫所必需，因此，糖类饮食有利于这些绦虫的发育。宿主的全身状况对于寄生虫感染所致临床症状的出现及其严重程度具有重要的影响。例如，钩虫感染者在全身营养状况欠佳时容易出现严重贫血；反之，可不出现临床症状，呈带虫状态。

三、寄生虫和宿主相互作用的转归

寄生虫和宿主之间相互作用的结果，一般可出现3种情况：①当寄生虫进入宿主体内，宿主不能限制寄生虫的生长、繁殖时，寄生虫对宿主产生不同程度的损害，出现病理变化和临床症状，即引起寄生虫病。②某些寄生虫寄生时，诱导宿主产生的免疫力，能够抑制、杀伤或清除体内的寄生虫，并可防御再感染，但在寄生虫感染中这种现象极为罕见。③寄生虫与宿主在相互斗争中形成一定的平衡状态，宿主虽能杀伤大部分寄生虫，但未能全部清除体内的寄生虫，并对再感染具有一定的抵抗力。在宿主体内虽有寄生虫寄生，但不表现出临床症状，而呈带虫状态或称隐性感染（inapparent infection）或潜伏性感染（latent infection）。

寄生虫与宿主之间的平衡是动态的，当宿主的免疫功能下降或受抑制时，那些呈隐性感染的寄生虫就会"死灰复燃"，大量繁殖，给宿主带来损害，如艾滋病（acquired immunodeficiency syndrome，AIDS）患者感染机会性致病性寄生虫。

（冯明钊　汪希雅）

▶▶▶ 第二节　寄生虫感染免疫的特点 ◀◀◀

寄生虫对人体而言是外源性物质，具有抗原性，人体对寄生虫的感染表现出不同程度的抵抗力，感染后宿主产生一系列免疫应答。

一、免疫类型

人体对寄生虫感染表现的免疫应答（immune response）类型，包括固有免疫和适应性免疫。

1. 固有免疫　是人类在长期进化过程中逐步形成的，是机体第一道抵御病原生物的防线，过去被视为由一组完全非特异性的细胞组成，可以随机吞噬外来异物和某些自身成分。现在，较清楚的概念是：这些天然免疫系统的细胞表面携有被称为 Toll 样受体（Toll-like receptor，TLR）的关键蛋白，这类受体具有高度种系进化的保守特点，使其能够识别病原生物的特性分子，从而能够协调适应性免疫反应，最有效地抵抗入侵的病原体。TLR 不像适应性免疫系统中的相关受体，它是一类多型性受体，属于能够识别病原生物表面分子某些保守基序的模式识别受体家族中的一部分，它识别的这些保守基序通常称为病原体相关分子模式（pathogen-associated molecular pattern，PAMP），这种识别特异性使得天然免疫系统能够将各种病原生物抗原与那些来自宿主细胞或其他外源性物质区别。正常机体可通过生理屏障（如皮肤、黏膜、胎盘等)抵御某些寄生虫的入侵,并通过血液及组织中的吞噬细胞、嗜酸性粒细胞、自然杀伤淋巴细胞和补体对入侵的虫体发挥杀灭作用,这些成分介导的防御机制为固有免疫,为非特异性免疫(non-specific immunity),对各种寄生虫感染均具有一定程度的抵抗作用。

2. 适应性免疫　是由 T 细胞和 B 细胞介导的免疫,其特征为特异性和记忆性。寄生虫侵入宿主后,其抗原物质刺激宿主的免疫系统,为特异性免疫(specific immunity),出现免疫应答,产生适应性免疫,对寄生虫可发挥杀伤作用,对同种寄生虫的再感染也具有一定特异的抵抗力。由于宿主和寄生虫的种类及宿主与寄生虫之间的关系不同,寄生虫感染形成的适应性免疫应答大致可分为以下两类。

(1)消除性免疫(sterilizing immunity)　这种免疫状态在寄生虫感染中较少见。宿主不但能清除体内寄生虫,而且对再感染产生完全抵抗力。例如利什曼原虫引起的皮肤利什曼病("东方疖"),宿主获得免疫力后,体内原虫完全被清除,临床症状消失,并对再感染具有长久特异的抵抗力。

(2)非消除性免疫(non-sterilizing immunity)　这种免疫状态在寄生虫感染中较多见。大多数寄生虫感染都可诱导宿主产生一定程度的抗再感染的免疫力,这种免疫力不能完全清除宿主体内原有的寄生虫。体内虫荷维持在一个较低水平,临床表现为不完全免疫,一旦用药物清除体内的残余寄生虫后,宿主已获得的免疫力便逐渐消失。如疟疾的带虫免疫和血吸虫诱导的伴随免疫,均属于此类。

二、寄生虫抗原

1. 抗原种类　寄生虫生活史阶段较多,虫体结构复杂,加之虫体发育过程表现的遗传差异等,令寄生虫抗原十分复杂、种类繁多,按来源可分为体细胞抗原(somatic antigen)、表面抗原(surface antigen)和代谢抗原(metabolic antigen);按功能可分为诊断抗原(diagnostic antigen)、保护性抗原(protective antigen)和免疫原(immunogen)等;按寄生虫发育阶段可分为不同期特异性抗原(stage-specific antigen)。这些抗原中,虫体表膜抗原和排泄分泌抗原因可与宿主免疫系统直接接触产生致敏作用,诱导宿主产生免疫应答,属于免疫学上重要抗原。如寄生虫循环抗原(circulating antigen,CAg)是活虫排放到宿主体液中的大分子微粒,主要为排泄分泌物或脱落物中具有抗原特性且能被血清免疫学试验所证明的物质。一般认为检测 CAg 可提示是否有活虫存在,可判断现症患者及评价疗效等,因此 CAg 可作为免疫诊断的靶抗原。

2. 抗原特性　寄生虫抗原的化学成分包括蛋白质或多肽、糖蛋白、糖脂或多糖,且具有属、种、株和期的特异性,即不同属、种、株和发育时期的寄生虫之间既具有共同抗原,又具有各自的特异性抗原。对于免疫诊断而言,特异性抗原的分离、纯化和鉴定很重要。因其不仅有助于提高免疫诊断的特异性,而且在免疫病理和疫苗研究等方面也具有重要意义。

3. 抗原决定簇(antigenic determinant)　是存在于抗原表面的特殊基团,又称为表位(epitope)。寄生虫抗原分子一般比较大,含有多个抗原决定簇,每个抗原决定簇均可与一个抗体分子结合。寄生虫的磷脂或多糖类抗原决定簇经非共价结构与抗体结合,而对于蛋白质而言,抗原决定簇可以是线性表位或构象表位,线性表位是抗原分子的线性序列形成的折叠区,构象表位是由长的氨基酸序列组成的不连续的折叠区。据估计,与抗体特异结合的蛋白抗原决定簇大小约 6 个氨基酸。蛋白质、核酸及复杂糖类分子中含有一些重复结构,每个复杂分子可出现多个相同的抗原决定簇,这种情况称为多价体(multivalent)。

三、免疫应答

免疫应答是指宿主对特异的寄生虫抗原产生的免疫反应过程。这是一个由多种免疫活性细胞和免疫分子包括补体、细胞因子、免疫球蛋白等参与作用的复杂过程,包括抗原的处理和呈递、T 细胞的活化与细胞因子的产生及免疫效应。

1. 抗原的处理和呈递　寄生虫在致敏宿主免疫系统之前,必须先经过抗原呈递。抗原呈递细胞(antigen presenting cell,APC)摄取抗原并将其加工处理成多肽片段,以抗原肽–MHC复合物的形式表达于APC 表面,在与 T 细胞接触过程中,被 T 细胞识别,从而将抗原信息传递给 T 细胞,此过程称为抗原呈递。如果体内有足够数量的辅助性 T 细胞(Th)获得这样的信息,就会进一步活化 B 细胞,而产生特异性体液免疫反应,或活化其他 T 细胞,而引起特异性细胞免疫反应。

（1）抗原摄取 APC 分布广泛,包括巨噬细胞、树突状细胞（dendritic cell,DC）和 B 细胞等,但其摄取抗原的方式各异。巨噬细胞可通过多种方式摄取寄生虫抗原,如吞噬颗粒抗原,吞饮可溶性抗原,借助其表面受体如 γ 免疫球蛋白 Fc 受体（FcγR）和补体受体（C3bR）识别和结合抗原,然后通过膜囊泡系统摄入抗原,即受体介导的胞吞作用（receptor mediated endocytosis）。树突状细胞有伪足交织在滤泡内的淋巴细胞之间,通过其膜上的 FcγR 和 C3bR 吸附免疫复合物形式的抗原。此外,DC 还具有微弱的吞饮能力。B 细胞可非特异地吞饮未经处理的抗原,也可借助 B 细胞膜表面免疫球蛋白（surface membrane immunoglobulin,SmIg）特异地与天然蛋白质结合,然后细胞膜将抗原和受体吞入细胞内。

（2）抗原的处理与加工 外源性抗原经吞噬、吞饮或受体介导的胞吞作用进入 APC 后,在细胞内被质膜所包裹、内化（internalization）形成吞噬体（phagosome）,与溶酶体（lysosome）融合成吞噬溶酶体（phagolysosome）或称内体（endosome）。寄生虫蛋白质抗原在内体中被降解成免疫原性多肽,与 MHC 分子结合,形成多肽 -MHC 分子复合物,并被转运至 APC 表面供 T 细胞抗原受体（T cell receptor TCR）识别。寄生虫非蛋白质类如多糖、糖脂和核酸等抗原,不能形成多肽 -MHC 分子复合物而被呈递,但可通过诱导 B 细胞 SmIg 最大限度地交联,使无需 T 细胞辅助的 B 细胞活化,直接产生体液免疫效应。由于许多寄生虫抗原为多糖性质,因此体液免疫在抗该类病原感染免疫中起重要作用。

2. T 细胞的活化与细胞因子的产生 T 细胞表面具有多种表面标志,TCR-CD3 复合分子为 T 细胞的特有标志;TCR 接受 APC 呈递的抗原信号,由 CD3 分子将信号向细胞内转导。CD4 和 CD8 分子是 TCR 识别抗原的辅助受体,在 T 细胞与 APC 的特异性结合中,CD4 和 CD8 可分别识别和结合 APC 或靶细胞表面的 MHC Ⅱ类分子和 MHC Ⅰ类分子,增强 TCR 与特异性抗原肽 -MHC 分子复合物结合的亲和力。

T 细胞的完全活化有赖于双信号和细胞因子（cytokine）的作用。T 细胞活化的第一信号来自其受体 TCR 与抗原的特异性结合,即 T 细胞对寄生虫抗原的识别;T 细胞活化的第二信号,即共刺激信号（costimulatory signal）来自协同刺激分子,即 APC 上的共刺激分子与 T 细胞表面的相应受体的相互作用,双信号的介导涉及一系列免疫分子,如参与 T 细胞激活的 CD28、B7-1（CD80）、B7-2（CD86）,以及参与 B 细胞活化的共刺激分子 CD40 及其配体 CD40L 等。T 细胞的充分活化有赖于细胞因子的参与。活化的 APC 和 T 细胞可分泌 IL-1、IL-2、IL-6、IL-12 等多种细胞因子,它们在 T 细胞的激活中发挥重要作用。

T 细胞按功能可分为不同的亚群,Th1 细胞亚群可分泌 IL-2、IL-12、IFN-γ、TNF、LT-α 等细胞因子,介导细胞免疫应答;Th2 细胞亚群可分泌 IL-4 、IL-5、IL-6、IL-9、IL-10 及 IL-13 等细胞因子,辅助体液免疫应答,并在过敏和感染性疾病中发挥重要作用。两者都可分泌 IL-3、GM-CSF。Th3 细胞分泌大量的 TGF-β。CD8$^+$ 杀伤性 T 细胞（CTL）可通过分泌穿孔素（perforin）、颗粒酶（granzyme）、淋巴毒素及表达 Fas 配体（Fas ligand,FasL）引起靶细胞的裂解和凋亡。CD4$^+$ T 细胞、CD25$^+$ 调节性 T 细胞（Tr 细胞）通过抑制调节 CD4$^+$T 细胞和 CD8$^+$ T 细胞的活化和增殖,起到免疫的负调节作用。

当宿主在受到寄生虫感染时,T 细胞被激活可分泌细胞因子 IFN-γ,IFN-γ 激活巨噬细胞产生一氧化氮（nitric oxide,NO）,发挥细胞毒作用。IFN-γ 与 GM-CSF 联合可增强巨噬细胞对寄生虫的细胞毒作用。

3. 免疫效应 可分为抗体依赖性和非抗体依赖性两类,即体液免疫和细胞免疫。

（1）体液免疫 指抗体介导的免疫效应。抗体属免疫球蛋白（immunoglobulin,Ig）,人类抗体可分为 IgG、IgA、IgM、IgD 和 IgE 5 类。IgG 和 IgA 可分别进一步分为亚型（subtype）,即 IgG1、IgG2、IgG3、IgG4 和 IgA1、IgA2。在蠕虫感染中,一般 IgE 水平升高;而在肠道寄生虫感染时,则分泌型 IgA 水平升高。寄生虫感染的早期,血中 IgM 水平升高;随感染时间的延长,IgG 水平升高。

抗体的功能由抗原的结合所启动。抗体可单独作用于寄生虫,使其丧失入侵细胞的能力。例如抗疟原虫子孢子的单克隆抗体与子孢子表面抗原结合,可使子孢子失去黏附和侵入肝细胞的能力;有的抗体与寄生虫相应抗原结合后,可通过经典途径激活补体使寄生虫溶解。例如非洲锥虫病患者血清中 IgM、IgG 在补体参与下可溶解血中的锥虫。此外,抗体在结合寄生虫表面抗原后,其 Fc 部分还可与巨噬细胞、嗜酸性粒细胞表面的 Fc 受体结合,促进效应细胞的吞噬作用。如血中疟原虫的裂殖子或疟原虫感染的红细胞与抗体结合后,可被巨噬细胞或单核细胞所吞噬。体液免疫在抗细胞外寄生虫感染中发挥着重要的作用,但其参与免疫病理应答的过程尚有待进一步证明。

(2)细胞免疫　指 T 细胞和巨噬细胞或其他炎症细胞介导的免疫效应。在细胞免疫效应中,参与的 T 细胞主要有:辅助性 T 细胞(Th)、迟发性超敏反应 T 细胞(TD 或 TDTH)、调节性 T 细胞(Treg)、细胞毒性 T 细胞(Tc 或 CTL)及抑制性 T 细胞(Ts)。Th、TD、Treg 亚群在分化抗原表型上都是 CD4$^+$ 细胞,而 Tc 和 Ts 则是 CD8$^+$ 细胞。Th 细胞的激活在寄生虫感染后宿主免疫应答的发生发展中起重要调控作用。抗原特异性 T 细胞可直接发挥效应功能,例如细胞毒性 T 细胞等直接裂解靶细胞。抗原活化的 T 细胞可通过分泌细胞因子进一步作用于其他细胞群体,例如 TNF 和白三烯(LT)可活化中性粒细胞和血管内皮细胞,IL-5 可活化 NK 细胞增强其吞噬能力和杀伤作用。

抗体依赖细胞介导的细胞毒作用(antibody-dependent cell-mediated cytotoxicity,ADCC)在组织、血管或淋巴系统寄生的蠕虫(血吸虫童虫、微丝蚴等)感染中,可能是杀伤虫体的重要效应机制。ADCC 对寄生虫的杀伤作用既需要特异性抗体如 IgG 或 IgE 的参与,又需要效应细胞如巨噬细胞、嗜酸性粒细胞或中性粒细胞通过 Fc 受体与抗体相结合,通过体液免疫和细胞免疫的协同作用发挥杀伤虫体的效应。

四、免疫逃避

在寄生虫与宿主长期相互适应的过程中,有些寄生虫能逃避宿主的免疫效应,这种现象称免疫逃逸(immune evasion)。其机制如下。

1. **分子模拟和伪装**　某些寄生虫体表能表达与宿主组织抗原相似的成分,称为分子模拟(molecular mimicry),如曼氏血吸虫拥有与宿主同源的 MHC Ⅰ 和 MHC Ⅱ 基因。有些寄生虫体表能结合宿主的抗原分子或被宿主抗原包被,妨碍了宿主免疫系统的识别,称抗原伪装(antigenic disguise)。如曼氏血吸虫皮肤期童虫表面不含宿主抗原,但肺期童虫表面结合有宿主的血型抗原(A、B 和 H)和主要组织相容性抗原(major histocompatibility antigen),使抗体不能与之结合。

2. **抗原变异(antigenic variation)**　是寄生虫逃避宿主免疫效应的有效机制。有些寄生虫在感染宿主过程中可以快速脱掉旧的表膜抗原并更换新的表膜抗原。如卡氏棘口吸虫(*Echinostoma caproni*)、溶组织内阿米巴(*Entamoeba histolytica*)等,可直接干扰宿主免疫识别能力。又如,非洲锥虫在宿主血液内能有序地更换其表膜糖蛋白,其表膜抗原不断发生变异,宿主体内产生的抗体,对新出现的抗原变异体并无作用,因此虫体可逃避特异性抗体的作用。这种抗原变异的现象还可见于血吸虫、疟原虫及蓝氏贾第鞭毛虫等。

3. **免疫抑制**　越来越多的证据表明,寄生虫感染可诱导宿主的全身性或局部性免疫抑制(immune suppression)。在某些情况下,这种抑制是特异的,仅与宿主对寄生虫的免疫应答有关;而在另一些情况下,这种抑制常与各种异质的非寄生虫抗原的免疫应答有关。至今,这种免疫抑制可否使寄生虫在有免疫能力的正常宿主中生存,尚未被证明。然而,人们假设这种免疫抑制将使少量的寄生虫逃避宿主免疫监督,因此有利于慢性感染的建立。这种机制在抗原变异的寄生虫中可能是特别有效的,因为它将使少量带有新表面抗原的寄生虫难以被检测到。已有试验表明,用多种过量试剂诱导的免疫抑制可导致更多的寄生虫血症或更高的感染率,或者两者兼有。寄生虫诱导的免疫抑制增加了寄生虫完成其生活史的机会。

值得特别注意的是,这种免疫抑制可能使宿主本身致病,对异质抗原的免疫应答降低可能有利于继发性感染。已有证据表明,患有疟疾或锥虫病者对许多异质性抗原的免疫抑制是多方面的,继发感染通常与非洲锥虫病患者的死亡有关。

有些寄生虫抗原可直接诱导宿主免疫应答的抑制。主要的机制有:①使特异性 B 细胞克隆耗竭,抑制了宿主的特异性免疫应答。受感染的宿主中存在的寄生虫或宿主物质,非特异地刺激抗体产生的 B 细胞的生长,而不能刺激特异的抗寄生虫 B 细胞的增生。②抑制性 T 细胞和(或)巨噬细胞的增生,通过分泌调节性细胞因子抑制宿主免疫系统。例如,感染利什曼原虫、锥虫或血吸虫均可能使特异性的抑制性 T 细胞或巨噬细胞激活,导致免疫抑制。③虫源性免疫抑制物质的产生。有些寄生虫如曼氏血吸虫、旋毛虫幼虫和克氏锥虫的分泌物和排泄物中的某些成分,具有直接的淋巴细胞毒作用或可抑制淋巴细胞激活。此外,有些寄生虫如曼氏血吸虫、丝虫和旋毛虫可诱导宿主产生封闭性抗体,有阻断细胞毒抗体的作用或直接抑制淋巴细胞的作用;寄生虫释放的免疫抑制物质也是产生免疫逃避的重要机制。

4. 组织学隔离 一般而言,多数寄生虫具有固定的寄生部位。有些寄生虫寄生在组织、腔道和细胞中,特殊的生理屏障使之与宿主免疫系统隔离,如寄生在眼部或脑部的囊尾蚴。有些寄生虫在宿主体内形成保护层如囊壁(棘球蚴)或包囊。许多原虫在宿主细胞内生长和分裂,例如疟原虫早期在肝细胞内,然后在红细胞内生长;利什曼原虫和刚地弓形虫在巨噬细胞内生长,并在细胞内形成纳虫空泡,既可避免抗体对其产生中和调理作用,又可逃避细胞内溶酶体酶的杀伤作用。在腔道内寄生的虫体,由于宿主分泌型 IgA 的杀伤能力有限,免疫效应受到限制、又难以与其他的免疫效应细胞接触,其他循环免疫球蛋白很少进入肠腔,加之肠腔中缺乏补体和巨噬细胞,致使感染持续时间延长。

5. 破坏宿主的 IgE 抗体 IgE 抗体是宿主以 ADCC 来对抗寄生虫的重要成员,但有些寄生虫如曼氏血吸虫可以制造特别的蛋白酶来破坏宿主的 IgE 抗体,从而逃避免疫攻击。

五、免疫致病

宿主感染寄生虫以后所产生的免疫应答,一方面表现为对再感染的抵抗力,另一方面也可产生对宿主有害的超敏反应(hypersensitivity),又称变态反应(allergy)。超敏反应是特异性免疫应答的超常形式,常导致宿主组织损伤和免疫病理变化。超敏反应一般分为 4 型:Ⅰ、Ⅱ、Ⅲ、Ⅳ型,前三型为抗体介导,Ⅳ型为细胞介导。

1. Ⅰ型超敏反应(速发型) 此型多见于蠕虫感染。某些蠕虫抗原刺激机体产生特异的 IgE 抗体,并与肥大细胞或嗜碱性粒细胞表面 IgE 的 FcR 结合,产生致敏作用。当宿主再次接触同种抗原时,该抗原可与致敏的肥大细胞或嗜碱性粒细胞表面的 IgE 结合,发生级联反应,导致致敏细胞脱颗粒,释放许多活性介质,如组胺、5- 羟色胺、肝素等,作用于皮肤、黏膜、呼吸道等效应器官,引起毛细血管扩张和通透性增强、平滑肌收缩、腺体分泌增多等,分别产生荨麻疹、血管神经性水肿、支气管哮喘等临床症状,严重者出现过敏性休克,甚至死亡。例如,血吸虫尾蚴性皮炎属于局部过敏反应;棘球蚴囊壁破裂,囊液吸收入血而产生全身性过敏性休克,属全身性过敏反应。

2. Ⅱ型超敏反应(细胞毒型) 该型的主要靶细胞为红细胞、白细胞和血小板,抗体 IgM 或 IgG 与相应的靶细胞膜上的抗原结合,导致补体活化或经 ADCC 损伤靶细胞。例如疟疾患者,由于疟原虫抗原吸附于红细胞表面,特异性抗体 IgM 或 IgG 与之结合后激活补体,引起红细胞溶解而出现溶血,这是疟疾患者产生贫血的重要原因。

3. Ⅲ型超敏反应(免疫复合型) 该型是抗原与抗体在血液循环中形成免疫复合物,在组织中沉着引起的炎症反应。当循环免疫复合物沉积于肾小球基膜或血管壁等处,激活补体,导致级联反应,产生充血水肿、局部坏死、中性粒细胞浸润性炎症反应和组织损伤。例如,疟疾和血吸虫病患者常常出现肾小球肾炎是由免疫复合物在肾小球内沉着所引起的。

4. Ⅳ型超敏反应(迟发型) 此型由 T 细胞介导引起。当机体再次接触同样的抗原时,致敏的 T 细胞出现分化、增生并释放多种淋巴因子,引起以单核细胞和淋巴细胞浸润及组织细胞损伤为主要特征的炎症反应。例如曼氏血吸虫肉芽肿是 T 细胞介导的迟发型超敏反应。

有的寄生虫感染可引起多种类型的超敏反应,如血吸虫感染可致Ⅰ型、Ⅲ型、Ⅳ型超敏反应。

(冯明钊 汪希雅)

数字课程学习……

    教学 PPT   英文小结   思考题   自测题

第四章

寄生虫病的防治

▶▶▶ 第一节　寄生虫感染的特点及临床表现 ◀◀◀

一、寄生虫感染的特点

寄生虫侵入人体并在机体内存活或增殖/繁殖的过程称为寄生虫感染（parasitic infection）。有明显临床表现的寄生虫感染称寄生虫病（parasitic disease）。慢性感染（chronic infection）和再感染（reinfection）、急性感染（acute infection）的特殊性、多寄生现象（polyparasitism）、超敏反应、幼虫移行症（larva migrans）和异位寄生（ectopic parasitism）、隐性感染与机会性致病（opportunistic pathogenesis）等是寄生虫感染和寄生虫病的重要特点。

1. **慢性感染和再感染**　慢性感染是大多数寄生虫病的主要特点之一。一般情况下，人体感染寄生虫的虫数较少，或少量多次感染，患者出现的临床症状较轻或不明显。如未经治疗或治疗不彻底，则可逐渐转入慢性持续感染状态或称慢性感染，并出现慢性炎症病理变化，如血吸虫虫卵肉芽肿并引起肝硬化等。寄生虫病治愈后，人体仍可发生对该寄生虫的再感染。再感染也是寄生虫病的特点之一。再感染的发生，往往加重患者的慢性病理损害，也会加大流行区寄生虫病化疗防治的难度。慢性感染和再感染的发生机制与人体对大多数寄生虫感染仅产生伴随免疫或带虫免疫有关。

2. **急性感染的特殊性**　寄生虫病的另一个特点是急性感染的特殊性，即初次感染寄生虫的非疫区居民或疫区儿童，常常出现急性症状。例如从非疫区进入血吸虫病疫区时，接触疫水后常发生急性血吸虫病；从无疟区或低疟区进入恶性疟疾高度流行区，感染者易发生重症疟疾。

3. **多寄生现象**　人体可以同时有两种以上寄生虫感染，特别是肠道寄生虫感染。全国首次寄生虫分布调查发现，感染两种或两种以上肠道寄生虫者较多，如常见蛔虫、鞭虫或蛲虫的混合感染。在大多数情况下，多虫寄生可加重寄生虫对宿主的损害。

4. **超敏反应**　寄生虫侵入机体后，其分泌代谢物质往往诱导机体产生超敏反应，从而引起炎症反应和组织损害。大多数寄生虫病的严重病理损害与超敏反应有关（参见第三章第一节免疫病理部分）。

5. **幼虫移行症和异位寄生**　某些蠕虫的幼虫侵入人体后不能发育为成虫，但这些幼虫在人体内长期存活和移行可造成局部性或全身性病理损害，会出现明显症状，这种症状被称为幼虫移行症。幼虫在皮下移行，造成皮肤出现线状红疹或游走性包块等病理损害，称皮肤幼虫移行症（cutaneous larva migrans，CLM），如巴西钩虫或犬钩虫幼虫引起的匐行疹。幼虫在器官内移行，造成器官损伤，称内脏幼虫移行症（visceral larva migrans，VLM），如广州管圆线虫幼虫引起的嗜酸性粒细胞增多性脑膜脑炎和脑脊髓膜炎。

异位寄生是指有些寄生虫在常见寄生部位以外的器官或组织内寄生的现象。异位寄生引起的病理损害称异位病变（ectopic lesion），如日本血吸虫虫卵在大脑异位寄生，能引起脑型血吸虫病。

6. 隐性感染与机会性致病 隐性感染是指病原体感染人体后,机体没有出现明显的临床症状,也不能用常规方法检测出的感染。隐性感染是某些寄生虫的特殊寄生现象,如粪类圆线虫、弓形虫和隐孢子虫感染等。在隐性感染过程中,寄生虫的增殖力或致病性一般处于较低水平,感染者虽不出现临床症状,但体内的寄生虫仍有一定程度的增殖,可使机体成为带虫者(parasite carrier)。当机体免疫功能低下时(如大量使用免疫抑制剂的患者、晚期肿瘤和艾滋病患者),这些寄生虫的增殖力和致病力会出现增强现象,从而引起机体严重的病理损害甚至患者的死亡。这种在一般情况下不引起疾病,但在一定条件下能导致疾病的寄生虫感染也称为机会性寄生虫病。机会性寄生虫病是造成艾滋病等免疫缺陷或低下患者死亡的重要原因之一。

二、寄生虫感染的临床表现

发热、腹泻、贫血、营养不良等是寄生虫病常见的临床表现或症状。此外,蠕虫感染时,常出现外周血液中嗜酸性粒细胞增多(eosinophilia)现象。

1. 发热 是许多寄生虫病最常见的临床表现。疟疾、急性血吸虫病、丝虫病、阿米巴肝脓肿、旋毛虫病和内脏利什曼病等均可出现明显的发热症状。发热的高低及持续时间通常与寄生虫虫种、虫荷数及宿主免疫力有关。如疟疾发热与红内期疟原虫裂体生殖的周期相一致,典型发作包括发冷期、发热期和出汗期。间日疟的热型为间歇热,隔日一次;而恶性疟热型常不规则,可表现为双峰热、稽留热、弛张热等。阿米巴痢疾起病一般较缓,出现发热时常伴有腹泻或里急后重等症状。内脏利什曼病常出现长期不规则的发热,并伴有肝脾大等症状。急性脑型血吸虫病和脑型疟的常见症状为高热和昏迷等。

2. 腹泻 是许多寄生虫感染的常见症状之一,一些肠道寄生虫能引起肠壁炎症、溃疡,导致血液和黏液渗入肠腔内形成腹泻。如血吸虫病患者常出现间歇性或持续性腹泻症状,粪便中常混有血液或黏液;贾第虫病常出现恶臭水泻;隐孢子虫病可出现顽固性腹泻或水样腹泻。可引起腹泻的寄生虫有溶组织内阿米巴、蓝氏贾第鞭毛虫、隐孢子虫、血吸虫、姜片虫、旋毛虫、绦虫、鞭虫和粪类圆线虫等。

3. 贫血 是许多寄生虫病的明显症状之一。可引起贫血的寄生虫主要有钩虫、疟原虫、杜氏利什曼原虫等。钩虫病患者可出现小细胞低色素性贫血,疟原虫和杜氏利什曼原虫可引起溶血性贫血。

4. 营养不良和发育障碍 寄生虫直接或间接从人体获得营养,以维持其生长、发育与繁殖,当人体自身的营养状况较差时,可引起营养不良或恶性营养不良,甚至出现低蛋白血症。某些寄生虫病,如蛔虫病、钩虫病、日本血吸虫病还可引起儿童不同程度的发育障碍,严重者可导致侏儒症。

5. 超敏反应 寄生虫侵入机体后,其分泌的代谢产物往往诱导机体产生超敏反应,从而引起炎症反应和组织损害,患者可出现荨麻疹、血管神经性水肿、支气管哮喘等症状,严重者可因全身小血管扩张而引起过敏性休克。蠕虫感染时,患者多出现超敏反应症状,如血吸虫尾蚴性皮炎、蛔虫性哮喘和荨麻疹、棘球蚴囊液引起的过敏性休克和血吸虫虫卵肉芽肿等。

6. 肝大 寄生虫感染常引起肝损伤并出现相应的症状和体征,肝大(hepatomegaly)是寄生虫性肝损害常见的体征。例如,血吸虫虫卵可沉积在肝组织,引起虫卵肉芽肿,使肝增大;寄生于肝胆管内的华支睾吸虫可引起以左叶为主的肝大及与胆汁淤滞相关的症状和体征;肝大是疟疾的体征之一;此外,蓝氏贾第鞭毛虫、溶组织内阿米巴、棘球蚴等也可引起肝的病理损害,出现肝大等症状。

7. 脾大 是因寄生虫直接或间接损害脾引起的显著体征,如脾棘球蚴病、内脏利什曼病、疟疾、血吸虫病均可出现脾大(splenomegaly)或巨脾症。

8. 其他 寄生虫病还可导致皮肤损害、中枢神经系统损害、眼部损害等临床表现,这些临床表现与寄生虫虫种及侵袭部位有关。

值得注意的是,许多寄生虫感染者尤其是蠕虫感染者,常出现外周血及局部组织内嗜酸性粒细胞增多的现象,其中以组织、血液内的寄生虫如血吸虫、并殖吸虫、丝虫和旋毛虫感染最为明显。组织内嗜酸性粒细胞浸润通常出现在寄生虫死亡部位。当某些寄生虫侵入中枢神经系统,如广州管圆线虫、猪囊尾蚴感染,患者脑脊液中的嗜酸性粒细胞明显增加。

(吴忠道)

▶▶▶ 第二节 寄生虫病流行的基本条件、影响因素和流行特点 ◀◀◀

一、寄生虫病流行的基本条件

寄生虫病的流行是指寄生虫病在人群中发生、传播和转归的过程。寄生虫病流行的发生必须具备 3 个基本条件,即传染源(source of infection)、传播途径(route of transmission)和易感人群(susceptible population)。

1. 传染源 寄生虫病的传染源是指体内有寄生虫生长、繁殖,并能排出寄生虫生活史某一阶段虫体的人和动物,包括患者、带虫者和保虫宿主。作为传染源,其体内寄生虫的某一生活史阶段可以直接或间接进入另一个易感宿主体内继续发育。如外周血液中含有疟原虫大、小配子母细胞的疟疾患者或带虫者是疟疾的传染源,能排出成熟虫卵的血吸虫病患者/感染者或保虫宿主是血吸虫病的传染源。在我国血吸虫病流行区,感染血吸虫的家畜如病牛是日本血吸虫病的主要传染源。

2. 传播途径 感染阶段是指寄生虫能侵入人体并能继续发育或繁殖的发育阶段。寄生虫离开传染源后经过特定的发育阶段,侵入新的易感者的过程称为寄生虫病的传播途径。通过传播途径,寄生虫实现了宿主的更换,这也是寄生虫借此延续世代、维持物种生存的必然方式。寄生虫病的传播途径比较复杂,主要与寄生虫的感染阶段及其影响因素密切相关。传播途径主要通过传播方式(mode of transmission)和侵入途径(portal of entry)来实现。

常见的传播方式包括如下。

(1)经土壤传播 土源性寄生虫的卵需在土壤中发育为感染性虫卵或感染期幼虫,人可因接触被感染性虫卵或幼虫污染的土壤而感染,如蛔虫病、钩虫病和鞭虫病等主要经土壤传播。

(2)经水传播 水源如被寄生虫(感染期虫体)污染,人可因饮水或接触疫水而感染,如接触含血吸虫尾蚴的水体可感染血吸虫病。

(3)经食物传播 生食或半生食含感染期幼虫、囊蚴或虫卵的食物可发生寄生虫感染,华支睾吸虫病(肝吸虫病)、卫氏并殖吸虫病(肺吸虫病)和旋毛虫病等食源性寄生虫病是通过食物传播的。

(4)经接触传播 某些寄生虫病如蛲虫病、阴道毛滴虫病和疥疮等可通过人与人的直接接触而传播,这些方式包括性接触和皮肤接触。某些寄生虫病可通过直接接触染病动物而获得感染,例如人与感染细粒棘绦虫的犬接触易患棘球蚴病,与感染弓形虫的猫接触易患弓形虫病。

(5)经节肢动物传播 疟原虫、丝虫、利什曼原虫等必须经过节肢动物体内的生长发育阶段才能完成其生活史。人被含有感染期虫体的节肢动物叮咬后,会发生感染,这些感染被称为虫媒病。

(6)其他方式传播 有些寄生虫的虫卵如蛲虫卵可随尘土飞扬飘浮在空气中,能随呼吸过程进入人体,使人感染蛲虫。

此外,经输血也可感染某些寄生虫病,如疟疾和利什曼病。

常见侵入途径(感染途径)包括口或消化道、皮肤、呼吸道和胎盘等。如肠道寄生虫病通常经口感染,血吸虫病多经皮肤感染,而弓形虫病则可通过胎盘造成胎儿感染。

3. 易感人群 人类对绝大多数人体寄生虫是易感的,人群作为一个整体对某种寄生虫的易感程度称为人群易感性。感染寄生虫后,人体可产生一定程度的免疫力。随着人群中具有免疫力的个体人数的增加,人群易感性也会有所降低。寄生虫病的易感性与年龄也有一定的关联,如在血吸虫病流行区,儿童较成人更易感染血吸虫。此外,易感性还与人群的遗传因素有关,如 Duffy 阴性血型者对间日疟原虫感染具有先天抵抗力,非洲患镰状细胞贫血的儿童不易感染恶性疟原虫。

二、寄生虫病流行的影响因素

寄生虫病的流行并不是单纯的生物学现象,它还受到自然因素和社会因素的影响。自然因素与社会因素同时通过对传染源、传播途径和易感人群的作用而影响寄生虫病的流行过程。

1. 自然因素(natural factor)　包括气候、地理、生物物种等,通过对寄生虫病流行过程的 3 个基本条件/环节的影响而发挥作用。

(1)对传染源的影响　地理和气候等自然因素对动物传染源(保虫宿主)有明显的影响,许多自然疫源性寄生虫病的地方性和季节性均与此有关。如卫氏并殖吸虫保虫宿主虎、豹等,其生存需要良好或特定的生态环境。

(2)对中间宿主的影响　自然因素特别是气候条件和地理因素可以直接影响中间宿主或传播媒介的生物种群分布及其活动,间接影响寄生虫病的流行。如温度对疟疾的传播起着重要作用,我国南方如海南岛的某些地区为全年传播疟疾的疫区,而北方的黑龙江省则很少有疟疾感染;白蛉是内脏利什曼病的传播媒介,主要分布在我国北方地区,所以我国北方存在内脏利什曼病地方性流行区;钉螺是日本血吸虫的中间宿主,主要分布于我国北纬 33°15′ 以南的长江流域及以南各省(除贵州省外),因此,我国北方地区无血吸虫病流行。但随着全球气候变暖及大型水利工程的建设,某些寄生虫的中间宿主或传播媒介的分布已发生了一定的变化,是否会影响疫区范围的变化亦引起广泛关注。

(3)对人群易感性的影响　一般而言,直接影响较小,但自然因素如气温等对人群的生产方式和生活习惯有一定的影响,可增加感染某种寄生虫的机会。如在血吸虫病流行区,随着温度的增加,人群接触疫水的机会增多,因而易发生急性血吸虫病。

2. 社会因素(social factor)　包括社会制度、经济状况、生产活动、生活条件、居住环境、医疗卫生和防疫保健水平、文化教育程度、卫生习惯、宗教信仰,以及风俗习惯等所有与人类活动有关的因素。由于自然因素一般相对稳定,而社会因素容易变化,因此,社会的进步、经济的发展、医疗卫生条件的改善及群众科学文化水平的提高,对控制寄生虫病的流行起着主导性或决定性的影响和作用。

(1)对传染源的影响　首先表现在对寄生虫感染者或患者的查治和对动物保虫宿主的管理或控制方面。如丝虫病曾经广泛流行于我国的 16 个省(自治区、直辖市),受威胁人口达 3.3 亿,中华人民共和国成立初期的患者数约为 3 000 万。1956 年,丝虫病防治被列入国家防治规划。经过实施以控制传染源为主的防治对策,至 2001 年底,已有 10 个省(自治区、直辖市)达到消除丝虫病标准;到 2006 年,我国已彻底阻断了丝虫病的传播,2007 年,经 WHO 审核认定,我国成为全球第一个宣布消除丝虫病的国家。此外,严格的国境检疫也能有效发现和控制境外寄生虫病传染源的输入。

(2)对传播途径的影响　社会因素的影响效果是明显的,如广泛开展的爱国卫生运动对减少寄生虫虫卵对环境的污染,降低土源性寄生虫病如蛔虫病和钩虫病的流行起到了重要作用;又如通过环境改造,改变钉螺的孳生环境,消除感染性钉螺的危害,是流行区控制和消除血吸虫病的有效防治对策和措施。

(3)对人群易感性的影响　通过健康教育改变不良的卫生习惯,是控制土源性寄生虫病和食源性寄生虫病如蛔虫病、华支睾吸虫病等的有效措施之一。目前,抗寄生虫病的疫苗仍处于研究阶段,离实际应用还有距离,但疫苗无疑是控制和消除传染病包括人畜共患寄生虫病最经济、有效的手段。

三、寄生虫病的流行特点

地方性(endemicity)、季节性(seasonality)和自然疫源性(natural focal characteristics)是寄生虫病的主要流行特点。

1. 地方性　寄生虫病的地方性是指在某些特定的自然和社会条件下,某种寄生虫病在某一地区持续或经常发生的情况。常见的人体寄生虫病如疟疾、血吸虫病、内脏利什曼病、棘球蚴病、华支睾吸虫病和卫氏并殖吸虫病等均具有明显的地方性特点,这类寄生虫病也被称为地方病(endemic disease)。寄生虫病的流行与分布的地方性特点与当地的气候条件、中间宿主或媒介的地理分布、居民的生活习惯和生产方式等因素有关。

（1）气候条件　多数寄生虫病在温带和热带地区流行,如钩虫病在我国的流行区主要分布在淮河或黄河以南,而在气候干寒的西北地区则少见流行。

（2）中间宿主与媒介　中间宿主或媒介节肢动物的地理分布往往决定寄生虫病的流行范围和区域,如血吸虫病与钉螺的地理分布有严格的相关性,两者分布基本一致;又如内脏利什曼病仅流行于长江以北地区,这与媒介白蛉仅分布在长江以北地区密切相关。

（3）生活习惯　食源性寄生虫病的流行往往与人群的生活习惯有关,如链状带绦虫病(猪带绦虫病)与肥胖带绦虫病(牛带绦虫病)多在居民有生食或半生食猪肉、牛肉习惯的地区流行,华支睾吸虫病流行于有生食或半生食鱼肉习惯的地区。

（4）生产方式　往往与寄生虫病的地方性流行密切相关,如钩虫病常流行于用未经处理的人粪施肥的旱地作物种植区。

2. 季节性　某种疾病的发病率在每年的某些季节出现高峰,这种现象称疾病流行的季节性。寄生虫病的流行往往有明显的季节性特点。

（1）温度和湿度等气候条件　温度和湿度条件对寄生虫的体外生活阶段或自生生活阶段的生长发育具有明显的影响。例如温暖、潮湿的环境有利于钩虫卵及钩蚴在土壤中的发育,因此,钩虫感染多见于春、夏季节。温度和湿度等气候条件可直接影响寄生虫在中间宿主或媒介昆虫体内的发育,对中间宿主和媒介种群数量的消长或活动规律也有不同程度的影响。温暖、潮湿的环境有利于疟原虫在蚊体内的发育,也有利于蚊虫的生长、发育、繁殖和吸血活动,而温度低于15℃或高于37.5℃,疟原虫则不能在蚊体内发育。因此,除海南省外,我国疟疾流行一般每年有两个高峰期,分别为春季和秋季。

（2）人群的活动规律或生产方式　对寄生虫病季节性流行的发生有影响。如在我国血吸虫病流行区,夏季居民常因生产或游泳而频繁接触疫水,因此,急性血吸虫病多发生在夏季。

3. 自然疫源性　许多寄生虫病可以在人和脊椎动物之间相互传播,这些寄生虫病称为人兽共患寄生虫病(parasitic zoonoses),也称寄生虫性动物源疾病。在原始森林或荒漠地区,某些寄生虫在脊椎动物之间相互传播,一般情况下,人类通常不参与这一流行过程,由于各种原因,当人类偶尔被卷入这一过程中时,这些疾病则可从染病的脊椎动物传播给人,这种现象称自然疫源性,这类地区称为自然疫源地。具有自然疫源性的人兽共患寄生虫病也称为自然疫源性疾病,如卫氏并殖吸虫病、内脏利什曼病等。自然疫源地的形成与人兽共患寄生虫病特定的宿主动物种类及媒介(包括中间宿主)的生存繁殖需要的特定生态环境有关,因此自然疫源地的分布具有严格的地方性特点。

(吴忠道)

▶▶▶　第三节　寄生虫病的流行现状和防治对策　◀◀◀

一、寄生虫病的流行现状

寄生虫病是我国的常见病和多发病。我国政府一直高度重视寄生虫病的防治工作,并取得了举世瞩目的成就,如在全国范围内已消除了丝虫病、疟疾,血吸虫病和内脏利什曼病的流行范围已大幅缩小。但是,其他寄生虫病的流行仍然存在,在某些地区还较严重;尤其值得注意的是,一些已被控制的寄生虫病的疫情出现回升或复燃,一些食源性、机会性和输入性寄生虫病的发病人数也日趋增多。目前,我国寄生虫病的流行形势呈现以下特点。

1. 重要寄生虫病疫情仍不稳定　我国血吸虫病疫情虽然总体保持持续下降态势,但是部分疫区血吸虫病传播的风险依然存在。2010年我国启动了国家消除疟疾十年行动计划,2020年达到全国消除目标,2021年6月经WHO证实消除了人类疟原虫的本地传播。但即使达标,输入性疟疾对我国的威胁依然存在。棘球蚴病和内脏利什曼病在西部地区的流行仍较严重。近几年在内蒙古等12省(自治区)开展的棘球蚴病调查发现,人群血清学检查阳性率为12.04%,B超检查棘球蚴病患病率为1.08%,推算全国棘球蚴病患者数为38万人。一些已被控制的寄生虫病疫情出现回升或复燃趋势。如内脏利什曼病早在1958年达到基本消灭,但目前在中、西部地区的7个省(自治区)、47个县(市)仍有内脏利什曼病病例出现,1990年至今,西部5省报告病例已逾3 000例。

2. **蠕虫感染仍较严重,但呈下降趋势** 根据卫生部(现称:国家卫生健康委员会)2001年6月至2004年底对全国31个省(自治区、直辖市)组织开展的人体重要寄生虫病调查(简称第二次全国人体寄生虫病调查),共发现感染人体的蠕虫26种(其中福建发现的东方次睾吸虫和埃及棘口吸虫感染人体为国内外首次报告,广西发现的扇棘单睾吸虫感染人体为国内首次报告)。全国31个省(自治区、直辖市)共检查356 629人,蠕虫总感染率为21.74%,其中土源性线虫感染率为19.56%,带绦虫感染率为0.28%,流行区华支睾吸虫感染率为2.40%。12岁以下儿童蛲虫感染率为10.28%。但我国人群土源性线虫感染率下降明显,与1990年第1次全国人体寄生虫病调查结果比较,感染率下降了63.65%,推算全国感染土源性线虫的总人数比1990年时推算的感染人数(5.36亿人)减少了4.07亿人。

3. **食源性寄生虫病在部分省(自治区、直辖市)的感染率呈上升趋势** 根据2005年卫生部发布的全国人体重要寄生虫病现状调查结果显示,与1990年第1次全国调查的结果比较,华支睾吸虫的感染率上升了75%,其中广东、广西、吉林3省(自治区)分别上升了182%、164%和630%;带绦虫感染率上升了52.47%,其中西藏、四川两省(自治区)的带绦虫感染率分别上升了97%和98%,牧民因生食牛肉而感染。另外,由生食或半生食猪肉和鱼、蟹等引起的其他食源性寄生虫病,如猪囊尾蚴病、旋毛虫病、弓形虫病、卫氏并殖吸虫病在局部地区,特别是西部地区发病率仍然较高。此外,以往一些少见的食源性寄生虫病,如棘颚口线虫感染、阔节裂头绦虫感染、广州管圆线虫病和异尖线虫感染等也有增多的趋势。

4. **机会性寄生虫或少见寄生虫感染人数增多** 艾滋病的蔓延,使一些机会性寄生虫如隐孢子虫、弓形虫、粪类圆线虫等感染率增加,这些寄生虫感染已成为艾滋病患者死亡的主要病因之一,越来越受到人们的重视。饲养宠物的种类和数量的增加,增加了人感染犬弓首线虫、猫弓首线虫等寄生虫病的机会。

小隐孢子虫(*Cryptosporidium parvum*)、比氏肠孢子虫(*Enterocytozoon bieneusi*)、卡宴环孢子虫(*Cyclospora cayetanensis*)、何氏脑炎微孢子虫(*Encephalitozoon hellem*)、田鼠巴贝虫(*Babesia microti*)、台湾棘带吸虫(*Centrocestus formosanus*)、钩棘单睾吸虫(*Haplorchis pumilio*)、福建棘隙吸虫(*Echinochasmus fujianensis*)、喉兽比翼线虫(*Mammomonogamus laryngeus*)等是新发现或重新回升的寄生虫病病原体,对人体健康的危害不容忽视。

二、寄生虫病的防治对策

管理传染源、切断传播途径和保护易感人群是控制和消除寄生虫病的主要对策。

1. **管理传染源** 是控制和消除寄生虫病的首要措施。传染源的管理包括发现患者或带虫者、确定保虫宿主的种类,治疗患者和带虫者、处理保虫宿主(治疗或捕杀)等措施。

(1)治疗患者或带虫者 通常采用病原学诊断或血清学诊断等方法,对流行区居民进行检查(普查或重点人群调查)。对检查出的患者或带虫者进行药物治疗(又称目标化疗,targeted chemotherapy/selected chemotherapy)。在寄生虫病流行严重的地区也可采取全民化疗措施(mass treatment)。常用的抗寄生虫药物包括吡喹酮(praziquantel)、甲苯咪唑(mebendazole,甲苯达唑)、阿苯达唑(albendazole,丙硫咪唑)、乙胺嗪(diethylcarbamazine,海群生)、氯喹(chloroquine)、乙胺嘧啶(pyrimethamine)、青蒿素(artemisinin)、喷他脒(pentamidine,戊烷脒)和甲硝唑(metronidazole,灭滴灵)等。

(2)处理保虫宿主 对流行区的家畜和野生哺乳动物进行检查,并评价其作为传染源的意义或作用。对有价值的保虫宿主如牛、猪等要定期驱虫治疗或进行人畜同步化疗,对无经济价值或无保护价值的保虫宿主如鼠类等可采取捕杀的方法处理。

2. **切断传播途径** 不同的寄生虫病,其传播途径不尽相同。因此,应结合寄生虫的生活史特点,根据当地的生产、生活方式,采取简便、易行和有效的防治措施。

（1）控制和消灭中间宿主或媒介节肢动物　采用化学、物理或生物等防制方法,控制和消灭中间宿主或媒介节肢动物,如灭螺、灭蚊、灭蛉和灭蝇等。

（2）粪便管理　对粪便(包括具有重要传染源意义的保虫宿主的粪便)进行无害化处理,防止寄生虫虫卵和包囊污染土壤、水源、食物或用品。例如,目前在我国血吸虫病流行区正在推广"以机代牛""封洲禁牧"和"改水改厕"等措施,其目的是阻断含有血吸虫虫卵的家畜粪便污染有螺地带。

（3）食品卫生监督　对肉类、淡水鱼虾等进行严格的卫生检疫,防止含有寄生虫的食品上市。

3. 保护易感人群　人类对大多寄生虫感染缺乏先天性抵抗力,低年龄儿童和非疫区居民对寄生虫更加易感。因此,采取积极的防护措施对于控制人体寄生虫病的流行具有重要的意义。

（1）健康教育　积极开展预防寄生虫病的宣传教育工作,不断提高群众自我保健意识,培养良好的个人卫生习惯和改变不良习俗,防止经口感染的寄生虫病或经接触疫水而感染的寄生虫病。

（2）药物预防　某些寄生虫病可服用药物进行预防,如氯喹或乙胺嘧啶加磺胺多辛可用于疟疾的预防,青蒿琥酯或蒿甲醚可用于血吸虫病的预防,用忌避剂涂抹皮肤可防止吸血节肢动物的叮咬或血吸虫尾蚴的入侵。

（3）疫苗　积极研制寄生虫疫苗,为保护易感人群提供有力的技术手段。

我国寄生虫病防治的实践证明,综合防治是控制和消灭寄生虫病的有效对策。由于各种寄生虫病的流行范围、流行程度及防治工作进程各不相同,不同的寄生虫病在不同时期有着各自的控制目标和有所侧重的防治措施。例如 20 世纪 80 年代以前,我国的血吸虫病防治采取消灭钉螺为主的防治对策。80 年代以后,血吸虫病防治目标已调整为"疾病控制""传播控制"和"传播阻断"3 个不同阶段性的目标,采取"以控制传染源为主"的综合防治策略。目前,被列入我国法定传染病管理的寄生虫病包括疟疾、血吸虫病、丝虫病、内脏利什曼病、阿米巴病、棘球蚴病等,被列入全国防治规划的寄生虫病有血吸虫病、疟疾和丝虫病。此外,其他寄生虫病如土源性线虫病、食源性寄生虫病、棘球蚴病、内脏利什曼病和弓形虫病的防治也逐渐引起政府主管部门的重视。随着我国经济的发展、人民生活水平的提高、卫生科技的进步,我国的寄生虫病防治工作将会取得更大的成就。

（吴忠道）

数字课程学习······

　　　　教学 PPT　　　　　　　英文小结　　　　　　　思考题　　　　　　　自测题

第二篇
医学原虫学

原虫亦称原生动物（protozoa），为单细胞真核生物，具有摄食、代谢、呼吸、排泄、运动及生殖等全部的生理功能，归属于原生动物界。在自然界中，原生生物种类繁多，广泛分布于地球表面的各类生态环境如海洋、土壤、水体或腐败物中。目前已发现的原虫种类有65 000种，其中大多数营自生生活或腐生生活。少数种类营寄生生活，可寄生在人体或动植物体内或体表。寄生在人体的原虫有40余种。它们可寄生在人体管腔、体液、组织或细胞中，根据其致病性分为致病性原虫和非致病性原虫，统称为医学原虫（medical protozoa）。

第五章

概　　论

原虫又称原生动物，为单细胞真核生物（unicellular eukaryote），隶属原生动物亚界。原虫的种类繁多，目前已发现约 65 000 种，其中少数为寄生性的。原虫虽然仅由单个细胞构成，却能完成生命活动的全部功能，如摄食、代谢、呼吸、排泄、运动及生殖等。寄生在人体内（管腔、体液、组织或细胞）的原虫有 40 余种，称医学原虫。因其对人类的危害性大，在寄生虫学中占有非常重要的地位。

【形态】

原虫外形因种而异，体积微小（2~200 μm），多呈圆形、卵圆形或不规则形；由细胞膜、细胞质和细胞核组成。

1. **细胞膜**　原虫的细胞膜与其他生物膜基本相同，由一层或一层以上的单位膜组成，具备可塑性并嵌有蛋白质的脂双层结构，覆盖于虫体表面，也称质膜（plasmalemma）或表膜（pellicle）。表膜外层膜蛋白和脂质常与多糖分子结合形成细胞被（cell coat）或表被（surface coat），又称糖萼（glycocalyx）。表膜含有受体、配体、酶类及其他多种抗原成分，是与宿主细胞及寄生环境直接接触的部位，可引发宿主产生较强的免疫反应及逃避免疫，并参与原虫的营养、排泄、运动、感觉和侵袭等多种生物学功能。

2. **细胞质**　由基质、细胞器（organelle）和内含物组成。基质的主要成分是蛋白质，由肌动蛋白组成的微丝和管蛋白组成的微管支持原虫形态并与运动有关。有些原虫的基质均匀一致，有些原虫的基质有内质、外质之分。外质（ectoplasm）呈凝胶状，具有运动、摄食、排泄、呼吸、感觉、保护等作用。内质（endoplasm）呈溶胶状，其内含有细胞器、细胞核和各种内含物，是新陈代谢的重要场所。

原虫具有与其他真核生物功能相同的及特有的细胞器，按功能分为如下。

（1）膜质细胞器　由细胞膜分化而成，包括线粒体、内质网、高尔基体、溶酶体、动基体等。膜质细胞器主要参与细胞的能量合成代谢。

（2）运动细胞器　包括鞭毛（flagellum）、纤毛（cilium）和伪足等。鞭毛细长，数目较少，每根含一中心轴丝，外鞘为细胞膜的延伸。纤毛短而密，常均匀地分布于虫体表面，结构与鞭毛基本相同。伪足是原虫细胞外质突出的部分，性状易变，无定形。运动细胞器主要与运动有关，也可作为原虫分类的重要依据之一，具有相应细胞器的原虫分别称为鞭毛虫（flagellate）、纤毛虫（ciliate）。鞭毛虫和纤毛虫大多还具备其他特殊的运动器，如波动膜（undulating membrane）、吸盘（sucking disk）等。

（3）营养细胞器　包括胞口、胞肛（cytopyge）、伸缩泡（contractile vacuole）及分泌泡（secretory vacuole）等，主要参与原虫的摄食、排泄及虫体内渗透压的调节。

原虫细胞质中含多种内含物，有时可见食物泡、糖原泡（glycogen vacuole）、拟染色体（chromatoid body）等营养小体及代谢产物，如疟原虫的疟色素（malarial pigment）。某些原虫还具有共生生物（如病毒或细菌）。特殊的内含物亦可作为虫种鉴别的标志。

3. **细胞核**　是原虫生长繁殖的重要结构，由核膜、核质、核仁及拟染色质组成。核膜为双层单位膜，其膜上的微孔为核内外物质的交换提供通道。染色质与核仁富含脱氧核糖核酸（deoxyribonucleic acid，DNA）和核糖核酸（ribonucleic acid，RNA），染色质包含 DNA、部分蛋白质和少量的 RNA，核仁主要由 RNA 组成，各具特色的原虫细胞核经染色后可在光镜下被辨认。医学原虫的核型主要有两种。

（1）泡状核（vesicular nucleus）　多数原虫为该核型。特点为染色质少，呈颗粒状，分布于核质和核膜的内缘，有一个粒状的核仁。具有泡状核，是多数寄生性原虫的特点。

（2）实质核（compact nucleus）　常见于纤毛虫的核型。核大而不规则，染色质丰富，有一个以上的核仁，核着色深而不易辨认。

【生活史】

医学原虫的生活史中一般含有形态结构和生理功能不同的几个阶段／期，通常把在生活史中活动、摄食、增殖阶段的原虫称为滋养体（trophozoite）。滋养体是主要的致病阶段。当生活史中出现不利条件时，滋养体团缩，水分被吸收，分泌某些物质形成囊壁，即包囊形成（encystment）。包囊形成后的原虫分为包囊（cyst）或卵囊（oocyst），两者虽为不活动的阶段，却是重要的传播阶段，通常对外界有较强的抵抗力。根据医学原虫传播的特点可分为 3 个类型。

1. 人际传播型（person to person transfer mode）　此类原虫生活史简单，只需一个宿主，经直接、间接接触或中间媒介的携带而传播。例如，生活史仅有滋养体阶段的阴道毛滴虫，以及生活史有滋养体和包囊两个阶段的多数肠道阿米巴原虫、鞭毛虫、纤毛虫等均属此类型。

2. 循环传播型（circulation transfer mode）　此型原虫的生活史需一种以上脊椎动物，分别进行有性或无性生殖，形成世代交替现象。例如，刚地弓形虫以猫作为终宿主，人、鼠、猪等动物为中间宿主。

3. 虫媒传播型（vector transfer mode）　此型原虫需在吸血昆虫体内生长发育，并进行有性或无性生殖，发育为感染阶段，再由媒介昆虫叮咬、吸血传播。例如，疟原虫和利什曼原虫属于此类型。

【生理】

医学原虫能够完成生命活动的全部功能，包括运动、摄食、代谢和生殖等生理活动。

1. 运动　原虫的运动主要借助于运动细胞器，运动方式取决于运动细胞器的类型，如溶组织内阿米巴原虫滋养体可借助伪足运动，蓝氏贾第鞭毛虫借助于鞭毛进行翻滚运动，阴道毛滴虫以其鞭毛和波动膜进行螺旋式运动。无运动细胞器的原虫可以行螺旋式运动、滑行及扭动等。疟原虫在蚊体内的动合子虽然无运动器官，但可通过扭动、螺旋等运动方式侵入肠上皮。

2. 摄食　寄生性原虫可以通过表膜渗透和多种扩散等方式吸收周围环境的养料，也可借助细胞器摄取较大分子的营养物质。摄食的主要方式如下。

（1）膜渗透（permeation）　即营养物质以被动扩散和主动转运形式通过细胞膜。

（2）胞饮（pinocytosis）　指摄取液体或极小的颗粒物质的过程。

（3）吞噬（phagocytosis）　指摄取较大的固体颗粒的过程。

有些原虫如疟原虫滋养体和结肠小袋纤毛虫还可通过营养细胞器如胞口摄食。被摄入的食物经胞内陷，在细胞质内形成食物泡，食物泡与溶酶体结合，经各种水解酶作用参与消化、分解、吸收与排泄的全过程。原虫代谢产物的排泄方式多样，如通过分泌泡、体表渗透等方式排出，结肠小袋纤毛虫可利用胞肛排出，疟原虫甚至通过增殖过程中虫体的裂解释放代谢产物。

3. 代谢　绝大多数原虫属于兼性厌氧生物，如肠腔内寄生原虫在无氧环境下才能生长良好，组织中和血液内寄生原虫（如锥虫和疟原虫等）可以利用氧，行有氧代谢。大多数原虫可利用葡萄糖或其他单糖获取能量，糖的无氧酵解是其主要代谢途径，有些原虫还有三羧酸循环的酶系统。蛋白质和氨基酸对原虫的生长发育非常重要，需求量很大，如疟原虫可利用 75% 以上的血红蛋白，将其分解为氨基酸后合成自身蛋白质。

4. 生殖　寄生原虫主要以无性生殖和有性生殖维持种群世代的延续。

（1）无性生殖（asexual reproduction）　包括：①二分裂（binary fission），细胞核先分裂为二，细胞质再分裂，最后形成两个子体。如阿米巴原虫滋养体、杜氏利什曼原虫的繁殖。二分裂是原虫最常见的增殖方式。②复分裂（multiple fission），细胞核先经多次分裂，细胞质再分裂并包绕细胞核，最后形成多个子体。如疟原虫的裂体生殖(schizogony)和孢子生殖(sporogony)等。③出芽增殖(budding),母体先经不均等分裂,产生一个或多个芽体,最后经分化发育形成新个体。如弓形虫滋养体的孢内生殖(endodyogeny)。

(2)有性生殖(sexual reproduction) 包括:①配子生殖(gametogony),为雌、雄配子结合形成合子的过程,如疟原虫在蚊体内的发育。②接合生殖(conjugation),两虫体暂时接合在一起,交换核质后分离,各自行二分裂增殖,如结肠小袋纤毛虫的生殖过程。

有些原虫的生活史中存在有性生殖和无性生殖两种交替进行的增殖方式,称为世代交替(alternation of generation),如疟原虫、弓形虫的生殖过程。

【致病】

医学寄生性原虫和少数营自生生活原虫的致病及危害程度与虫种、株系、数量、毒力、寄生部位、宿主的免疫状态及与其他病原生物的协同作用有关,在致病的同时,还具备以下特征。

1. 增殖作用 致病性原虫侵入人体、逃避机体的免疫后,在无重复感染的前提下,进行大量的增殖,当数量达到一定程度时才表现出明显的病理损伤和临床症状。因为数量大而导致破坏性增加,如杜氏利什曼原虫寄生在单核吞噬细胞系统,大量繁殖后导致肝大、脾大并贫血等症状;当虫体增殖相当数量后,具备了向周围及远方组织、器官的播散能力,故对播散有促进作用。疟原虫在红细胞内进行裂体生殖,当虫体增殖超过一定数量时,造成周期性红细胞破裂而导致临床症状。

2. 播散致病 在建立原发病灶后,多数原虫具有向邻近或远方组织与器官播散和侵袭的倾向,因为致病原虫可以利用各种利于播散的因素和条件,甚至包括生态及生活环境。如溶组织内阿米巴滋养体拥有多种膜结合蛋白水解酶,可导致宿主组织和细胞的接触性溶解,为其侵入肠壁深层组织、实现血液传播提供了基础。再如某些原虫(疟原虫、杜氏利什曼原虫、弓形虫)寄生在宿主细胞内,后者不仅成为其逃避宿主免疫攻击的有效屏障,还为其血源性播散提供了运载工具。

3. 机会性致病 有些原虫感染免疫功能正常的宿主后并不出现明显的致病作用及临床症状,呈隐性感染状态。当因各种因素诸如极度营养不良、晚期肿瘤、长期使用免疫抑制剂、艾滋病等造成宿主的免疫功能受损,原虫表现出异常增殖,致病力增强,患者可出现明显的临床症状,甚至危及生命,这类原虫又称机会性致病性原虫(opportunistic protozoa),如弓形虫、隐孢子虫和微孢子虫等。临床上,弓形虫所致脑病是艾滋病患者死亡的重要原因。

【虫种与分类】

根据运动细胞器的有无和类型把医学原虫归纳为阿米巴、鞭毛虫、纤毛虫和孢子虫四大类,生物学分类隶属原生生物界,其包括4个门,即肉足鞭毛门、顶复门、微孢子门(Phylum Microspora)和纤毛门。目前,叶足纲原虫科以上的分类归属尚存争议。常见医学原虫及其传统的分类见表5-1。

表5-1 常见医学原虫及其分类

Table 5-1 Common medical protozoa and their classifications

纲 class	目 order	科 family	属 genus	主要种 main species
动鞭纲 Zoomastigophorea	动基体目 Kinetoplastida	锥虫科 Trypanosomatidae	利什曼原虫属 *Leishmania*	杜氏利什曼原虫 *L. donovani* 热带利什曼原虫 *L. tropica* 巴西利什曼原虫 *L. braziliensis* 墨西哥利什曼原虫 *L. mexicana* 硕大利什曼原虫 *L. major*

续表

纲 class	目 order	科 family	属 genus	主要种 main species
动鞭纲 Zoomastigophorea			锥虫属 *Trypanosoma*	布氏冈比亚锥虫 *T. gambiense* 布氏罗德西亚锥虫 *T. rhodesiense* 克氏锥虫 *T. cruzi*
	双滴虫目 Diplomonadida	六鞭毛虫科 Hexamitidae	贾第鞭毛虫属 *Giardia*	蓝氏贾第鞭毛虫 *G. lamblia*
	毛滴虫目 Trichomonadida	毛滴虫科 Trichomonadidae	毛滴虫属 *Trichomonas*	阴道毛滴虫 *T. vaginalis* 口腔毛滴虫 *T. tenax* 人毛滴虫 *T. hominis*
		单尾(滴虫)科 Monocercomonadidae	双核阿米巴属 *Dientamoeba*	脆弱双核阿米巴 *D. fragilis*
叶足纲 Lobosea	阿米巴目 Amoebida	内阿米巴科 Entamoebidae	内阿米巴属 *Entamoeba*	溶组织内阿米巴 *E. histolytica* 迪斯帕内阿米巴 *E. dispar* 哈氏内阿米巴 *E. hartmanni* 结肠内阿米巴 *E. coli* 齿龈内阿米巴 *E. gingivalis*
			内蜒阿米巴属 *Endolimax*	微小内蜒阿米巴 *E. nana*
			嗜碘阿米巴属 *Iodamoeba*	布氏嗜碘阿米巴 *I. butschlii*
		棘阿米巴科 Acanthamoebidae	棘阿米巴属 *Acanthamoeba*	卡氏棘阿米巴 *A. castellanii*
	裂芡目 Schizopyrenida	简变虫科 Vahlkampfiidae	耐格里属 *Naegleria*	柯氏棘阿米巴 *A. culbertsoni* 福氏耐格里阿米巴 *N. fowleri*
孢子纲 Sporozoa	真球虫目 Eucoccidiida	艾美虫科 Eimeriidae	等孢球虫属 *Isospora*	贝氏等孢球虫 *I. belli* 纳塔尔等孢球虫 *I. natalensis*
		肉孢子虫科 Sarcocystidae	肉孢子虫属 *Sarcocystis*	猪人肉孢子虫 *S. suihominis* 人肉孢子虫 *S. hominis*

续表

纲 class	目 order	科 family	属 genus	主要种 main species
孢子纲 Sporozoa		弓形虫科 Toxoplasmatidae	弓形虫属 *Toxoplasma*	刚地弓形虫 *T. gondii*
		隐孢子虫科 Cryptosporidae	隐孢子虫属 *Cryptosporidium*	小隐孢子虫 *C. parvum*
		疟原虫科 Plasmodidae	疟原虫属 *Plasmodium*	间日疟原虫 *P. vivax* 三日疟原虫 *P. malariae* 恶性疟原虫 *P. falciparum* 卵形疟原虫 *P. ovale*
单倍期纲 Haplophasea	格留目 Glugeida	匹里虫科 Pleistophoridae 脑炎微孢子虫科 Encephalitozoonidae	匹里虫属 *Pleistophora* 脑炎微孢子虫属 *Encephalitozoon*	匹里微孢子虫 *Pleistophora* sp. 兔脑炎微孢子虫 *Enc. cuniculi* 何氏脑炎微孢子虫 *Enc. hellem* 肠脑炎微孢子虫 *Enc. intestinalis*
动基裂纲 Kinetofragminophorea	毛口目 Trichostomatida	小袋纤毛虫科 Balantidiidae	小袋纤毛虫属 *Balantidium*	结肠小袋纤毛虫 *B. coli*

（胡薇　毛佐华）

数字课程学习……

 教学 PPT　　　✎ 英文小结　　　📖 思考题　　　📝 自测题

第六章

叶 足 虫

叶足虫属于肉足鞭毛门、肉足亚门（Subphylum Sarcodina）、根足超纲（Superclass Rhizopoda）、叶足纲（Class Lobosea）的寄生虫。这类原虫以细胞外质形成宽大的伪足运动细胞器为特征，可做变形运动，因而通常称阿米巴（Amoebida），多数营自生生活，隶属阿米巴科（Family Amoebidae）。寄生型阿米巴属于内阿米巴科（Family Entamoebidae），主要在脊椎动物和无脊椎动物的消化管道中寄生。阿米巴生活史一般包括滋养体和包囊两个阶段，滋养体阶段为其摄食活动的阶段，以二分裂方式繁殖。当环境不适宜时，某些种类阿米巴的滋养体可转变成静止的包囊阶段；包囊对周围环境抵抗力较强，有利于阿米巴从一个宿主传给另一个宿主。寄生在人体内常见的阿米巴虫种有溶组织内阿米巴、迪斯帕内阿米巴、哈氏内阿米巴、结肠内阿米巴、齿龈内阿米巴、微小内蜓阿米巴和布氏嗜碘阿米巴及莫西科夫斯基内阿米巴和波列基内阿米巴，其中溶组织内阿米巴是致病性原虫。自生生活阿米巴如福氏耐格里阿米巴和棘阿米巴属等可偶尔侵入人体，造成严重后果。

▶▶▶ 第一节　溶组织内阿米巴 ◀◀◀

溶组织内阿米巴（*Entamoeba histolytica* Schaudinn，1903）主要寄生于结肠，是阿米巴痢疾（amebic dysentery）和阿米巴结肠炎（amebic colitis）的病原体，并可侵犯肝、肺、脑等其他器官，引起肠外阿米巴病。该病主要流行于热带和亚热带地区，全球每年因阿米巴病死亡的人数超过 10 万，居寄生虫病致死人数的第 3 位，其发病率和病死率与虫株、地理位置、宿主的免疫状态等因素有关。随着现代分子生物学和酶学技术的应用，成功地对一种与溶组织内阿米巴形态上相似的肠腔共栖型阿米巴——迪斯帕内阿米巴（*Entamoeba dispar*）进行了分离和鉴定，澄清了多年认为迪斯帕内阿米巴是溶组织内阿米巴非致病型的误解。

【形态】

溶组织内阿米巴形态可分为滋养体、囊前期、包囊和囊后期 4 个阶段。在粪便中常见滋养体和包囊，在组织中仅有滋养体阶段。

1. **滋养体**　活的滋养体大小不一，直径为 12~60 μm，在痢疾患者的黏液血便或组织中较大，平均直径约为 30 μm。未染色滋养体细胞质内常见被摄入的红细胞、白细胞和细菌等。在肠腔内新鲜不成形的粪便及有菌培养基中的滋养体大小常为 10~30 μm，不含红细胞。滋养体外质透明，内质颗粒状，分界明显。透明的外质形成伪足，呈宽指状，滋养体借助伪足呈活跃的进行性定向运动，即外质形成舌状或指状的伪足，颗粒状内质缓慢流入其内，使阿米巴向伪足形成的方向移动。内质中含被吞噬的红细胞，呈浅绿色，有较强的折光性。细胞核一般不易看清。死亡后的虫体团缩，细胞质内有空泡形成，极难辨认。

在铁苏木精染色标本中，细胞核为一个，呈球形、泡状，占滋养体直径的 1/6~1/5，核膜清晰，核膜内缘有大小一致、分布均匀、排列规则的核周染色质粒(peripheral chromatin granule)。核仁清晰,位于中心。核仁与核膜染色质之间有时可见放射状排列、着色较浅的网状核丝。吞噬的红细胞被染成蓝灰色,被消化的红细胞着色浅,呈灰白色。内质中见到被吞噬的红细胞是与其他肠道内非致病性阿米巴滋养体鉴别的重要依据(图6-1)。

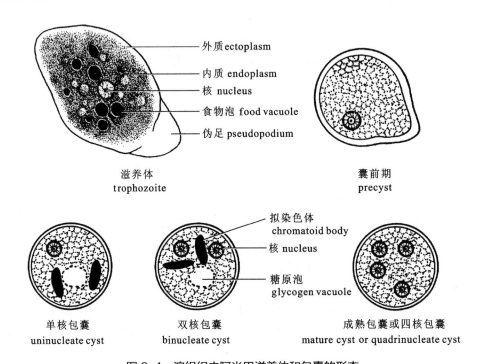

图6-1 溶组织内阿米巴滋养体和包囊的形态

Fig. 6-1 Morphological forms of trophozoites and cysts of *Entamoeba histolytica*

2. 包囊 呈圆球形,直径为10~20 μm。未染色包囊囊壁折光性强,内含1~4个细胞核,核呈圆形的反光体。拥有4个核者为成熟包囊。拟染色体棒状透明,糖原泡一般看不见。

碘液染色的包囊呈棕黄色,核膜与核仁均为浅棕色,较清晰。拟染色体不着色,呈透明的棒状。糖原泡呈黄棕色,边缘较模糊,在未成熟包囊中多见。铁苏木精染色后包囊呈蓝褐色,核膜与核仁清晰,细胞核结构类似于滋养体;细胞质中可见棒状的、两端钝圆、蓝褐色的拟染色体,后者于成熟包囊形成中逐渐消失。糖原泡在染色过程中被溶解,故不着色,呈空泡状(图6-1)。

【生活史】

溶组织内阿米巴生活史比较简单,包括滋养体期和包囊期两个阶段,前者是活动、摄食和增殖阶段,也是致病阶段;后者为不摄食、不繁殖的静止阶段。生活史的基本过程为包囊—肠腔内滋养体—包囊,感染阶段为四核成熟包囊,主要表现为人际传播型。人为溶组织内阿米巴的适宜宿主,虽然某些动物如猫、犬和鼠等可作为偶然宿主,但动物与人之间相互传播的可能性极小,因此动物保虫宿主对传播的意义不大。

当人体误食被成熟包囊污染的食物或饮用被包囊污染的水时,包囊通过胃和小肠,在小肠的碱性环境及消化酶的作用下,囊壁变薄,形成囊后期。随着囊内虫体伸缩活动,含有四核的阿米巴脱囊而出。该虫体经3次细胞质分裂和1次核分裂最终形成8个单核滋养体。这些滋养体逐渐向结肠移行,在结肠的上端以细菌或肠内容物为食,以二分裂增殖。在结肠中随着肠内容物继续下行,由于肠内环境改变,滋养体排出未消化的食物,体型逐渐缩小、变圆,停止活动变成近似球形的包囊前期,随后分泌囊壁形成包囊。早期包囊只有一个核,囊内含有拟染色体和糖原泡,经两次有丝分裂形成四核包囊,成熟包囊因在分裂时期消耗了营养物质,囊内的拟染色体和糖原泡均消失。包囊及成熟包囊随成形粪便排出,有证据表明一个带虫者每天最多可排出高达4亿个包囊。

滋养体在外界存活时间短暂,即使被吞食,通过消化道时也会被消化液杀死。包囊抵抗力强,在外界环境中存活时间较长(数日至数月),但在干燥环境中极易死亡。

在一定条件下,滋养体可侵入肠黏膜,破坏肠壁组织,吞噬红细胞,引起组织溶解和肠壁溃疡,产生原发病灶;侵入肠组织的滋养体也可进入肠壁血管,随血流播散至其他器官如肝、肺、脑等;也可随坏死的肠壁组织脱落至肠腔,随肠内容物排出体外。在组织中的滋养体不能形成包囊(图6-2)。

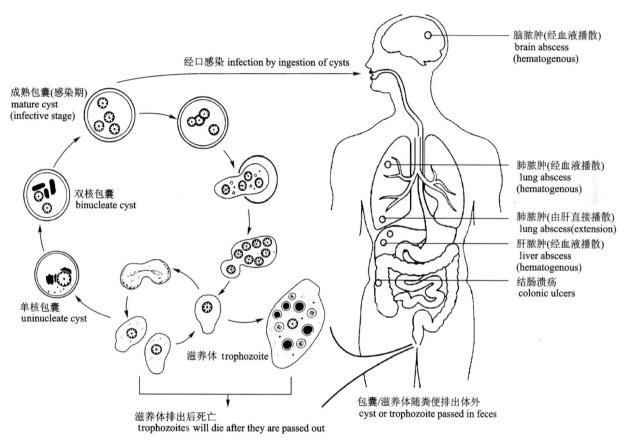

图6-2 溶组织内阿米巴的生活史
Fig. 6-2 Life cycle of *Entamoeba histolytica*

溶组织内阿米巴缺少线粒体,营兼性厌氧代谢,主要以糖酵解途径获取能量,糖类是其主要的能量来源,葡萄糖以主动运输方式到细胞质。由于缺乏线粒体,无三羧酸循环,原虫可利用各种受氢体,以分解丙酮酸产生乳酸和乙醇,同时虫体的辅酶Ⅱ黄素氧化还原酶和含铁过氧化歧化酶可产生过氧化氢,所产生的分子氧用于代谢。此外,原虫的电子转运还原酶系统可使虫体在有氧环境中有限地利用氧。

【致病机制与临床表现】

1. 致病机制 溶组织内阿米巴致病作用与原虫的毒力,寄生环境中的理化、生物因素,以及宿主的免疫状态有关。滋养体是致病阶段,具有侵入性(invasion)。人体被感染后,可以表现为无症状带虫者、肠阿米巴病或肠外阿米巴病等多种临床类型,病理和病程变化复杂。

(1)虫株毒力 溶组织内阿米巴致病性与毒力因虫株而异。如热带地区虫株的毒力较寒带、温带地区者强,从阿米巴病患者分离的虫株(H_{120}与C_1株)毒力强于从带虫者分离的虫株(H_{101}与H_{103}株)。分析阿米巴同工酶组,鉴别出Ⅱ、Ⅱa、Ⅵ、Ⅶ、Ⅺ、Ⅻ、ⅩⅣ、ⅩⅩ酶型为致病型,其中ⅩⅣ酶型溶组织内阿米巴主要分布于东半球,也是我国主要的致病种;Ⅱ酶型分布于西半球。以Ⅰ、Ⅲ、Ⅳ、Ⅴ、Ⅷ、Ⅸ、Ⅹ、ⅩⅤ等酶型为非致病型。特异单克隆抗体技术、现代分子生物学技术也可用于虫株的分型、鉴定虫株的毒力。此外,虫株的毒力还具有遗传特性,即使是同一致病株经连续的离体培养后毒力减低,如果转种于动物宿主,毒力又可恢复。

（2）侵袭力 溶组织内阿米巴滋养体侵入黏膜的机制与3种重要因子有关,即半乳糖/乙酰氨基半乳糖凝集素（Gal/GalNAc lectin）、阿米巴穿孔蛋白（amoebic pore-forming protein,amoebic perforin）和半胱氨酸蛋白酶（cysteine proteinase）,前者与吸附宿主组织细胞有关,穿孔蛋白造成组织细胞孔状破坏,后者可溶解宿主组织。阿米巴半乳糖/乙酰氨基半乳糖凝集素相对分子质量为260 000,结构为含有重、轻亚单位的异源性二聚体（heterodimer）。该凝集素与结肠黏膜有很高的亲和力,抗阿米巴凝集素抗体可以降解滋养体对组织细胞的溶解作用,参与黏附的结构为轻亚单位（light subunit）。此外,凝集素参与细胞的溶解和细胞信号的转导。阿米巴穿孔蛋白存在于滋养体细胞质颗粒中,相对分子质量约为5 000,当滋养体接触靶细胞时释放,造成组织细胞的孔状溶解、破坏;在培养基中的滋养体并不分泌穿孔蛋白。半胱氨酸蛋白酶相对分子质量约为30 000,具有降解纤连蛋白、层粘连蛋白和Ⅰ类胶原纤维,参与溶解靶细胞的作用,还具有降解补体（C3）的功能。滋养体借助上述致病因子通过接触溶解（contact lysis）侵入肠黏膜组织,吞噬红细胞,还借助血液循环播散至肝及其他器官。当滋养体侵入组织后,直接暴露于宿主的免疫系统（如补体）的虫体可以逃避补体系统的攻击,实验证明滋养体可以激活补体,但可阻止补体C5b~C9覆盖在其表面,因为滋养体表面的半乳糖/乙酰氨基半乳糖凝集素的分子结构和序列与CD5~CD9相似,后者为人类补体C5b~C9的抑制因子。溶组织内阿米巴吞噬红细胞与肌球蛋白ⅠB（myosin ⅠB）有关。

目前还证明与黏附、细胞毒有关的溶组织内阿米巴凝集素保守序列与肝细胞生长因子相似,阐明了原虫侵入肝的分子机制及对肝细胞的特殊向性。

（3）宿主的免疫状态 如免疫抑制、营养不良、长期服用糖皮质激素、晚期肿瘤等有利于溶组织内阿米巴的侵入。肠道的损伤、并发其他细菌或某些鞭毛虫感染,造成肠道抵抗力下降,也有利于原虫的侵入。

（4）肠道菌群对阿米巴致病的影响 宿主肠道内环境尤其是共生菌群的作用对溶组织内阿米巴致病的影响非常显著。动物试验证明,用产气荚膜杆菌等多种细菌的阿米巴感染较无菌对照组发病率高,致病更严重。细菌可以增强阿米巴的侵袭力或造成侵入的有利条件,主要由于细菌代谢所形成的厌氧环境有利于阿米巴的生长,所产生的氧化还原电位可加速阿米巴的分裂、繁殖、胞囊形成和脱囊;细菌本身有提供阿米巴的营养成分及为阿米巴提供其他致病因子等协同作用。

滋养体侵入过程:溶组织内阿米巴接触肠黏膜,分泌半乳糖/乙酰氨基半乳糖凝集素、阿米巴穿孔蛋白和半胱氨酸蛋白酶等,通过接触性溶解,侵入组织。由于黏膜肌层为天然屏障,一般情况下阿米巴侵入在此停止,病变向两侧延伸和扩大,形成口小、底宽的"烧瓶"样溃疡。病情严重时,阿米巴可穿破肌层或随血液、淋巴液播散至深部组织和其他器官,造成肠穿孔和继发性损伤。

2. 病理 肠阿米巴病常累及回盲部、阑尾、乙状结肠等。典型的病理损伤为口小底宽的"烧瓶"样溃疡,病变一般在肌层停止（图6-3）。镜下可见大量坏死组织,炎性细胞以浆细胞和淋巴细胞为主,中性粒细胞极少见。感染严重的急性患者,滋养体可突破黏膜肌层,形成的溃疡可深及肌层,并与邻近坏死组织融合,导致大片黏膜脱落。肠壁组织纤维化后,形成肉芽肿,又称阿米巴瘤（ameboma）。阿米巴肿呈结节状、质硬、可移动,以回盲部和乙状结肠多见,其内可查出滋养体,应与肿瘤区别。

肠外阿米巴病以阿米巴肝脓肿最常见,早期为多发性坏死小病灶,急性炎症反应,中央液化坏死明显,淋巴细胞浸润;随着病程的发展,多个小病灶可融合成大的肝脓肿,脓液中含有肝细胞、红细胞、脂肪颗粒、坏死组织及阿米巴滋养体等。

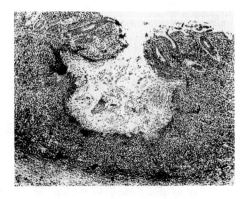

图6-3 阿米巴病肠壁溃疡
Fig. 6-3 Amoebic intestinal ulcer

3. 临床表现

（1）无症状带虫者（asymptomatic carrier） 指感染溶组织内阿米巴后，无任何临床症状或仅出现轻微的胃肠道不适者。这部分人可作为阿米巴原虫包囊的携带者，占大多数；在国外，常见于同性恋者。

（2）肠阿米巴病（intestinal amoebiasis） 溶组织内阿米巴可引起阿米巴结肠炎、肠阿米巴肿和一些相关的并发症。

1）阿米巴结肠炎：临床上可分为急性阿米巴结肠炎和慢性阿米巴结肠炎。急性期常见的临床表现为阿米巴痢疾，典型的阿米巴痢疾常伴有腹痛、腹泻、里急后重、黏液血便，每日数次（4~6次），持续1~3周，血便腥臭味、内含黏膜坏死组织和阿米巴滋养体。其他症状包括恶心、呕吐、腹部不适、胀气等，如果肠穿孔可引起腹膜炎等症状。

2）并发症：常见的有肠阿米巴肿、中毒性巨结肠（toxic megacolon）和阿米巴腹膜炎（amoebic peritonitis）等。

（3）肠外阿米巴病（extraintestinal amoebiasis）

1）阿米巴肝脓肿（amebic liver abscess）：为肠外阿米巴病最常见的类型，约占全部阿米巴病例的10%，以青壮年多见，男女发病率之比约为9：1。常累及肝右叶（>80%），感染主要为从肠道病灶经血流播散所致。临床症状有发热、寒战、厌食，右上腹疼痛并向右肩放射；体征有肝大、黄疸、体重下降等。

2）阿米巴肺脓肿（amebic abscess of lung）：通常由肝脓肿中滋养体通过横膈入侵肺部，也可以从肠壁病灶经血流播散至肺。肺脓肿病灶常见于右下肺叶，患者主要症状为发热、胸痛、咳嗽、咳痰，痰呈咖啡色、果酱状。病变还可累及支气管，导致支气管瘘形成，脓液可排入气管，随痰咳出体外。并发细菌感染时，肺部呈炎症表现。

3）其他肠外阿米巴病：阿米巴性脑脓肿（amoebic brain abscess），常呈现中枢皮质单一性脓肿，临床症状有头痛、呕吐、眩晕和精神异常。皮肤阿米巴病（amebiasis cutis），常由直接接触阿米巴滋养体而引发，如直肠病灶滋养体接触到会阴部皮肤及肝脓肿穿孔部位周围的皮肤易引起；其他的异位损伤还有脾、肾、心包和生殖器阿米巴病等。

【免疫】

宿主对阿米巴的免疫表现为细胞免疫和体液免疫，在抗再感染的过程中细胞免疫最为重要。由中性粒细胞和巨噬细胞介导的保护性免疫在抗虫过程中起重要的作用，现已证明溶组织内阿米巴抗原可刺激机体淋巴细胞产生IL-2和IFN-γ，后两者可激活巨噬细胞和使中性粒细胞吞噬力增强，直接杀伤虫体；由此而产生的超氧化物，或由IFN-γ活化巨噬细胞所诱导产生的一氧化氮，对虫体有直接毒性作用。细胞介导的保护性免疫，一般在感染后期才呈现较为明显的抗虫效应，因为在感染早期，尤其是肝阿米巴病急性期，原虫分泌的抗原可诱发机体产生免疫抑制，逃避宿主的免疫，有利于虫体存活，该现象在疫苗的研制中应引起重视。感染溶组织内阿米巴患者血清中均可出现各种类型特异性抗体，以IgG为主；在患者粪便、唾液及孕妇的初乳中还可检出抗体和阿米巴凝集素IgA。阿米巴肝脓肿患者以IgG_2为主，虽然特异性抗体能维持数年至10年，又可以黏附于虫体的表面，凝集虫体，部分激活巨噬细胞活性等，但保护性免疫效果并不明显。此外，滋养体具有独特的逃避宿主免疫的机制，如阻止补体吸附在虫体表面、降解补体以终止补体的溶解作用；利用膜质运动，尤其通过伪尾区周期性体表脱落，把结合于体表的抗体清除等。带虫者的保护性免疫功能尚不清楚。

【实验诊断】

阿米巴病的诊断主要包括病原学诊断、血清学诊断、核酸诊断。

1. 病原学诊断 从患者的脓血便、稀便和病灶组织内检测阿米巴滋养体，以及从慢性患者和带虫者的成形粪便中检测包囊进行诊断。辨别虫体时需注意与其他非致病性阿米巴相鉴别。

（1）粪便检查

1）生理盐水涂片法：是诊断急性阿米巴痢疾患者有效的方法之一，检查目标为阿米巴滋养体。从急性阿米巴痢疾患者脓血便或阿米巴肠炎的稀便中挑选黏液部分，用生理盐水做直接涂片镜检。在合适温度（25~30℃）下，观察活动滋养体。镜下可见溶组织内阿米巴滋养体运动活跃，内含被吞噬的红细胞，后者是重要的诊断依据。黏液里常含有夏科－莱登结晶，可作为与细菌性痢疾鉴别诊断的依据。在检查活滋养体时应注意：标本必须新鲜，送检快速，容器清洁，注意保温，否则影响检出率。

2）碘液涂片法：从带囊者或慢性患者成形粪便中检查包囊。轻度感染可用硫酸锌漂浮法或甲醛乙醚沉淀法检查包囊以提高检出率。因粪便排出的包囊数量变化很大，需多次粪检；对于某些慢性患者，粪检应持续数周，以避免漏诊。

（2）病灶组织检查

1）肝脓肿穿刺液检查：脓液呈咖啡色，有腥臭味。在穿刺液涂片检查中一般不易发现滋养体，在脓肿壁附近的坏死组织中滋养体较多。

2）活体组织检查：主要针对慢性患者，用乙状结肠镜从可疑病变处获取组织或分泌物，行活体组织及生理盐水涂片检查。

（3）体外培养　常用 Robinson 培养基，检出率较高，但对实验条件要求也很高，不宜常规检查。

2. 血清学诊断　可作为溶组织内阿米巴病尤其是肠外阿米巴病的辅助诊断，因其具有简单、方便、快速、经济、敏感性较高的特点，有较高的实用价值。随着溶组织内阿米巴无菌培养的成功，为血清学诊断提供了优质抗原，从而加速了该项诊断技术的应用和推广。目前常用的方法有酶联免疫吸附试验（enzyme linked immunosorbent assay，ELISA）、间接免疫荧光试验（indirect fluorescent assay，IFA）、间接血凝试验（indirect hemagglutination assay，IHA）和对流免疫电泳。ELISA 是最常用的方法之一，特异性抗体的检出率在 90% 以上，肝脓肿患者的检出率更高，并呈现高滴度，提示高特异性抗体滴度者应首先考虑本病，尤其是急性期患者。IFA、IHA 和对流免疫电泳对阿米巴患者特异性抗体的检出率也很高，相较而言，前者对阿米巴肝脓肿诊断的敏感性较高。上述的免疫学方法均存在缺陷——不能区别现症患者和既往感染者，因为患者在治疗后，特异性抗体可维持数年至 10 年之久，即不能单靠一种血清学检测方法而对阿米巴病作出最后的诊断。

3. 核酸诊断　聚合酶链反应（polymerase chain reaction，PCR）结合特异性引物对从患者的排泄物、脓肿穿刺物、活体组织等提取的 DNA 进行扩增反应，再对扩增产物电泳分析，以鉴别溶组织内阿米巴和其他阿米巴原虫。该技术还可用于虫株鉴定、抗原分析与分子流行病学调查等领域。目前根据溶组织内阿米巴半胱氨酸抗原编码基因设计特异性引物，以 PCR 扩增 *SSUrRNA* 基因限制性内切酶位点多态性分析可以鉴别溶组织内阿米巴传播类型、种、株、毒力及免疫原性。应用溶组织内阿米巴富含丝氨酸蛋白（SREHP）基因巢式 PCR 及 Alu 酶切产物分析，发现 SREHP 基因呈地域性和多态性，通过比较流行病学参数、总结和归纳，可对不同地域溶组织内阿米巴致病率、病情严重度、就诊率和流行病学分布等作出准确的评判，同时也可用于种间／种内基因差异的检测及基因图谱的研究。

【流行】

溶组织内阿米巴呈世界性分布，主要流行于热带、亚热带地区，尤其是经济发展滞后、营养匮乏、卫生条件差的地区，严重疾患及并发症患者也多见于这些地区。温带地区较少流行，大多数为无症状的感染者。全球约 5 亿人感染溶组织内阿米巴，4 000 万 ~5 000 万人出现临床症状。高度流行区的人群感染率在 50% 以上，包括北非、利比里亚、厄瓜多尔、墨西哥、海地、巴拿马等。我国各地均有感染报告，全国平均感染率为 0.949%，共有 18 个省（自治区、直辖市）感染率低于 1%，其中北京为 0.167%，上海为 0.008%；有 12 个省（自治区、直辖市）感染率超过 1%；其中西藏、云南、新疆、贵州、甘肃的感染率超过 2%，以西藏感染率最高，达 8.124%。北美、西欧感染率较低，感染率仅为 1%，为低度感染区。在欧美，高发人群主要为男同性恋者和旅游者，如美国 30% 的男同性恋者感染溶组织内阿米巴，该病在美国、日本和欧洲的一些国家等被列为性传播疾病（sexually transmitted disease，STD）。溶组织内阿米巴感染的高危人群包括旅游者、流动人群、同性恋者、免疫功能低下者，以及并发感染的儿童、孕妇等。

急性阿米巴痢疾患者以排滋养体为主，在疾病传播方面的意义不大。慢性患者可排出滋养体和包囊，无症状带虫者仅排包囊，这些带虫者是阿米巴病主要的传染源。虽然溶组织内阿米巴还可以感染诸如猫、犬、猪、猴、猩猩等动物,但保虫宿主在流行病学上的意义并不重要。

包囊在外界环境中抵抗力较强,低温潮湿的环境中存活 12 d 以上,在水中可存活 9~30 d,可完整无损地通过蝇或蟑螂的消化道。包囊对化学消毒剂抵抗力也很强,在 0.5% 甲醛和 1% 苯酚中可存活 30 min,自来水中余氯不能杀死包囊。但包囊对干燥和热敏感,55℃以上温度便可杀死包囊。滋养体对外界抵抗力极低,可很快死亡,也可被消化液及胃酸杀死。

人体感染溶组织内阿米巴的主要途径为经口感染,以粪 – 口途径传播,如饮用了被包囊污染的水源、食入被包囊污染的食物;不良的卫生习惯及苍蝇和蟑螂携带的被包囊污染食物等均在该病的流行上起重要作用。

【防治】

1. 治疗患者和带虫者

(1)肠阿米巴病治疗 甲硝唑为目前治疗阿米巴病的首选药,该药主要针对滋养体,对包囊效果不明显,主要用于治疗阿米巴痢疾。类似的药物还包括替硝唑(tinidazole)、奥硝唑和塞克硝唑(secnidazole)。能够杀灭溶组织内阿米巴包囊的药物有二氯尼特(diloxanide)及双碘喹啉(diiodohydroxyquinoline)。

(2)肠外阿米巴病治疗 主要针对组织阿米巴病的治疗,药物有甲硝唑、替硝唑、双碘喹啉和氯喹等。其中,甲硝唑为治疗肝脓肿的首选药;对于较大的脓肿往往采用外科穿刺排脓结合药物治疗方法,可取得良好效果。

(3)带虫者治疗 对包囊携带者的治疗应该选择肠壁不易吸收的药物如巴龙霉素(paromomycin)和喹碘方(iodoquinofonum)等;此外,二氯尼特糠酸酯为抗包囊的特效药,双碘喹啉也有一定的效果。

2. 穿刺及手术引流排脓

(1)穿刺排脓 一般认为肝脓肿大于 4 cm 者可以进行穿刺排脓,穿刺点应选择压痛点最明显处或经超声定位。

(2)手术引流排脓 脓肿位置较深或位于右叶顶部、左叶时,肝穿刺有困难或肝脓肿穿破引起脓胸、腹膜炎、心包炎等重要并发症者,可直接做穿刺手术引流。

此外,阿米巴性脓胸可行胸腔闭式引流术,阿米巴心包炎可行心包切开引流术。

3. 预防 措施包括:①保护水源,避免污染,是切断阿米巴病传播的主要环节。②管理粪便,对垃圾和粪便进行无害化处理,杀灭粪便中的包囊,防止粪便污染水源及食物。③提倡良好的卫生习惯,注意饮食卫生、饮水卫生和个人卫生,防止病从口入。④整治卫生环境,加强饮食服务行业卫生管理,消灭苍蝇、蟑螂等传播媒介。

(胡薇　毛佐华)

▶▶▶ 第二节　其他人体非致病性阿米巴 ◀◀◀

一、迪斯帕内阿米巴

迪斯帕内阿米巴(*Entamoeba dispar* Brumpt,1925)呈世界性分布,感染人数众多,感染后一般无临床症状。该虫的形态与生活史几乎与溶组织内阿米巴完全一致。迪斯帕内阿米巴滋养体无侵袭性,不吞噬红细胞,食物泡内可见细菌颗粒;光学显微镜不能区别迪斯帕内阿米巴和溶组织内阿米巴原虫,但是它们之间的表面抗原决定簇、同工酶谱和基因存在差异。目前常借助 PCR 方法加以鉴别,特异性单克隆抗体技术对两种原虫特异性抗原的检测也可以达到鉴别目的。世界卫生组织 / 泛美卫生组织 / 联合国教科文组织(World Health Organization/Pan American Health Organization/United Nations Educational, Scientific and Cultural Organization,WHO/PAHO/UNESCO)认为(1997),迪斯帕内阿米巴感染者,即使是高感染率人群(如发展中国家流行区的人群及发达国家中同性恋者),也不需治疗。

二、结肠内阿米巴

结肠内阿米巴（*Entamoeba coli* Grassi，1879）呈世界性分布，甚至于寒冷地带如阿拉斯加也有其流行的报告。该虫寄生在人体的盲肠和结肠，是一种共生原虫，不侵犯宿主组织，以细菌、酵母和其他原生生物为食，常与溶组织内阿米巴共存。结肠内阿米巴滋养体直径为 15~50 μm。内、外质区别不明显，外质仅在伪足形成时才能见到，伪足短而钝，不透明，运动迟缓；内质为颗粒状，含有一个细胞核和许多食物泡，食物泡中主要含有细菌。核仁较大、不规则，通常偏位，核周染色质粒粗，大小不一致，排列不齐。包囊直径为 10~35 μm，有 1~8 个细胞核，核的结构与滋养体相似，细胞质颗粒状。成熟包囊有细胞核 8 个，偶见 8 个以上者；未成熟包囊细胞质内常含有糖原泡及两端尖细不整、碎片状的拟染色体。糖原泡多位于核周围（图 6-4，图 6-5）。生活史和流行情况与溶组织内阿米巴相似，成熟包囊经口感染宿主，除人外，鼠、猪、犬等动物结肠内也有本虫寄生，粪便污染是主要传播方式。粪便检查可以诊断。结肠内阿米巴与溶组织内阿米巴同时感染率为 10%~30%，两者需加以鉴别。

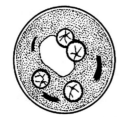

结肠内阿米巴未成熟包囊
immature cyst of *Entamoeba coli*

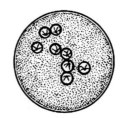

结肠内阿米巴成熟包囊
mature cyst of *Entamoeba coli*

哈氏内阿米巴单核包囊
uninucleate cyst of *Entamoeba hartmanni*

哈氏内阿米巴四核包囊
quadrinucleate cyst of *Entamoeba hartmanni*

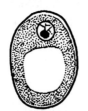

布氏嗜碘阿米巴包囊
cyst of *Iodamoeba butschlii*

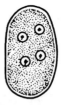

微小内蜒阿米巴包囊
cyst of *Endolimax nana*

图 6-4 非致病性阿米巴原虫包囊的形态
Fig. 6-4 Morphological forms of cysts of non-pathogenic amoebae

三、哈氏内阿米巴

哈氏内阿米巴（*Entamoeba hartmanni* von Prowazek，1912）呈世界性分布，其感染率近似溶组织内阿米巴。该虫形态与溶组织内阿米巴相似，但体积较小。哈氏内阿米巴滋养体大小为 4~12 μm，不吞噬红细胞，核膜较厚，核周染色质粒少、较粗、排列不规则，着色较深。包囊直径为 4~10 μm，未成熟包囊有 1~2 个核，糖原泡明显；拟染色体数目不等，呈细杆状，或米粒形；成熟包囊有 4 个核（图 6-4，图 6-5）。哈氏内阿米巴生活史与溶组织内阿米巴相似，通过粪便污染水源及食物传播。

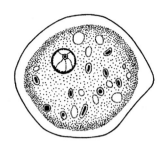
结肠内阿米巴滋养体
rophozoite of *Entamoeba coli*

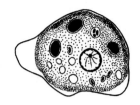
齿龈内阿米巴滋养体
rophozoite of *Entamoeba gingivalis*

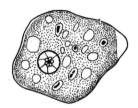
布氏嗜碘阿米巴滋养体
trophozoite of *Iodamoeba butschlii*

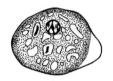
微小内蜒阿米巴滋养体
trophozoite of *Endolimax nana*

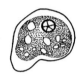
哈氏内阿米巴滋养体
trophozoite of *Entamoeba hartmanni*

图 6-5　非致病性阿米巴原虫滋养体
Fig. 6-5　Morphological forms of trophozoites of non-pathogenic amoebae

四、微小内蜒阿米巴

微小内蜒阿米巴（*Endolimax nana* Wenyon & O'Connor, 1917）呈世界性分布,感染率与结肠内阿米巴相似。以细菌为食,为共栖性原虫。其虫体较小,滋养体和包囊大小类似哈氏内阿米巴。其滋养体直径为 6~12 μm,但一般小于 10 μm,外质层薄,伪足透明、短而钝,运动缓慢;内质细颗粒状。细胞核结构特殊,核仁粗大而不规则,占核直径的 1/3~1/2,常偏位;核膜薄,核膜与核仁之间有清晰的空隙和相连的核丝,通常无核周染色质粒。食物泡含有细菌、真菌和植物细胞等,不含红细胞。包囊卵圆形,大小与滋养体大致相同。未成熟包囊内质中常有大糖原泡,成熟（4 个核）前消失;此外,细胞质内偶见小而弯曲的拟染色体,核仁大而居中（图 6-4,图 6-5）。生活史类似溶组织内阿米巴,通过粪便污染水源传播。在重度感染或特殊情况下,偶尔引起腹泻。

五、布氏嗜碘阿米巴

布氏嗜碘阿米巴（*Iodamoeba butschlii* won Prowazek, 1912）呈世界性分布。布氏嗜碘阿米巴以包囊期大糖原泡被碘染而得名。滋养体长 8~20 μm,外质与颗粒状内质不易区别,伪足缓慢运动;细胞核较大,有一大而明显、位于中心的核仁,约占核内径的 1/2,常由一圈淡染的染色质颗粒围绕,并与核膜及核丝相连;核膜无核周染色质粒。内质可见数个大而圆的糖原泡,此为重要特征之一;食物泡常含有细菌和酵母,无红细胞。包囊呈不规则长圆形,直径为 5~20 μm,成熟包囊仅有一个核,核仁近于核膜一端,有一个大而圆、边缘清晰的糖原泡,常把核推向一边（图 6-4,图 6-5）;碘液染色糖原泡呈棕色团块,即使在没染色的包囊中也清晰可见,成熟包囊糖原泡不消失,包囊无拟染色体。布氏嗜碘阿米巴通过粪便污染传播,也是猪体内最常见的一种阿米巴,人的感染率略低于结肠内阿米巴和微小内蜒阿米巴。

六、齿龈内阿米巴

齿龈内阿米巴（*Entamoeba gingivalis* Gros, 1849）呈世界性分布,是人和许多哺乳动物（犬、猫等）口腔中的一种共栖型原虫。本虫仅有滋养体期,直径为 10~20 μm,形态类似溶组织内阿米巴,内质颗粒状,外质透明,内质、外质分明,活动频繁;细胞核内核仁较小,居中或偏位;食物泡中含有细菌、白细胞,偶见红细胞。食物泡中含有白细胞为其重要的鉴别特征(图6-5)。本虫生活在牙龈和牙齿之间的界面,在口腔疾患中检出率很高,偶有子宫内感染的报告,通过飞沫或直接接触传播,以牙龈刮拭物及阴道分泌物生理盐水涂片诊断,保持口腔清洁为预防本虫感染的重要措施。

▶▶▶ 附:肠道内寄生阿米巴原虫的形态特征 ◀◀◀

有关肠道内寄生阿米巴原虫的形态特征见表6-1。

表6-1 肠道内寄生阿米巴原虫的形态特征
Table 6-1 Morphological characteristics of intestinal parasitic amoebae

	溶组织 内阿米巴 E.histolytica	迪斯帕 内阿米巴 E.dispar	结肠 内阿米巴 E.coli	哈氏 内阿米巴 E.hartmanni	微小 内蜒阿米巴 E.nana	布氏 嗜碘阿米巴 I.butschlii
未染色: 滋养体						
大小/μm	12~60	12~60	15~50	4~12	6~12	8~20
运动	非常活泼	活泼	迟缓	活泼	迟缓	较活泼
细胞外质	丰富	丰富	少	丰富	少	少
伪足	指状,清晰	指状,清晰	形钝,颗粒状	指状,清晰	形钝,颗粒状	形钝
食物泡	可见被消化的红细胞	无红细胞	有食物颗粒、细菌等	无红细胞	有食物颗粒、细菌等	细菌等
细胞核	一般不可见	一般不可见	折光环状	一般不可见	一般不可见	一般不可见
包囊						
大小/μm	10~20	10~20	10~30	4~10	5~10	5~10
形状	球形	球形	球形	球形	卵圆形	不规则
囊壁	薄	薄	厚	薄	薄	薄
糖原块	偶尔出现	偶尔出现	弥散状	偶尔出现	无	显著,泡状
拟染色体	偶尔出现	偶尔出现	通常无	偶尔出现	无	无
铁苏木精染色: 滋养体						
细胞质	黑色(包括红细胞)	浅蓝灰和黑色	浅蓝灰和黑色	浅蓝灰和黑色	浅蓝灰和黑色	浅蓝灰和黑色
细胞膜	清晰	清晰	厚	清晰	薄	厚
核周染色质粒	清晰,颗粒状	清晰,颗粒状	粗糙	清晰,颗粒状	无	偶为颗粒状
核仁	小,中心位	小,中心位	大,偏于一侧	小,中心位	大,不规则	大,偏位

(胡薇 毛佐华)

▶▶▶ 第三节 致病性自生生活阿米巴 ◀◀◀

自生生活阿米巴种类繁多,广泛生活在淡水、海水、湿润土壤及腐败植物中,主要以细菌及土壤里的有机物为食,还与某些细菌有内共生(endosymbiosis)关系。生活在阿米巴虫体内的内共生细菌(endosymbiotic bacteria)对原虫存活、感染性、侵袭力的影响尚不清楚。致病性自生生活阿米巴(pathogenic free-living amoebae）主要包括耐格里属和棘阿米巴属,两者均为潜在性致病原,偶尔侵入人体中枢神经系统或其他器官,引起阿米巴脑膜脑炎,病情严重,几乎都是致死性的。某些种类还可引起阿米巴性皮炎和角膜炎等,在免疫缺陷患者如 AIDS 患者中的感染率相对较高,病情更严重,上述病例在世界各大洲均有报告。随着致病性自生生活阿米巴虫种特异性基因探针的不断完善,对虫种鉴别诊断的精确性提高,误诊率减少,报告的病例数还会增加。

一、福氏耐格里阿米巴

福氏耐格里阿米巴（*Naegleria fowleri* Carter,1970）生活在淡水和潮湿的土壤中,在组织或人工培养基中仅有滋养体期。

滋养体分阿米巴型和鞭毛型,在人体组织中呈阿米巴型。在培养基和脑脊液中阿米巴型滋养体细长,大小为 7~20 μm,其前端有一宽大伪足;细胞核为泡状,核仁大,位于核中央,无核周染色质粒。细胞质颗粒状,自生生活阶段食物泡内含细菌,寄生阶段食物泡内充满宿主细胞碎片,并可见吞噬的红细胞。组织或培养基中阿米巴型滋养体转入水中时,虫体迅速转变为具有两根鞭毛的鞭毛型滋养体。鞭毛型虫体呈梨形,在宽大的末端有两根鞭毛,虫体运动特别,呈缓慢环形旋转式。鞭毛型滋养体不分裂,也不直接形成包囊,阿米巴型为增殖阶段。包囊在外界环境和琼脂培养基中形成,直径为 7~10 μm,囊壁双层,厚而光滑,有一个与滋养体相同的细胞核（图 6-6）。

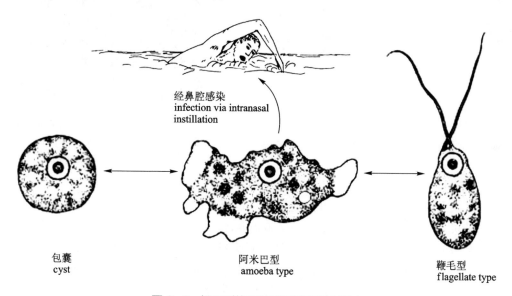

经鼻腔感染
infection via intranasal instillation

包囊
cyst

阿米巴型
amoeba type

鞭毛型
flagellate type

图 6-6　福氏耐格里阿米巴形态和生活史
Fig. 6-6　Morphology and life cycle of *Naegleria fowleri*

生活史有包囊和滋养体两期（图 6-6）,感染人体的方式主要通过接触污染水体,如游泳、潜水时虫体侵入鼻腔,在鼻组织和鼻窦增殖,沿嗅神经通过筛板侵入脑部。感染大多在炎热的夏季,以青少年为主。福氏耐格里阿米巴可引起原发性阿米巴脑膜脑炎（primary amebic meningoencephalitis,PAM）。迄今,全世界约有 200 例 PAM 的报告。PAM 是一种急性致死性疾病,通常在发作后 4~5 d 死亡,早期症状如头痛、发热和鼻塞可持续 1 d 或 2~3 d,接着出现恶心、呕吐、谵妄、瘫痪、昏迷,并有脑膜脑炎症状与体征（颈项强直和克尼格征阳性）。

实验室检查包括:脑脊液（CSF）检查活动滋养体（35℃时滋养体活动迅速）或离心后涂片,经吉姆萨染色、瑞特染色检查;组织培养和动物接种（鼠脑接种）发现阿米巴型滋养体也可确诊;还可采用分子生物学方法如特异性分子探针进行检测;但血清学方法对原发性阿米巴脑膜脑炎的诊断无效,因为该病发展迅猛,患者在短时间内不能激发机体出现免疫应答。

目前尚无特效药,两性霉素 B 静脉给药可缓解一些临床症状,但预后不良。避免接触温度较高的污染水源是预防本病的关键。

二、棘阿米巴

棘阿米巴(*Acanthamoeba* spp.)多见于污染的土壤或水体中,在生活史中有滋养体和包囊阶段,能侵犯人体的棘阿米巴有数种。

滋养体为长椭圆形,平均直径为 30 μm,无鞭毛型。活滋养体形态不规则,体表有棘状凸起(图 6-7,图 6-8),称为棘刺状伪足;核仁大而明显,位于核的中央;累进性运动不明显。包囊呈球形,双层囊壁,外层略显皱褶;核一个,核仁与滋养体相似。

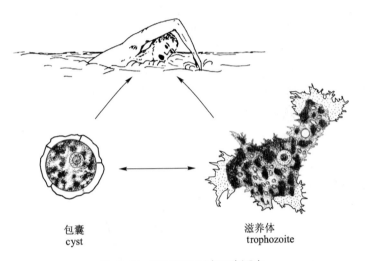

包囊
cyst

滋养体
trophozoite

图 6-7　棘阿米巴形态和生活史

Fig. 6-7　Morphology and life cycle of *Acanthamoeba* spp.

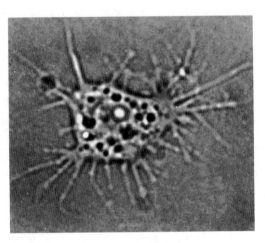

图 6-8　卡氏棘阿米巴阿米巴型阶段

Fig. 6-8　Amoeboid stage of *Acanthamoeba castellanii*

棘阿米巴侵入人脑途径尚不清楚,可能通过呼吸道或皮肤侵入(图 6-7),由血行播散至脑,引起肉芽肿性阿米巴脑炎(granulomatous amoebic encephalitis,GAE)。该病病程缓慢,常为慢性期表现,潜伏期可能有数周至数月。典型的临床表现有意识模糊、头晕、嗜睡、头痛、癫痫,有时伴轻微偏瘫,最后患者常因高热、癫痫、脑功能退化及呼吸衰竭而死亡。对慢性病患者、体弱者和免疫抑制患者,如 AIDS 患者,棘阿米巴常侵犯脑,或造成皮肤慢性溃疡。此外,棘阿米巴可引起棘阿米巴角膜炎(acanthamoeba keratitis),该病与角膜外伤、接触污水或佩戴不洁的隐形眼镜有关,如清洗或贮存眼镜片的液体被污染;严重者引起角膜溃疡,导致失明。患者通常有眼部疼痛、流泪、畏光、异物感,不加控制者可引起角膜溃疡甚至穿孔。

实验诊断方法包括:从脑脊液和病变组织(角膜或皮肤)的刮取物检查阿米巴,免疫酶染色检查组织内阿米巴,以及免疫学方法如 ELISA、IFA 和 IHA 等检测患者血清抗体。

目前,全球 GAE 的病例报告已超出 100 例,其中 73 例来自美国,在 73 例中有 53 例为 AIDS 患者。棘阿米巴角膜炎在世界范围内有上升趋势,早在 1998 年,该病仅在美国就有 750 例报告,我国有 16 例报告。

棘阿米巴脑膜脑炎目前尚缺乏有效药物,建议喷他脒静脉给药结合口服磺胺药。棘阿米巴角膜炎可用磺胺、抗阿米巴眼药及阳离子抗菌剂治疗,严重者可施行角膜移植或角膜成形术。对慢性病患者、体弱者或免疫抑制患者也应及时治疗,增强体质,防止诱发脑膜脑炎。

两种自生生活阿米巴原虫的生活史比较,见表 6-2。

表6-2 两种自生生活阿米巴原虫的生活史比较

Table 6-2 Comparison of life cycle of two free-living amoebae

	福氏耐格里阿米巴 N.culbertsoni	棘阿米巴 Acanthamoeba spp.
宿主	自生生活,偶尔寄生于人体	自生生活,偶尔寄生于人体
寄生部位	脑组织	脑组织、眼、皮肤、肺部等
感染阶段	鞭毛型滋养体,包囊	滋养体和包囊
感染方式	吸入感染,通过嗅神经侵入脑部	吸入感染,或直接接触感染
致病	原发性阿米巴脑膜脑炎	肉芽肿性阿米巴脑炎和棘阿米巴角膜炎
诊断	脑脊液检测	脑脊液检测,组织染色

三、波列基内阿米巴

波列基内阿米巴(*Entamoeba polecki* Von Prowazek,1912)最早是在猪和猴的肠道内发现的,目前已在除猪、猴外的多种动物肠道内分离到该病原体,包括牛、山羊、绵羊及犬等。在东南亚、法国和美国偶有人体感染报道,但在巴布亚新几内亚,波列基内阿米巴是人体肠道内常见的阿米巴种。我国已在山西、广东、湖北、江苏和福建等省发现至少30个人体感染病例。

波列基内阿米巴滋养体大小为12~20 μm,运动形式与溶组织内阿米巴相似,做单向运动。核的结构与结肠内阿米巴和溶组织内阿米巴相似,核仁小,位于中央。核周染色质粒大小和分布不同,有几种形式:染色质颗粒粗,大小不一,排列不整齐,与结肠内阿米巴相似;染色质颗粒小,分布均匀,这种形式最为常见;染色质颗粒大小不一致,小的散在分布,大的均匀分布或染色质集聚成团块,位于一侧或双侧的核膜内缘。细胞质内有空泡和颗粒状物质,包括酵母、细菌和食物颗粒等。包囊呈球形或椭圆形,大小为12~18 μm,包囊仅有一个细胞核,核仁小,位于中央,核周染色质粒小,均匀分布,与溶组织内阿米巴相似。在不成熟的包囊可见拟染色体和糖原块,约1/2的包囊可见圆形或椭圆形包涵块(inclusion mass)。大多数波列基内阿米巴感染者无症状,但个别病例有腹泻的发生。通过粪便样本检查波列基内阿米巴的滋养体和包囊,结合分子生物学方法可确诊。传染源主要是人和猪,人体感染是经口摄入被包囊污染的食物和水。甲硝唑(灭滴灵)和二氯尼特(糠酯酰胺)联合使用可治愈波列基内阿米巴病,单独使用甲硝唑也有一定的疗效。

四、莫西科夫斯基内阿米巴

莫西科夫斯基内阿米巴(*Entamoeba moshkovskii* Tshalaia,1941)最初是从莫斯科的下水道污水中分离出来的。由于形态上与溶组织内阿米巴相似,也称溶组织内阿米巴样阿米巴(*Entamoeba histolytica*-like amoeba),但通过对两个阿米巴种的血清学、同工酶谱和糖核体小亚基RNA基因的研究发现,莫西科夫斯基内阿米巴与溶组织内阿米巴并无近缘关系。目前已在多种水体中发现莫西科夫斯基内阿米巴,包括湖水、河水、溪水、污水和沿海的含盐池塘,因此也被认为是一种自生生活的阿米巴。自1956年首次在得克萨斯州的一名有胃肠道症状的患者粪便中分离到莫西科夫斯基内阿米巴以来,迄今已在北美地区及意大利、南非、孟加拉国、印度、伊朗、澳大利亚和土耳其等多个国家发现人体感染病例。我国至今没有莫西科夫斯基内阿米巴人体病例的报道。

莫西科夫斯基内阿米巴生活史中有滋养体和包囊两种形式。滋养体大小为15~20 μm,细胞核和细胞质的特性与溶组织内阿米巴很相似,但不吞噬红细胞。包囊大小为12~15 μm,细胞核和拟染色体的特征与溶组织内阿米巴和迪斯帕内阿米巴相似。尽管已在多个国家地区的人体发现莫西科夫斯基内阿米巴,但普遍认为该阿米巴种不致病,因此也不建议治疗。然而,在澳大利亚、孟加拉国、印度、巴基斯坦和伊朗等国的研究发现,莫西科夫斯基内阿米巴与胃肠道功能紊乱有关,该结果强调了加强该阿米巴种致病可能性研究的重要性。由于莫西科夫斯基内阿米巴在光学显微镜下与其他阿米巴种,尤其与溶组织内阿米巴和迪斯帕内阿米巴形态相似,检查结果一般报告为"溶组织内阿米巴 / 迪斯帕内阿米巴群",其真实的流行情况比预想的可能要高,可采用分子生物学方法对虫体进行准确鉴定。莫西科夫斯基内阿米巴与多数阿米巴原虫相同,人是通过摄入被包囊污染的食物和水而感染。

(胡薇　毛佐华　杨凤坤　刘爱芹)

数字课程学习……

　　　　📀 教学 PPT　　　　　📝 英文小结　　　　📖 思考题　　　　📄 自测题

第七章

鞭 毛 虫

在人体寄生的鞭毛虫按传统分类皆属于肉足鞭毛门的动鞭纲（Class Zoomastigophorea），在国际新的Cox 生物学分类中分别归属于后滴门（Metamonada）、副基体门（Parabasala）、透色门（Percolozoa）和眼虫门（Euglenozoa），以鞭毛作为运动细胞器。鞭毛虫种类多，分布广。寄生在人体的鞭毛虫有 10 余种，其中寄生在消化系统的有蓝氏贾第鞭毛虫、人毛滴虫、口腔毛滴虫、脆弱双核阿米巴等，寄生在泌尿生殖系统的有阴道毛滴虫，寄生在血液和组织内的有利什曼原虫和锥虫。以蓝氏贾第鞭毛虫、阴道毛滴虫、利什曼原虫和锥虫致病明显，对人体危害严重。

▶▶▶ 第一节　阴道毛滴虫 ◀◀◀

1836 年 Donné 在女性阴道和男性泌尿生殖道分泌物中发现并描述了阴道毛滴虫，此后很长时间内滴虫被认为是无害共生生物，直到 20 世纪早期其致病性才被确认。阴道毛滴虫（*Trichomonas vaginalis* Donné，1837）寄生在女性阴道，以及男性尿道、附睾和前列腺，引起滴虫病（trichomoniasis）。

【形态】

阴道毛滴虫滋养体的大小因其来源和分裂时间不同而异，一般长 7~32 μm，宽 5~12 μm，平均为 10 μm×7 μm，典型虫体呈卵圆形或梨形，其表面常有微丝状伪足，可能与黏附作用有关。条件不佳或衰老时，虫体变圆，细胞质内出现大量折光颗粒，甚至有空泡形成。虫体前端有 4 根前鞭毛，长度相等；后鞭毛向后，呈波浪状，嵌入波动膜内，位于其外缘，与波动膜等长，通过波动膜与虫体相连。波动膜短，其基部由肋支持，长约占虫体的 1/3。虫体前端有一大细胞核，细胞核前端有一个基体（basal body），鞭毛、波动膜和肋均从此发出。轴杆（axostyle）由微管组成，源于虫体前端，向后延伸，贯穿虫体，从其后端伸出，轴杆末端尖细。阴道毛滴虫属厌氧性寄生虫，无线粒体，但有许多氢化酶体（hydrogenosome）（内含丙酮酸合成酶和氢化酶），其形态与功能和线粒体相似，沿轴杆和肋（costa）分布。肋的存在和轴杆旁氢化酶体的排列是鉴别阴道毛滴虫与其他滴虫的主要特征。

活的滋养体无色透明，运动活泼，借鞭毛和波动膜摆动，虫体旋转运动；虫体活动缓慢时，鞭毛和波动膜清晰可见（图 7–1）。

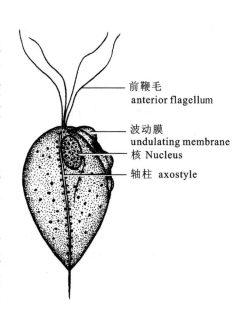

前鞭毛
anterior flagellum

波动膜
undulating membrane

核 Nucleus

轴柱 axostyle

图 7–1　阴道毛滴虫滋养体
Fig. 7–1　Trophozoite of
Trichomonas vaginalis

【生活史】

阴道毛滴虫全部生活史仅有滋养体阶段,无包囊阶段。滋养体既是致病阶段,又是感染阶段。在女性,滴虫寄生在阴道、子宫颈、尿道、膀胱和尿道旁腺,偶尔在前庭大腺;在男性,主要寄生在尿道,也可在前列腺、包皮腔和附睾中发现。滴虫通过细胞膜吸收可溶性营养物质,其表面有伪足,具有吞噬作用,以细菌、白细胞、红细胞和黏液为食。阴道毛滴虫滋养体以纵二分裂生殖,生殖的最适合 pH 为 5~6。由于滋养体对外界抵抗力强,所以除直接性接触传播外,还可通过间接接触传播。

【致病机制与临床表现】

1. **致病机制**　阴道毛滴虫致病与阴道内环境关系密切,与女性生殖系统生理变化(月经、妊娠)和妇科疾病(卵巢功能减退)有关。正常女性阴道中乳酸杆菌酵解阴道上皮细胞内糖原,产生大量乳酸,使阴道 pH 维持在 3.8~4.4,从而抑制细菌和滴虫的生长繁殖。而阴道毛滴虫寄生在阴道,破坏乳酸杆菌,并与乳酸杆菌竞争消耗糖原,影响乳酸生成,使阴道内环境趋向中性或偏碱性,有利于细菌的增长,为滴虫感染和致病创造条件。

阴道毛滴虫的寄生机制:滴虫表面有 4 种蛋白质(黏附素,adhesins),与阴道上皮细胞受体结合。滴虫一旦黏附阴道上皮细胞,5 min 内平铺于其表面,并形成伪足,插入细胞间隙,与上皮细胞紧密黏附。滴虫致病主要由于接触细胞毒作用。在离体情况下观察,滴虫可直接接触、破坏上皮细胞。阴道内镜观察,50% 的患者阴道黏膜有微量出血。在感染者活检标本中可见滴虫黏附部位阴道黏膜微小溃疡,可能与滴虫分泌毒素和细胞剥落因子,以及虫体的机械性黏附作用和吞噬活动有关。阴道毛滴虫致病依赖虫株毒力。感染毒性弱的虫株大多无临床症状,称带虫者;感染毒性强的虫株可引起明显症状。

滴虫主要寄生在女性阴道,并在此大量繁殖,引起上皮细胞炎症,还可感染泌尿生殖系统其他部位,如膀胱、尿道,甚至肾。在男性,常无症状,是自限性疾病,偶尔引起非淋病性尿道炎,涉及附睾和前列腺者罕见。由于细菌(链球菌、类白喉菌)的增殖可改变阴道 pH,使其环境趋于碱性,所以阴道中细菌菌群的改变,利于滴虫寄生,使症状更复杂。滴虫寄生可改变阴道 - 子宫颈微环境,使滴虫向上移行,引起上生殖道感染。

滴虫感染可增加人类免疫缺陷病毒(human immunodeficiency virus,HIV)的传播,特别在发展中国家,滴虫与其他性传播疾病(淋病和衣原体感染)混合感染率高。滴虫感染者血清中抗体滴度较低,大多数感染者阴道内可检出 IgA。此外,中性粒细胞和巨噬细胞有杀伤滴虫作用,因此感染一段时间后临床症状和体征均逐渐减轻。

2. **临床表现**　潜伏期为 4~28 d,感染初期无症状,但随时间延长可发病,提示无症状带虫者仍需要治疗。

女性滴虫感染者可合并感染其他性传播疾病,如淋病等。50%~75% 的感染者阴道分泌物增多,其内含有大量白细胞。滴虫性阴道炎的分泌物多为黄色,呈泡沫状,或有恶臭。妇科检查可见阴道黏膜和宫颈充血、散在出血点和宫颈柱状上皮异位。若合并泌尿系统感染可出现尿频、尿痛,甚至血尿等症状。23%~82% 的感染妇女有外阴炎症、充血、烧灼感和瘙痒等。此外,女性滴虫感染者的婴儿也可罹患滴虫病(新生儿肺炎和结膜炎),并出现发热、烦躁等症状。

【实验诊断】

1. **病原学诊断**　确诊滴虫感染或滴虫病主要依赖发现阴道毛滴虫滋养体,诊断方法如下。

(1)涂片(湿片)检查　取患者阴道分泌物、前列腺分泌物、尿液或尿沉淀物直接涂片,样本应立即检查。镜下观察活滴虫,根据阴道毛滴虫滋养体活动特点容易识别。

(2)染色标本检查　吖啶橙染色敏感性为 60%,常规的阴道脱落细胞巴氏染色检查阳性率达 60%~70%,也可用吉姆萨染色或瑞特染色。

(3)体外培养　最常用 Diamond 培养基和肝浸汤培养基,37℃培养,48 h 观察结果,阳性检出率高于直接涂片法。

2. **免疫学诊断**　间接荧光抗体试验、间接血凝试验、ELISA 和乳胶凝集试验敏感性较高并具有操作相对简单、不受虫体静止或死亡影响等优点。但由于滴虫病治愈后抗体仍存在一定时间,故不能区别是现症患者还是曾有滴虫感染,因此仅作为一种辅助的免疫学诊断方法。

3. 分子生物学方法 一些方法已应用于滴虫病的临床诊断,如斑点杂交与 PCR 检测法,分子生物学方法具有更高的敏感性。

【流行】

滴虫病呈世界性分布,在我国流行广泛。20 世纪 70 年代中期,WHO 将滴虫性阴道炎列为性传播疾病之一,近年来其感染率有上升趋势。美国疾病控制中心估计,美国每年约有 300 万感染者;在非洲,男性非淋球菌尿道炎有 1/3 可能由滴虫引起。

女性滴虫性阴道炎患者和带虫者是本病的主要传染源,其次为男性感染者,其传播方式有直接接触和间接接触。直接接触主要通过性交传播。间接接触(非性交传播)传播也很常见,主要通过公用浴池、浴巾、坐式马桶、游泳池和公用游泳衣裤等传播。婴儿偶可感染,分娩期间可感染婴儿呼吸道和结膜,引起呼吸系统感染(肺部感染罕见)和结膜炎。

阴道毛滴虫对外界抵抗力强。对干燥敏感,在干燥环境中仅能存活数小时,在半干燥环境可存活10 h;而在潮湿污染物中存活时间较长,在污染的湿毛巾中 24 h 后还可见活滴虫。在 –10℃ 和 2~3℃ 水中分别可存活 7 h 和 65 h,在 40℃ 和 46℃ 热水中仍分别存活 2 h 和 20~60 min,对市售的洗衣粉、肥皂和浴液均有不同程度的抵抗力。阴道毛滴虫对某些化学药品也有一定的抵抗力,如在 1∶2 000 甲酚(来苏儿)、1∶100 硼酸和 1∶5 000 高锰酸钾中分别可存活 2~10 h、11 h 和 8 h。

阴道毛滴虫感染率高的原因主要有:①滴虫感染与卫生水平和性行为有关;②在感染者性伴侣之间高度流行,感染男性的女性伴侣和感染女性的男性伴侣感染率分别为 66%~100% 和 22%~80%;③与其他性传播疾病(念珠菌病、淋病和艾滋病等)混合感染,在滴虫病妇女中淋病感染率是非滴虫病的 2 倍。值得注意的是,滴虫可增加艾滋病的传播,17% 的 HIV 感染者有滴虫病。

【防治】

1. 治疗滴虫病患者和带虫者 滴虫感染的主要治疗药物为甲硝唑,95% 以上的滴虫株对甲硝唑高度敏感,最低抑制浓度为 1 μg/mL,最低杀虫范围为 0.25~16 μg/mL,而杀灭抗性株药物浓度需 >100 mg/mL。如果同时治疗男性伴侣(包括无症状者),治愈率 >95%。甲硝唑阴道制剂疗效不如口服用药。妊娠早期服用甲硝唑有引起胎儿畸形的危险,故在妊娠 3 个月内禁用,应以局部治疗为主,以免影响胎儿发育。

2. 预防 措施包括:①开展卫生宣传教育工作,提高人们对阴道毛滴虫危害性的认识,在其他性传播疾病中应注意筛查滴虫病。②用稀醋酸溶液定期冲洗阴道,使其保持正常 pH 值,是有效的预防方法。③注意个人卫生,特别是经期卫生。④改进公共卫生设施,提倡蹲位厕所和淋浴,对坐式马桶应严格消毒,避免间接接触感染。

(高兴政　刘莎)

▶▶▶ 第二节　蓝氏贾第鞭毛虫 ◀◀◀

蓝氏贾第鞭毛虫(*Giardia lamblia* Stile,1915)寄生在人体小肠,是一种地方性和流行性腹泻的病因。1681 年 Leeuwenhoek 在一次偶发腹泻期间用显微镜检查自己的粪便,发现其滋养体。蓝氏贾第鞭毛虫被认为是腹泻的常见病因之一,也是 HIV/AIDS 合并感染的机会性病原体。

【形态】

蓝氏贾第鞭毛虫生活史有滋养体和包囊两个阶段(图 7-2)。

滋养体呈梨形,前端宽圆,后端尖细,两侧对称。长 10~20 μm,宽 5~15 μm,厚 2~4 μm。背面呈拱形隆起,腹面凹陷,腹面前半部有吸盘(adhesive disc),分左、右两叶,为固定器官,吸盘区中线两侧各有一个卵圆形细胞核,每个细胞核中有一个核仁,无核周染色质粒。4 对后鞭毛均发自两核之间的基体,所有鞭毛在逸出前均穿越虫体细胞质。前鞭毛分别从对侧吸盘区的毛基体发出,从虫体侧面穿过;腹鞭毛从吸

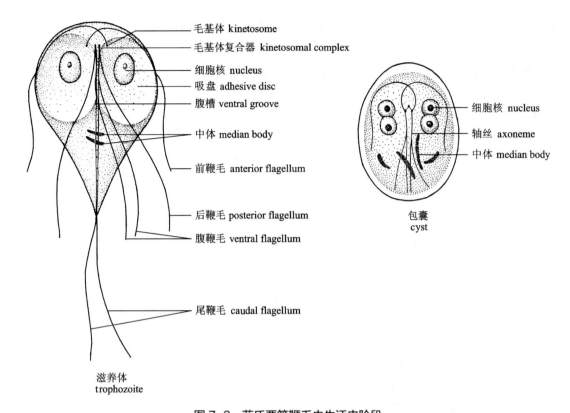

毛基体 kinetosome
毛基体复合器 kinetosomal complex
细胞核 nucleus
吸盘 adhesive disc
腹槽 ventral groove
中体 median body
前鞭毛 anterior flagellum
后鞭毛 posterior flagellum
腹鞭毛 ventral flagellum
尾鞭毛 caudal flagellum
滋养体 trophozoite

细胞核 nucleus
轴丝 axoneme
中体 median body
包囊 cyst

图 7-2 蓝氏贾第鞭毛虫生活史阶段
Fig. 7-2 The stages of life cycle of *Giardia lamblia*

盘后缘逸出;尾鞭毛长直,彼此靠近,接近虫体腹面中线,从虫体后伸出。鞭毛摆动使滋养体呈螺旋形运动,并形成黏附肠上皮细胞的吸力。一对深染钩状中体(median body)位于吸盘之后,为贾第虫属所特有,其形态特征是鉴别贾第虫的重要结构。中体的功能尚不清楚,可能具有支持虫体的作用,或参与能量代谢。滋养体没有真正的轴杆,也无线粒体、滑面内质网、高尔基体和溶酶体。蓝氏贾第鞭毛虫属厌氧寄生虫,却没有氢化酶体。观察活滋养体时可见虫体外形和活动状态,8 根鞭毛绕着虫体长轴摆动,运动活跃,典型运动如落叶翻转飘动。

包囊卵圆形,大小为(8~12)μm×(7~10)μm,囊壁坚韧、较厚、半透明,在囊壁与细胞质之间通常可见空隙,囊内有两套细胞器。永久染色标本中显示 2~4 个核、中体及鞭毛轴丝。活包囊内可见来回滚动的虫体及细胞核和中体。早期包囊两个核,四核包囊为成熟包囊。

【生活史】

滋养体寄生在十二指肠、空肠和回肠上段,以虫体腹面吸器吸附在小肠上皮细胞表面,通过胞饮作用获得营养。

滋养体以纵二分裂生殖,细胞器按下列顺序分裂:核、吸器和鞭毛、细胞质。两根腹鞭毛与柔韧的吸器共同作用促进虫体黏附。一次腹泻粪便可含数 10 亿个滋养体,在小肠和稀便中仅有滋养体,包囊罕见,排出的滋养体在外环境容易死亡,无感染性。

当滋养体随肠内容物进入肠腔,由于环境改变、肠内容物脱水、初级胆盐和 pH 升高等原因,虫体形成"高尔基样复合体",产生大量富含囊壁成分的泡状结构,分泌的囊壁特异蛋白聚合形成一层厚的透明囊壁,形成包囊。在成形或半成形粪便中可见包囊。有实验数据表明,胆固醇缺乏可能是包囊形成的诱因。坚韧囊壁可使虫体免受化学和物理因素(如外环境温度、干燥和含氯消毒剂等)的影响,对外界抵抗力强,在水中和温度较低环境中可存活数天至 2 个月之久。成熟包囊为感染阶段。中度感染患者粪便中可含数亿包囊。

人或动物因食入被包囊污染的食物与饮水,或手 – 口接触而感染,食入 100 个包囊即可感染人体,食入的包囊经胃酸和胰酶刺激,在十二指肠和空肠近中性环境中脱囊,四核滋养体逸出,随后细胞质分裂,形成两个滋养体,黏附到小肠上皮细胞上寄生、繁殖(图7-3)。滋养体为致病阶段。

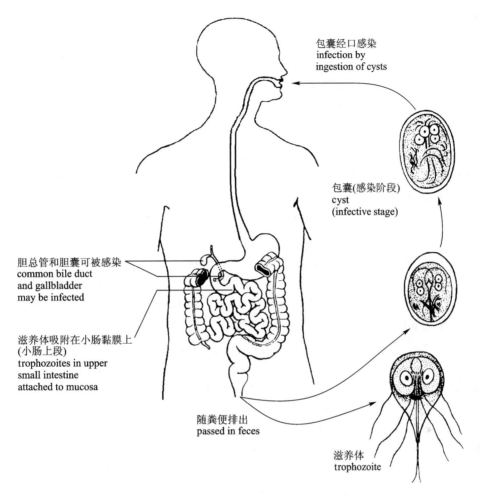

包囊经口感染
infection by
ingestion of cysts

包囊(感染阶段)
cyst
(infective stage)

胆总管和胆囊可被感染
common bile duct
and gallbladder
may be infected

滋养体吸附在小肠黏膜上
(小肠上段)
trophozoites in upper
small intestine
attached to mucosa

随粪便排出
passed in feces

滋养体
trophozoite

图 7-3 蓝氏贾第鞭毛虫生活史
Fig. 7-3 Life cycle of *Giardia lamblia*

【致病机制与临床表现】

1. **致病机制** 蓝氏贾第鞭毛虫感染后,临床表现取决于虫体数量和毒力、人体胃肠环境和免疫状态。蓝氏贾第鞭毛虫与引起腹泻的其他肠道病原体感染所经历的过程相似。临床表现可因感染不同虫株而异,然而即使感染同一虫株,其致病性也可明显不同,从无症状到严重腹泻均可出现。

蓝氏贾第鞭毛虫寄生在小肠上段,其黏附机制主要有两个:一个是机械性作用,与两个腹鞭毛活动(鞭毛介导的流体动力学压力)和吸盘中具有收缩功能的成分(收缩蛋白)有关;另一个是化学性作用,在胰酶作用下贾第虫滋养体产生外源凝集素(lectin),黏附作用主要由其表面外源凝集素介导,由滋养体和肠细胞蛋白酶分泌物相互作用所致。

无症状带虫者小肠组织结构和吸收功能正常。轻型症状常与D-木糖吸收障碍和组织学改变有关,但微绒毛高度保持原状。严重感染者脂质、D-木糖、脂溶性物质(维生素 B_{12}、胡萝卜素、叶酸)和乳糖吸收不良,微绒毛明显缩短,肠隐窝加深,肠上皮淋巴细胞数量增加,在固有层有淋巴细胞和浆细胞浸润,在绒毛间隙和上皮细胞微绒毛缘可见贾第虫。

免疫缺陷、HIV 感染者、丙种球蛋白缺乏、胃切除胃酸减少和胰腺病患者易患贾第虫病。

2. **腹泻机制** 蓝氏贾第鞭毛虫感染最主要的临床症状是腹泻。贾第虫致病不只是吸收不良,还有肠微绒毛缘损害(小肠黏膜呈现典型的卡他性炎症,其固有层可见中性粒细胞和嗜酸性粒细胞浸润,绒毛变粗、变短、上皮细胞坏死),改变肽水解酶和肠肽酶的浓度,影响蛋白质的吸收。在滋养体数量多时,刷状缘乳糖酶水平降低,这提示微绒毛损害与虫体数量成正比。当虫体在小肠表面活动时,外源凝集素黏附肠细胞、破坏酶和微绒毛表面。营养吸收障碍可导致渗透活性分子在肠腔堆积,使肠腔内渗透压增高,引起腹泻。

胆盐浓度的改变可影响胰腺脂肪酶活性,贾第虫代谢过程中需消耗结合胆盐,使胆盐缺失,致胰腺脂肪酶活性降低,减弱脂肪消化。结合胆盐中甘氨酸和牛磺酸的解离,降低了胆盐的溶解度,导致脂肪溶解障碍。胆盐去结合是一种公认的脂肪吸收不良原因。

3. **保护性免疫**　非特异性和特异性宿主反应在控制蓝氏贾第鞭毛虫数量上均有重要作用。贾第虫滋养体分泌的蛋白酶可降解 IgA,有利于其在宿主小肠内寄生、繁殖。在离体条件下,胆盐依赖母乳脂肪酶对虫体有毒性作用,在人体消化道中母乳乳脂水解产物(脂肪酸)可杀灭虫体。母乳喂养婴儿可免受感染。

蓝氏贾第鞭毛虫感染时体液免疫最为明显,感染 14 d 时大多数感染者可发现抗体,所有感染者血清抗体均阳性。在空肠液中可发现抗贾第虫 IgA 抗体,治愈后数周血清 IgM 抗体下降,而 IgG 抗体可持续 6 周。相对分子质量为 82 000~88 000 的表面抗原具抗原性,定位在吸盘。

在离体条件下,抗体凝集滋养体,通过黏合鞭毛,固定和杀伤虫体。IgM 与补体激活通过经典途径杀死虫体,在肠腔分泌型 IgA 和 IgM 能引起这些作用。另外,还具有抗体依赖细胞介导的细胞毒作用。

近年来,蓝氏贾第鞭毛虫表面蛋白变异现象备受关注,每 12 代可发生一种表面抗原(富半胱氨酸表面蛋白)改变,称变异表面蛋白。在感染 14 d 时,贾第虫出现初期表面抗原变异,有助于贾第虫抵抗肠蛋白酶的活性。宿主分泌型 IgA 不能识别新表达的表面蛋白,致使虫体逃避免疫杀伤作用。抗原变异有利于该虫的持续和重复感染。

4. **临床表现**　蓝氏贾第鞭毛虫感染的临床表现可分为无症状感染(占感染者的 50%)、急性贾第虫病和慢性贾第虫病。无症状感染者呈带虫状态,是重要的传染源。

患者潜伏期为 1~2 周,常出现上腹痛、腹泻(具有大量黏液和脂肪的脂肪泻)、厌食、恶心、胃肠胀气、消化不良、疲倦、体重下降。尤其在儿童中,严重感染者常见营养吸收不良和发育障碍。偶尔,蓝氏贾第鞭毛虫可移至胆囊寄生,引起胆绞痛和黄疸。急性期患者病程可持续数周或数月。未得到及时治疗的急性期患者可转入亚急性或慢性期,病程可长达数年。

【实验诊断】

1. **病原学诊断**　找到滋养体或包囊都可确诊。粪便检查是一种简单而可靠的方法,因每天排囊量差异很大,仍容易漏诊,应隔日多次收集粪便检查。

(1)滋养体检查

1)生理盐水涂片:稀便可查到活滋养体。滋养体对外界抵抗力低,取样后需立即送检。

2)十二指肠液检查(用肠检胶囊法):阳性率高,特别是对粪检阴性、疑似贾第虫病者。此外,对十二指肠标本活检,采用吉姆萨染色也可查见滋养体。

(2)包囊检查

1)碘液涂片:成形粪便查包囊。

2)三色染色和铁苏木精染色:也可发现包囊。

3)醛–醚沉淀法或饱和硫酸锌漂浮法:标本阴性时,应采用浓集方法,以提高检出率。同时,送检粪便须染色(铁苏木精染色和吉姆萨染色),以鉴别虫体,提高检出率。

2. **免疫学诊断**

(1)检查抗原　常用的方法有单克隆抗体–ELISA、免疫荧光和对流免疫电泳,敏感性、特异性均较高。

(2)检查抗体　常用的方法有 IFA 和 ELISA,采用滋养体或包囊抗原,查患者血清中抗体,阳性率可达 80%。IgM 或 IgA 提示近期感染,在流行区患者 IgM 阳性,治愈后迅速下降,具有诊断价值。但对无症状包囊携带者检出率欠佳。IgG 检测常用于流行病学现场调查。

3. 分子生物学方法 基于贾第虫特异基因片段的 PCR 方法具有更高敏感性,可检出数量非常低的包囊,还可以区分致病性不同的虫株。

【流行】

蓝氏贾第鞭毛虫易于传播,呈世界性分布,以热带和亚热带地区多见。经济不发达和环境卫生差的地区人群感染率高,发达国家如美国、加拿大、澳大利亚等均有流行。老年、幼儿、儿童、旅游者、体弱者、胃酸缺乏者、慢性胰腺炎患者、营养不良者、低丙种球蛋白症患者和免疫功能低下者尤为易感,AIDS 合并本病者病情严重,常导致死亡。目前,贾第虫被 WHO 列为被忽视的疾病之一。在我国,蓝氏贾第鞭毛虫也是感染性腹泻病的常见病原体之一。

贾第虫病的传染源主要是粪便内含成熟包囊的慢性患者、带虫者和保虫宿主,包囊对人有高度感染性,感染者一次粪便中可排出 4 亿个包囊,一昼夜排包囊数可高达 9 亿。本病主要通过饮用污染的饮水和人 – 人传播,人 – 人传播常发生在儿童、男性同性恋和精神病患者中。通过食物传播比较少见,但具散发感染和暴发流行的特点。散发感染来自污染的食物,以及接触感染者和宠物;暴发流行主要发生在水源污染地和集体生活的儿童中。污水泄漏或饮水处理不当易造成暴发流行,本虫是水传播疾病中最常见的病原体。最经典的例子是美国科罗拉多州 Aspen 滑雪胜地,因下水道与自来水管相通,造成 11% 的滑雪者感染,在 59 名感染者中有 56 人出现临床症状。

在流行区蓝氏贾第鞭毛虫宿主特异性低,多种保虫宿主,如海狸、麝香鼠、猫、犬、牛和羊等常被感染,其中海狸似乎是主要传染源,每天可排出数百万包囊,并持续数月之久。

包囊对外界抵抗力强,在低温下生存时间较长。包囊在 4℃ 可存活 2 个月以上;在 8℃ 和 12℃ 自来水中分别可存活 5 周和 20 d;在 37℃ 水中还能存活 4 d;但 50℃ 则可杀死包囊。加氯消毒饮水和游泳池水均杀不死包囊。2.5%(0.17 mol/L)苯酚可杀死包囊。

【防治】

控制蓝氏贾第鞭毛虫感染和流行,主要从公共卫生和个人防护两个方面进行。①治疗患者(包括带囊者):最常用的治疗药物为甲硝唑、替硝唑和阿苯达唑。孕妇禁用甲硝唑,可用巴龙霉素治疗。检查饮食服务业和托儿所机构人员,发现感染者及时治疗。②检查和治疗宠物,控制动物传染源;灭蝇、灭蟑,控制传播媒介。③注意环境卫生、个人卫生、饮食和饮水卫生。④管理粪便,及时处理感染者和宠物的粪便,保护水源不被污染。

(高兴政　刘莎)

▶▶▶ 第三节　利什曼原虫 ◀◀◀

利什曼原虫(*Leishmania*)种类多,分别寄生在人、哺乳动物和爬行动物体内。不同利什曼原虫形态与生活史基本相同,但致病的类型和部位却有差异,感染人体的利什曼原虫主要有以下 4 种:引起内脏利什曼病的杜氏利什曼原虫、引起黏膜皮肤利什曼病的巴西利什曼原虫及引起皮肤利什曼病的热带利什曼原虫和墨西哥利什曼原虫。在我国,杜氏利什曼原虫是主要致病虫种。

一、杜氏利什曼原虫

杜氏利什曼原虫(*Leishmania donovani* Ross,1903)可引起内脏利什曼病(visceral leishmaniasis),是一种常见的慢性致死性传染病,因患者皮肤常有暗的色素沉着,并有发热,故又称黑热病(kala-azar)。WHO 将此病列为再度回升的寄生虫病。

1903 年,Leishman 和 Donovan 医师在患者脾中发现此原虫。Ross 为纪念他们,将其命名为 *Leishmania donovani*。1908 年,Nicolle 发现某些哺乳动物(如犬)也可感染。保虫宿主还有猫、狐、豺、沙鼠、仓鼠、松鼠和猴。在我国,钟惠澜(1940)发现犬是传播黑热病的重要保虫宿主。直到 1942 年,Swaminath 及合作者采用志愿者试验证实其传播媒介为白蛉,除在南美洲由罗蛉传播外,在亚洲、欧洲、非洲等地均由白蛉传播。

【形态】

杜氏利什曼原虫的生活史有两个阶段,无鞭毛体(amastigote)寄生在人体和保虫宿主(哺乳动物)的巨噬细胞内,前鞭毛体(promastigote)寄生在白蛉消化道(图7-4)。

无鞭毛体呈椭圆形或圆形,大小为2.8~4.4μm。采用吉姆萨染色,光学显微镜观察可见:细胞膜纤细,细胞质淡蓝色,细胞核圆形或椭圆形,常位于虫体一侧;动基体(kinetoplast)为细小杆状,位于虫体中部。核和动基体均被染成红色或紫色;在某些标本中可见红色根丝体(rhizoplast),为残留的鞭毛。在电镜中可见鞭毛袋、动基体(0.3μm×0.7μm)、线粒体、内质网、高尔基体和膜下微管等结构(图7-5)。

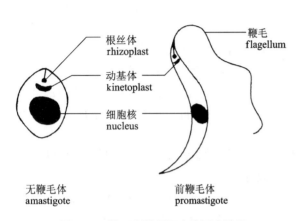

图7-4 杜氏利什曼原虫生活史阶段
Fig. 7-4 The stages of life cycle of *Leishmania donovani*

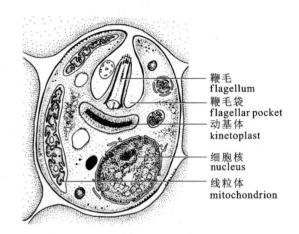

图7-5 利什曼原虫无鞭毛体的透射电镜示意图
Fig. 7-5 A diagram of an amastigote of *Leishmania* as seen in transmission electron microscope (TEM)

前鞭毛体虫体呈梭形或长梭形,前端有一根伸出体外的鞭毛,为虫体的运动器官。虫体大小为(14.3~20)μm×(1.5~1.8)μm。细胞核位于虫体中部,动基体横向于虫体前部,近鞭毛基部。细胞核、动基体和鞭毛均被染成红色,细胞质淡蓝色。毛基体在动基体之前,鞭毛即由此发出。

活的前鞭毛体运动活泼,鞭毛不停地摆动;离体培养虫体前端常聚集成团,呈菊花状。

【生活史】

杜氏利什曼原虫传播媒介为白蛉,患者或被感染哺乳动物的组织液和血液中含无鞭毛体的巨噬细胞通过血餐被吸入白蛉消化道内,巨噬细胞在白蛉中肠破裂,释放无鞭毛体,24 h内转变为前鞭毛体,并黏附在中肠上皮细胞表面,纵二分裂生殖,数量剧增。在1~3周后,前鞭毛体大量聚集在白蛉前胃和咽,阻塞其通道,当白蛉再次叮咬人时,前鞭毛体随白蛉唾液被注入人体。

侵入人体的前鞭毛体一部分可被中性分叶核粒细胞吞噬消灭,一部分被巨噬细胞吞噬,在纳虫空泡内转变为无鞭毛体,溶酶体与纳虫空泡融合,形成吞噬溶酶体,无鞭毛体不受溶酶体酶的影响,在纳虫空泡中寄生、二分裂生殖,虫数不断增加。最初原虫在叮咬部位发育、繁殖,感染的巨噬细胞因虫数过多而胀大、破裂,释放大量无鞭毛体,几天后被携带到身体其他部位,游离的无鞭毛体又被其他吞噬细胞和组织细胞吞噬,重复上述增殖过程。杜氏利什曼原虫对宿主的内脏环境有高度的适应性,尤其是在脾、肝和骨髓感染最重。有些无鞭毛体感染循环系统和皮肤浅层的单核巨噬细胞,白蛉吸血时可从此处获得无鞭毛体,重复在白蛉体内的发育(图7-6)。

【致病机制与临床表现】

1. 利什曼原虫进入巨噬细胞及存活机制

(1)利什曼原虫的入侵 利什曼原虫感染人体有两种物质参与,即扩张因子(maxadilan)和唾液免疫

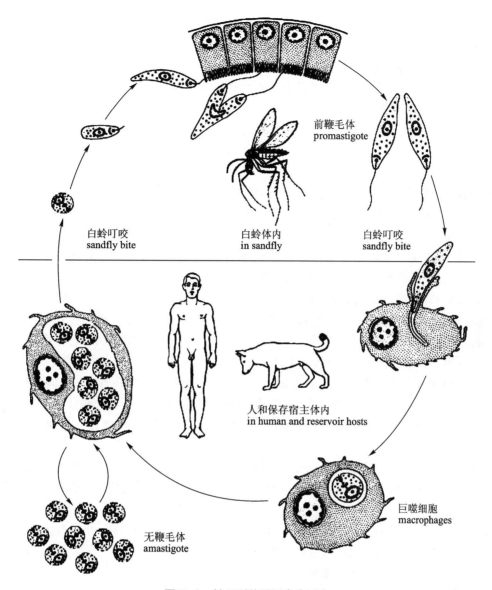

前鞭毛体
promastigote

白蛉叮咬
sandfly bite

白蛉体内
in sandfly

白蛉叮咬
sandfly bite

人和保存宿主体内
in human and reservoir hosts

巨噬细胞
macrophages

无鞭毛体
amastigote

图 7-6 杜氏利什曼原虫生活史
Fig. 7-6 Life cycle of *Leishmania donovani*

抑制蛋白（salivary immunosuppressive protein，SIP）。在白蛉叮咬部位，扩张因子可使宿主毛细血管持续扩张 48 h，有利于白蛉吸血，SIP 具有抑制免疫系统杀灭入侵的利什曼原虫的作用。

（2）黏附、进入巨噬细胞　利什曼原虫黏附巨噬细胞是进入细胞内的先决条件，利什曼原虫表面 gp63 蛋白为配体，巨噬细胞 C3b 为受体，以配件和受体结合途径黏附。当虫体黏附在巨噬细胞表面，可触发吞噬作用。巨噬细胞的吞噬活性在利什曼原虫进入巨噬细胞中起重要作用。进入脊椎动物血流的前鞭毛体表面有两个关键因子：gp63 蛋白（利什曼原虫表面抗原的主要成分，具有保护作用）和 LPG（酯磷酸聚糖），这两种因子通过与补体系统成分和巨噬细胞表面分子的相互作用介导摄取前鞭毛体。

（3）利什曼原虫在巨噬细胞内存活　前鞭毛体被巨噬细胞吞入，包含在吞噬体中，吞噬体与溶酶体融合，形成吞噬溶酶体，其内含有大量酶。在正常情况下，巨噬细胞吞噬微生物导致杀微生物氧基（过氧化氢、羟基和单线态氧）的产生，破坏这些病原体。而当前鞭毛体转变为无鞭毛体时，无鞭毛体产生抗溶酶体的化学物质，如过氧化氢酶、超氧化物歧化酶（对抗有毒的氧化物）和谷胱甘肽过氧化物酶（过氧化氢的主要清除剂）。gp63 蛋白可灭活蛋白水解酶，LPG 具有抗其他酶的作用，如抑制蛋白激酶 C（此酶在巨噬细胞吞噬作用期间可活化杀微生物机制），因而能使原虫逃避细胞水解酶作用，而在细胞内繁殖。

无鞭毛体通过调节内部 pH,其表面抗酸性水解酶可保护虫体,因而无鞭毛体能存活在溶酶体酸性环境中;相反,其他细胞内病原体如刚地弓形虫,利用阻断酸性化合物的产生而生存。

利什曼原虫的种类、环境温度、宿主的免疫状态,甚至白蛉的习性特征等因素可确定人或哺乳动物的感染范围和部位。杜氏利什曼原虫无鞭毛体寄生在单核巨噬细胞内,引起内脏利什曼病,为进行性疾病,未治疗者病死率高达 75%~95%。

2. 致病过程 前鞭毛体进入人体后,在单核巨噬细胞内转变为无鞭毛体,并大量繁殖。在叮咬部位形成肉芽肿,由充满无鞭毛体的组织细胞组成,无鞭毛体相继扩散到局部淋巴结和全身各处,刺激肉芽肿细胞介导的免疫反应。

无鞭毛体在脾、肝、骨髓和淋巴结的巨噬细胞中最易繁殖,由于虫数大量增加,巨噬细胞不能容纳而破裂,散出的无鞭毛体侵入其他巨噬细胞,这可能与利什曼原虫感染抑制巨噬细胞凋亡有关。如此反复,引起巨噬细胞大量破坏和极度增生,导致脾、肝和淋巴结肿大,其中以脾大最常见。脾大原因除巨噬细胞和浆细胞增生外,还有窦状隙淤血。急性期脾光滑,慢性期由于纤维组织增生而变硬。由于库普弗细胞(Kupffer cell)增生,巨噬细胞、淋巴细胞、浆细胞浸润引起肝大,病变早期不影响肝功能。由于脾功能亢进,骨髓造血功能降低和免疫溶血,引起全血细胞减少性贫血(红细胞、白细胞和血小板减少)。白细胞减少一般比红细胞早,外周血白细胞通常下降到 4.0×10^9/L 以下(多在 2.0×10^9/L~3.0×10^9/L)。白细胞减少易继发细菌和其他病原体感染,如不加以适当治疗,患者大都在发病后 1~2 年因病情恶化而死亡。内脏利什曼病直接死亡原因常常是人体不能防御继发病原体的侵入,常见细菌性支气管炎、肺炎。但"走马疳"(口颊坏疽、走马牙疳),常可导致患儿死亡。血小板减少可引起多处黏膜(牙龈、唇和鼻黏膜)异常出血。

免疫溶血的主要原因有:①红细胞表面可能附有利什曼原虫抗原。②杜氏利什曼原虫的代谢产物中有 1~2 种抗原与人红细胞抗原相同,机体产生的抗杜氏利什曼原虫抗体可能直接与细胞膜结合,有补体参与,导致溶血。

肾小球血管内皮下和肾小球基膜有免疫复合物沉着,从免疫复合物中已鉴定出 IgA、IgG、IgM、补体和纤维蛋白原。内脏利什曼病引起的肾炎为间质性肾炎或增生性肾炎,肾淀粉样变性是一种不常见的晚期并发症,肾衰竭罕见。

患者血清中蛋白质总量减少,主要由白蛋白减少所致,但球蛋白却增高,可达 50 g/L,占蛋白总量的50%,出现白蛋白、球蛋白比例倒置。白蛋白减少可能由肝受损,合成减少,以及肾受损,白蛋白从尿中排出所致。球蛋白增加与浆细胞大量增加有关。

3. 临床表现 潜伏期一般为 2~6 个月,短者 10 d,长者可达数年。内脏利什曼病潜伏期的长短与患者免疫力、营养状态和感染虫数等因素有关。幼儿、儿童和营养不良者易患此病。一般内脏利什曼病起病缓慢,外来人群感染者常呈急性发作,主要症状有高热、寒战和精神萎靡。在流行区,内脏利什曼病是进行性疾病,表现为间歇热、进行性脾大和腹部不适等症状,其他常见症状和体征包括体重下降、消瘦、鼻和牙龈出血、咳嗽、纳差、腹泻、腹部膨隆(由明显肝、脾大所致)。晚期患者体弱、消瘦,皮肤干燥、面色苍白、精神萎靡。红细胞和血红蛋白明显减少,红细胞一般降至 4×10^{12}/L,多在 2×10^{12}/L~3×10^{12}/L,血红蛋白60~100 g/L,血小板 <100×10^9/L,由于贫血、丙种球蛋白和纤维蛋白原的增加,红细胞沉降率加快。

人体感染杜氏利什曼原虫后,经过 4~7 个月或最长 10~11 个月的潜伏期,即可出现全身性症状和体征。典型病例的临床表现是缓慢起病,发热多为长期不规则发热,常呈双峰热型,即上、下午各有一次高热,病程可达数月,但全身中毒症状不明显。患者脾、肝、淋巴结肿大。脾大是内脏利什曼病的最主要体征,脾大率在甘肃为 98.9%,在新疆为 77.5%。一般在初次发热半个月后即可触及,随病程进展而增大,至2~3 个月,平均在左肋缘下 10 cm。也有脾大超过肚脐,甚至接近耻骨上方。肝大率为 98.9%,多在 1~3 个月后在右肋缘下或剑突下触及。贫血也是内脏利什曼病的常见症状,在发病初期不明显,但随病程发展而逐渐加重,晚期患者多有严重的贫血。患者逐渐消瘦,脉率加快,常在 100 次/min 以上,血压偏低,心悸气短。结膜、唇、舌和甲床苍白,心脏略有扩大,有柔和的收缩期杂音。头发脱落无光泽,晚期患者面部两颊可出现色素沉着。食欲不振或腹胀。颜面与四肢有时水肿。头晕、耳鸣、全身疲乏无力、精神迟钝及视力不佳。妇女患者大多闭经等。红细胞计数多在 $2 \times 10^{12}/L$ 以下或更低,血红蛋白明显下降。同时伴白细胞及血小板减少,血清丙种球蛋白明显增高,白/球蛋白比率倒置,可见蛋白尿和血尿,患者常发生鼻出血和牙龈出血,晚期患者面部两颊可出现色素沉着。由于全血细胞减少,免疫受损,易并发各种感染性疾病。常见的并发症有肺炎、走马疳和急性粒细胞缺乏症。肺炎由溶血性链球菌、葡萄球菌、流感嗜血杆菌及肺炎链球菌感染所致,是内脏利什曼病死亡的主要原因。走马疳(口颊坏疽、走马牙疳)又称急性坏死性溃疡性龈炎,是指发生于龈缘和龈乳头的急性坏死性炎症等。急性粒细胞缺乏症是内脏利什曼病的另一严重并发症,如不及时治疗,患者病情不断恶化,则大都在患病后 1~2 年并发其他疾病而死亡。

我国内脏利什曼病的特殊临床表现如下。

(1)皮肤型内脏利什曼病 主要分布在我国平原地区。此病在我国少见,占全部治愈患者的 10% 或以下。皮肤型内脏利什曼病与内脏病变并存者占 58%,内脏病变消失多年后出现的病例占 32.3%,只有 7% 的患者无内脏利什曼病史(可能是隐性感染)。皮肤主要病变为红色结节,无色素沉着,多在面部和颈部,有时可侵犯口腔黏膜。结节中巨噬细胞内充满无鞭毛体,除同有内脏感染外,血象一般正常,但嗜酸性粒细胞增多。此型患者可作为传染源,对内脏利什曼病的流行具有重要意义。

(2)淋巴结型内脏利什曼病 在内蒙古荒漠地带移民中有淋巴结型内脏利什曼病,无内脏利什曼病史,病变局限于淋巴结。发病原因是由于进入人体的利什曼原虫经淋巴进入淋巴结,被其内的巨噬细胞吞噬而进一步扩散所致。主要表现为全身多处淋巴结肿大,以腹股沟和股部居多,大小不一,位于皮肤表浅部位,无压痛,无红肿,患者一般情况良好,血象基本正常。嗜酸性粒细胞增多是本病的特征之一。本病多数患者可自愈。

【免疫】

在利什曼病的免疫应答中细胞免疫是主要的,对疾病的最终控制起决定性作用。其基本过程包括抗原致敏的 T 淋巴细胞增殖,释放淋巴因子,激活巨噬细胞,通过氧化和非氧化机制杀伤无鞭毛体。

在鼠利什曼病模型中已鉴定出与抗性和敏感性有关的 T 辅助淋巴细胞,但所获得的抗利什曼原虫的免疫力是否有临床意义,是否能用于开发疫苗和免疫治疗尚不清楚。

HIV 感染者可机会感染杜氏利什曼原虫,利什曼原虫和 HIV 混合感染已是一个格外重要的问题。据估计,在地中海沿岸国家,成人内脏利什曼病病例中 70% 与 HIV 感染有关,10% 的 HIV 感染者合并新获得或重新活化的内脏利什曼病。随着 HIV 感染率的增加,混合感染的危险性必将引起人们的高度重视。AIDS 合并内脏利什曼病除发热、脾大、全血贫血外,常见胃肠道症状,从食管到直肠黏膜下可发现大量有无鞭毛体寄生的巨噬细胞;脾大不明显或无。有些患者因利什曼原虫的异位寄生而出现其他症状,利什曼原虫除寄生于内脏外,在患者的皮肤和血液内的检出率也很高,分别达 88.7% 和 68.7%,AIDS 患者被白蛉叮咬后极易获得感染。实质性器官(肾、心)移植接受者、免疫抑制剂治疗者(肿瘤化疗、长期服用糖皮质激素类药物)和免疫功能低下者,可机会感染内脏利什曼病。隐性感染者一旦患有任何一种有细胞免疫抑制倾向的疾病,如营养不良、癌症、器官移植、获得性免疫缺陷,均可随着隐匿在机体内的利什曼原虫增殖而发展为内脏利什曼病。因此,1990 年 WHO 利什曼病专家委员会认为内脏利什曼病是一种机会性感染疾病。

【实验诊断】

对来自流行区的发热、肝脾大、全血贫血和 γ 球蛋白增高患者,应采用病原学和(或)血清学检查确诊。

1. 病原学诊断

(1)穿刺检查 脾穿刺是确诊的最可靠方法,因可能引起脾划破、出血、休克、死亡,所以脾穿刺后应仔细观察,以免发生意外。脾穿刺物涂片或培养阳性率高达 98%。骨髓穿刺(髂骨穿刺)安全,最容易被接受,是获取无鞭毛体的理想方法,阳性率为 80%~85%。淋巴结穿刺虽安全,但阳性率仅为 46%~87%。

(2)体外培养 因涂片中无鞭毛体数量少,虫体小,又无明显运动,鉴别有一定困难。取脾、骨髓、淋巴结抽取液和合并 HIV 感染者血清用 Schneider 和 3N 培养基,22~25℃培养 3~10 d 可获得大量运动活泼的前鞭毛体,容易识别。

（3）动物接种 取患者的穿刺物或活检材料,接种到易感动物(仓鼠、金地鼠)腹腔内,1~2个月后取脾或肝做病理切片或涂片(或印片),染色检查无鞭毛体。

（4）皮肤活检 用消毒针头刺破皮损(结节)处皮肤,或用手术刀刮取组织涂片、染色,检查无鞭毛体。

2. 免疫学诊断

（1）抗体的检测 具有临床诊断和流行病学调查价值。现用的血清学试验诊断内脏利什曼病敏感性高于90%,但特异性较低,与某些感染疾病有交叉反应。内脏利什曼病治愈后抗体仍可持续几个月。目前,常用方法有IFA、ELISA和直接凝集试验(direct agglutination test,DAT)。

IFA检测内脏利什曼病阳性率大于90%,抗体滴度约为1:256,偶然在疟疾、伤寒和其他疾病患者有低滴度抗体,但容易区别。ELISA使用前鞭毛体整虫和可溶性抗原,敏感性与特异性与IFA相同。特别适用于人和犬利什曼病的流行病学调查。DAT可用于内脏利什曼病的早期诊断和流行病学调查,WHO批准的标准DAT试剂盒已问世。Dip-stick法采用利什曼原虫重组抗原rk39制备成Dip-stick试纸条,用于美洲内脏利什曼病的诊断,阳性率高达100%。该法操作简便易行、携带方便,2~5 min即可得到结果。

（2）抗原的测定 在抗体出现前即可测出抗原,具有早期诊断价值;内脏利什曼病患者治愈后血清循环抗原常随体内原虫消除而迅速消失,可用于考核疗效;循环抗原的含量与宿主体内寄生虫数量相关,有助于判定预后。单克隆抗体-抗原斑点试验(McAb-AST)阳性率可达94%~100%,具有高敏感性和特异性。还可用单克隆抗体-酶联免疫电转移印迹技术(McAb-EITB)和双抗体夹心斑点酶联免疫吸附试验(Sandwich Dot-ELISA)等方法检测抗原。

3. 分子生物学方法 聚合酶链反应(PCR)扩增利什曼原虫DNA,敏感性和特异性均较高,并可用于鉴别利什曼原虫地理株。DNA杂交技术可用于内脏利什曼病的早期诊断及流行病学调查。

4. 利什曼素试验 为皮内注入利什曼原虫抗原所引起的迟发性超敏反应。48 h观察结果,注射部位出现红色团块为阳性。内脏利什曼病活动期为阴性,治愈6周至1年的患者90%转为阳性,维持时间长,甚至终身阳性,因此不能用于诊断。但在内脏利什曼病流行病学调查,对确定疫区或非疫区、判断流行程度和趋势、考核疗效及内脏利什曼病基本消灭后的监测都具有一定的参考价值。

5. 实验诊断要点 包括:①取可疑患者的标本,做组织印片或涂片、组织切片、体外培养、PCR和动物接种检查。②内脏利什曼病患者中丙种球蛋白明显增加。③如果未发现杜氏利什曼原虫,血清学方法有助于诊断。

内脏利什曼病诊断应根据流行病史、临床表现及病原学、免疫学或分子生物学检测结果予以诊断:①内脏利什曼病流行区内的居民,或曾在白蛉活动季节(5~9月)期间在流行区居住过的人员。②长期不规则发热,脾呈进行性肿大,肝轻度或中度肿大,白细胞计数降低,贫血,血小板减少或有鼻出血及牙龈出血等症状。③用DAT、IFAT、rk39免疫层析试条(ICT)、ELISA等方法检测特异性抗体呈阳性反应或应用其他方法(包括应用单克隆抗体和分子生物学技术等)检测呈阳性反应。④在骨髓、脾或淋巴结等穿刺物涂片上查见利什曼原虫无鞭毛体,或将穿刺物注入3N培养基内培养出利什曼原虫前鞭毛体。诊断分类:符合①条和②条为疑似病例;符合①条、②条和③条为临床诊断病例;符合①条、②条、③条和④条为实验室确诊病例。

【流行】

内脏利什曼病属于人畜共患病,主要分布在印度和孟加拉国等47个国家。杜氏利什曼原虫由白蛉传播,此外还可经输血或先天性感染,但罕见。一些哺乳动物可作为保虫宿主,最常见的是犬和犬属动物。我国内脏利什曼病在中西部地区呈散发状态,病例极为分散,局部有疫情暴发和复燃,暴发区域之外报告病例呈下降趋势,但流行区范围正在逐渐扩大。2004—2016年全国24个省(自治区、直辖市)共报告内脏利什曼病病例4 448例,平均每年新发病例为342例。全年均有病例报告。流行区为7个省(自治区)24个地市(州、盟)83个流行县(区、市),7个省(自治区)分别为新疆、甘肃、四川、陕西、山西、内蒙古和河南。

在我国,根据传染来源不同,内脏利什曼病流行有 3 种类型,其临床和流行病学特点均有差异。

1. 人源型 分布在平原地区,如黄淮地区(苏北、皖北、鲁南、豫东)及冀南、鄂北、陕西关中、新疆喀什等地。主要在人群中传播,患者为少年和青壮年。无保虫宿主,患者为主要传染源。传播媒介为家栖中华白蛉(*Phlebotomus chinensis*)和长管白蛉(*Ph.longiductus*)。目前新疆仍有内脏利什曼病流行,疫情回升地主要在喀什地区,同时有新疫点出现,如莎车县、疏附县,其他地区已得到有效控制。

2. 犬源型 分布在西北、华北和东北丘陵地区,如甘肃、青海、宁夏、川北、陕北、冀东北、辽宁和北京,其中甘肃和四川为主要流行区。主要在犬之间传播,但病犬可成为人内脏利什曼病的传染源。北京市密云区从貉的内脏查见杜氏利什曼原虫,可能成为内脏利什曼病的野生动物宿主。患者主要为 10 岁以下儿童,其中婴儿发病率较高,传播媒介为近野栖或野栖型中华白蛉。这类地区为我国目前内脏利什曼病的主要流行区。

3. 野生动物型 分布在新疆和内蒙古的荒漠地区。患者为淋巴结型内脏利什曼病,多为 2~10 岁儿童,病例散发。传播媒介为野栖蛉种,主要有吴氏白蛉(*Ph.wui*)、亚历山大白蛉(*Ph.alexandri*)。感染的野生动物宿主至今尚未查明。

【防治】

采用查治患者、捕杀病犬和消灭白蛉的综合措施防治内脏利什曼病已取得明显效果。但由于其流行的自然因素和社会因素依然存在,现仍应积极开展内脏利什曼病的防治工作。目前尚无可用的免疫预防(疫苗)措施。

1. 治疗患者 葡萄糖酸锑钠(sodium stibogluconate)是治疗内脏利什曼病的特效药,但常出现药物抗性和治疗失败,免疫缺陷患者常无反应或复发,副作用常见。抗锑剂内脏利什曼病患者可用喷他脒治疗。两性霉素 B(amphotericin B)比五价锑剂毒性小,两性霉素 B 脂类复合物(amphotericin B lipid complex)治疗内脏利什曼病有效。以治疗后 1 年骨髓穿刺物体外培养阴性作为治愈标准,治疗不彻底可导致复发或内脏利什曼病后皮肤利什曼病。

2. 消灭病犬 在犬源型内脏利什曼病流行区查治或捕杀病犬,以减少传染源。

3. 防蛉和灭蛉 消灭白蛉是消灭内脏利什曼病的根本措施。白蛉对杀虫剂敏感,不易产生抗性。住房及其周围滞留喷洒杀虫剂,提倡使用蚊帐和安装纱门、纱窗,蚊帐可用 2.5% 溴氰菊酯浸泡,对防家栖和半家栖白蛉效果明显。流行区可用杀虫剂对人口居住集聚地和发病较集中的村落进行溴氰菊酯(12.5~25 mg/m^2)滞留喷洒灭蛉,可有效阻断传播途径。

二、热带利什曼原虫

热带利什曼原虫[*Leishmania tropica*(Wright,1903)Lühe,1906]形态和生活史与杜氏利什曼原虫基本相同。但本虫主要寄生在皮肤的巨噬细胞中,导致皮肤损害,称为皮肤利什曼病,俗称"东方疖"(oriental sore)。

热带利什曼原虫根据其无鞭毛体大小可分为两个亚种,即热带利什曼原虫大型亚种(*Leishmania tropica major*)及热带利什曼原虫小型亚种(*Leishmania tropica minor*)。目前,许多学者及 WHO 称前者为硕大利什曼原虫(*Leishmania major*),后者为热带利什曼原虫(*Leishmania tropica*),视它们为独立的虫种。两个种在形态、临床表现及流行病学上各有特点。

硕大利什曼原虫无鞭毛体较大,约为(4.48 ± 0.1)μm ×(3.33 ± 0.1)μm。白蛉叮咬吸血将本虫注入皮肤后,经数天至数月潜伏期,被叮咬部位发生丘疹(5~10 mm),呈急性炎症性样,如疖肿,1~3 个月即溃破,有脓汁流出,边缘隆起、发硬,溃疡面覆盖一层薄痂皮,常伴淋巴管炎。溃疡多发生于下肢,愈合较快,整个病程 3~6 个月。溃疡边缘及底部组织内常有许多被原虫寄生的巨噬细胞。患者利什曼素皮肤迟发型超敏试验常为阳性,未经治疗也能自愈。本型皮肤利什曼病又称湿型皮肤利什曼病,因流行于乡村及传染病源为鼠类,亦称动物源型皮肤利什曼病。

热带利什曼原虫的无鞭毛体较小,约为(3.33 ± 0.1)μm ×(1.99 ± 0.1)μm,所致皮肤利什曼病的潜伏期长。丘疹直径小（1~3 mm），发展慢，3~6个月才溃破，脓汁少，通常无淋巴管炎。溃疡多发生在面部，病程1年或1年以上。本型皮肤利什曼病又称干型皮肤利什曼病，因流行于城镇，传染源为患者，亦称城镇型或人源型皮肤利什曼病。

皮肤利什曼病一般能自愈，但在埃塞俄比亚高原一带部分患者病变长期不愈，病灶中的原虫可经淋巴或血流转移到别处的皮肤，形成许多蕈状结节，称为弥散型皮肤利什曼病（diffuse cutaneous leishmaniasis）。Bray等（1973）认为本型利什曼病的病原体为独立虫种，并命名为埃塞俄比亚利什曼原虫（*Leishmania aethiopica*）。患者因细胞免疫缺陷，皮肤迟发型超敏试验常为阴性。此外，少数患者溃疡长期不愈，边界不断向外扩张，类似结核，患处原虫稀少，称为类狼疮型皮肤利什曼病（lupoid cutaneous leishmaniasis）。

皮肤利什曼病多流行于北非、东非、欧洲南部、中亚、中东、印度西部等地。硕大利什曼原虫重要的传播媒介为巴氏白蛉（*Ph. papatasi*），还有高加索白蛉（*Ph. caucasicus*）；热带利什曼原虫传播媒介在欧洲主要是*P.perfiliwi*，在中东可能也是巴氏白蛉，在印度及阿富汗等地则为银足白蛉（*Ph. argentipes*）。我国新疆克拉玛依亦有皮肤利什曼病的报告，病原体为婴儿利什曼原虫（*L.infantum*，LI）。硕大白蛉吴氏亚种为其媒介。

病原学诊断应从溃疡边缘或基底部取材，涂片查找无鞭毛体，如为阴性，可做切片检查，或用培养基培养前鞭毛体。

本病的预防措施主要是防蛉叮咬、灭蛉、灭鼠。另外，可用前鞭毛体疫苗作预防接种，产生人工溃疡，自愈后可保护机体免遭自然感染。

治疗本病可使用葡萄糖酸锑钠等五价锑剂，有一定疗效。局部疗法主要是保持溃疡清洁，防止继发感染。

三、巴西利什曼原虫

巴西利什曼原虫（*Leishmania braziliensis* Vianna，1991）与热带利什曼原虫极其相似。但该虫不仅导致皮肤损害，还可引起黏膜损害，称为黏膜皮肤利什曼病（mucocutaneous leishmaniasis）。该虫可分为巴西利什曼原虫指名亚种（*Leishmania braziliensis braziliensis*）、巴西利什曼原虫圭亚那亚种（*Leishmania braziliensis guyanensis*）和巴西利什曼原虫巴拿马亚种（*Leishmania braziliensis panamensis*）。我国未发现该虫。

虫体经白蛉叮咬注入人体皮肤后，经过一段潜伏期，被叮咬的皮肤处出现丘疹，1~4周形成溃疡。如无继发感染，经6~15个月可愈合。溃疡多发生于面部、臂部和腿部等皮肤裸露部位。部分患者可发生黏膜病变，常发生于鼻中隔、口腔黏膜，严重者导致鼻中隔、喉和气管的软骨破坏。患者可因并发其他疾病而死亡。

利什曼素皮肤迟发型超敏反应呈阳性反应，患者愈后可抵抗同种原虫的再感染。

诊断主要依靠病原学诊断，在病灶的组织内查无鞭毛体。应用3N培养基培养时，兔血应改为鼠血，因兔血可影响虫体繁殖。亦可用IHA、IFA、ELISA及利什曼素皮内试验等作为辅助诊断。

该病广泛分布在中美洲、南美洲，如巴西、秘鲁等国家，但智利及阿根廷至今尚未发现。保虫宿主多为森林中的啮齿类动物。传播媒介主要为鲁蛉属中间鲁蛉（*Lutzomyia intermedius*）、秘鲁鲁蛉（*Lu.peruensis*）、疣肿鲁蛉（*Lu.verrucarum*）；另外，还有惠康毛蛉（*Psychodopygus wellcomei*）和巴拿马毛蛉（*P.panamaensis*）等。

治疗可用五价锑剂及芳香双脒剂，无效者可加用恩波环氯胍或两性霉素B。预防感染主要是防蛉叮咬。进入森林、峡谷时，皮肤应涂搽忌避剂或尽可能不裸露。

四、墨西哥利什曼原虫

墨西哥利什曼原虫［*Leishmania mexicana*（Biagi，1953）Garnham，1962］与热带利什曼原虫一样引起皮肤利什曼病，但不侵犯黏膜，也不侵犯内脏。我国未发现该虫。

人进入森林遭白蛉叮咬可感染该虫，出现皮肤损害。皮肤病变开始为结节状，然后破溃，溃疡与"东方疖"相似,可自愈。约有40%的患者发生耳轮溃疡,损害可累及耳软骨,使耳郭残缺,这是该病不同于热带利什曼原虫所致皮肤损害之处。患病期间利什曼素皮肤迟发型超敏反应阳性。但少数患者可因细胞免疫低下,而发生弥散型皮肤利什曼病,皮肤迟发型超敏反应呈阴性。患者病愈后获得的免疫力可抵抗同种利什曼原虫的再感染。

墨西哥利什曼原虫的传染源来自野生动物。保虫宿主为森林啮齿类,如树鼠(*Ototylomys phyllotis*)、袋鼠(*Heteromys desmarestianus*)及棉鼠(*Sigmodon hispidus*)等。传播媒介为奥密鲁蛉(*Lutzomyia olmeca*)和黄背鲁蛉(*Lu.flaviscutellata*)。

诊断与防治方法基本同热带利什曼原虫。

(陈建平 高兴政)

▶▶▶ 第四节 锥 虫 ◀◀◀

锥虫(trypanosome)隶属动鞭纲、动基体目、锥虫科、锥虫属,是锥虫病(trypanosomiasis)的病原体。寄生于人体的锥虫有两种,一种是布氏锥虫,包括两个亚种,即布氏冈比亚锥虫(*Trypanosoma brucei gambience* Dutton,1902)和布氏罗德西亚锥虫(*Trypanosoma brucei rhodesiense* Stephens & Fantham,1910),其锥鞭毛体寄生在患者的血液、淋巴液和中枢神经系统,引起非洲锥虫病,也称昏睡病(sleeping sickness)。另一种是克氏锥虫,其无鞭毛体寄生在人体的单核巨噬细胞系统、心肌和神经节细胞内,而锥鞭毛体寄生在血液中,引起美洲锥虫病,也称恰加斯病。如不治疗,锥虫病病死率极高。我国虽然不是人锥虫病流行区,但近年来已有输入性病例报告,应引起注意。

一、布氏锥虫

寄生于人体的布氏冈比亚锥虫(以下简称冈比亚锥虫)和布氏罗德西亚锥虫(以下简称罗德西亚锥虫),其形态、生活史基本相同,主要差别在于:①传播媒介舌蝇属(*Glossina* spp.)蝇种;②脊椎动物宿主;③在媒介体内发育所需时间;④在脊椎动物体内疾病发展所需的时间。

【形态】

布氏锥虫生活史主要有两个阶段(图7-7)。

1. 上鞭毛体(epimastigote) 寄生于传播媒介体内,虫体细长,细胞核居虫体中央,动基体位于核前

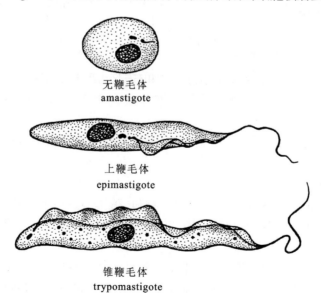

无鞭毛体
amastigote

上鞭毛体
epimastigote

锥鞭毛体
trypomastigote

图7-7 锥虫生活史阶段

Fig. 7-7 The stages of life cycle of trypanosome

方,有短波动膜及鞭毛,后者沿波动膜边缘延伸并从虫体前端游离体外。此阶段对人无感染性。

2. 锥鞭毛体(trypomastigote) 寄生于人或哺乳动物血液、淋巴液和脑脊液中。在血液中的形态具多形性特点,可分为细长型(长 20~40 μm)、中间型和粗短型(长 15~25 μm)。吉姆萨染色或瑞特染色可见红色或紫红色细胞核位于虫体中央,深红色点状动基位于虫体后部近末端,细胞质内含有深蓝色的异染质颗粒,鞭毛游离于虫体前方,粗短型者或鞭毛不游离。

【生活史】

布氏锥虫的生活史包括在人或哺乳动物体内和在传播媒介采采蝇(tsetse fly,舌蝇属)体内两个阶段。当采采蝇叮咬受染人或哺乳动物吸血时,锥鞭毛体随血液进入其消化道,在采采蝇中肠转化为前循环锥鞭毛体(procyclic trypomastigotes),并进行二分裂生殖,虫体向前移动,约第 10 天在食管和口腔中形成上鞭毛体。血餐后约 20 d,上鞭毛体移行到蝇的唾液腺,继续增殖,最后转变为后循环锥鞭毛体(metacyclic trypomastigotes)。在采采蝇体内的发育过程约有 3 周。当采采蝇再次叮咬人或哺乳动物吸血时,将后循环锥鞭毛体注入人或动物皮肤组织,随后虫体在淋巴液和血液中进行二分裂生殖,随着时间的推移,虫体可通过血脑屏障侵入中枢神经系统(图 7-8)。

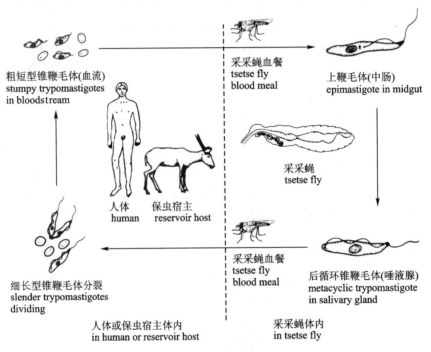

图 7-8　布氏罗德西亚锥虫和布氏冈比亚锥虫生活史
Fig. 7-8　Life cycle of *T. b. rhodesiense* and *T. b. gambiense*

虽然两种锥虫都可以寄生于人和动物,但人是冈比亚锥虫的主要宿主,而哺乳动物是罗德西亚锥虫的主要宿主。

【致病机制与临床表现】

锥虫的确切致病机制仍不详,有人认为免疫复合物和炎症反应是导致组织损伤的重要机制。锥虫侵入人体后先在淋巴液和血液中寄生增殖,随后播散到全身,后期侵入中枢神经系统。组织病理改变主要是免疫损伤和炎症所致。

非洲锥虫病临床上有两种类型。罗德西亚锥虫主要引起急性感染。冈比亚锥虫主要引起慢性感染,人感染后可数月甚至数年没有明显疾病迹象或症状,一旦出现症状往往已是晚期,该类型占报告病例的绝大多数。

非洲锥虫病可分为 3 个阶段:第一阶段,即感染初期出现叮咬反应,表现为叮咬部位非脓疱性、有疼痛感和瘙痒感的锥虫性下疳,一般于叮咬后 1~3 周出现,持续 1~2 周。第二阶段,即血液淋巴期,感染 2~3 周后出现发热,伴有不适、倦怠、虚弱、失眠、头痛、瘙痒、淋巴肿、关节痛等,有的可出现掌部和尺侧部位压痛。冈比亚锥虫引起的还可出现特征性的后颈淋巴结肿大［温特博特姆征(Winterbottom sign)］。发热可持续数月(罗德西亚锥虫)或数年(冈比亚锥虫)。随着宿主免疫防御功能的耗竭,症状加重,出现贫血、心肌损害、内分泌疾患和肾功能损害等。第三阶段,即晚期,也称中枢神经系统期或脑膜脑炎期,由于虫体侵入中枢神经系统,患者以性格和行为改变为特征,表现为情感淡漠、神志迷乱、共济失调、震颤、抽搐,并出现进食、说话和呼吸困难,夜间失眠、白天昏睡,终期表现为消瘦,最后因昏迷或心力衰竭而死亡。

罗德西亚锥虫病一般起病较急,病程较短,症状严重,通常不能发展成典型的非洲锥虫病而在发病后数月至 1 年内死于心力衰竭(有的甚至在数周内死亡);而冈比亚锥虫病起病缓慢,病程较长,初期没有明显症状或体征,出现症状时往往已是晚期。

锥虫诱导的机体免疫反应有助于杀灭病原体,但却无免疫保护作用,因为锥虫具有独特的抗原变异能力。因此,血液和淋巴液中的虫体数量存在周期性波动,而每个周期代表不同的抗原变异体。虫体引起 B 细胞和浆细胞的多克隆扩增及总 IgM 浓度升高,还刺激单核巨噬细胞功能,并引起针对其他抗原的细胞免疫和体液免疫的严重抑制。

【实验诊断】

1. 病原学诊断

(1)体液涂片镜检　早期可通过镜检锥虫下疳渗出液、淋巴抽出液、血液和骨髓等发现虫体,晚期可检查脑脊液。湿涂片可观察活动虫体,或用吉姆萨染色法固定后镜检。也可通过离心等方法浓集虫体后镜检。

(2)动物接种　适用于罗德西亚锥虫,可将上述体液接种于兔或小鼠。

2. 血清学诊断　血清学检查可用于初步筛查或流行病学调查,主要针对冈比亚锥虫。通常是用锥虫卡片凝集试验(card agglutination test for trypanosomiasis,CATT)和 ELISA 等方法。

【流行】

1. 分布　非洲锥虫病流行于撒哈拉以南非洲的 36 个国家,其中,冈比亚锥虫主要见于非洲西部和中部 24 个国家,这种类型目前占非洲锥虫病报告病例的 97% 以上,并造成慢性感染;罗德西亚锥虫主要分布于非洲东部和南部的 13 个国家,这种类型占报告病例的 3% 以下,并造成急性感染。只有乌干达存在两种疾病类型。

在过去一个世纪中,非洲发生了几次疫情:1896—1906 年发生一次,主要在乌干达和刚果盆地;1920年在若干非洲国家发生一次;最近一次疾病疫情出现在 1970 年,并延续到 20 世纪 90 年代后期。

近年来由于加强了防控,受威胁人口及新发病人数已大大降低。2015 年记录了 2 804 例病例,为 76 年前全球系统数据采集工作开始以来的最低水平。估计实际病例数低于 2 万例,危险人群估计有 6 500 万人。2016 年报告新病例又降至 2 184 例。在过去 10 年中,70% 以上的报告病例发生在刚果民主共和国。仅有刚果民主共和国目前报告每年有 1 000 多例新发病例,占 2015 年报告病例的 84%。2015 年中非共和国报告新发病例为 100~200 例。有 17 个国家每年新发病例数少于 100 例,另外 17 个国家过去 10多年中已没有新发病例报告。

目前仍无法解释的是,一些有采采蝇存在的地区并未发现非洲锥虫病。

我国在 2014 年发现首例输入性非洲锥虫病病例,迄今共报告 3 例,均为到非洲务工或旅游归来后发病。

2. 传染源　动物是布氏锥虫的重要保虫宿主,特别是罗德西亚锥虫。动物是其主要传染源,而冈比亚锥虫的传染源主要是患者。

3. 传播方式　非洲锥虫病主要通过吸血昆虫采采蝇的叮咬而传播。采采蝇仅在撒哈拉以南非洲存在,只有某些种类的采采蝇会传播该病。罗德西亚锥虫主要由刺舌蝇(*Glossina morsitans*)和淡足舌蝇

（*G.pallidipes*）传播,保虫宿主有野生反刍动物(羚羊、狷羚)和家畜(牛、绵羊)等,此病在人与人之间传播不常见,是一种动物源性疾病。冈比亚锥虫主要由须舌蝇(*G. palpalis*)和拟寄舌蝇(*G.tachinoides*)传播,保虫宿主有家畜和野生动物如羚羊、野牛等,由于锥鞭毛体在人体循环血流中可保持 2~4 年,故在人与人之间的传播较常见。

此外,锥虫也可通过胎盘感染胎儿。在实验室中通过受污染的针头曾发生过意外感染,登记备案的还有通过性接触而传播。

【防治】

非洲锥虫病的主要防治措施包括治疗患者、消灭舌蝇和个人防护。

1. 治疗患者 目前,仅有 5 种已注册药物用于治疗非洲锥虫病。疾病早期,可用喷他脒治疗冈比亚锥虫病,舒拉明钠(suramin sodium)治疗罗德西亚锥虫病。晚期患者较难治疗,可用美拉胂醇(melarsoprol,也称硫胂密胺)治疗,但常出现严重甚至致死的副作用。此外,依氟鸟氨酸(eflornithine)治疗晚期冈比亚锥虫病也有效果,可作为替代药物。2009 年 WHO 将依氟鸟氨酸和硝呋替莫(nifurtimox,一种治疗美洲锥虫病的药物)联合用药列入治疗非洲锥虫病药物名录,作为治疗晚期患者的一线药物。

2. 预防 病媒控制,可用有机氯化学杀虫剂滞留喷洒杀灭舌蝇。注意个人防护,避免舌蝇叮咬。并对保虫宿主进行查杀。

WHO 提出的到 2020 年达到全球消除的 6 种被忽视的热带病中就包括非洲锥虫病(主要指冈比亚锥虫病)。

二、克氏锥虫

克氏锥虫(*Trypanosoma cruzi* Chagas,1909)也称枯氏锥虫或美洲锥虫,是美洲锥虫病的病原体,因该病最先由巴西医学家恰加斯(Carlos Ribeiro Justiniano Chagas)于 1909 年发现,因此该病也被称为恰加斯病,主要侵犯心脏和消化道,由吸血昆虫锥蝽传播。

【形态和生活史】

克氏锥虫的生活史阶段包括无鞭毛体、上鞭毛体和锥鞭毛体 3 种形态。无鞭毛体见于人或哺乳动物组织细胞中,圆形或椭圆形,大小为 2~4 μm,无鞭毛和波动膜。上鞭毛体见于媒介昆虫锥蝽消化道,锥鞭毛体见于哺乳动物血液中,它们的形态与布氏锥虫相似。

克氏锥虫的感染阶段后循环锥鞭毛体在媒介昆虫锥蝽的后肠发育,从锥蝽粪便排出。当受染锥蝽叮咬吸血和排泄时,后循环锥鞭毛体随锥蝽粪便通过皮肤破损处进入人体,也可通过口腔、眼结膜等侵入人体。虫体可侵入各种细胞(包括巨噬细胞),转变为无鞭毛体,并在细胞内进行二分裂增殖,形成假性包囊(内含很多无鞭毛体)。随后,部分虫体转化为锥鞭毛体,被寄生细胞破裂,释出锥鞭毛体进入血液中,侵入新的组织细胞,又转化为无鞭毛体。最易受侵犯的器官组织是脾、肝、淋巴结和肌肉,尤其是神经节周围的肌肉和组织。此外,还侵犯神经系统、生殖系统和骨髓。

与布氏锥虫不同的是,克氏锥虫锥鞭毛体在哺乳动物血液中从不增殖。在慢性病例中虫体不能产生表面抗原变异,可被循环抗体破坏,锥鞭毛体在血液中罕见。

当锥蝽血餐时,动物血液中的锥鞭毛体进入其消化道,数小时后在前肠中脱去鞭毛,转化为无鞭毛体,随后在中肠发育为上鞭毛体、以纵二分裂方式增殖,在后肠上鞭毛体鞭毛黏附直肠腺上皮细胞,发育为后循环锥鞭毛体,进入直肠腔随粪便排出。

【致病机制与临床表现】

克氏锥虫的确切致病机制尚不清楚,其致病过程可分急性期和慢性期两个阶段。急性期主要是受染细胞直接损害的结果,慢性期主要由自主神经系统神经节受破坏而引起,若不治疗常可致死。不同流行区其临床表现可有不同。

在锥蝽叮咬后数小时内,感染部位出现美洲锥虫肿(chagoma),表现为红斑,其周围出现水肿,常见于脸部、眼睑、口唇等处(因锥蝽叮咬部位常在头面部),也可见于腹部和四肢。

急性期:出现于感染后 7~14 d,可持续约 2 个月。此期多数病例无症状或症状轻微,患者血液中有大量虫体。主要表现为发热、头痛、淋巴结肿大、脸色苍白、肌肉疼痛、呼吸困难、下肢或面部肿胀、腹部或胸部疼痛等,其他临床表现包括肝脾大、腹泻、红斑性皮疹、急性心肌炎及伴有淋巴结病的全身性水肿,少数可出现脑膜脑炎。

慢性期:急性期没有得到治疗而发展成慢性期,此期寄生虫多隐匿于心脏和消化道肌肉中,大多数患者表现为不确定的症状或无症状。高达 30% 的患者为心脏病型,表现为心律失常、心肌损伤、心肌功能不全和栓塞。部分患者表现为消化道病型,典型表现为食管和结肠扩张,另有 10% 的患者表现为混合病型(心脏和消化道同时受累)。严重者可致死亡。

疾病早期,虫体在感染组织及血循环中大量存在;慢性期,血循环中虫体明显减少,几乎不可见。

【实验诊断】

1. 病原学诊断

(1)急性期　血液等体液中锥鞭毛体较多,宜采血(发热时取血最佳)涂片镜检。

(2)慢性期　可用病媒接种诊断法,即用人工饲养的锥蝽幼虫吸食受检者血样,10~30 d 后检查锥蝽肠道有否该虫。也可进行动物接种。

2. 血清学诊断　血清学试验有助诊断,当感染的虫体罕见时,可用 IFA、IHA、ELISA 等法检查抗体。

【流行】

克氏锥虫病主要流行于拉丁美洲的 21 个国家,曾对这些国家的民众造成严重健康威胁,20 世纪 80 年代,感染人数总计 2 000 万~2 500 万。由于流行区国家实施有效的防治措施,感染人数已经大幅下降。但是,过去 10 年中在美国、加拿大、欧洲国家及西太平洋国家中也越来越多地发现病例,这主要是由于拉丁美洲与其他国家、地区之间的人口流动。目前全世界有 600 万~700 万感染者,主要在拉丁美洲。

该病由吸血昆虫锥蝽传播,大锥蝽(*Panstrongylus megistus*)、骚扰锥蝽(*Triatoma infestans*)和长红猎蝽(*Rhodnius prolixus*)是美洲流行区主要传播媒介。通过锥蝽的吸血活动,其粪便中的虫体污染伤口而感染人体是最常见的感染方式。此外,也可经输血、器官移植、哺乳、接触感染动物或经胎盘感染。近年国外有研究表明,克氏锥虫还可通过性传播。美洲锥虫病是一种典型的动物源性寄生虫病,超过 150 种动物可作为其保虫宿主,包括牛、猪、犬、猫、兔、松鼠、蝙蝠、犰狳、家鼠和其他哺乳动物。

【防治】

防治措施包括:①治疗患者。急性期和慢性期初期患者可用硝呋替莫和苄硝唑(benznidazole)治疗,在急性期及时治疗的治愈率几乎达到 100%,药物治疗效果随着感染时间延长而降低,对晚期慢性期患者几乎无效,且因其严重的副作用限制了对慢性期患者长期应用。两种药物主要禁忌证为妊娠、肝或肾衰竭,硝呋替莫也禁用于有精神或神经系统疾病的患者。②预防措施:利用滞效杀虫剂对房屋及周边地带实施喷洒杀灭锥蝽是流行区最有效的预防措施;改善环境卫生和居住条件,防止锥蝽孳生和叮咬;对来自流行区的血液和器官捐献者进行严格筛查。

(江钢锋)

▶▶▶ 第五节　其他鞭毛虫 ◀◀◀

一、人毛滴虫

人毛滴虫(*Trichomonas hominis* Davaine,1860)。寄生在人体结肠和盲肠。

生活史简单,仅有滋养体,无包囊阶段。滋养体呈椭圆形或梨形,虫体比较小,大小为(8~20)μm ×(3~14)μm,活动力强,具有前胞口和 3~5 根游离鞭毛(通常为 4 根),胞口靠近轴杆,位于波动膜对侧。鞭毛的典型活动特点为 4 根鞭毛同时摆动,而第 5 根鞭毛独立运动。第 6 根鞭毛黏附在波动膜外缘,延伸至虫体全长,从虫体后端伸出,呈游离状,即为后鞭毛。鞭毛起源于毛基体。波动膜较长,肋与波动膜等长,氢化酶体沿肋分布,这些结构是重要的诊断特征。细胞核一个,位于虫体前端,核中心有核仁。轴杆起源于虫体前端,向后延伸,从虫体后端伸出,其末端尖(图 7-9)。

一般认为人毛滴虫是一种非致病原虫,此虫在肠腔内主要以细菌为食,进行纵二分裂生殖。研究证明,该虫对幼儿和儿童可单独致病,而成人仅在肠功能紊乱、机体免疫功能降低,或与病原菌协同才致病。人毛滴虫病主要临床症状是腹泻,严重者可导致脱水、酸中毒。

本虫呈世界性分布,感染以热带、亚热带,尤其是卫生条件差的地区较常见。感染阶段滋养体对外界环境抵抗力较强,在粪便或土壤中(室温条件下)可存活 7~8 d,在污染的牛奶中可至少存活 24 h。主要通过污染的食物(蔬菜)或饮水传播,经口感染,蝇可作为机械传播媒介传播人毛滴虫病。

人毛滴虫有多种保虫宿主,如犬、猫和鼠及其他啮齿类。

在新鲜粪便中鉴别滋养体是确诊方法,若不及时检查,滋养体变性退化,可导致误诊。发现和鉴定此虫的最重要方法之一是涂片染色,常规用三色染色或铁苏木精染色。

腹泻者可试用甲硝唑、卡巴胂(carbarsone)等药物治疗。

二、口腔毛滴虫

口腔毛滴虫(*Trichomonas tenax* Müller,1773)呈世界性分布。常寄生在牙周袋、龋齿腔、扁桃体隐窝及鼻咽部。

本虫生活史仅有滋养体阶段。滋养体呈梨形,较小,大小为(5~16)μm×(2~15)μm,有 4 根前鞭毛,第 5 根鞭毛向后呈波浪弯曲,黏附在波动膜外缘,与人毛滴虫不同的是鞭毛后端不游离虫体外。波动膜约为 1/2 虫体长,肋与波动膜平行,氢化酶体沿肋两侧分布。细胞核椭圆形,位于虫体前部中央。轴杆纤细,从虫体后端伸出(图 7-10)。

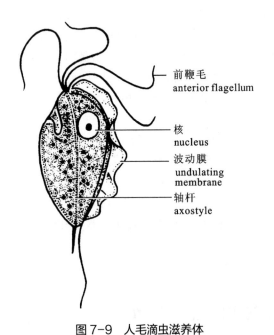

图 7-9　人毛滴虫滋养体
Fig. 7-9　Trophozoite of *Trichomonas hominis*

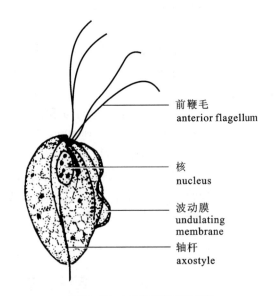

图 7-10　口腔毛滴虫滋养体
Fig. 7-10　Trophozoite of *Trichomonas tenax*

本虫不致病,以细菌为食,纵二分裂生殖。但它的寄生表示口腔健康欠佳。有的学者认为,此虫感染与牙龈炎、牙周炎、龋齿和冠周炎有关。人体一旦受染即难以清除。在口腔,致病菌的大量繁殖为口腔毛滴虫提供适宜的生存条件,而口腔毛滴虫酵解宿主口腔上皮细胞中的糖原,降低口腔酸度,又为致病菌提供适宜的生长环境。

滋养体对外界环境有一定的抵抗力,但可被胃酸杀死。本虫主要通过直接接触或间接接触传播,如通过接吻或飞沫传播,或经污染饮食用具和食物,以及污染水(口腔毛滴虫在饮水中可存活数小时),经口感染。

实验诊断主要用牙龈刮拭物生理盐水涂片,或体外培养镜检滋养体。保持口腔卫生,可避免感染。

三、脆弱双核阿米巴

脆弱双核阿米巴(*Dientamoeba fragilis* Jepps & Dobell,1918)最初描述为阿米巴原虫,20 年后确认为鞭毛虫,因为它与阿米巴原虫不同,不形成包囊,仅有阿米巴型。其超微结构和免疫学(蛋白质的血清学分析)特点与滴虫关系密切,所以很可能是失去鞭毛的滴虫。本虫呈世界性分布,主要宿主是人,感染率为 4%~20%,是引起肠炎和腹泻的病原体,一些灵长目动物(狒狒、猕猴和黑猩猩)也有此虫寄生。

本虫无包囊,仅有滋养体阶段。滋养体呈阿米巴样,其大小变化较大,直径一般为 6~12 μm。呈薄叶状伪足。内、外质分明,内质颗粒状,均匀、透明,其内有吞噬的细菌。细胞核一个(占 20%~40%)或两个(占 60%~80%),核间有纤维相连,核膜清晰,无核周染色质粒,核仁较大,由 4~8 个染色质颗粒组成。新鲜粪便中的虫体运动十分活跃,遇冷后变圆(图 7-11)。本虫的生活史和传播机制目前尚不清楚,根据流行病学和细胞学证据,发现与蛲虫合并感染者较多,可能经蛲虫卵或幼虫携带经口传播。宿主上消化道消化液可杀伤虫体,故滋养体一般不能直接经口感染。对外界环境抵抗力强,可存活 48 h。

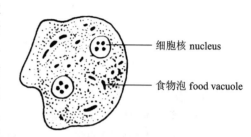

图 7-11 脆弱双核阿米巴滋养体
Fig. 7-11 Trophozoite of *Dientamoeba fragilis*

脆弱双核阿米巴寄生在人体结肠内,以细菌、酵母和淀粉颗粒为食,二分裂生殖,一般不侵犯肠黏膜,不致病。在某些厌食、腹泻的病例中发现它是唯一病原体,故怀疑本虫具有一定的致病性,但致病机制尚不清楚。本虫虽可致病,但症状较轻,约 25% 的感染者出现症状,以儿童多见,主要症状有腹泻、腹痛、发热、呕吐、胃肠胀气、体重下降等。

实验诊断要点:因滋养体在外界迅速死亡,故应立刻检查新鲜粪便,以发现活滋养体。因易与非致病微小内蜒阿米巴、哈氏内阿米巴混淆,为鉴别起见,须做粪便涂片染色(铁苏木精染色、三色染色)。采用改良 Robinson 培养基,对标本进行体外培养可提高检出率。

脆弱双核阿米巴感染出现症状者可用双苯他胂、羟喹啉、甲硝唑或巴龙霉素等进行治疗。注意个人卫生和环境卫生、预防和治疗蛲虫病、养成良好的卫生习惯是预防感染的重要措施。

四、蠊缨滴虫

蠊缨滴虫(*Lophomonas blattarum* Stein,1860)是一种单细胞的寄生性原虫,隶属于鞭毛虫纲、超鞭毛虫目、缨滴虫亚目、缨滴虫科、缨滴虫属,主要寄生于白蚁和蜚蠊的消化道,可侵入人体的上呼吸道及肺组织中,引起呼吸道和肺部感染。

【形态】

滋养体呈圆形或椭圆形,大小差别较大,长为 10~60 μm,宽为 12~20 μm,前端有成簇的不规则排列的鞭毛,鞭毛不停地快速摆动,使虫体沿其纵轴向前旋转泳动,或左右摆动前进。经瑞特染色或吉姆萨染色后用油镜观察,细胞质富含颗粒呈紫红色,细胞核大而明显,呈紫褐色,泡状,位于虫体前端。虫体前端有 40~80 根鞭毛,长 5~18 μm,染成深紫红色,呈环状排列。电镜下可见细胞核外由喇叭状的萼(calyx)呈环领状包裹,萼向后延伸形成轴杆,轴杆后端可突出虫体外。萼周围是旁基体,排列呈环状,无胞口(图 7-12)。

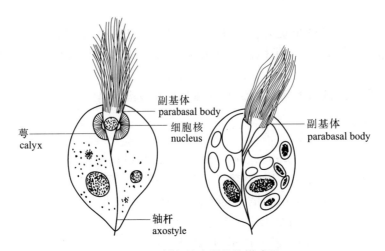

图 7-12　蠊缨滴虫滋养体模式图

Fig. 7-12　Diagram of trophozoite of *Lophomonas blattarum*

【生活史】

至今,蠊缨滴虫的生活史尚未完全清楚。蠊缨滴虫主要寄生在白蚁或蜚蠊的消化道内,以二分裂繁殖,可形成圆形或椭圆形的包囊。虫体可随宿主的排泄物和分泌物排出,通过污染的食物、衣物、用品或粉尘等传播。人体感染可能是通过食入或吸入蠊缨滴虫而感染,虫体经咽部进入气管、支气管后,主要黏附于支气管黏膜上进行二分裂繁殖。

【致病机制与临床表现】

蠊缨滴虫进入支气管腔后,能分泌一些特殊物质,使虫体紧紧黏附在支气管黏膜上,不易被咳出,即使是在气管镜下吸引,有时也难以清除。当人体免疫力下降时,虫体在支气管腔内迅速繁殖,虫体及分泌物诱导机体发生Ⅰ型超敏反应,可致嗜酸性粒细胞、IgE 和分泌型 IgA 明显增高。蠊缨滴虫在支气管腔内迅速繁殖,抱团生长,可在支气管内形成黄白色团状物,直径可达 1 cm,可导致支气管部分或完全阻塞,如果合并细菌感染,可进一步导致支气管扩张或肺脓肿。

蠊缨滴虫感染的临床症状与支气管哮喘、肺炎、支气管扩张或肺脓肿等其他呼吸系统疾病类似,主要表现为低热、咳嗽、咳痰,体温一般为 37.5~39.0 ℃,多为白色黏痰或黄色脓痰,也有痰中带血丝和血痰。部分患者可出现胸闷、气急、心慌气短等症状,重者可发生呼吸困难或哮喘。多数患者在听诊时呼吸音粗,双下肺可闻及大量湿啰音或细湿啰音、哮鸣音,也有呼吸音减弱甚至消失者。胸部 X 线和 CT 检查可见双肺局限性炎症渗出阴影,并伴有一定程度的支气管阻塞。支气管镜检查显示受影响的气道狭窄,支气管阻塞,支气管黏膜出现充血和水肿,黏膜上有增生、炎症灶及白色坏死物。血液检查表明,约 35% 的患者外周血嗜酸性粒细胞明显增高。

【实验诊断】

以下几个方面可作为疑似蠊缨滴虫感染的诊断线索:①肺炎、肺脓肿患者,正规抗感染治疗无效,并难以用常见病或原有基础疾病解释者;②原有支气管扩张症患者,无诱因出现痰量增多,痰中带血或少量咯血,痰有腥臭味,经对症治疗效果不佳者;③慢性咳嗽、哮喘患者,常规治疗效果不佳,特别是外周血嗜酸性粒细胞增高者;④老年患者发生不明原因的肺部感染,经抗生素治疗无效者;⑤术后肺部感染患者常规治疗效果不佳者;⑥较长时间应用免疫抑制剂,出现肺部感染者。

1. 病原学诊断

(1)取材　取痰液、咽拭子,或用支气管镜检查取出的组织和分泌物、肺泡灌洗液等,标本送检要注意及时、保温、避光等。

(2)检查方法　采用生理盐水涂片法(加盖载玻片湿涂法)或用瑞特染色或吉姆萨染色后,在显微镜下找到蠊缨滴虫滋养体作为确诊依据。支气管镜检查取出的组织和分泌物、肺泡灌洗液的虫体检出率高于痰液检查。蠊缨滴虫滋养体与呼吸道脱落的纤毛柱状上皮细胞形态类似,故易误把纤毛柱状上皮细胞随灌洗液或痰液被动摆动的现象当作蠊缨滴虫滋养体的自主运动,检查时要注意鉴别,纤毛柱状上皮细胞为柱状,核位于基底部,可见插入其顶端的纤毛,尽管纤毛和鞭毛具有相似的结构,但可以区分,因为它们的长度、细胞数量及运动模式各不相同(图7-13)。

2. 辅助检查

(1)支气管镜检查 镜下可见黏膜炎性改变,支气管口狭窄或阻塞,在支气管腔内可见黏性分泌物,取材后涂片镜检可查见蠊缨滴虫滋养体。

(2)影像学检查 大多数患者胸部 X 线及 CT 检查显示肺部支气管影增粗、肺泡液渗出、肺纹理增强,可有散在的大小不等斑片状影,边缘模糊,肺门密度增高,表现为肺炎或间质性肺炎样改变。病情严重者可出现肺脓肿、胸腔积液、中心支气管扩张伴感染等表现。

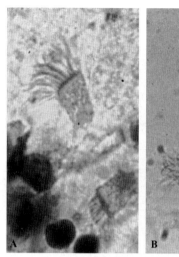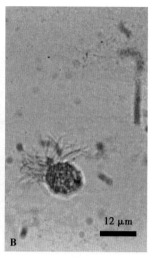

图 7-13 蠊缨滴虫滋养体(右)和
纤毛柱状上皮细胞(左)
Fig. 7-13 Trophozoite of *Lophomonas blattarum*
(right)and ciliated columnar epithelial cells(left)
A. 纤毛柱状上皮细胞 B. 蠊缨滴虫滋养体
A. ciliated columnar epithelial cells
B. Trophozoite of *Lophomonas blattarum*

【流行】

我国最早于1992年报道了第1例蠊缨滴虫感染的患者,进入21世纪以来,随着支气管镜肺灌洗检测手段的应用,肺泡灌洗液中蠊缨滴虫的检出率明显升高,病例报道也明显增多,提示既往感染该虫可能并非罕见,是由于诊断方法的问题而被漏检。到目前为止,国内外已报道蠊缨滴虫病患者100余例,多数在我国,少量来自秘鲁和西班牙等地。

蠊缨滴虫的分布和感染可能与蜚蠊、白蚁等昆虫宿主的分布和人与动物之间的密切接触等因素有关。据美国调查,德国小蠊的蠊缨滴虫感染率高达47.62%。我国南方地区气候温暖潮湿,四季都适宜蜚蠊和白蚁生长繁殖,容易造成蠊缨滴虫传播和流行。国内发现的病例主要分布于江苏、广东、浙江、上海、安徽等省(直辖市)。所有报道病例均为散发,患者以成人为多,男性多于女性,特别是老年人更常见。这些感染者可能为食入或吸入蜚蠊或白蚁等昆虫的排泄物而感染,目前尚未见人与人之间传播的报道。

【防治】

治疗蠊缨滴虫感染常用药物有甲硝唑和替硝唑,口服或静脉滴注均可,可达到有效杀虫的治疗目的。在杀虫治疗的同时,应注意给予患者抗生素辅助治疗,以预防和治疗其他病原体的并发感染。

人感染蠊缨滴虫可能与蜚蠊、白蚁等昆虫宿主的分布和人与动物之间的密切接触等因素有关,因此注意环境卫生和饮食、饮水卫生,以及开展消灭蜚蠊、白蚁等昆虫宿主的活动等对预防本病有着重要意义。

(高兴政 刘莎 梁韶晖)

数字课程学习……

教学 PPT　　　英文小结　　　思考题　　　📝自测题

第八章

孢 子 虫

孢子虫属顶复门的孢子虫纲（Class Sporozoa），均营寄生生活，生活史复杂，生殖方式包括无性生殖和有性生殖两类。无性生殖有裂体生殖及孢子生殖；有性生殖通过雌雄配子结合进行配子生殖。两种生殖方式可在同一宿主或不同宿主体内完成，但虫种不同其无性发育的类型和数量及有性分化的差异有明显不同。对人体危害较严重的孢子虫有疟原虫、弓形虫、隐孢子虫和巴贝虫等。

▶▶▶ 第一节 疟 原 虫 ◀◀◀

疟原虫（plasmodium）属于顶复门，孢子虫纲，球虫亚纲，真球虫目，血孢子虫亚目，疟原虫科，疟原虫属。疟原虫种类很多，目前已知有 200 多种，其中至少 22 种寄生于灵长类宿主。寄生于人体的疟原虫有间日疟原虫（*Plasmodium vivax* Grassi & Feletti，1890）、恶性疟原虫（*Plasmodium falciparum* Welch，1897）、三日疟原虫（*Plasmodium malariae* Laveran，1881）和卵形疟原虫（*Plasmodium ovale* Stephens，1922）4 种。

疟原虫有严格的宿主特异性。以上 4 种人体疟原虫除三日疟原虫可感染非洲猿类外，其余均仅寄生于人体。4 种人体疟原虫在我国主要以间日疟原虫和恶性疟原虫为主，三日疟原虫散在性分布、少见，卵形疟原虫仅在云南、海南等地有个别病例报告。

疟疾俗称"打摆子"，其主要临床症状包括周期性的寒战、发热，随之大汗，严重者可引起死亡。疟疾是一种古老的传染病，早在 3 000 多年前我国殷墟甲骨文中已有"疟"的象形文字。疟疾的病因曾一直成谜，多数国外学者认为疟疾与污浊的空气有关。直到 19 世纪末，法国外科军医 Laveran 在阿尔及利亚检查疟疾患者血液时发现一种月牙形的生物体，人们才找到疟疾的病原体，并将这种病原体命名为疟原虫。人体疟原虫在随后的几十年里被相继鉴定，并对其进行了形态描述。继发现疟疾病原体后，具有同样重要意义的是英国军医 Ross 发现了传播疟疾的媒介——按蚊，并阐明疟原虫在按蚊体内发育、繁殖及其传播的过程。疟疾病原体的发现和传播途径的阐明是医学史上的重大成就。因此，Ross 和 Laveran 分别于1902 年和 1907 年获得了诺贝尔生理学或医学奖。

按蚊将疟原虫子孢子注入人体后，需经过一定时期后才出现原虫血症，这提示子孢子进入人体后并非直接侵入红细胞，而是先侵入另外组织细胞进行发育繁殖。意大利学者 Raffaele（1934）首先证实鸟疟原虫存在红外期发育阶段。随后，英国学者 Shortt 和 Garnham（1948）在猴及人体内证实了在红外期发育繁殖的疟原虫。这一发现不仅解释了疟疾潜伏期的存在，而且为后来复发机制的阐明及抗红外期原虫的药物研制提供了理论基础。

进入 20 世纪后，大量工作集中在疟疾防治措施的研究方面。在第一次世界大战期间，疟疾肆虐和安全有效的抗疟药来源有限等因素都推动了化学合成抗疟药的研制工作。在 20 世纪 20—50 年代期间，先后研制成功了帕马喹（1924）、米帕林（1930）、氯喹（1934）、伯氨喹（伯氨喹啉，1950）和乙胺嘧啶（1952）

等有效抗疟药物。在这一时期,喷雾杀虫剂研制也取得了重要进展。第二次世界大战初期,瑞士学者发明了一种称为 DDT 的化学合成杀虫剂,并在随后的试验中取得了成功。氯喹等抗疟药及 DDT 杀虫剂的应用,使全球疟疾流行得到有效控制。1955 年世界卫生大会通过了实施全球根除疟疾规划(Malaria Eradication Programme)。此项计划在欧洲、南美洲等地区取得了进展。但由于疟原虫抗药性和蚊媒抗杀虫剂的产生和扩散,使此计划在全球许多地区受挫。WHO 于 1969 年又重新修订根除疟疾计划,强调开展新的药物和杀虫剂研制。

自 20 世纪 70 年代以来,疟疾在全球明显回升,疟疾年死亡人数呈直线上升。目前,全球每年仍有 3 亿~5 亿新增临床疟疾病例,其中至少有 100 万人死于疟疾。全球气候变暖、疟原虫抗药性迅速扩散及输入性疟疾增加等已使疟疾防治工作变得更加复杂和困难。国际社会普遍认为,艾滋病、结核病、疟疾是发展中国家目前最需重视的公共卫生问题,可造成因病致贫、因病返贫,甚至死亡的严重后果。

我国曾是疟疾流行最严重的国家之一,中华人民共和国成立初期疟疾年发病人数为 3 000 多万。经过半个多世纪的努力,疟疾在我国的流行得到了有效的控制,成就举世瞩目。2011 年我国科学家屠呦呦获美国拉斯克临床医学奖,并于 2015 年获诺贝尔生理学或医学奖,以表彰她在青蒿素的发现及应用与疟疾治疗方面作出的杰出贡献。青蒿素的发现是人类防治疟疾史上继喹啉类抗疟药之后的又一次重大突破。2020 年我国实现了消除疟疾的宏伟目标,并于 2021 年获得 WHO 认证。

【形态】

疟原虫在人体内经历红细胞外期(exoerythrocytic stage,简称红外期)和红细胞内期(erythrocytic phase,简称红内期)两个发育时期。疟疾的病原学诊断主要是检查红内期疟原虫。因此,必须掌握红内期原虫形态特征和被寄生红细胞的变化。

1. 红内期原虫的基本特征 疟原虫寄生红细胞内,经吉姆萨染色或瑞特染色后,可显示疟原虫基本结构:红色的细胞核,蓝色的细胞质及棕褐或黑褐色的疟色素(除发育早期原虫外),这 3 个特征是在血膜涂片中确认疟原虫的依据。

疟原虫在红细胞内发育和繁殖,其形态变化很大。各期原虫的形态特征描述如下(见彩图Ⅱ)。

(1)早期滋养体 又称环状体,细胞质呈纤细的环状,中间为空泡,细胞核小,位于环的一侧。

(2)晚期滋养体 又称大滋养体,虫体明显增大,有时伸出伪足,细胞核亦增大但不分裂,细胞质中开始出现疟色素颗粒。被感染的红细胞形态可以发生变化,并可出现不同形状的小点。

(3)未成熟裂殖体 滋养体发育成熟,外形变圆,空泡消失,核开始分裂。

(4)成熟裂殖体 核不断分裂,每一个分裂的核被部分细胞质包裹,成为许多裂殖子。细胞内散在疟色素渐趋集中堆积,呈不规则块状。

(5)配子母细胞 原虫细胞核增大但不分裂,细胞质增多,最后发育成为圆形、椭圆形或新月形的配子母细胞。配子体有雌雄(或大小)之分:大配子母细胞细胞质致密,细胞核致密位于虫体边缘;小配子母细胞细胞质稀薄,细胞核疏松位于虫体中央。

2. 4 种人体疟原虫红内期形态的鉴别特征 人体疟原虫的基本结构相同,但形态各有特征可加以鉴别。除了疟原虫本身的形态特征不同之外,被寄生的红细胞形态变化及出现的颗粒状小点因种而异。例如被间日疟原虫寄生的红细胞可以变大,颜色变浅,常有明显鲜红的薛氏点(Schüffner's dots)。被恶性疟原虫寄生的红细胞其大小正常,但出现粗大的紫褐色茂氏点(Maurer's dots)。在电镜下观察,薛氏点由红细胞膜上的凹窝和一些围绕其周围的小泡组成,称为凹窝小泡复合体,其形成的原因尚无确切的解释。4 种疟原虫红内期形态鉴别见表 8-1。

3. 裂殖子的超微结构

(1)表膜 在光学显微镜下观察,裂殖子有 1 个核,外包少量细胞质;在电镜下观察(图 8-1),其表膜为由外膜、内膜和微管组成的复合膜;内膜较厚呈网状结构,覆盖着除胞口和类锥体外的全部裂殖子的内表面;微管紧靠着内膜的内侧,起于前端极环并向后延伸,其功能是使虫体做伸缩运动。内膜和微管的作用可能是支持虫体,并使虫体具有一定的形态。在裂殖子的外膜表面还有一层细胞被(或称表被),为蛋白

表 8-1　4 种疟原虫的形态鉴别（红内期）

Table 8-1　Morphological identification of four human *Plasmodium* species（erythrocytic phase）

	间日疟原虫 *plasmodium vivax*	恶性疟原虫 *plasmodium falciparum*	三日疟原虫 *plasmodium mdariae*	卵形疟原虫 *plasmodium ovale*
环状体	环较粗壮,约为红细胞直径的 1/3;细胞核 1 个;红细胞内多为 1 个原虫寄生	环纤细,约为红细胞直径的 1/5;细胞核 2 个常见;可有多个原虫寄生和多缘寄生	大小同间日疟原虫;细胞核 1 个;多为单个原虫寄生	似三日疟原虫
大滋养体	虫体由小渐大,活动显著,有伪足伸出,空泡明显,虫体形态不规则;疟色素黄棕色,烟丝状	体小结实,不活动;疟色素集中一团,呈黑色(外周血中一般不能查见)	体小圆形或呈带状,有 1 个大空泡,不活动;疟色素棕黑色,颗粒状,常分布于虫体的边缘	虫体圆形,似三日疟原虫,但较大;疟色素似间日疟原虫,较细小
未成熟裂殖体	核开始分裂成多个,虫体渐呈圆形,空泡消失;疟色素开始集中	虫体仍似大滋养体,但细胞核分裂成多个(外周血中一般不能查见)	虫体圆形或宽带状,细胞核分裂成多个;疟色素集中较迟	虫体圆或卵圆形,细胞核分裂成多个;疟色素数量较少
成熟裂殖体	裂殖子 12~24 个,排列不规则;疟色素集中成堆,虫体占满胀大了的红细胞	裂殖子 8~36 个,排列不规则;疟色素集中成一团,虫体占红细胞体积的 2/3(外周血中一般不能查见)	裂殖子 6~12 个,排成一环;疟色素多集中在中央,虫体占满整个不胀大的红细胞	裂殖子 6~12 个,排成一环;疟色素集中在中央或一侧
配子母细胞　雄	圆形,略大于正常红细胞,细胞质蓝而略带红色,细胞核疏松,淡红色,位于中央;疟色素分散	腊肠形,两端钝圆,细胞质色蓝略带红,核疏松,淡红色,位于中央;疟色素黄棕色,小杆状	圆形,略小于正常红细胞,细胞质淡蓝色,细胞核疏松,淡红色,位于中央;疟色素分散	似三日疟原虫,但稍大;疟色素似间日疟原虫
雌	圆形,占满胀大的红细胞,细胞质蓝色,细胞核结实,较小,深红色,偏于一侧;疟色素分散	新月形,两端较尖,细胞质蓝色,核结实,较小,深红色,位于中央;疟色素深褐色	圆形,如正常红细胞大,细胞质深蓝色,细胞核结实,偏于一侧;疟色素多而分散	似三日疟原虫,但稍大;疟色素似间日疟原虫
被寄生红细胞的变化	胀大,常呈长圆形或多边形;滋养体期开始出现鲜红色的薛氏点	大小正常或略缩小;常见有几颗粗大紫褐色的茂氏点	大小正常,有时缩小,颜色无改变,偶可见齐氏小点(Zieman's dots)	略胀大,有的变长形,边缘呈锯齿状;薛氏点较间日疟原虫的粗大,环状体期即出现薛氏点

质或糖蛋白,具有抗原性。

（2）细胞器　在细胞器中,顶端复合体的结构较为特殊,由类锥体、极环、棒状体和微丝组成。类锥体在裂殖子的最前端,形似半截圆锥体,其基部以极环为界。极环为外膜皱褶增厚而成。棒状体位于极环之后,长梨形,各有一管状物延伸至类锥体前端开口。微丝在棒状体的周围,体积较小,也有小管伸向前端。棒状体和微丝可分泌一些物质,有助于裂殖子侵入红细胞。此外,可见一个线粒体和丰富的核糖体等。

（3）细胞核　核较大,圆形,居虫体中部,核膜两层,上有微孔,为细胞核与细胞质的通道。

【生活史】

4 种人体疟原虫的生活史基本相同,包括在人体内的裂体生殖和在蚊体内先后进行的配子生殖和孢子生殖。疟原虫生活史的一个显著特征是在 2 个宿主间交替进行有性生殖和无性增殖。以间日疟原虫为例叙述人体疟原虫生活史见图 8-2,与其他疟原虫生活史的比较详见表 8-2。

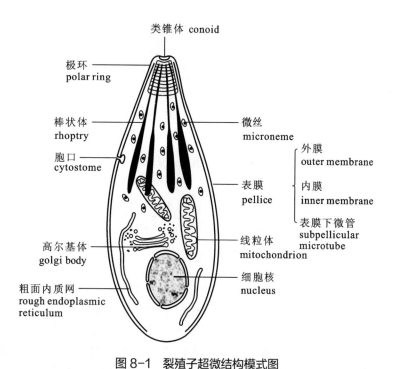

图 8-1 裂殖子超微结构模式图

Fig. 8-1 Schematic drawing of an erythrocytic merozoite

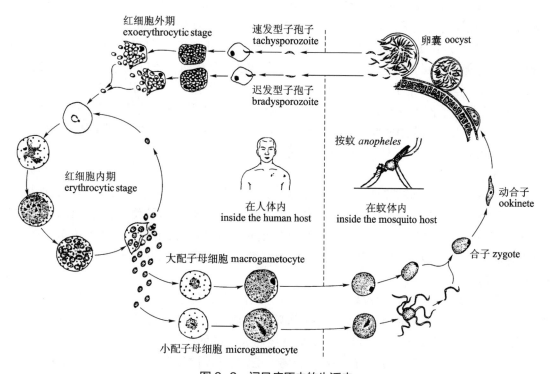

图 8-2 间日疟原虫的生活史

Fig. 8-2 Life cycle of *Plasmodium vivax*

表 8-2 4 种人体疟原虫生活史比较

Table 8-2 Comparison of life cycle of four human *Plasmodium* species

鉴别点 differences	间日疟原虫 *plasmodium vivax*	恶性疟原虫 *plasmodium falciparum*	三日疟原虫 *plasmodium mdariae*	卵形疟原虫 *plasmodium ovale*
蚊体内发育时间（d,28℃）	8~10	9~10	14~16	12~14
红外期发育时间 /d	6~8（速发型）	6~7	14~16	9
红外期裂殖体大小 /μm	45	60	55	60
红外期裂殖子数目	10 000	30 000	15 000	15 000
潜伏期 /d	15（12~17）	12（9~14）	28（18~40）	17（16~18）
裂体生殖周期 /h	48	36~48	72	48
原虫数 / 微升血（平均值）	20 000	20 000~500 000	6 000	9 000
复发	++	−	−	++
抗药性	氯喹抗性	多种药物抗性	−	−

1. 人体内的发育繁殖 可分为红外期(或称肝细胞期)和红内期两个时期。

（1）红外期 疟原虫感染人体的发育阶段为子孢子。这种子孢子主要存在于感染性按蚊的唾液腺中。当按蚊叮刺人时,子孢子随唾液经蚊口器注入人体血液循环。约 0.5 h,子孢子从血液循环中消失,进入血流的子孢子一部分被巨噬细胞吞噬,另一部分侵入肝实质细胞,开始红外期裂体生殖阶段。原虫进入肝细胞后,以胞质液为食,发育为滋养体。随后进行核分裂,细胞质随之分裂,产生成千上万个卵圆形的红外期裂殖子(merozoite),此时原虫称为红外期裂殖体。这个发育繁殖过程称为红外期,所需时间为 6~16 d,并因虫种而异(表 8-2)。成熟的红外期裂殖体大小为 45~60 μm,并使宿主肝细胞明显胀大。最后,感染肝细胞破裂,红外期裂殖子释放进入周围组织及血液,其中一些裂殖子被吞噬清除。

有学者曾认为从肝细胞释放的裂殖子可再侵入肝细胞,进行第二个红外期裂体生殖。直到 1980 年才发现,能引起复发的间日疟原虫和卵形疟原虫的子孢子存在两种不同的遗传型,即速发型子孢子(tachysporozoite)和迟发型子孢子(bradysporozoite)。①速发型子孢子:侵入肝细胞后很快发育为红外期成熟裂殖体;②迟发型子孢子:侵入肝细胞后形成休眠体而处于休眠状态,经过一定时间(数月至数年)的休眠期后,受到某些因素的作用而激活,进入发育繁殖阶段,成熟后产生红外期裂殖体,破裂释放肝细胞期裂殖子入血,引起复发。与间日疟相似,卵形疟亦有复发现象。

（2）红内期

1）滋养体:感染肝细胞破裂,红外期裂殖子释放入血,很快侵入红细胞,开始红内期裂体生殖阶段。在红细胞内,裂殖子发育为早期滋养体。早期滋养体细胞质为环状,细胞核位于虫体一侧,故亦称为环状体。环状体摄取并消化血红蛋白,产生的氨基酸被原虫利用,而血红素则聚集形成疟色素。环状体逐步发育,虫体逐渐增大,伸出伪足,并有空泡形成。感染红细胞亦随之增大,并出现染成红色的薛氏点,此时原虫称为晚期滋养体。

2）裂殖体:经过滋养体发育阶段后,疟原虫的核开始分裂,形成未成熟裂殖体。经过 3~5 次核分裂和细胞质随之分裂后,发育为成熟裂殖体。不同种疟原虫成熟裂殖体含有数目不等的裂殖子,疟色素渐趋集中。裂殖子为卵圆形,由细胞质包绕一个细胞核而成。成熟裂殖体发育成熟后,红细胞破裂,裂殖子释放入血,并侵入新的红细胞,开始新一轮的裂体生殖,此过程称为裂体生殖周期。4 种人体疟原虫完成一个裂体生殖周期所需的时间为:间日疟原虫和卵形疟原虫约为 48 h,恶性疟原虫为 36~48 h,三日疟原虫约为 72 h。

3）配子母细胞:经过几个裂体生殖后,部分裂殖子侵入红细胞后继续发育但核不分裂,逐渐发育为配子母细胞。大(雌)配子母细胞与小(雄)配子母细胞的形成是疟原虫有性生殖的开始。配子母细胞的进一步发育需在蚊体内进行,否则经一定时间后渐趋变性而被吞噬细胞清除。

2. 在蚊体的发育繁殖

(1)配子生殖 雌性按蚊叮刺疟疾患者或带虫者时,配子母细胞及其余各发育期原虫随血液吸入蚊胃中,但只有成熟的配子母细胞能进一步发育,并进行配子生殖,其余各发育期均被消化。小配子母细胞(microgametocyte)的核先进行分裂,产生4~8个核,每个核进入由细胞质外伸形成的细丝内,这种细丝长度为20~25 μm,不久细丝脱离母体细胞,形成游动的雄配子(male gamete),此过程称为出丝现象。在适合的温度下出丝只需数分钟即可完成,在显微镜下可观察到出丝过程。大配子母细胞(macrogametocyte)发育成为雌配子(female gamete)。雌、雄配子结合,形成合子。合子在数小时内变成香蕉状、可活动的动合子(ookinete)。成熟动合子穿过蚊胃壁上皮细胞间隙,停留在蚊胃弹性纤维膜下,发育成球形的卵囊。

(2)孢子生殖 卵囊逐渐发育长大,形成一个半透明球形体,并向胃壁外突出。在卵囊内,核反复分裂,并移入突出的细胞质中形成成千上万个新月形的子孢子(sporozoite)。卵囊破裂,子孢子进入蚊的血体腔,随蚊的血淋巴流动,大部分进入蚊唾液腺内。当受染雌蚊按蚊再度叮吸人血时,子孢子便可侵入人体。

蚊胃壁上的卵囊数目有数个至数十个或上百个不等。一个卵囊内的子孢子数目有数千个至上万个。一只受染雌蚊唾液腺中的子孢子数甚至可达20万个。

3. 疟原虫入侵红细胞的过程 在红内期,裂殖子是侵入红细胞的发育阶段。裂殖子入侵红细胞是一个相当复杂的过程,主要包括以下步骤。

(1)吸附 入侵的第一步是裂殖子吸附到红细胞表面。这种吸附是由裂殖子表面的配体和红细胞表面的受体介导的,研究表明间日疟原虫入侵红细胞的受体是位于红细胞表面的Duffy抗原。近年来,对恶性疟原虫入侵红细胞的受体进行了大量的研究。现有证据显示,血型糖蛋白A是恶性疟原虫入侵红细胞的受体之一。

能与红细胞入侵受体相结合的疟原虫配体蛋白也相继得到鉴定。与Duffy受体相结合的配体蛋白是间日疟原虫相对分子质量为140 000的Duffy结合蛋白(*Plasmodium vivax* Duffy binding protein,PvDBP),而与血型糖蛋白A相结合的配体蛋白是恶性疟原虫相对分子质量为175 000的红细胞结合抗原(175 000 erythrocyte binding antigen,EBA-175)。经基因序列及蛋白质结构分析表明,*EBA-175*和*PvDBP*属于同一个基因家族,均含有一个与红细胞结合的区域。该区域含有保守的半胱氨酸和疏水氨基酸残基。这两种蛋白质均位于裂殖子的微丝中。

(2)定向 裂殖子的任何表面均可与红细胞发生吸附,但裂殖子侵入红细胞需调整其吸附的部位,即裂殖子前端的类锥体与红细胞表面接触。这种调整有利于裂殖子棒状体及微丝中蛋白质释放并作用于红细胞膜。

(3)侵入 首先是红细胞膜发生变形,然后棒状体等将其内含物释放至红细胞表面,在膜表面形成"压迹"。随着裂殖子推进,该"压迹"逐渐加深,从而形成纳虫空泡。

(4)封口 当裂殖子完全进入纳虫空泡,红细胞膜逐渐封闭。

4. 4种人体疟原虫生活史比较 尽管4种人体疟原虫具有十分相似的生活史过程,但各期原虫发育所需的时间、裂殖体大小、裂殖子数目均存在差异(表8-2)。

【致病机制与临床表现】

疟原虫致病阶段是红内期原虫。疟疾的周期性发作、贫血、脾大及重症疟疾等均是由红内期原虫的裂体生殖及感染红细胞黏附微血管所致。红外期的疟原虫对肝虽有损害,但非常有限,不表现明显的临床症状。

1. 潜伏期 疟原虫子孢子入侵人体到出现疟疾初次发作症状所经过的时间称潜伏期(incubation period)。潜伏期包括红外期原虫发育繁殖和红内期原虫裂体生殖至一定数量,出现疟疾症状所需的时间。潜伏期长短取决于疟原虫的种类、株、感染方式和数量及机体免疫力等。如因输血直接将红内期原虫注入血液循环,其体内的原虫无需经过肝细胞期发育,仅需增殖到一定数量至发作阈值后即可出现初次发作,故潜伏期较短。各种人体疟原虫的潜伏期见表8-2。

2. **发作** 疟疾一次典型发作包括寒战、高热和出汗 3 个连续阶段。疟疾发作表现为周期性,两次发作之间为间歇期。引起发作的血中原虫数量(以每微升血中原虫数表示)的最低值称为发作阈值。发作阈值因疟原虫种、株和患者的免疫力的差异而不同。一般而言,间日疟原虫为每微升血中 10~500 个原虫,恶性疟原虫为每微升血中 500~1 300 个原虫。

疟疾周期性发作与红内期原虫裂体生殖周期相一致,4 种人体疟疾发作间隔时间见表 8-2。但由于在疟疾流行区反复感染的机会较多,疟原虫分批侵入人体,并按各自的周期裂体生殖,使疟疾发作在后期会失去周期性。此外,宿主免疫力的产生、不规范抗疟药的应用和肝细胞内原虫发育不同步等原因,均可使发作轻重不一和无明显周期性。疟疾发作的原因是由于感染红细胞破裂,其裂殖子及原虫代谢产物等释放入血,部分可被巨噬细胞等吞噬,刺激这些细胞产生内源性致热原,并与疟原虫代谢产物共同作用于下丘脑体温调节中枢,引起寒战和发热,待血中致热原和原虫代谢产物被清除后,体温恢复正常。

疟原虫代谢产物及虫体成分是引起人体疟疾发作的重要因素,这些物质包括疟色素和糖基磷脂酰肌醇(GPI)等,当机体受到这些物质刺激后,可产生一些细胞因子,如 γ- 干扰素(IFN-γ)、肿瘤坏死因子(TNF-α)和白细胞介素(IL)等。这些细胞因子除干扰机体的正常生理反应,引起体温升高外,还能刺激内皮细胞产生介导虫体黏附的受体、刺激一氧化氮产生的增加,造成局部组织器官的损伤等。

3. **再燃与复发** 疟疾患者经过若干次发作后,由于人体对疟原虫产生了免疫力或经不彻底的药物治疗,大部分红内期原虫被消灭,不再出现临床发作症状,但在血中仍残存极少量原虫。经过一段时间后,在条件适合时,这部分残存原虫重新繁殖,血中原虫数达到发作阈值并再次出现临床发作症状,称为再燃(recrudescence)。疟疾初发后红内期原虫因人体免疫力或抗疟药物的作用而被彻底清除,但由于肝细胞中休眠体在某种因素的作用下结束休眠,开始裂体生殖,产生大量裂殖子释放入血,再次引起疟疾发作,称为复发(relapse)。以上两种重新发作均是在无蚊媒传播再感染情况下发生的。间日疟和卵形疟可有复发,而恶性疟和三日疟无复发现象,但 4 种人体疟疾均可有再燃现象。

4. **贫血** 疟疾患者经多次发作后表现出不同程度的贫血症状。贫血严重程度与疟原虫虫株、病程长短及患者年龄等有关。恶性疟疾和儿童疟疾患者贫血尤为严重。引起贫血的原因很多,除红内期原虫感染直接破坏红细胞外,还有以下原因。

(1)脾功能亢进 疟原虫的感染可使脾中巨噬细胞的数量大增,并且其吞噬功能也增加,不仅吞噬感染的红细胞,还吞噬正常红细胞。此外,这种吞噬的另一种后果是血红蛋白中的铁不能被重复利用,这也加重了贫血的程度。

(2)红细胞生成障碍 疟原虫虫体及代谢产物可抑制造血干细胞的形成和转化成红细胞,使骨髓造血功能减弱。此外,疟疾患者可有红细胞成熟功能的缺陷。

(3)免疫病理反应 机体可产生针对疟原虫抗原的抗体,这些抗体可识别感染红细胞表面疟原虫抗原,并与之结合形成免疫复合物。此外,疟原虫抗原可黏附在正常红细胞表面,这样特异抗体可与这些抗原结合,并形成免疫复合物。这种复合物可激活补体,导致红细胞溶解。由于疟原虫的寄生,使某些隐蔽的红细胞抗原暴露,刺激机体产生自身抗体,致使红细胞溶解。

5. **肝、脾大** 疟疾发作早期,脾即可出现增大,其原因是单核巨噬细胞增生、充血,以增强吞噬功能。由于吞噬大量疟色素,脾切面颜色加深。初发疟疾患者脾大经抗疟治疗后可恢复正常;但若反复发作,脾大加重且因纤维化而使其质地变硬,虽经抗疟治疗,仍不能完全恢复正常。肝也因充血、库普弗细胞增生和吞噬功能活跃而肿大。若疟疾反复发作,则肝大也渐趋明显。肝、脾大是疟疾患者的重要体征,肝、脾大检出率能反映疟区的疟疾流行情况。

6. **重症疟疾** 主要由恶性疟原虫引起,多见于对恶性疟无免疫力的人群,如疟区儿童或非疟区人群感染疟疾时。按临床表现,重症疟疾可分为脑型疟(cerebral malaria)、肾衰竭、肺水肿、严重贫血、黄疸、超高热和冷厥型等。此型患者可在疟疾发作一两次后突然病症转重,病情发展快而险恶,且病死率高,常可在几天内死亡。

脑型疟常见于 5 岁以下儿童,临床表现为:剧烈头痛,高热,间歇性抽搐、痉挛,常有昏迷症状。造成此症状的直接原因是脑部大面积水肿。病理解剖学分析显示患者脑部毛细血管内滞留大量感染红细胞,局部血流受阻。脑型疟发病机制有诸多说法,但随着近年来脑型疟分子生物学方面的研究进展,绝大多数学者倾向于细胞黏附学说和毛细血管阻塞学说。近年的研究发现,感染恶性疟原虫的红细胞表面存在突起的结节结构,结节内主要成分是一种称为恶性疟原虫红细胞表面蛋白1(PfEMP1)的蛋白质。PfEMP1的生物学功能包括:①与多种宿主细胞受体结合,特别是能与毛细血管内皮细胞上多种受体结合。②与正常红细胞结合,使感染红细胞与正常红细胞产生玫瑰花环反应。当感染红细胞进入毛细血管(如脑部),一方面,感染红细胞通过 PfEMP1 分子与血管内皮上的受体结合而黏附在局部毛细血管;另一方面,感染红细胞同样通过 PfEMP1 分子与正常红细胞结合,这样使大量感染和正常红细胞在局部滞留,进而阻塞局部血液循环。此外,由于大量虫体滞留,使机体对虫体产生免疫应答反应,使肿瘤坏死因子和干扰素等细胞因子在局部分泌增加,局部炎症反应加剧,进而使血管通透性增加,造成脑水肿。

目前,已发现能与 PfEMP1 结合的机体细胞受体有 11 种之多,分布于多种组织细胞。事实上,恶性疟原虫从晚期滋养体期起即可黏附在多种深部器官,如脑、肺、肾、心、骨髓及受孕子宫等,造成这些组织器官受损。

7. 疟疾肾病 疟疾患者可并发肾小球肾炎或肾病综合征。主要症状和体征为全身性水肿、腹水,蛋白尿和高血压,最后导致肾衰竭。此病症是由免疫变态反应所致。疟原虫抗原与其抗体形成免疫复合物,并沉积于肾小球毛细血管基膜上,通过激活补体、产生细胞因子,血管受损并引起炎症反应。此病症以三日疟患者较常见。

8. 胎盘疟疾(placental malaria) 多见于初次妊娠的妇女。主要表现为:在妊娠后,大量感染的红细胞聚集、黏附在子宫毛细血管内,患者除表现为重症疟疾外,还出现流产、早产、新生儿严重发育不良,甚至死胎。胎盘疟疾的发生机制可能是孕妇体内的疟原虫表达一种独特的抗原分子(系 PfEMP1 变异体),该分子可与孕妇子宫滋养层上皮细胞上的受体结合,从而使感染红细胞集聚在子宫毛细血管内。多次妊娠的妇女不易发生胎盘疟疾,主要是由于机体对该独特的抗原分子产生了免疫力。胎盘疟疾主要发生在恶性疟疾患者。

【免疫】

1. 固有免疫 人红细胞遗传变异多而复杂,现已证实有些变异体能影响红内期裂殖子的入侵和发育。这些变异包括血红蛋白 β 链结构异常,一些重要酶的缺失或合成不足和红细胞膜蛋白及骨架改变和缺失等。

(1)镰状红细胞血红蛋白(HbS) 镰状红细胞疾病的病因是其血红蛋白发生变异,在 β 链上的谷氨酸被缬氨酸取代。镰状红细胞能抵抗恶性疟原虫所致的重症疟疾的发生,其抵抗效力可达 90%。

(2)红细胞酶的缺陷 缺乏葡糖-6-磷酸脱氢酶(G-6-PD)的个体能抵抗恶性疟原虫的感染。G-6-PD 缺陷种类很多,分布很广。较常见的变异类型(Gd A/A⁻)主要存在于非洲(或美洲)黑种人中,其他变异类型(Gd Canton)分布在中国及东南亚地区。最近在西非完成两个大规模的现场研究,结果显示 G-6-PD(Gd A/A⁻ 型)缺陷能抵抗重症疟疾的发生,在男、女 G-6-PD 缺陷杂合子群体中,其重症疟疾的发生率可降低 46%~58%。

(3)疟原虫入侵受体的缺失 早在 20 世纪 30 年代,人们就注意到非洲裔人群对间日疟原虫具有天然的抵抗力。后来的研究表明,这些人群的血型为 Duffy 阴性,即其红细胞缺乏 Duffy 血型决定簇 Fyᵃ 和 Fyᵇ。用间日疟原虫人工感染 Duffy 血型阴性或阳性的非洲裔美国人志愿者,结果显示阴性的志愿者均能抵抗这种感染,而所有阳性志愿者均患了间日疟。

2. 适应性免疫 在疟疾流行区,新生儿在出生后前几个月,由于从母体内获得一定免疫力,所以对疟疾感染具有一定的抵抗力,但随后这种免疫力逐渐消失,对疟原虫易感性增加,并容易发生重症疟疾或死亡。经若干年后,由于反复感染疟原虫,多数个体产生了抵抗疟疾的免疫力,这种免疫力能抵抗同种疟原虫的再感染,并能控制原虫密度,使其处于较低水平。但此免疫力随着体内原虫的清除而消失,这种免疫现象称为带虫免疫。带虫免疫只能维持较低的原虫血症而难以清除体内所有原虫,其可能的机制为:

①抗原变异,一部分或极个别原虫由于已存在或发生了抗原变异,这种变异的原虫能逃避宿主的免疫系统而获得生存;②由于在高疟区感染疟原虫的机会很高,患者不断有新的感染,机体免疫力对初次感染的疟原虫有免疫保护作用,但不能清除后来感染的疟原虫;③疟原虫侵入机体后,各种原虫抗原能刺激机体产生大量抗体,但是只有其中部分抗体具有保护作用,而绝大部分没有作用。这些无保护作用的抗体通过竞争方式影响保护性抗体的作用。此外,疟原虫某些蛋白质可能与宿主蛋白质具有同源性,这使机体下调免疫系统的应答反应,导致机体不能产生足够高的保护性免疫力以清除疟原虫的感染。

（1）针对红内期原虫的体液免疫　在疟疾流行区,人群中疟原虫抗体水平与疟疾保护性免疫呈一致性。被动免疫时这些抗体也能抑制体内原虫血症。体外抑制试验结果亦显示红内期特异抗体能有效地抑制疟原虫的生长。这些抗体的作用机制可能包括以下几方面:①阻断裂殖子与宿主细胞的结合;②阻断裂殖子的入侵过程;③使疟原虫形成串珠状聚合物或玫瑰花环反应产物,这些产物能被单核吞噬细胞系统清除;④介导抗体依赖的吞噬作用和抗体依赖细胞介导的细胞毒作用（ADCC）。此外保护性抗体还可能通过与巨噬细胞结合,激活免疫细胞并释放细胞因子(如TNF-α)杀灭细胞内原虫。

（2）针对红内期原虫的细胞免疫　尽管人红细胞表面缺乏MHC Ⅰ类分子或MHC Ⅱ类分子,但T细胞介导的细胞免疫对红内期原虫仍具有一定的保护作用。B细胞缺陷的小鼠在受到非致死性疟原虫[如夏氏疟原虫（*Plasmodium chabaudi*）]感染后产生了细胞介导的免疫反应。这种T细胞介导的免疫保护作用可能按图8-3的途径产生。疟原虫抗原可通过抗原呈递细胞(巨噬细胞、B细胞)激活CD4+T细胞。激活的T细胞可释放细胞因子,后者能激活效应细胞(如巨噬细胞、中性粒细胞)。激活的效应细胞通过产生对疟原虫生长有害的物质(如一氧化氮、活性氧的中间产物、肿瘤坏死因子等)杀灭感染细胞中的疟原虫。此外,活化的T细胞也能辅助B细胞产生抗体,后者能直接杀灭疟原虫或通过抗体介导的细胞免疫清除感染的红细胞。

（3）针对红外期原虫的免疫力　尽管子孢子在血流中停留时间很短,但仍能诱导机体产生大量抗体。疟疾流行区成人血清中存在抗子孢子的抗体。这种抗体本身能有效抑制子孢子的入侵,从而达到预防疟疾感染的目的。

感染的肝细胞可能是疟疾保护性免疫力的靶点,近年来对这方面的研究有了明显的增长。由于肝细胞具有MHC分子,因此感染的肝细胞有可能诱导机体产生免疫反应,并能受到细胞毒性T细胞（cytotoxic T lymphocyte,CTL）的攻击。当子孢子进入肝细胞后,疟原虫表达的抗原被运输到内质网加工处理,并与MHC Ⅰ类分子结合。这种抗原多肽-MHC Ⅰ复合物通过高尔基体被转运到肝细胞表面,并呈递给CD8+T细胞。针对感染肝细胞的免疫

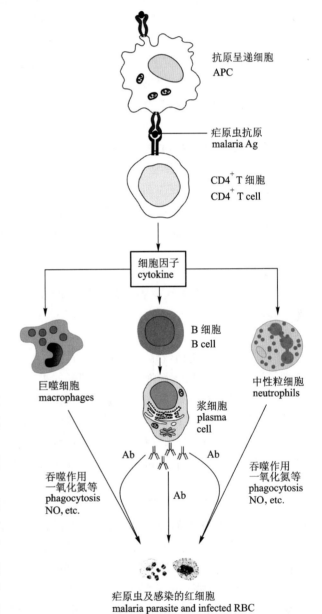

图8-3　CD4+T细胞免疫对红内期疟原虫的作用途径
Fig. 8-3　The way of cell immunity to act on erythrocytic stage by CD4+ T cell

力包括：①CD8⁺CTL，机体产生的特异性 CTL 能识别感染肝细胞表面的相应抗原 -MHC Ⅰ复合物，并能杀灭感染的肝细胞；②CD4⁺ T 细胞，这种 T 细胞能释放 IFN-γ 等细胞因子，这些细胞因子能作用于肝细胞产生 NO，后者能直接杀灭肝细胞内的原虫；③抗体及 γδT 细胞，对感染肝细胞也有明显的杀伤作用。

（4）细胞因子的作用 激活的 Th 细胞能分泌两类细胞因子，即 Th1 和 Th2 型细胞因子。IFN-γ 对红内期原虫的作用是激活巨噬细胞，后者能清除感染的细胞。在恶性疟患者的血清中，IFN-γ 含量明显增加。其他对疟疾免疫有调节作用的细胞因子包括 GM-CSF、IL-8 和 IL-10。GM-CSF 能介导对红内期原虫的吞噬和杀伤作用。IL-8 含量在疟疾急性感染期明显增加，并在治疗和恢复期仍能持续提高。IL-10 在急性感染期亦增加，但在治疗期恢复至正常水平。IL-4 对清除原虫血症具有重要的作用，但也可能通过抑制巨噬细胞抗疟活性而有利于原虫的生存。

【疫苗】

由于疟原虫抗药性的产生和迅速扩散，使传统的药物防治疟疾手段面临着新的困难，寻找新的有效的疟疾预防措施已成为当务之急。疫苗接种已使多种传染病得到有效的控制乃至根除。

根据疟原虫在人体的生活史，疟疾疫苗可分为 3 种，即抗红外期原虫疫苗、抗红内期原虫疫苗和传播阻断的疫苗。

由于疟原虫抗原有期特异性，因此每种疫苗有其特殊的靶点及相应的候选抗原。抗红外期疫苗的作用靶点是子孢子及其感染的肝细胞。针对子孢子表面蛋白的特异性抗体可阻断子孢子入侵肝细胞。由于肝细胞表面具有 MHC，因此细胞免疫（如 CTL）可识别并杀灭感染疟原虫的肝细胞。针对红内期原虫，阻断裂殖子入侵是这一时期疫苗设计的重点，一些裂殖子表面蛋白亦被认为是重要的疫苗候选抗原，如裂殖子表面蛋白 -1/2（MSP-1 和 MSP-2）。此外，细胞介导的免疫和抗体依赖细胞介导的细胞毒作用也可杀灭细胞内原虫。恶性疟原虫可引起脑型疟等重症疟疾，这与 PfEMP1 蛋白和血管内皮细胞结合有关。阻断这种结合是脑型疟疾疫苗研制的策略。阻断传播的疫苗主要针对有性期疟原虫，以阻断原虫在蚊体内的发育和繁殖。大、小配子母细胞表面蛋白、囊合子表面蛋白是这种疫苗设计的主要靶抗原。

1. 几种受到关注的疟疾疫苗候选抗原

（1）环子孢子蛋白（CSP） 位于子孢子表面，其抗体能抑制子孢子入侵。

（2）血凝素相关匿名蛋白（TRAP） 是位于子孢子表面的另一种蛋白质，该蛋白质含有与肝细胞结合的功能域。TRAP 的免疫血清能抑制子孢子与肝细胞的结合。

（3）裂殖子表面蛋白 -1（MSP-1） 位于裂殖子表面，其抗体能抑制疟原虫入侵。用天然 MSP-1 免疫猴能对恶性疟原虫的攻击感染提供部分或完全保护性免疫。一些 PfMSP1 的单抗或亲和纯化的多抗对疟原虫生长有显著抑制作用。

（4）裂殖子顶端膜抗原 1（AMA-1） 由红内期原虫成熟裂殖体期合成，并积蓄在裂殖子顶端棒状体的颈部。在裂殖体破裂时，该蛋白质经历一定的酶解过程后分布在裂殖子表面。AMA-1 的单抗及 AMA-1 免疫兔血清均能有效抑制疟原虫体外生长，抑制性抗体的产生依赖于 AMA-1 二硫键依赖的构象形成。用夏氏疟原虫 AMA-1 免疫小鼠能对后来同种疟原虫的攻击感染提供部分甚至完全的免疫保护。

（5）红细胞结合抗原（EBA-175） 存在于恶性疟原虫培养上清中，能以唾液酸依赖的方式与红细胞上血型糖蛋白结合。该蛋白可分膜外区和膜内区，膜外区分为 7 个区域。其中区域Ⅱ为红细胞结合区，针对该区的抗体能抑制疟原虫的入侵。

2. 研制疟疾疫苗面临的困难和发展趋势 疟疾疫苗研制主要面临以下困难：①缺乏保护作用强的候选抗原；②缺乏对疟疾保护性免疫机制的了解；③缺乏有效的动物模型；④疟原虫存在抗原变异及多途径入侵机制；⑤缺乏持久的免疫力和难以产生足够高浓度的抗体。

针对上述困难，目前主要发展趋势如下。①新候选抗原的鉴定：疟原虫基因组计划完成为鉴定更多保护性抗原提供可能；②多期多价疫苗：由于疟原虫抗原存在变异及期特异性，因此一个有效的疫苗应由各期抗原组成，这些抗原应包括来自子孢子、感染肝细胞、红内期原虫及有性期原虫的抗原；③提高疫苗的免疫原性：疫苗的保护效力需要高水平的抗体浓度，因此如何提高现有抗原的免疫原性是疫苗研究的重要内容。提高疫苗的免疫原性应包括研制和使用新的强效佐剂、新的疫苗传递系统、制备融合抗原等。

【实验诊断】

根据患者有疟区住宿史(或近2周内有输血史),发病时有定期发冷、发热、出汗等临床症状,脾大等体征,以及病原学检查、血清免疫学检查等结果,予以明确诊断。

必须注意,有1/3以上的患者临床表现不甚典型,需与以发热为主要症状的其他疾病相鉴别,以免贻误治疗,或忽视了可能与疟疾并存的其他疾病。

目前,用于疟疾诊断的方法包括病原学诊断、免疫学诊断和分子生物学方法三大类。可根据不同要求,选用合适的方法,达到最佳检测效果,以明确诊断。

1. **病原学诊断** 检出疟疾的病原体——疟原虫,是明确诊断的最直接证据。目前常用的方法有常规血涂片法、吖啶橙法等检测方法,以检出红内期疟原虫作为确诊的标准。

(1)常规血涂片法 从患者耳垂或指尖采血,制备血涂片,经染色后镜检疟原虫。制片时,通常在同一张载玻片上分别制作厚、薄血膜各一份,以便根据不同需要加以检测。

1)薄血膜法:血片需经甲醇固定,使红细胞及其内疟原虫形态保持完整,便于虫种的鉴定。但是,该法用血量少,因而检出率低,且耗时较多,不适宜大规模调查。

2)厚血膜法:用血量可达10~20 μL。在制片过程中,红细胞已被溶解,疟原虫在形态上仍清晰,但细胞质和细胞核形成一定程度的固缩。受影响较大的有滋养体、裂殖体。镜检时,一般须检查200~1 000个油镜视野(相当于0.5~2.5 μL血量),才能确保敏感性和可重复性。本法检测血液中原虫的敏感性可达2×10^{-6},即每微升血10~20个原虫。

在感染人体的4种疟原虫所致的不同疟疾中,恶性疟患者外周血中一般仅见环状体和配子母细胞,且以疟疾发作时的检出机会为多;其他3种疟疾患者外周血中,红内期各发育期疟原虫均可检出,且采血时间往往不受限制。对于血检阴性但临床表现酷似疟疾者,应多次采血镜检,连查数天。由于厚血膜用血量较多,因而阳性检出率较高。

(2)吖啶橙法 吖啶橙(acridine orange)具有对细胞核选择性着色的特性,在荧光显微镜下可见RNA呈橙红色荧光,DNA呈黄绿色荧光,从而利于检出疟原虫。

2. **免疫学诊断** 疟疾的免疫学诊断包括检测抗体和检测抗原两类方法。前者主要用于评估疟疾的传播强度和地方性流行水平等流行病学调查和监测。由于疟原虫被清除后的相当长时间内,疟原虫抗体在患者外周血中依然存在,因而不能单纯根据检出抗体而确诊为疟疾现症患者。检测患者血样或其他样品中的疟原虫抗原是确诊疟疾的适当方法之一。

(1)抗体的检测 有不少免疫学方法可检出抗疟原虫抗体,目前用得较多的是IFA和ELISA两种。

1)IFA:由感染动物或体外培养等途径获取疟原虫,在载玻片上制成厚血膜作为抗原,经与血清/血浆中相应的抗疟原虫抗体结合,再用异硫氰酸荧光素标记的抗人免疫球蛋白抗体与之结合,即可在荧光显微镜下观察结果。

疟疾患者在经适当治疗、外周血中原虫清除后,抗疟原虫抗体仍可在患者体内存留相当长时间;治愈后1个月,有95%的患者可检出抗体;即使在治愈后15个月,尚有约1/5的患者可检出抗体。

2)ELISA:以疟原虫可溶性抗原包被微量反应板,加入待检血清/血浆,使血样中的抗疟原虫抗体与疟原虫抗原结合,再加入酶标记的抗人免疫球蛋白的抗体,在底物作用下显色,用ELISA读数仪读取光密度值。

为了简化ELISA试验的操作,dot-ELISA以硝酸纤维素膜或尼龙膜等作为抗原包被的载体,使用不溶性底物,结果可用肉眼判读。

(2)抗原的检测 由于检测疟原虫抗体的方法不能确诊疟疾现症患者,多年来,不少学者致力于研究疟原虫抗原的免疫诊断技术,以期取代传统的镜检方法。

1)ELISA双抗体夹心法:为检测疟原虫抗原常用的方法。以疟原虫特异的单克隆抗体或多克隆抗体包被微量反应板,捕获待检样品中的疟原虫抗原,采用标记酶的疟原虫特异的单克隆抗体或多克隆抗体与结合于反应板抗体上的相应抗原再次结合,经显色后即可读取结果。

2)基于检测HRP-Ⅱ抗原的快速诊断方法:①ParaSight™-F诊断试剂法,此法基本原理类似ELISA双抗体夹心法。操作简单,检测单份血样仅需数分钟。②免疫色谱技术(immunochromatographic technique,ICT),基本原理与ParaSight™-F法相同,唯第二抗体以胶体金标记,而包被于测试卡上捕获待检样品中HRP-Ⅱ抗原的单克隆抗体为IgM类抗体。最初使用的ICT测试卡仅可检测恶性疟原虫感染(ICT-Pf)。最近,在ICT-Pf的基础上发展了可同时检测恶性疟原虫和间日疟原虫感染的ICT-Pf/Pv。在进行ParaSight™-F法和ICT检测时,须注意假阳性问题。③基于检测疟原虫乳酸脱氢酶(LDH)的快速诊断方法。由于不同来源的LDH在理化、免疫学等特性上的相异性,特别是恶性疟原虫、间日疟原虫等疟原虫的pLDH与宿主红细胞的LDH(rLDH)间并无交叉反应,因而在疟疾诊断上具有较大应用价值。由于pLDH仅参与活体疟原虫代谢,因而在评价抗疟药疗效及诊断准确性等方面更有优势。

3. 分子生物学方法 近年来,分子生物学方法已逐渐应用于疟疾的诊断。以PCR为例,在经典PCR方法的基础上有了较大的发展,按反应系统中引物的数量、功能、PCR产物的检测方法等大抵可分为巢式PCR(nested PCR)、多重PCR(multiplex PCR)、半巢式多重PCR(seminested multiplex PCR,SnM PCR)等不同形式(见第五篇第十八章)。

此外,微量反应板杂交技术(PCR-ELISA),将PCR扩增产物通过类似于ELISA的检测方法而加以检出。

国内外已将实时PCR(real-time PCR)用于疟原虫DNA的检测,认为该方法的熔解曲线可作为镜检的补充,实时PCR可以在2 h内完成一次检测,无需对扩增产物再做凝胶电泳等扩增后检测,减少了样本的污染机会并对环境保护有利。

上述方法在检测混合感染者血样和低原虫血症患者血样时,明显优于镜检法。

【流行】

1. 分布 疟疾呈世界性分布。20世纪60年代起,由于蚊媒对杀虫剂产生抗性,恶性疟原虫对氯喹等抗性的范围呈扩大趋势等原因,使不少地区的疟疾回升。目前,在欧洲、北美等37个国家或地区,疟疾已基本消灭;但在非洲、亚洲东南部和中部及中南美洲的许多国家,疟疾的流行仍十分严重。在世界范围内,间日疟的流行最广,且以温带为主,其次为热带、亚热带。恶性疟主要分布于热带、亚热带,温带的一些地区亦有流行。三日疟主要分布于撒哈拉以南非洲地区,东南亚和南亚亦有流行。在我国,流行最广的是间日疟,其次为恶性疟,三日疟少见,偶有个别卵形疟病例报告。

按纬度分界,我国疟区可划为如下。

(1)北纬25°以南地区 在历史上,这是我国疟疾流行最为严重的地区,有些山区为稳定性高疟区,包括云南、贵州南部和西部、广东大部分、广西、海南、福建东南部和台湾。主要为间日疟和恶性疟的流行,偶有三日疟、卵形疟报告;传播时间为9~12个月;微小按蚊和嗜人按蚊为山区的主要媒介,中华按蚊为平原地区的媒介,大劣按蚊为热带丛林的媒介。

(2)北纬25°~33°地区 疟疾分布亦广,属非稳定性中疟区或低疟区,严重性稍轻,包括贵州、湖南、江西、湖北、浙江、四川、福建、安徽和江苏大部分、云南北部、广东、广西、河南、陕西和西藏的部分地区。以间日疟为主,尚可见恶性疟,偶有三日疟报告,时有暴发流行;传播时间为6~8个月;中华按蚊、微小按蚊、嗜人按蚊为该地区的主要媒介。

(3)北纬33°以北地区 该区属非稳定性低疟区,疟区分布于平原及少数江河、湖泊附近的低洼地带,包括山东、山西、河北大部分、辽宁、吉林、黑龙江、陕西、河南、江苏、安徽和新疆北部。仅有间日疟流行,恶性疟为输入的个别病例;传播时间为3~6个月,媒介为中华按蚊。

(4)西北地区 其中的青藏高原、西北及内蒙古的荒漠等均为天然无疟区,现仅在新疆伊犁河流域和南疆小部分地区有少数间日疟发生。米赛按蚊及萨氏按蚊为其媒介。传播时间为3~6个月。

根据当前我国各地的疟疾流行现状,在卫生部发布的《2006—2015年全国疟疾防治规划》中将我国疟区划分为高传播地区、疫情不稳定地区和疫情基本控制地区。高传播地区包括云南的边境地区、海南的中南部山区,该地区在历史上是我国疟疾流行最严重的地区,主要流行间日疟和恶性疟;疫情不稳定地区包括安徽、湖北、河南和江苏等省,以间日疟流行为主;除上述两地区以外的其他地区为疫情基本控制地区。西藏林芝地区的墨脱、察隅等县,每年均有疟疾报告,但该地区应归何种类型尚待进一步调查。

2. 流行环节　疟疾流行必须具备传染源(疟疾患者或带虫者)、传播媒介(按蚊)和易感人群3个环节。

(1)传染源　疟疾患者或带虫者当其末梢血液中存在配子母细胞时即具有传染性,成为传染源。配子母细胞在末梢血液中的出现时间,以及人群的配子母细胞携带率,均随虫种不同而有差异。恶性疟原虫一般在形成红内期原虫后的第11天出现配子母细胞,间日疟原虫则在红内期原虫出现后的第2~3天形成配子母细胞。恶性疟原虫配子母细胞具有传染性的时间为60~80 d。

(2)传播媒介　在人体疟疾的传播中,须以按蚊为媒介。按蚊的传疟作用由下列因素所决定:①敏感性,在自然或实验条件下,按蚊感染率的高低可由按蚊本身的敏感性所确定,亦可为疟原虫的传染性所影响。②种群数量,媒介按蚊多为种群数量大、分布广的按蚊,即使一般情况下不是高效的传疟媒介,有时亦可以对一次暴发流行起着主导作用。③嗜血习性,越是嗜吸人血的按蚊,越可能成为高效的媒介。④寿命,按蚊的寿命至少不短于疟原虫的孢子生殖期,才能起传播媒介作用。疟原虫在蚊体内的孢子生殖期一般为12 d。

(3)易感人群　一般而言,不同种族、性别和年龄的人对人疟原虫都易感,且儿童的易感性较成人为高。少数遗传背景特殊的人,其易感性有明显差异。西非、部分居住在美国或其他地区的黑种人,对间日疟不易感。在高疟区居住的人群,重复感染可产生免疫力,表现为即使感染,其临床症状亦较轻或无。在这类地区的人群中,常表现为带虫率高于发病率;相反,在低疟区,常表现为发病率高于带虫率。

妊娠期的妇女免疫力较低,对疟疾易感。而母体通过胎盘传递给胎儿的免疫力可能维持6个月左右。

3. 影响流行的因素

(1)自然因素　决定了疟疾的分布及严重性,温度、湿度和雨量都是影响疟疾流行过程的重要因素。原虫孢子生殖期的长短取决于温度条件。在16~30℃,温度愈高,疟原虫在蚊体内发育愈快。低于16℃或高于30℃时,其发育速度均变慢。如间日疟在16℃时发育成熟需要55 d,28℃时只需要7 d,而32.2℃时需要9 d。在同样温度下,不同种原虫的发育速度略有差异。恶性疟原虫对低温敏感,其发育的最低温度是18℃,如温度骤降至15℃,并持续7~12 d,原虫即在蚊体内死亡;间日疟原虫在15℃以下不能发育成熟。地形决定按蚊孳生地的类型和数量,影响媒介种群数量及其体内原虫的发育。按蚊的活动亦受温度支配,按蚊传播疟疾受低温的限制最为明显,因而冬季一般不发生疟疾的传播,亦不出现新感染。一般来说,湿度太高或太低均不利于按蚊生存,在相对湿度低而气温高时,按蚊极易干燥致死。有人认为饱和差比相对湿度可更确切说明湿度对按蚊的影响。由于媒介按蚊的孳生习性不同,雨量对疟疾流行的影响较为复杂,暴发流行既可因雨量多也可因干旱而引起。

此外,全球气候变暖对疟疾传播也造成一定的影响。全球变暖对疟疾传播影响的原因主要是:①温度影响蚊媒的活动、繁殖速率、疟原虫地理分布和疟原虫孢子生殖,同时对人类活动亦有影响;②雨量影响媒介孳生地;③湿度影响媒介生存条件、寿命。

(2)社会因素　疟疾的扩散往往受人类的社会活动的影响。20世纪以来,由于人们对疟疾的了解逐步深入,采取了更为有效的防治措施,使疟疾的传播降低,流行区缩小。社会经济条件,如住房及环境卫生条件的改善,生活水平和医疗水平的提高等,在某些地区亦起到控制疟疾流行的效果,促使疟疾趋于消除。

在经济活动中,大量无免疫力的流动人群进入疟区,或无疟区从外地输入传染源;或由于灌溉面积增加、水稻田增加、水库的兴建,造成良好的按蚊孳生地,使按蚊数量大增;或牲畜大量减少而增加按蚊叮咬人的机会等,均可加速疟疾的传播,以致暴发流行。如缺乏足够的防护措施,在工农业或交通运输工程建设中,极易引起疟疾暴发流行。

(3)生物因素　疟疾的传播必须具备媒介。在我国记述的60种或亚种按蚊中,曾发现14种自然感染者,其中有4种为主要传疟媒介,为嗜人按蚊、中华按蚊、微小按蚊和大劣按蚊。作为传疟媒介必须具备以下条件:吸人血,对疟原虫敏感,其寿命超过疟原虫的孢子生殖期和一定的种群数量。这些媒介的存在与否,决定了疟疾是否流行。

【防治】

1. 控制传染源

(1)患者 是最主要的传染源。患者血内携带大量疟原虫,红内期原虫不断形成具有传染性的配子体,造成疟疾传播。对患者应进行血检疟原虫加以确诊,并予以及时治疗。对于症状不典型的病例,应多次血检以免误诊、漏诊。

(2)带虫者 疟疾感染后,一部分人只表现为原虫血症,并携带成熟配子母细胞,而无相应症状出现,成为无症状带虫者。带虫者可作为传染源长期存在,在流行病学上具有更重要的意义。带虫者的产生主要是带虫免疫所致,特别在高疟区多见。带虫者可分为两种:病前带虫和病后带虫。病前带虫为在疟疾临床症状出现前往往先有原虫血症存在;病后带虫为疟疾患者治疗不彻底,原虫被大量杀灭,症状消失,但仍存有少量原虫潜藏于机体,血内可有低密度原虫长期存在。

对带虫者的控制,一是要切实做好对病例的追踪观察,间日疟病例要追踪观察 2 年,恶性疟为 1 年。二是要在疟疾流行已获控制的地区,对来自高疟区的人员进行血检,以发现可能的带虫者并予以相应的处理。

(3)患者与带虫者的治疗 对患者及带虫者,一经发现必须及时、彻底予以治疗(参见第十九章)。疟疾不正规的治疗、药量不足等是形成病后带虫与再燃的重要原因。对于 1 年内曾有疟疾病史者或重点人群,尚需进行休止期治疗,一般是当年的 11 月至次年的 3~4 月进行。

2. 切断传播途径 媒介防制是疟疾防治的一项重要措施。根据我国长期防制实践,媒介防制应遵循的原则如下。

(1)因种因地制宜 我国幅员辽阔,不同地区存在着不同的传播媒介,不同媒介有着不同的生态习性,同一媒介按蚊因地理气候环境不同在生态上也会产生较大的差异。应充分掌握各种媒介的生态习性,包括孳生地类型与范围、密度消长、栖息场所、嗜血习性、雌蚊寿命、对杀虫剂敏感性等,采取针对性的措施,以获得预期效果。

(2)实施综合防制 由于媒介生态的复杂性,在进行媒介的防制中必须实施综合防制的策略。应充分了解媒介蚊虫与环境及生态系统中的各种关系,掌握其生物学特性和生态习性,以选择有效的手段和有利的时机,并发挥各种措施的综合作用,从而取得更有意义的防制效果。

(3)健康教育和健康促进 随着我国人民生活水平的不断改善,除害灭病、提高卫生保健已成为广大群众的迫切要求。在此基础上要认真做好健康教育和健康促进工作,使广大群众普遍掌握灭蚊防蚊的有关知识,自觉投入到除害灭病行列中去。在进行经济建设的同时,应加强卫生监督。结合除害灭病、环境保护有计划地减少/消除居民区和工作区周围的蚊媒孳生地和栖息地,改善居民居住与生活环境,以取得控制蚊媒及蚊传疾病持久的效果。

3. 保护易感人群

(1)防蚊叮刺 居所应安装纱窗纱门,在夜间作业时,对裸露的皮肤应涂抹忌避剂,做好个人防护以免按蚊叮刺。

(2)预防服药 可分为集体预防服药和个体预防服药两种,一般在疟疾传播季节进行。集体预防服药主要用于疟疾严重流行区或暴发流行区,以控制发病和减少传播。预防服药常用的药物有乙胺嘧啶、氯喹、伯氨喹和哌喹等。非疟区无免疫力的人群进入疟疾流行区,特别是到疟疾高度流行区访问、经商、旅游或长期工作的人员,更应注意个体服药预防。

疟疾流行区夜间室外作业与野外露宿者,以及其他有感染危险的人群,在传播季节亦应进行预防服药,并加强个体防护。

(3)疫苗防护 目前,世界上不少国家都在研发疟疾疫苗,有些已进入临床试验阶段,包括我国科研人员研制的 PfCP-2.9 疟疾疫苗已进入 II 期临床试验。目前正在研制的疟疾疫苗包括子孢子疫苗、红内期疫苗、传播阻断疫苗及多价杂合疫苗。一些疫苗在临床试验中已取得一定效果,但真正用于疟疾预防,尚需进行大量的实验室和临床研究。

（潘卫庆　张龙兴　周云飞）

▶▶▶ 第二节　刚地弓形虫 ◀◀◀

刚地弓形虫（*Toxoplasma gondii* Nicolle & Manceaux,1908）,由 Nicolle 和 Manceaux 于 1908 年发现,是一种广泛寄生于人和动物的原虫,能引起人畜共患的弓形虫病。属名源自希腊单词“toxon”,“弓形”取意于弓形虫速殖子在细胞外时的形态;种名源自北非刚地梳趾鼠（*Ctenodactylus gondi*）,弓形虫最早是从这种鼠中分离的。世界首例弓形虫病例报道于 1922 年,我国第一例发现于 1964 年。近年来,由于弓形虫病的几次暴发流行、艾滋病的泛滥及诊断水平的提高,人们逐渐认识到弓形虫是一种非常重要的机会性致病性原虫,在某些情况下,可以引起严重的疾病。如孕妇感染弓形虫,则可能影响胎儿的发育,严重者致畸甚至死亡,同时可使孕妇流产或早产;对于免疫抑制或免疫缺陷的患者（如器官移植或艾滋病患者）,弓形虫更是一个主要的机会性致病因素。据报道,有 6%~10% 的艾滋病患者并发弓形虫病,而艾滋病患者所患脑炎中有 50% 是由弓形虫所引起。由于弓形虫的高感染率及其与围生医学、优生优育和艾滋病等及畜牧业的密切关系,近年来已引起人们的高度重视。

【形态】

刚地弓形虫生活史中可分为滋养体（速殖子、慢殖子）、包囊、裂殖体、配子母细胞和卵囊 5 个形态阶段（图 8-4）。

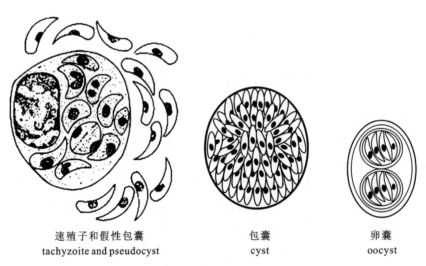

速殖子和假性包囊　　　　　　　　包囊　　　　　　卵囊
tachyzoite and pseudocyst　　　　　cyst　　　　　　oocyst

图 8-4　刚地弓形虫的形态
Fig. 8-4　Morphology of *Toxoplasma gondii*

1. 速殖子　呈新月形或香蕉形,一端较尖,一端钝圆,一边较平,一边较弯曲。长 4~7 μm,最宽处 2~4 μm。运动方式多变,或滑动,或翻筋斗,或沿螺旋路线转动。用吉姆萨染色或瑞特染液染色后核呈红色,位于虫体中央,细胞质呈蓝色,在细胞核与尖端之间有染成浅红色的颗粒称副核体。

速殖子见于疾病的急性期,常散布于血液、脑脊液和病理渗出液中,单个或两个相对排列。亦常见到一个膨胀的吞噬细胞内有数个至十几个虫体,这个被细胞膜包绕的速殖子群落,由于没有真正的囊壁而称为假性包囊（pseudocyst）。假性包囊内的虫体称为速殖子（tachyzoite）。吞噬细胞核常被挤在一边。由于个体发育不同步,假性包囊内的虫体通常排列凌乱,但亦常见到发育同步的个体形成玫瑰花结样。假性包囊破裂后,虫体在短期内仍聚集在一起。

2. 包囊　组织中包囊呈圆形或椭圆形,具有一层由虫体分泌而成的嗜银性和富有弹性的坚韧囊壁。

囊内虫体反复增殖,包囊体积逐渐增大。小的直径仅为 5 μm,内含数个虫体;大的直径可达 100 μm,内含数百个虫体。囊内的虫体又称为慢殖子(bradyzoite)。慢殖子的形态与速殖子区别很小,仅虫体较小,细胞核稍偏钝端。

3. 裂殖体 取包囊感染的猫肠组织制成印片和切片,经吉姆萨染色可见裂殖体。成熟裂殖体的细胞质着色较淡,颗粒几乎见不到,内含 4~40 个裂殖子,以 10~15 个居多,呈扇状排列。有些裂殖体有残余体(residual body),有些没有。裂殖子呈新月状,前端较尖,后端较钝,大小为(3.5~4.5)μm × 1 μm。

4. 配子母细胞 有雌雄之分。小配子母细胞呈卵圆形,直径约为 10 μm。在发育过程中,细胞质出现连续裂带或呈楔状块,核质表现为树杈状或碎块状。核分裂完成后,粗大的致密核粒移向虫体的外围,随后变长而纤细。成熟小配子母细胞含 12~32 个雄配子,残余体 1~2 个。雄配子近似新月形,两端尖,长约为 3 μm,光镜下不容易见到鞭毛。小配子母细胞数量很少,占大配子母细胞总数的 2%~4%。大配子母细胞呈圆形,成熟后称为雌配子,在生长过程中形态变化不大,仅体积增大,可达 15~20 μm。吉姆萨染色后,细胞核呈深红色,较大,常位于虫体的一侧,细胞质内充满粗大的深蓝色颗粒,这些颗粒随着虫体的成熟逐渐减少至完全消失。PAS 阳性颗粒在早期数量较少,后期增多,变粗大,充满细胞质。

5. 卵囊 刚从猫粪排出的是未孢子化卵囊,呈圆形或椭圆形,大小约为 10 μm × 12 μm,稍带绿色,具两层光滑透明的囊壁。在适宜的温度和湿度下,卵囊发育迅速,数小时后开始孢子化(sporolate),此时囊内颗粒收缩成圆球状,与两端囊壁形成半月状空隙,24 h 后发育为 2 个孢子囊(sporocyst)。经切片染色后,可见到每个孢子囊内含 4 个子孢子,互相交错挤在一起,呈新月状,一端较尖,一端较钝,大小为 2 μm ×(6~8)μm,一个核居中或在亚末端,细胞质内会有少许 PAS 阳性颗粒,缺乏通常见于其他原虫子孢子的屈光体和晶状体。

【生活史】

弓形虫的整个生活史发育过程需要两种宿主。猫科动物如家猫为终宿主,弓形虫在终宿主的肠上皮细胞内进行无性生殖和有性生殖。有性生殖只限于猫小肠绒毛上皮细胞内,而无性生殖既可在小肠上皮细胞,又可在小肠外其他器官组织内进行。弓形虫对中间宿主的选择极不严格,无论哺乳类、鸟类和人都可作为中间宿主,猫既可作终宿主又可作中间宿主;对组织的选择也不严格,除红细胞外,任何有核细胞都可侵犯。在中间宿主内,弓形虫在肠外的组织器官内进行无性生殖(图 8-5)。

1. 在终宿主体内的发育 当猫科动物吞食卵囊或含有包囊、假性包囊的其他动物肌肉组织后,子孢子、慢殖子或速殖子在宿主体内孵出,到达小肠时,则侵入其小肠上皮细胞内发育,形成裂殖体,裂殖体成熟以后破裂释放出裂殖子,再侵入新的肠上皮细胞内继续重复上述过程。这个过程称为裂体生殖时期。猫科动物同时也是中间宿主,部分子孢子或慢殖子、速殖子也可经肠壁淋巴和血流侵入全身其他组织。

经过数代裂体生殖以后,部分裂殖子侵入肠上皮细胞,向配子母细胞方向发育,形成大、小配子母细胞。小配子母细胞经过发育,细胞核和细胞质分裂,形成多个雄配子;大配子母细胞发育形成 1 个雌配子。雌、雄配子结合形成合子,合子发育为卵囊。卵囊排出终宿主粪便以后仍继续发育,最终形成含有 2 个孢子囊(共含有 8 个子孢子)的成熟卵囊。

猫吞食不同发育期的弓形虫后,排出卵囊的时间不一样。通常吞食包囊后 3~5 d、假性包囊后 5~10 d、卵囊后 20~24 d 排出卵囊。吞食包囊后,几乎所有感染猫均排出卵囊,而吞食假性包囊或卵囊的猫只有 50% 排出卵囊。

新排出的卵囊不具感染力,必须在外界经一段时间的发育成熟才有感染性,所需时间视温度及气候条件而异。在室温 28~32℃时发育迅速,数小时后囊内颗粒样物质收缩成球状,24 h 后发育为 2 个孢子囊,每个孢子囊内分化发育为 4 个子孢子。

2. 在中间宿主体内的发育 当卵囊、包囊或假性包囊被哺乳类或鸟类动物吞食后,子孢子、慢殖子和速殖子侵入肠壁,经过血和淋巴进入单核巨噬细胞系统内寄生,并扩散至全身各器官的细胞内发育繁殖(图 8-6)。此外,也可通过吞噬细胞的吞噬作用进入细胞内。虫体侵入细胞所需时间及侵入能力随虫株的毒力不同而有所差异,同一虫株亦有个体的差别。

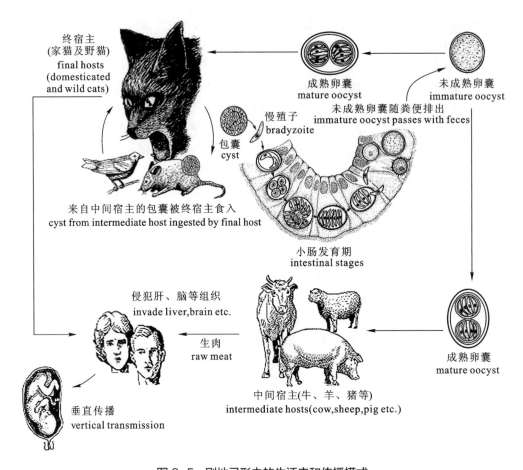

图 8-5　刚地弓形虫的生活史和传播模式

Fig. 8-5　Life cycle and modes of transmission of *Toxoplasma gondii*

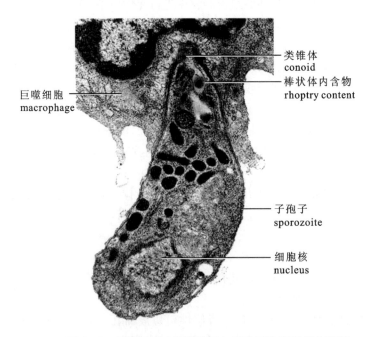

图 8-6　刚地弓形虫子孢子侵入巨噬细胞的透射电镜图

Fig. 8-6　Penetration of a macrophage by a sporozoite of *Toxoplasma gondii* in TEM

弓形虫除了主要在细胞质内繁殖外,也能侵入细胞核内繁殖。在细胞质或细胞核内进行二分裂和内芽生殖的过程中,可形成各种各样的群落,环形、半环形、多环形、长队形、玫瑰花形和蜂窝形等。当宿主细胞破裂后,速殖子又侵入新的宿主细胞,继续不断发育和增殖。在机体免疫力正常时,速殖子侵入宿主细胞后,特别是在脑、眼及骨骼肌等组织的细胞内时,虫体不再进行迅速增殖,而是分泌物质形成囊壁,虫体在囊内进行缓慢的增殖,直至胀破宿主细胞而形成独立的包囊。包囊在体内可存在数月、数年甚至终身。包囊最终也可破裂放出慢殖子,再侵入其他健康的有核细胞内继续缓慢重复上述过程。如果机体抵抗力较差、免疫缺陷或使用了各种免疫抑制剂及虫株毒力较强时,则在细胞内形成假性包囊。假性包囊内的速殖子增殖非常迅速,细胞很快被胀破放出速殖子侵入其他正常细胞,这样便迅速造成全身广泛感染。弓形虫毒力与机体免疫力之间始终处于一种动态平衡,从而造成急性期和慢性期可互相转变的状态。

【致病机制与临床表现】

1. 致病机制 弓形虫的侵袭力与虫体毒力及宿主的免疫状态有关。

(1)弓形虫的侵袭力 弓形虫是由虫体前端接触并钻入细胞,在电镜下观察虫体以前端类锥体和极环接触宿主细胞膜,使细胞出现凹陷,在棒状体分泌酶(穿透增强因子)和虫体旋转运动的作用下,经1~2 s虫体钻入细胞内发育。虫体与细胞核的关系比较密切,进入细胞后有向核趋势,贴在细胞核边缘,有少数虫体在核内寄生。

(2)虫株毒力 根据虫株的侵袭力、繁殖速度、包囊形成与否及对宿主的致死率等,弓形虫可分为强毒株和弱毒株。强毒株的弓形虫繁殖快(RH株在小鼠体内增殖一代经3~5 h),可致宿主迅速死亡。目前国际上公认的强毒株代表为RH株。弱毒株的弓形虫增殖缓慢,受机体免疫力的影响形成包囊,以Beverley株为其代表。

(3)危害宿主的因素

1)弓形虫毒素(toxotoxin):存在于被感染小鼠的腹腔液中,如将其接种到健康小鼠,可引起惊厥和后肢麻痹,数分钟后死亡,是感染鼠死亡原因之一。

2)弓形虫素(toxoplasmin):由弓形虫体提取,对鸡胚有明显致畸作用,可能与胚胎发育异常有关。

3)弓形虫因子(toxofactor):弓形虫的培养上清液中有一种毒性物质,称为弓形虫因子,将其注入健康小鼠腹腔或静脉内,可使小鼠出现懒动、耸毛,体重减轻,肝、脾大,胸腺缩小,流产,发育停滞,中枢神经系统受损等。

速殖子期是弓形虫的主要致病阶段,虫体侵入有核细胞后迅速发育繁殖,导致细胞破裂,逸出的虫体重新侵入新的细胞,刺激淋巴细胞、巨噬细胞的浸润,导致组织的急性炎症和坏死。

包囊内慢殖子是慢性感染的主要形式,包囊可因慢殖子的增殖而体积增大,压迫器官,引起功能障碍。当包囊增大到一定程度或因其他因素破裂,游离的虫体诱发迟发型变态反应,形成肉芽肿、纤维钙化等,这些病变多见于脑、眼等部位。

2. 临床表现 人群中弓形虫抗体阳性并不少见,但临床病例却相对较少,说明大多数感染处于隐性状态,不表现出临床症状。临床上弓形虫病可分为先天性和获得性两类。

(1)先天性弓形虫病(congenital toxoplasmosis) 是母亲在孕期感染弓形虫,虫体经胎盘感染胎儿而引起的疾患。据国外文献报道,孕妇弓形虫初次感染的概率为0.1%~1%,某些地区高达3%~9%。孕前感染弓形虫,一般不会传染给胎儿。孕期的头3个月内感染,引起的后果往往较严重,可使胎儿产生脑积水、小头畸形或小眼畸形,导致孕妇流产、早产或死产,并增加妊娠的合并症。受到感染而能存活的婴儿也常因脑部先天性损害而致智力发育障碍或癫痫,有的成年后出现视网膜脉络膜炎。孕期的中3个月内感染,受染胎儿或婴儿多数表现为隐性感染,有的出生后数月或数年甚至成年时才出现症状。妊娠后期的感染,病损多数较轻。先天性弓形虫病的典型表现有脑积水、大脑钙化灶、小头畸形、视网膜脉络膜炎、精神或运动障碍,还可伴有癫痫、发热、皮疹、贫血、呕吐、腹泻、肝脾大和心肌炎等。

(2)获得性弓形虫病(acquired toxoplasmosis) 是出生后由外界获得的感染,临床上占绝大多数,但并无明显的症状和体征,常需要与有关疾病进行鉴别诊断。

弓形虫感染可引起多组织、多器官损害,常常累及一些重要器官如脑和眼部,引起脑炎、脑膜脑炎、癫痫和精神失常。弓形虫眼病以视网膜脉络膜炎多见,临床表现为视力突然下降,婴幼儿可出现对外界事物反应迟钝或斜视、虹膜睫状体炎等,视力障碍的同时常伴有全身反应或多器官病变。淋巴结肿大也是最常见的临床表现之一,多见于颌下淋巴结和颈后淋巴结。患者伴有长期低热、乏力、不适、肝脾大或全身中毒症状。若患者抵抗力下降造成弓形虫急性播散,常可引起脑膜脑炎、肝炎、肺炎、广泛性肌炎、心包炎、肾炎、关节炎和腹膜炎等。另有很多研究显示,弓形虫感染与精神疾病密切相关。

绝大多数的弓形虫感染均为隐性感染,但在机体免疫功能低下的情况下,如长期接受放射治疗的肿瘤患者、施行器官移植、应用免疫抑制剂及先天性或后天性免疫缺陷者(如艾滋病患者等),都可使隐性感染状态转为急性或亚急性,从而出现严重的全身性弓形虫病,其中多并发弓形虫脑炎而致死。据美国疾病控制中心(CDC)报告,在 14 510 例艾滋病患者中并发弓形虫脑炎者有 508 例,大多在 2~8 个月死亡。

【实验诊断】

1. 病原学诊断

(1)涂片染色法 将急性期患者的胸腔积液、腹水、羊水、血液或脑脊液等离心沉淀、涂片,或取活组织穿刺物直接涂片,经吉姆萨染色后,镜检弓形虫速殖子。此法虽简便,但阳性检出率不高,阴性者需进一步检查。采用免疫荧光或酶染色法,可提高虫体的检出率。

(2)动物接种分离法或细胞培养法 将样本接种于敏感动物小白鼠的腹腔内,1周后取腹腔液进行检查,阴性者需盲传至少 3 次;还可将样本接种于离体培养的单层有核细胞中进行体外培养,动物接种和细胞培养均是比较常用的病原学检查方法。

2. 血清学诊断 由于弓形虫病原学检查比较困难且阳性率不高,所以血清学检查仍是目前广泛应用的重要诊断参考依据。常用方法如下。

(1)染料试验(dye test,DT) 为经典的血清免疫学方法,其特异性、敏感性和重复性较好。由于活的弓形虫速殖子在致活因子的参与下,与样本中相应的特异性抗体反应,虫体表膜受损而不被亚甲蓝着色,因此,可通过活虫体染色情况来判读结果。镜检时 60% 的虫体不被亚甲蓝着色者为阳性,反之为阴性。阳性血清最高滴度以 50% 的虫体不着色者为判断标准。

(2)间接血凝试验(IHA) 此法操作简便易行,有较好的特异性和敏感性。其原理是采用致敏的红细胞与受检血清进行反应,根据是否出现凝集反应来判别阴性与阳性。该法现已广泛应用于弓形虫病的诊断和现场调查。

(3)间接免疫荧光试验(IFA) 采用完整虫体为抗原,与血清中被测抗体反应后,再以荧光标记的二抗来检测相应抗体是否存在。此法可通过荧光标记不同类型及亚型的第二抗体,来检测同型与亚型抗体,其中 IgM 的检测具有早期诊断价值。

(4)酶联免疫吸附试验(ELISA) 是目前最常用的方法之一,现有多种改良法通过检测宿主体内的特异性循环抗原或抗体,用以早期诊断急性感染和先天性弓形虫病。目前,临床上多采用同时检测 IgM、IgG 的方法来诊断现症感染。

3. 基因诊断 近年来将 PCR 及 DNA 探针技术应用于检测弓形虫感染,更具有灵敏、特异、早期诊断的意义并开始试用于临床。但由于基因诊断技术的高度敏感性,操作不当,容易产生假阳性。所以最好在一些条件好的实验室,由专业技术人员进行。

另外,在妇女妊娠期间,进行 B 超检查、羊水或胎血检查,可以了解弓形虫抗体水平的动态变化、胎儿子宫内受感染与否及受损情况,以便采取相应措施,预防或减少不良后果的发生。

【流行】

1. 流行概况 本病为人畜共患的寄生虫病,呈世界性分布。人群感染相当普遍,据血清学调查,人群抗体阳性率为 25%~50%。国内自 1957 年首先从猫和兔中分离出弓形虫,1964 年首次发现人体弓形虫病例,此后报道逐渐增多。20 世纪 80 年代,我国开展了全国性的弓形虫人体流行病学调查,已有 14 个省(自治区、直辖市)有病例报道,感染率为 0.33%~11.76%,多属隐性感染。有数据显示,我国普通人群弓形虫抗体阳性率为 8.20%,孕妇为 8.60%,肿瘤患者抗体阳性率为 16.8%,较正常人群高。许多哺乳类、鸟类及爬行类动物均有自然感染。特别是一些与人关系密切的家畜(牛、羊、猪、犬、兔等)宠物如猫感染率相当高,可达 10% 以上,据报道我国猫弓形虫感染率约为 24.5%。是人体弓形虫感染的重要传染源。

弓形虫感染广泛流行的原因:①生活史各阶段均有感染性;②中间宿主广泛,家畜、家禽均易感染;③可在终宿主间、中间宿主间、终宿主与中间宿主间互相感染;④包囊可在中间宿主组织内长期存活;⑤卵囊排放量大,且对外界环境抵抗力强。

2. 流行环节

(1)传染源 猫和猫科动物(野猫、豹猫、美洲豹等)为重要传染源,其他哺乳类动物、禽类也是传染源。弓形虫可通过胎盘感染胎儿。

(2)传播途径 有先天性和获得性两种。前者指胎儿在母体经胎盘血而感染。后者主要因食入未煮熟的含有弓形虫的肉、蛋或奶而感染;也可经皮肤、黏膜损伤处或经输血、器官移植而感染;接触被卵囊污染的土壤、水源亦为重要的传播途径。节肢动物(蝇、蟑螂)携带卵囊也有一定的传播意义。

(3)易感人群 人类对弓形虫普遍易感。尤其是胎儿、婴幼儿、肿瘤和艾滋病患者更易感染,长期应用免疫抑制剂及免疫缺陷者可使隐性感染急性发作。此外,感染率与职业、生活方式、饮食习惯密切相关。

【防治】

加强对家畜、家禽和可疑动物的监测和隔离。加强肉类检疫、饮食卫生和养猫的管理,教育群众不食生或半生的肉、奶制品,并对孕妇定期做弓形虫常规检查,以防止先天性弓形虫病的发生。对急性期患者应及时药物治疗,但迄今尚无理想的特效药物。目前常用的药物有米诺环素加磺胺嘧啶,磺胺嘧啶加乙胺嘧啶治疗,效果较好。克林霉素、乙胺嘧啶加 TMP 增效剂,克林霉素加螺旋霉素都有一定疗效。孕妇应首选螺旋霉素,其毒性小,组织内分布浓度高。疗程中适当配用免疫增强剂,可提高疗效。

近年来,国内外进行探索性抗弓形虫病治疗的报道很多。其中我国研究人员将中药用于弓形虫病的实验治疗已取得了一定进展。实验证明,许多中药或其提取物如甘草、补骨脂、厚朴、青蒿素、蒿甲醚、扁桃酸、松萝酸等,在体外或对细胞内的弓形虫具有明显的杀伤破坏作用,很有希望成为治疗弓形虫病的特效且副作用小的药物。此外,研制高效、安全的弓形虫疫苗无疑是一种好的预防措施。动物试验表明,减毒活疫苗在抗弓形虫感染中有较好的保护作用,但此类疫苗能经突变恢复毒力,具有潜在致病危险;利用天然或重组的弓形虫抗原分子(如 p30 抗原)作为亚单位疫苗或核酸疫苗,或与其他抗原或细胞因子联合制成复合疫苗等,可提高机体的抗感染力,应用潜力较大。目前唯一商业兽用减毒活疫苗"Toxovax"可用于羊的弓形虫病的预防,但尚未见应用于人体的报道。

(吴翔 陈晓光)

▶▶▶ 第三节 隐孢子虫 ◀◀◀

隐孢子虫(*Cryptosporidium* Tyzzer,1907)是一类广泛寄生于鱼类、鸟类、爬行类和哺乳类等动物体内的重要机会性致病性原虫。1907 年,Tyzzer 在小鼠体内最早发现本虫并命名。1976 年,Nime 和 Meisel 分别报道了一例人体感染的隐孢子虫病。隐孢子虫是一类体积微小的球虫类寄生原虫,根据其寄生的宿主不同和形态学差异,隐孢子虫可分为20多种。寄生于人体和大多数哺乳动物的隐孢子虫主要是小隐孢子虫,引起人畜隐孢子虫病(cryptosporidiosis)。

【形态】

隐孢子虫生活史有滋养体(trophont)、裂殖体(schizont)、配子母细胞(gametocyte)、合子(zygote)及卵囊 5 个阶段。这 5 个时期寄居于同一宿主小肠上皮细胞的刷状缘中。发育成熟的卵囊随宿主粪便排出体外。

卵囊为圆形或椭圆形,大小直径为 4~5 μm。成熟卵囊内含 4 个子孢子和 1 个残余体。子孢子呈月牙形,排列不规则,形态多样。残余体是由颗粒状物和一空泡所构成,卵囊不经染色难以辨认,经染色后容易辨认(图 8-7)。在改良抗酸染色标本中,卵囊被染成玫瑰红色,残余体则呈暗黑(棕)色颗粒状,粪膜背景为蓝绿色(彩图 1)。卵囊分为厚壁和薄壁两种类型。厚壁卵囊约占 80%,具有感染性;薄壁卵囊约占 20%,仅有一层单位膜,可造成宿主自身感染。

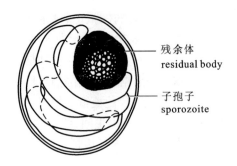

图 8-7 小隐孢子虫卵囊
Fig. 8-7 Oocyst of *Crytosporidium parvum*

【生活史】

人体因饮用被卵囊污染的水体、食物或通过呼吸道感染。在消化液作用下,卵囊在小肠内脱囊释放出子孢子。子孢子黏附、侵入回肠和结肠上皮细胞内,在细胞质微绒毛处虫体集聚形成纳虫空泡,虫体在泡内进行无性的裂体生殖。先发育为滋养体,经 3 次核分裂后发育为Ⅰ型裂殖体。成熟的Ⅰ型裂殖体含有 8 个裂殖子。裂殖子被释出后侵入其他上皮细胞,发育为第二代滋养体。第二代滋养体经两次核分裂发育为Ⅱ型裂殖体。成熟的Ⅱ型裂殖体含 4 个裂殖子。这时的裂殖子被释出后侵入新的肠上皮细胞,发育为大、小配子母细胞。大、小配子母细胞分别发育为雌雄配子,两者经有性的配子生殖结合形成合子。合子再进行孢子生殖,最后发育为含有 4 个子孢子的薄壁与厚壁两种类型的卵囊。薄壁卵囊内的子孢子侵入新的宿主肠上皮细胞,继续其无性增殖,形成宿主自体内重复感染。厚壁卵囊在宿主肠上皮细胞内或肠腔内形成 4 个子孢子后,随宿主粪便排出体外。厚壁卵囊可通过污染饮水、食物或通过呼吸道直接感染新的宿主。隐孢子虫完成整个生活史发育、增殖过程需要 5~11 d(图 8-8)。

隐孢子虫主要寄生于宿主回肠和结肠内,严重时可播散至整个消化道。在肺、扁桃体、胰腺和胆囊等

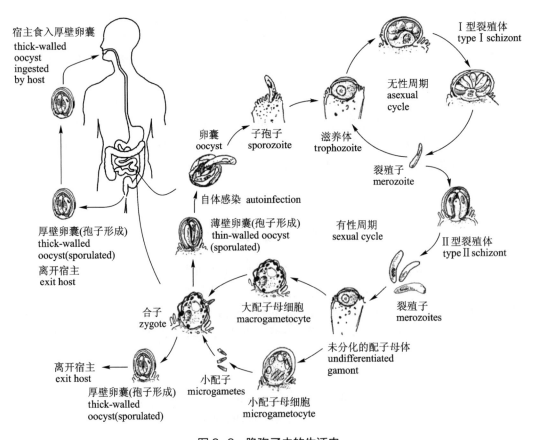

图 8-8 隐孢子虫的生活史
Fig. 8-8 Life cycle of *Cryptosporidium*

器官组织中亦有发现虫体感染的报道。

【致病机制与临床表现】

1. 致病机制 有关隐孢子虫致病机制目前研究尚不清楚,可能受诸多方面因素的影响。实验研究发现虫体在寄居过程中,肠上皮细胞出现广泛病理改变,如肠绒毛萎缩、变短、变粗,甚至出现融合和脱落等损害。由于肠黏膜的炎症病变,使得肠黏膜表面积缩小,影响和破坏肠道的吸收功能,特别对脂质和糖类的吸收,导致患者出现腹泻。

2. 病理表现 对有临床症状的隐孢子虫病患者,在观察其肠壁活组织标本时,可以发现大量的滋养体、裂殖体、小配子母细胞和大配子母细胞等排列于胃肠道上皮细胞的游离缘,附着于微绒毛的刷状缘及隐窝中。在虫体所寄居的病灶周围,肠黏膜组织出现充血,微绒毛呈中度或重度萎缩、融合,有基板形成,立方形细胞代替柱状细胞,并伴有中性细胞的浸润。对无症状排卵囊患者,观察其肠壁微绒毛组织时,或较少出现病变或出现中度萎缩,伴有单核细胞的浸润。由于微绒毛的丧失,损伤了细胞顶杆的运输作用,患者临床表现为无病原存在的持续性腹泻和吸收不良、脂肪泻、D- 木糖和维生素 B_{12} 吸收不良,以及粪便中 α_1- 抗胰蛋白酶清除率的增加。

3. 临床表现 有无和轻重程度主要取决于宿主的免疫功能与营养状况。免疫功能正常者,感染常表现为自限性腹泻,其特点是:急性水样腹泻,一般无脓血,日排便 2~20 余次。严重感染的幼儿可出现喷射性水样泻,排便量多,伴有腹痛、腹胀、恶心、呕吐、食欲减退或厌食、口渴和发热等症状。病程一般持续 1~2 周,症状便逐渐减轻或消退。免疫功能异常或缺陷者、营养不良者、恶性肿瘤或 HIV 患者感染后,虫体在其体内迅速繁殖和播散,腹泻症状更为严重,表现为持续性霍乱样水泻,每日数次至数十次,排便量每日可达 5~10 L,可造成患者严重脱水、电解质紊乱和营养不良,甚至造成全身多器官功能衰竭而死亡。

在部分严重的隐孢子虫感染者中,虫体大量增殖可播散到呼吸道、胆囊、胰腺等肠外器官组织,并引起相应的器官和组织病变,使病情变得更加复杂严重。对于年幼、年老体弱和免疫功能受损的水样性腹泻患者,经抗生素治疗无效、并排除贾第虫感染者,应考虑有隐孢子虫感染的可能。本病亦是艾滋病晚期患者常见的并发症,并成为此类患者重要致死原因之一。

【免疫】

宿主对隐孢子虫感染的免疫应答机制迄今尚不清楚。目前一些研究结果表明,宿主的细胞免疫及体液免疫在防御隐孢子虫感染中均起着重要的作用。细胞免疫,特别是 CD4$^+$ T 细胞常起着主导作用,T 细胞(主要是 CD4$^+$ T 细胞)在宿主感染后的恢复和保护性免疫中发挥重要的作用。在细胞免疫缺陷的人和动物,或 CD4$^+$ T 细胞明显减少的患者,由于 CD4$^+$ T 细胞表达力的降低,不能有效刺激宿主产生足够的细胞因子及抗体参与免疫应答反应,结果使隐孢子虫感染病情变得严重并呈现慢性过程。也有研究显示,宿主血清中 IL-12 和 INF-γ 在抵抗隐孢子虫免疫中亦发挥同样重要的作用。体液免疫可能与细胞免疫共同从肠黏膜表面清除虫体,并可抵抗隐孢子虫的再感染。辅助性 T 细胞可能是通过触发某种隐孢子虫特异性抗体而发挥作用。一般感染隐孢子虫后 1 周左右可在血清中出现特异性抗体,2 周后抗体水平达高峰,IgM、IgA 持续数周后消失,IgG 可长期存在。

【实验诊断】

1. 病原学诊断 从患者粪便、呕吐物或痰液取材做涂片染色,检出卵囊即可确诊。常用方法如下。

(1)改良抗酸染色法 卵囊呈玫瑰色,可见 1~4 个月牙形子孢子和棕色块状的残余体,染色后的标本背景为蓝绿色。涂片中卵囊的形态可因染色深浅、虫体发育程度或卵囊的变性而有所不同。

(2)金胺 – 酚染色法 制好的染色标本需在荧光显微镜下进行观察。卵囊呈明亮乳白 – 黄绿色荧光。低倍镜下为圆形小亮点,周边光滑,虫量多时可遍布整个视野。高倍镜下卵囊壁薄,中央淡染,似环状。本方法操作简便、敏感,适用于批量标本的过筛检查。

(3)金胺 – 酚改良抗酸染色法 即先用金胺 – 酚染色,再用改良抗酸染色复染。标本在光学显微镜下检查,卵囊形态和呈现的颜色与改良抗酸染色法相同,而非特异性颗粒则被染成蓝黑色,与卵囊颜色明显不同,以此加以鉴别。

2. 免疫学诊断　近年来,国内外积极发展对隐孢子虫感染(病)的免疫学诊断方法,这些方法以其特异性强、灵敏度高、稳定性好和操作简单等优点,弥补了病原学诊断的不足,故受到人们的重视。常用的免疫学方法有酶联免疫吸附试验(ELISA)、免疫荧光试验(IFA)、酶联免疫印迹技术(ELIB)、酶标记抗原对流免疫电泳(ELACIE)和免疫组织化学技术(IHC)和流式细胞术(FCM)等。

3. 分子生物学方法　目前有关隐孢子虫的分类还不十分明确,主要原因是隐孢子虫种间的形态学非常相似,并且没有严格的宿主特异性,仅依靠形态学差异和宿主特异性作为分类依据还不能完全将隐孢子虫虫种鉴别开来,而且直接镜检法费时、费力,存在非特异性染色及检出率低等问题。近年来,以聚合酶链反应(PCR)为基础的分子生物学技术被广泛应用于临床样本和环境水样中隐孢子虫的检测,也为隐孢子虫的分类提供了可靠手段。目前的分子生物学方法主要有常规 PCR、巢式 PCR、反转录 PCR(RT-PCR)、限制性核酸内切酶片段长度多态性分析(RFLP)、生物芯片技术(biochip technique)、核酸分子杂交技术(nucleic acid hybridization technique)和随机扩增多态性 DNA(RAPD)方法等。

【流行】

隐孢子虫病呈世界性分布,已在 74 个国家、300 多个地区有感染病例报道,但各地感染率高低不一。发展中国家隐孢子虫人群感染率为 4%~25%,发达国家隐孢子虫人群感染率为 0.6%~20%,其中欧洲和北美发达国家的人群感染率为 1%~3%,我国人群感染率为 1.4%~13.3%。研究表明,儿童特别是 2 岁以下的儿童,其感染率要显著高于成人。慢性腹泻患者的隐孢子虫感染率明显高于急性腹泻患者。本病感染和发病季节也不尽相同,以夏、秋季节发病较多。同时,农村感染率高于城市,感染病例多为散发性,并有家庭聚集性。本病也是导致旅游者腹泻的主要原因之一。此外,本病的流行也与各地人群的社会习俗、居住条件、生活水平及卫生状况等因素有关。

隐孢子虫病是导致人体腹泻的重要原因之一。人类对隐孢子虫普遍易感,男女间无明显差异。婴幼儿、AIDS 患者的感染率从 20% 至超过 90% 不等。其中 AIDS 患者和儿童中的感染率可分别高达 48% 和17.5%。我国调查的高危人群的感染率为 15%~49%。

【防治】

隐孢子虫病患者和带虫者是本病主要的传染源。牛、羊、猫、犬和兔等动物的隐孢子虫卵囊亦可感染人,是牧区和农村的重要动物源性传染源。

人与人、人与动物之间密切接触是重要的传播途径。饮用被卵囊污染的水源常可导致本病的暴发性流行,故防止水源及食物的污染极为重要。饮用水取水口应重点保护,应当远离动物饲养场所。患者与病畜的粪便应加强管理以防止粪便污染食物和饮水,同时注意个人卫生。卵囊在外界抵抗力强,常用的消毒剂不能将其杀死,10% 福尔马林加热至 65~70℃ 30 min 可杀死卵囊。患者用过的肠镜、便盆等器材,应在 3% 漂白粉澄清液中浸泡 15 min 后再予以清洗。

目前,对隐孢子虫病治疗尚无特效药物。一般认为,对于免疫功能正常的感染者,采用对症和支持治疗即可达到治愈的目的。一些急性感染者,本病感染常为自限性。对于免疫功能缺陷或低下的感染者及慢性腹泻患者,治疗需选用抗生素、抗原虫药物及生物制剂等。常选用的药物和生物制剂,如螺旋霉素、阿奇霉素、巴龙霉素、高效价免疫牛乳或大蒜素(allimin)胶囊等,对治疗本病有一定的疗效。

(任一鑫　崔昱)

▶▶▶ 第四节　其他孢子虫 ◀◀◀

一、肉孢子虫

肉孢子虫(*Sarcocystis*)属于顶复门孢子虫纲(Class Sporozoa),主要寄生于食草动物,也可寄生于人。目前已知可寄生于人体的肉孢子虫有 3 种:林氏肉孢子虫(*S.lindemanni* Rivolta,1878),又名人肌肉肉孢子虫,人为中间宿主;牛 - 人肉孢子虫[*S.bovihominis*(Railliet & Lucet,1891)Dubey,1976],又名人肉孢子虫

（*S.hominis* ）；猪－人肉孢子虫（*S.suihominis* Tadzos & Laarman, 1976），又名人猪肉孢子虫。因牛－人肉孢子虫和猪－人肉孢子虫均寄生于人体小肠组织，故有人将其统称为人肠肉孢子虫。

【形态】

肉孢子虫在生活史中有卵囊、孢子囊和肉孢子囊（sarcocyst）3种主要形态。成熟卵囊为椭圆形，囊壁较薄，内含2个孢子囊。因卵囊壁薄而脆，常在小肠内自行破裂，释出孢子囊而随粪便排出。孢子囊呈卵圆形或椭圆形，壁双层而透明，内含4个子孢子，大小为（13.6~16.4）μm×（8.3~10.6）μm。牛－人肉孢子虫的孢子囊较猪－人肉孢子虫的孢子囊稍大（19 μm×13 μm）。肉孢子虫囊在中间宿主的肌肉中呈圆柱形或纺锤形，大小可因宿主种类、寄生部位、虫种和虫龄等而差别很大，通常为（1~5）cm×（1~2）cm，有的更小，需在显微镜下才能看到，囊内有许多间隔把囊内虫体分割成簇。

【生活史】

肉孢子虫的生活史为双宿主型。人、猕猴、黑猩猩等食肉类动物为人肠肉孢子虫的终宿主，猪－人肉孢子虫的中间宿主是猪，牛－人肉孢子虫的中间宿主是牛。当中间宿主（食草类）食入终宿主（食肉类）粪便中的孢子囊或卵囊后，在其小肠内子孢子逸出，穿过肠壁进入血液，在多数器官的血管内皮细胞中发育为裂殖体，经数代的裂体生殖，产生大量的裂殖子，后者再侵入肌肉组织而发育为肉孢子囊，其中含有许多慢殖子。肉孢子囊多见于横纹肌和心肌。有人曾做过实验，给幼猪喂食牛－人肉孢子虫的孢子囊，56 d后在其骨骼肌和心肌中检出了肉孢子囊。当终宿主吞食中间宿主肌肉中的肉孢子囊后，囊中慢殖子释出并侵入小肠固有层，直接形成配子。雌、雄配子结合发育为卵囊，卵囊在小肠逐渐发育成熟（图8-9）。

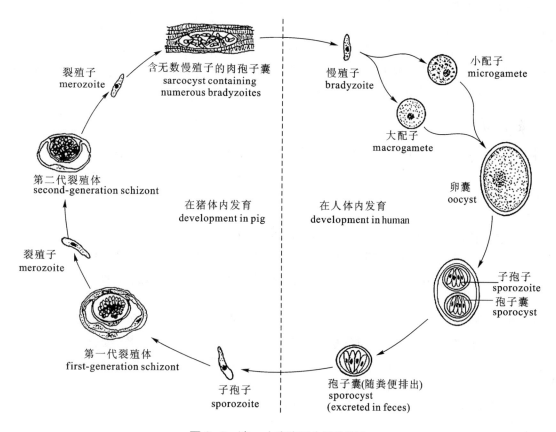

图 8-9　猪－人肉孢子虫的生活史

Fig. 8-9　Life cycle of *Sarcocystis suihominis*

此外，林氏肉孢子虫以人为中间宿主，在人肌肉内形成肉孢子虫囊，其终宿主可能为食肉类哺乳动物、猛禽或爬行类。

【致病机制与临床表现】

肉孢子虫的致病作用一般不很明显且呈自限性。人体感染人肠肉孢子虫后,可出现食欲减退、恶心、间歇性腹痛、腹泻等症状,或伴有贫血、外周嗜酸性粒细胞增多。人被肉孢子囊寄生后,症状不明显,囊壁周围组织亦缺乏炎症反应,多在组织活检或尸检时才偶尔发现。动物(牛、羊等)感染肉孢子虫后,在严重感染的急性期,可出现消瘦、流产、瘫痪,甚至死亡。肌肉中的肉孢子囊可破坏所侵犯的肌细胞,当长大时可造成邻近细胞的压迫性萎缩,一旦肉孢子囊破裂,可释放出一种毒性很强的肉孢子虫毒素(sarcocystin),作用于神经系统、心、肾上腺、肝和小肠等,大量时可致死。

【实验诊断】

诊断本病主要通过:①粪便检查,常用硫酸锌漂浮法查卵囊或孢子囊;②组织活检肉孢子囊。

【流行】

肉孢子虫最早于1882年在猪肉中发现,直到20世纪初才被确认为一种常见于食草动物(牛、羊、猪、马等)的寄生虫,亦可感染人,引起人畜共患性疾病。分布较广泛,对畜牧业危害严重。在国外,人肠肉孢子虫病以欧洲报告的为多,法国检查3 500人粪便,肉孢子虫的感染率为2%;德国检查1 513人,感染率为1.6%;波兰检查125份7~18岁的人粪便,人肠肉孢子虫孢子囊的检出率为10.4%。泰国也报告6例肠炎合并肉孢子虫感染。我国在1983年首次报告2例。1987年在云南耿马县调查47人,受检者均食生牛肉,其中11人查出牛 – 人肉孢子虫,感染率为23.4%。又随机抽查当地301人,该虫的感染率为4.0%(12/301),不食生牛肉的120人均为阴性。在广西调查了53人,感染率为11.3%(6/53)。人群感染皆因生食含肉孢子囊的牛肉所引起。

【防治】

预防人肠肉孢子虫病应加强猪、牛、羊等家畜的饲养管理,加强肉类的卫生检疫,不食未熟肉类,切生熟肉的砧板要分开。预防林氏肉孢子虫病,需加强终宿主的调查,防止其粪便污染食物和水源。对患者可试用磺胺嘧啶、复方新诺明、吡喹酮等治疗,有一定疗效。

二、等孢球虫

等孢球虫(*Isospora*)属真球虫目、艾美耳科的球虫,广泛存在于哺乳类、鸟类和爬行类动物的肠道内。一般认为寄生于人体的等孢球虫有贝氏等孢球虫(*I. belli* Wenyon,1923)和纳塔尔等孢球虫(*I. natalensis* Elson-Dew,1953)。

【形态】

贝氏等孢球虫卵囊为长椭圆形,大小为(20~33)μm×(10~19)μm,未成熟卵囊内含1个大而圆的细胞,成熟卵囊内含有2个孢子囊,每个孢子囊含有4个半月形的子孢子和1个残余体。纳塔尔等孢球虫的卵囊呈球形,大小为(25~30)μm×(21~24)μm,其形态特点类似于贝氏等孢球虫,其卵囊内含2个孢子囊。

【生活史】

本虫经口感染,在肠上皮细胞内发育,生活史不需中间宿主。由于宿主食入成熟卵囊污染的食物和饮水,卵囊进入消化道后,子孢子在小肠逸出并侵入肠上皮细胞发育为滋养体,经裂体生殖发育为裂殖体,产生的裂殖子再侵入附近的上皮细胞继续进行裂体生殖,部分裂殖子形成大、小配子母细胞,两性配子结合形成合子,发育成卵囊,卵囊落入肠腔随粪便排出(图8-10)。

纳塔尔等孢球虫病仅在南非发现2例,生活史尚不清楚。

【致病机制与临床表现】

贝氏等孢球虫感染常无症状或具自限性,但也可出现慢性腹泻、腹痛、厌食等症状,有时引起严重的临床症状,起病急,见发热、持续性或脂肪性腹泻、体重减轻等,甚至可引起死亡。患者在恢复期中,卵囊的排出可持续120 d。

【实验诊断】

粪检发现该虫的卵囊,即可确诊。因卵囊微小,常易漏检。做十二指肠活组织检查,可提高检出率。

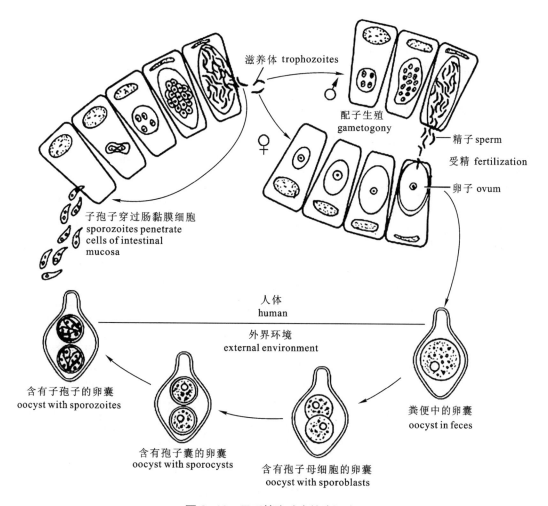

图 8-10　贝氏等孢球虫的生活史
Fig. 8-10　Life cycle of *Isospora belli*

【流行】

人体感染贝氏等孢球虫的报道日趋增多。人群感染率热带地区比温带地区高。在美国艾滋病患者中的发病率为 15%；在我国，中华人民共和国成立前共报道 13 例，中华人民共和国成立后共发现 39 例。

【防治】

预防本病应注意饮食卫生。乙胺嘧啶和磺胺嘧啶对贝氏等孢球虫有一定疗效，复方新诺明对免疫抑制患者的慢性感染治疗有效。

三、微孢子虫

微孢子虫（microsporidians）是一种专性细胞内寄生虫，可侵犯多种昆虫及脊椎动物和无脊椎动物。该虫最早由 Aägeli（1857）在家蚕体内发现。1959 年首次发现人体感染微孢子虫。自 1985 年 Desportes 在法国 HIV 感染者体内发现比氏肠胞微孢子虫（*Enterocytozoon bieneusi*）后，有关 AIDS 患者感染微孢子虫的报道越来越多，因而引起广泛的重视。

从种系发生上，微孢子虫属于原始真核生物，与真菌的亲缘关系较近，但又具有其独特的结构和特殊的生物学特征。至今，对微孢子虫并没有统一的分类标准。一些学者根据孢子的大小、电镜下孢子内极丝的缠绕特点、核的数量区分不同种属。近年来，通过分析孢子抗原、rRNA 基因间隔区的差异等对微孢子虫进行分类。根据经典的分类及 Cox（2003）的分类系统，微孢子虫被归类于原生生物界，微孢门（Phylum Microspora），微孢纲（Class Microsporea）。但最近在分子进化和系统分类上的研究认为，其应归类于真菌。

微孢子虫种类繁多,现已报道的有 150 多个属,1 500 多个种,广泛寄生于节肢动物、鸟类、哺乳动物和人类。其中可寄生于人类的微孢子虫至少有 14 种,分别归属于脑炎微孢子虫(Encephalitozoon)、肠胞微孢子虫(Enterocytozoon)、多孢微孢子虫(Pleistophora)、粗糙多孢微孢子虫(Trachipleistophora)、条纹微孢子虫(Vittaforma)、腕虫(Brachiola)和微粒子虫(Nosema)7 个属。此外还有一些没有足够资料分类的微孢子虫,暂且归入一个综合的微孢子虫属(Microsporidium)中(表 8-1)。

表 8-1 人类微孢子虫种类、孢子形态及致病特点

Table 8-1 Species,morphological characteristics and pathogenesis of human Microsporidians

属名 genus	种名 species	形态特点 morphological characteristics	致病特点 pathogenesis
脑炎微孢子虫属 Encepholitozoon	兔脑炎微孢子虫 E. cuniculi	孢子大小为(2.5~3.2)μm×(1.2~1.5)μm,极丝有 4~6 个卷曲	播散性感染,角膜结膜炎,鼻窦炎,支气管炎,肺炎,肾炎,肝炎,腹膜炎,肠炎,脑炎
	海伦脑炎微孢子虫 E. hellem	孢子大小为(2.0~2.5)μm×(1.0~1.5)μm,极丝有 6~8 个卷曲	播散性感染,角膜结膜炎,鼻窦炎,支气管炎,肺炎,肾炎,输尿管炎,膀胱炎,前列腺炎,尿道炎
	肠脑炎微孢子虫 E. intestilis	孢子大小为 2.2 μm×1.2 μm,极丝有 5~7 个卷曲	慢性腹泻,胆管病,鼻窦炎,支气管炎,肺炎,肾炎,骨感染,结节样皮肤损害
肠胞微孢子虫属 Enterocytozoon	比氏肠胞微孢子虫 E. bieneus	孢子大小为 1.8 μm×1.0 μm,极丝有 6~8 个卷曲	慢性腹泻,消瘦综合征,HIV 相关胆管病变,非结石性胆管炎,慢性鼻窦炎,慢性咳嗽,肺炎
多孢微孢子虫属 Pleistophora	新管小孢子虫 Pleistophora sp.	孢子大小为(3.2~3.4)μm×2.8μm,极丝有 11 个卷曲,或 4.0 μm×2.0 μm,极丝有 9~12 个卷曲	肌炎
粗糙多孢微孢子虫属 Trachipleistophora	人粗糙多孢微孢子虫 T. hominis	孢子大小为 5.2 μm×2.4 μm,极丝有 11 个卷曲	肌炎,角膜结膜炎,鼻窦炎
	毒害粗糙多孢微孢子虫 T. anthropophthera	孢子与人粗糙多孢微孢子虫相似	播散性感染
条纹微孢子虫属 Vittaforma	角膜条纹微孢子虫 V. corneae	孢子大小为 3.8 μm×1.2 μm,极丝有 5~7 个卷曲	角膜炎,播散性感染
腕虫属 Brachiola	康纳腕虫 B. connori	孢子大小为(4.0~4.5)μm×(2.0~2.5)μm,极丝有 10~11 个卷曲	播散性感染
	小泡腕虫 B. vesicularum	孢子大小为 2.9 μm×2 μm,极丝有 8~10 个卷曲	肌炎
	阿氏腕虫 B. algerae	孢子大小为 3.7 μm×2.0 μm,极丝有 7~11 个卷曲	角膜炎
微粒子虫(小孢子虫)属 Nosema	眼微粒子虫 N. ocularum	孢子大小为 3.0 μm×5.0 μm,极丝有 9~12 个卷曲	角膜炎
微孢子虫(未定属) Microsporidium	锡兰微孢子虫 M. ceylonensis		角膜溃疡,角膜炎
	非洲微孢子虫 M. africanum		角膜溃疡,角膜炎

【形态】

微孢子虫包括孢子（spore）、分裂体（meront）也称裂殖体、母孢子（sporont）也称孢子体或合孢体、孢子母细胞（sporoblast）等发育阶段。孢子是微孢子虫典型的发育阶段，对外界环境有较强的抵抗力。成熟孢子通常为卵圆形，孢子大小因属种不同而异，一般为（2~7）μm×（1.5~5）μm。寄生人体的微孢子虫大小为（1.0~3.0）μm×（1.5~4.0）μm。因为微孢子虫形体微小，光镜下难以识别其微细结构。在透射电镜下孢子壁由 3 层结构组成：①外孢子层，即电子致密层，由蛋白质组成；②内孢子层，电子透明层，即几丁质层；③质膜层，包绕孢子质。孢子壁内，前极端突起结构称固定盘（anchoring disc）或极盘（polar plate），与极丝（polar filament）相连，极丝为细长的带状结构，螺旋状盘绕在孢子体内后 2/3 处，并包绕细胞核。细胞核圆形，一般有 1~2 个，位于孢子体中后 2/3 处。在孢子的后极端，有一空泡区，称后极空泡（polar vacuole）（图 8-11）。

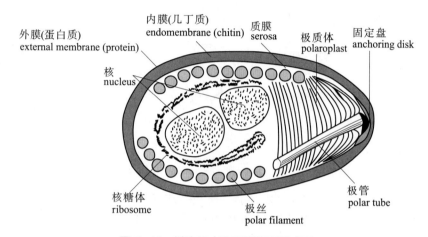

图 8-11　微孢子虫孢子横断面模式图

Fig. 8-11　Diagram of Microsporidiams

在微孢子虫的形态结构中，孢子的大小、极丝的缠绕周数及走行角度、细胞核数量等因种属不同而有差异。因此，常用这些作为微孢子虫分类的依据（表 8-1）。

此外，不同属微孢子虫形态还各具特点，见图 8-12。

【生活史】

微孢子虫孢子对外界环境有较强的抵抗力，在干燥环境中数周后仍有感染力。感染途径尚不十分清楚，一般认为消化道微孢子虫感染是吞入成熟孢子所致，其他部位微孢子虫的感染则是经口进入人体，通过血循环而到达不同部位，但也可能通过呼吸道感染。不同种属的微孢子虫发育过程有所不同，但都以无性增殖方式进行繁殖。包括裂体生殖和孢子生殖两个阶段，且在宿主的同一细胞内进行。一般 3~5 d 为一周期，本虫有 3 个阶段：第一阶段为感染阶段，具有感染性的成熟孢子被易感宿主经口或呼吸道进入体内，在周围环境（如离子浓度、pH 或压力的改变）的作用下，盘绕的极丝由孢子体内翻出，刺入适宜的宿主细胞内，同时将孢子内的感染性孢子质通过中空的极管（极丝翻出后形成管状又称极管）注入宿主细胞内；第二阶段是增殖阶段（分裂期），或称裂殖体期，注入宿主的孢子质在宿主细胞内发育为分裂体，以二分裂（裂体生殖）或复分裂方式（孢子生殖）进行增殖，形成有多个核的原生质团；第三阶段为孢子形成期，裂殖体的孢膜增厚形成母孢子，母孢子经连续分裂形成为孢子母细胞，并进一步发育成孢子。成熟孢子集聚在感染的细胞内，最终导致细胞破裂，释出孢子完成生活史。释出的孢子可感染宿主的其他细胞，并开始新的生活周期。当宿主死亡或被其他宿主吞食，孢子被释出，并感染新的宿主。微孢子虫的寄生部位和在宿主细胞内发育的场所也因种属不同而异。例如肠胞微孢子虫属虫体常在空肠和十二指肠上皮细胞内发育；脑炎微孢子虫属和多孢微孢子虫属常在宿主细胞的细胞质纳虫空泡（parasitophorous vacuole）内发育。微粒子虫属则是直接与宿主细胞质接触生长发育。在孢子形成过程中厚孢子壁为孢子抵抗不

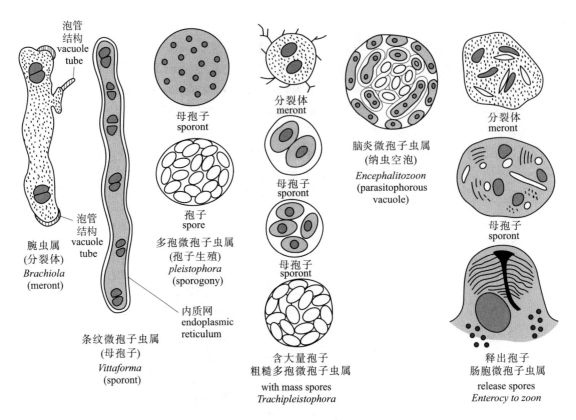

图 8-12 各属微孢子虫形态示意图

Fig. 8-12 Morphology of microsporida

利的外界环境提供了条件,使有些微孢子虫在外界环境中能存活 4 个月以上。

【致病机制与临床表现】

微孢子虫属于机会性感染性寄生虫,其致病性与宿主的免疫状态密切相关。微孢子虫所致的微孢子虫病(microsporidiosis)是一种寄生性人畜共患病。虫体对人体的致病性及组织嗜性依种属而异。微孢子虫引起的典型病理损害为局灶性肉芽肿、血管炎及血管周围炎。其中比氏肠胞微孢子虫感染的主要部位是十二指肠及空肠,主要侵袭部位是小肠上皮细胞,偶尔也感染乙状结肠和直肠。内镜检查没有特异性改变。肠黏膜活检,可见虫体聚集在感染部位,受感染的小肠绒毛呈非典型性炎症改变,绒毛轻微或明显低平,变钝,严重时出现萎缩、退化、坏死、脱落。晚期呈囊性变或形成囊肿。肠上皮细胞内可见淋巴细胞浸润,但很少见中性粒细胞浸润,且受感染的细胞多位于绒毛顶端,细胞排列紊乱,严重时可出现糜烂,但肠脑炎微孢子虫感染时糜烂及溃疡并不典型。微孢子虫累及角膜时,受累角膜的上皮细胞出现水肿,角膜的基质可变性、坏死。此外,其他种属的微孢子虫也可在胆道系统、呼吸道、泌尿道及肌肉组织内引起不同程度的病理损害。

微孢子虫病的临床表现与虫种类及感染部位有关。感染人体的常见虫种及所致疾病见表 8-1。

比氏肠胞微孢子虫是目前报道最多的肠胞微孢子虫。在 AIDS 腹泻患者中的感染率达 15%~34%,是 AIDS 患者慢性腹泻的重要病原体。主要引起腹泻症状,以慢性、间歇性为特点,在 AIDS 患者腹泻可持续数月,而免疫正常的患者腹泻多为自限性。严重患者可出现稀水样便,无黏液脓血便,可伴有脱水、低钾低镁血症,常有 D- 木糖及脂肪的吸收障碍,从而导致明显消瘦,部分患者可伴有恶心、食欲不振及腹泻前腹部痉挛痛等症状。肠脑炎微孢子虫可通过血循环播撒或向周围细胞扩散至肝、肾、脑、肌肉、角膜等其他组织器官,引起相应的病变与临床表现。如胆道系统感染,肝内外胆管炎症及硬化。此外,在肺泡灌洗液及鼻窦的引流液中也有发现该病原体的报道。

虽然脑炎微孢子虫属的虫种可引起免疫力正常的人严重腹泻,但该属虫体在免疫缺陷患者更常见,尤其是 AIDS 患者。其感染的好发部位与肠脑炎微孢子虫不同,常引起播散性感染,可从肠道、呼吸道播

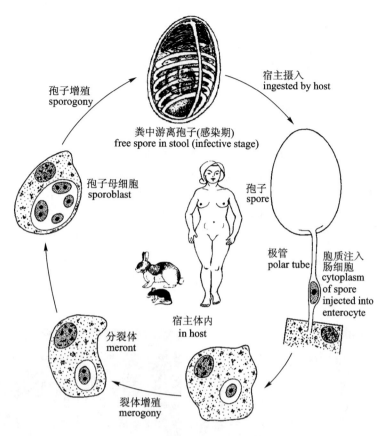

图 8-13 微孢子虫的生活史

Fig. 8-13 Life cycle of *Encephalitozoon* spp.

散到其他器官。兔脑炎微孢子虫原发感染部位是小肠上皮细胞,经血、淋巴液及巨噬细胞播散后,散布到脑、肝、肾组织,尤其适于在这些组织的血管上皮细胞内发育。感染引起的间质性肾炎最终可以引起肾衰竭。该病原体还可寄生在角膜及结膜的上皮细胞内,导致角结膜炎、角膜微小溃疡。此外还可引起肝损害及腹膜、呼吸系统、尿路感染。海伦脑炎微孢子虫的宿主主要是人,其感染部位及表现与兔脑炎微孢子虫相似,引起双侧角结膜炎,表现为畏光、流泪、视力下降,裂隙灯观察可见粗糙的点状上皮角化;此外,可有呼吸道、泌尿系统及前列腺和肝、腹膜甚至全身感染。肠脑炎微孢子虫主要寄生部位是小肠,尤其是十二指肠远端及空肠近端;该病原体除引起严重的慢性腹泻、吸收障碍、体重下降外,也可以引起肠道以外的感染;此外,肠脑炎微孢子虫和海伦脑炎微孢子虫感染还可引起慢性鼻窦炎、球管型间质性肾炎及脑炎,并多伴有 CD4[+]T 细胞减少。

其他种属的微孢子虫,如多孢微孢子虫属是感染鱼类及昆虫的微孢子虫,人体感染少有报道。可寄生于人肌细胞的细胞质中,导致轻中度肌炎,重者可导致肌纤维萎缩及退化。微粒子虫属是蚕业养殖中常见的微孢子虫,在人体可感染角膜、结膜,也可以引起播散性多器官感染。

【实验诊断】

1. 病原学诊断 通常先用光学显微镜检查微孢子虫孢子,但确诊和鉴定的"金标准"是电镜技术。虫体的免疫荧光染色、抗原检测和分子生物学方法均可用于诊断和虫种鉴定,但这些方法还多限于实验研究中。

(1)标本的采集及处理 根据病变部位采集不同的标本。肠道感染可采粪便或十二指肠引流液。播散性感染,可采集尿液、体液、结膜涂片、角膜刮片等样本作为受检物。粪标本应保持新鲜,或加入 10% 福尔马林或乙酸钠 – 醋酸 – 福尔马林(sodium acetate-acetic acid-formalin,SAF),一般取粪便 10~20 μL 制成很薄的涂片,染色检查。浓集法可以去除大量粪渣,易于在光镜下检查,但因造成孢子丢失而致假阴性。各种体液包括十二指肠引流液、胆汁、尿液、支气管肺泡灌洗液、脑脊液、鼻分泌物、痰液可经 500 g 离心 10 min,取沉淀物涂片染色,显微镜检查。结膜拭子、角膜刮取物等活组织印片、涂片或切片检查用福尔马林固定,染色后用光镜检查;电镜检查用戊二醛固定;未固定的新鲜样本可用于细胞培养和分子鉴定。

(2)染色方法及光镜检查

1)吉姆萨染色:孢子质被染成灰蓝色,细胞核染成深粉色,近细胞核处可见一空白区。孢子呈卵形。在有杂菌污染时,孢子则不易识别。此法用于体液标本检查,识别率比粪标本高。

2)改良三色法(modified trichrome stain,MTS):孢子被染成粉红色,有的孢子内可见斜行条纹(为极丝,见于比氏肠胞微孢子虫感染)。背景为绿色或蓝色,依方法而异。本方法中某些细菌、酵母细胞及杂质也将染色。但该方法优于吉姆萨染色法,本方法可提高孢子与背景间的分辨率。该法要求标本新鲜,经离心处理后,取 10~20 μL 浓集样品薄涂于载玻片上,油镜检查。

3)化学荧光法:荧光染料 Uvtex2B、Cellufluor 和卡尔科弗卢尔荧光增白剂(calcofluor white M2R)等对微孢子虫孢子壁中几丁质有高度亲和性,故可用于微孢子虫的荧光检测(图 8-14)。荧光染色便于检测孢子,敏感性较高,但染色不是特异性的,细菌、真菌和其他粪便杂质亦均可显荧光。因此需要有经验的检查者来鉴别微孢子虫。

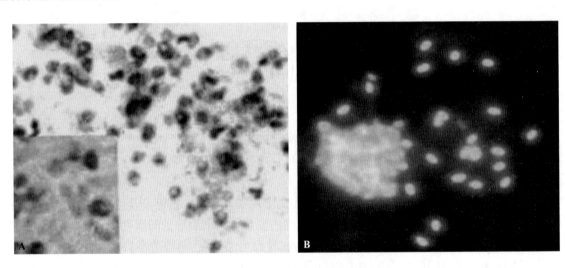

图 8-14 微孢子虫孢子

Fig. 8-14 Sporocysts of microsporidiams in different staining methods

A. MTS B. Uvitex2B

Uvitex2B 染色法用荧光显微镜检查孢子在黑色的背景下显蓝白色荧光。这种方法用于非粪标本时,检出率较高。许多实验室倾向于使用改良三色法与本法来检测临床标本。Uvitex2B 染色法与水 - 乙醚沉淀法(water-ether sedimentation,WES)联合使用,敏感性可进一步提高,更适用于常规实验室检查。当标本中孢子量较低时,该法的优越性更明显。

Uvitex2B 染色法与 MTS 相比,Uvitex2B 染色需 10 min,读片只需 1~2 min,而 MTS 约需要 2 h。Uvitex2B 染色法在检测孢子量低的标本时,较 MTS 敏感。但无论使用何种方法,正确操作是防止漏检的关键。

4)革兰氏染色法:该方法主要用于播散性微孢子虫病的检查。采集的标本可以是尿液、支气管肺泡灌洗液、痰及其他体液及脱落细胞,标本经高速离心、涂片,经革兰氏染色检查。因这些标本中杂质含量极低,分辨率及检测效果均较好。

5)其他方法:可采用负染法、其他改良染色法,或抗酸染色等,可依实验室的条件选择,均有一定的检出率。

不管用什么染色技术,都应设阳性对照油镜检测,检测孢子要有足够的亮度和放大倍数。

（3）电镜检查 曾被认为是诊断微孢子虫的"金标准"。扫描电镜可显示微孢子虫孢子。但常用透射电镜检查,在透射电镜下,可以观察微孢子虫极丝缠绕的圈数,并据此可以基本确定微孢子虫的种类。但兔脑炎微孢子虫和海伦脑炎微孢子虫在超微结构上非常相似,难以区分。然而,因电镜技术检查的样本较小及可能出现取样误差等,可致敏感性不高,而且制备样品和检查过程复杂耗时,费用较高,不宜作为常规的检查方法。

2. 免疫学诊断 免疫学检验是辅助诊断微孢子虫感染的常用方法。

（1）抗体检测 用 IFA 或 ELISA 检查宿主血清中特异性抗微孢子虫抗体,对实验室动物是比较可靠的,但对于人和其他宿主还有争议,在清除感染后是否呈阳性反应尚不清楚。而且,感染微孢子虫的 AIDS 患者,免疫受损加剧也干扰特异性抗体反应。因此,血清学诊断一般仍要以光镜检测为基础,才能确定是否有感染存在。

（2）抗原检测 根据微孢子虫极丝蛋白和孢子表面蛋白的特异性,现已获得肠脑炎微孢子虫、兔脑炎微孢子虫、海伦脑炎微孢子虫的单克隆和多克隆抗体,抗比氏肠胞微孢子虫孢子的单克隆抗体也已制备。

用免疫荧光技术诊断脑炎微孢子虫孢子有很好的前景,但尚未得到广泛应用。用抗兔脑炎微孢子虫和海伦脑炎微孢子虫多克隆抗体可以将这两个形态相似的虫种区别开来。但对于粪便样本的诊断,与化学荧光染色相比,微孢子虫多克隆抗体染色与酵母菌和细菌有交叉反应,敏感性较低。多数单克隆抗体能特异性地与微孢子虫结合,目前在对某些抗脑炎微孢子虫的单克隆抗体进行诊断效能评估,包括对粪便中肠脑炎微孢子虫的检测。

目前国内外仅少数实验室开展了微孢子虫抗体的研究,市场上仅有少数几种微孢子虫抗体销售,因此用这种方法检测微孢子虫受到一定的限制。

3. 分子生物学方法 可用于微孢子虫病的诊断和虫种鉴定,敏感、特异。PCR 检测脑炎微孢子虫孢子,每毫升粪便中有 10^2 个孢子即可被检出,而光镜下每毫升粪便中孢子数大于 10^4 时才能检测到。巢式 PCR 能检出每 0.1 g 粪便样品 3~100 个孢子的感染。目前用于微孢子虫检测的引物对很多,根据微孢子虫极为保守的核糖体 rRNA 序列,如根据小亚单位 RNA（SSU rRNA）和大亚单位 RNA（LSU rRNA）基因序列,以及它们之间的间隔序列可以设计针对某一微孢子虫种的特异性引物对,也可设计同时扩增几种微孢子虫的泛引物对,通过 PCR 引物扩增,或进一步选用不同的限制性内切酶进行酶切,可以检测和鉴别微孢子虫的种类。

【流行】

微孢子虫最初在节肢动物及鱼体内发现,后来证实自然环境中普遍存在,是一种呈世界性分布的人畜共患病的病原体。其宿主范围十分广泛,包括无脊椎动物及脊椎动物,主要感染节肢动物及鱼类,在昆虫体内的感染尤为普遍。在多种家禽、家畜及动物的体内、分泌物、排泄物中均有检获该病原体的报道。由于 AIDS 的流行,人们才开始认识到微孢子虫导致的疾病及其对人类的危害。

人类微孢子虫的感染来源可能有以下几种:①人际传播,有学者提出微孢子虫可能是人体固有寄生虫,只在免疫抑制的人群中呈显性感染,引起微孢子虫病。根据微孢子虫在人体感染的部位,无症状携带者可能是传染源之一。因为能从微孢子虫病患者的分泌物、排泄物中分离出微孢子虫病原体,人际间的传播可能更具流行病学意义。②动物源性,由于一些属种微孢子虫的宿主特异性不强,属于人畜共患病的病原体,因此具有动物 – 人间传播的可能,但也有学者认为,寄生于人体的微孢子虫与寄生于动物的微孢子虫基因型有区别。动物源的根据是:许多家禽、家畜(如鸡、犬、猪、牛等)的分泌物、排泄物中存在该病原体;从与表层水有密切接触的动物粪便中发现了比氏肠胞微孢子虫的孢子,认为这些有毛的哺乳动物(如水獭)可能是人类微孢子虫的感染源。③水源性,用氯处理城市供水,可有效控制水域环境中微孢子虫的感染,说明表层水可能是微孢子虫的环境感染源。肠道微孢子虫病暴发流行的回顾性研究结果也支持水源传播的观点。

关于传播方式,有学者认为该病原体可经呼吸道方式、性交方式在人群中传播。微孢子虫在动物中可以垂直方式传播,但在人群中尚无报道。经粪–口途径感染微孢子虫可能是肠微孢子虫病的感染方式。

多数微孢子虫病患者是HIV感染者,CD4$^+$T细胞低于0.1×10^9/L,故本病被认为是机会性感染性疾病。艾滋病患者的慢性腹泻有9%~50%是由微孢子虫引起的,其中多数是由比氏肠胞微孢子虫感染所致。瑞典某医院约1/3的同性恋者血清抗微孢子虫抗体呈阳性。在非HIV感染的人群,本病的感染率极低,且多见于其他原因导致免疫力低下的人群,如儿童、器官移植患者、结核病患者、疟疾患者、丝虫病患者。其中,儿童腹泻患者检测到比氏肠胞微孢子虫感染的病例呈逐渐增多趋势。男性患者明显多于女性,各年龄组均可感染,且发病没有明显的季节性。1995年,Abaza等首次在肿瘤患者粪便样本中检测到微孢子虫。近年来,陆续有学者基于形态学和免疫学方法对肿瘤患者微孢子虫感染情况进行了研究,发现肿瘤患者微孢子虫的感染率高于正常人群。目前,我国有关微孢子虫感染的人体病例研究报道较少,可能是因为缺少有效实用的病原学检测方法。张瑞琳等(1999)报道在1例成年女性慢性腹泻患者的粪便中检到该病原体。中国香港(1998)发现微孢子虫病例14例。刘淑萍等(2008)报道了1例不伴有HIV感染的微孢子虫脑炎病例。

【防治】

对微孢子虫病的治疗至今尚无理想药物。提高机体免疫功能是重要支持疗法。药物治疗应用最多的是阿苯达唑和夫马洁林(fumagillin)。阿苯达唑用于治疗脑炎微孢子虫和角膜条纹微孢子虫感染,主要作用于发育阶段的虫体,降低或消除虫体的传播,但此药不能破坏成熟的孢子,仅能改善症状,并不能使病原体减少或消失,对肠胞微孢子虫引起的疾病治疗无效。夫马洁林治疗角膜微孢子虫病效果较好,但该药的毒副作用较大。此外,甲硝唑对肠胞微孢子虫病有暂时性疗效。磺胺二甲异噁唑(sulfisoxazole,SIZ)治疗脑炎微孢子虫属感染有一定疗效。奥曲肽(octreotide)曾用于减轻微孢子虫病患者的重症、难治性腹泻。尼柯霉素(nikkomycin)可暂时性清除HIV携带者腹泻患者的比氏微孢子虫,但有严重的副作用,而且经常复发。O–(氯乙酰甲酰)夫马菌素醇(TNP–470)毒副作用较小,对肠脑炎微孢子虫和角膜条纹微孢子虫也有一定作用。目前人们还在探索更加有效的抗微孢子虫药。甲硫氨酸氨基肽酶2是识别微孢子虫更加有效且毒性较小的夫马洁林相关复合物,另外多胺类似物在组织培养物及动物模型中都表现出了良好的抗微孢子虫作用,这两者是抗微孢子虫药物研究的热点。

预防本病应注意如下几点:饮水要煮沸消毒,避免食用生和半生的肉类及其制品,经常洗手,以及免疫功能低下的人群避免与敏感动物接触等。

四、巴贝虫

巴贝虫((*Babesia*)属于顶复门(Apicomplexa)、孢子虫纲(Class Sporozoa)、梨形虫亚纲(*Piroplasmia* Lavine,1961)、梨形虫目(*Piroplasmorida* Wenyon,1926)、巴贝虫科(Babesiidae)、巴贝属(*Babesia* Starcovici,1893)原虫。其寄生于哺乳动物的红细胞内,引起巴贝虫病(babesiasis),是一种由蜱媒传播的人畜共患寄生虫病。据统计,全世界已记载各种哺乳动物的巴贝虫有67种,在我国马、牛、羊、犬中已发现有12种。其中有牛的双芽巴贝虫(*Babesia bigemina*)、牛巴贝虫(*B.bovis*)、卵形巴贝虫(*B.ovata*)和水牛的东方巴贝虫(*B.orientalis*);马的驽巴贝虫(*B.cablli*)和马泰勒虫(*B.equi*);羊的莫氏巴贝虫(*B.motasi*)和犬的吉氏巴贝虫(*B.gibsoni*)。

【形态】

寄生于哺乳动物红细胞内的巴贝虫为多形性虫体,呈圆形、梨形、杆状、阿米巴形等不同形态,但各种巴贝虫都固有某一形态,如双芽巴贝斯虫的双梨籽形,马泰勒虫的十字形虫体等。虫体按大小可分为两类,一类虫体长度大于3μm(图8-15),如双芽巴贝虫、驽巴贝虫、卵形巴贝虫等。另一类虫体长度不超过2.5μm(图8-16),如牛巴贝虫、马泰勒虫、吉氏巴贝虫等;吉姆萨染色后虫体的细胞质呈淡蓝色,边缘着色较浓,中央较浅。染色质呈暗紫红色,形成1~2个团块。

【生活史】

巴贝虫需要两个宿主来完成生活史过程。一个是家畜或其他脊椎动物,另一个是蜱。整个发育过程

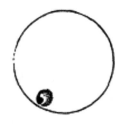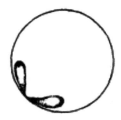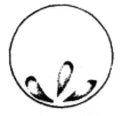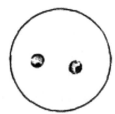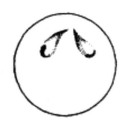

图 8-15　红细胞内的双芽巴贝虫
Fig.8-15　*Babesia bigemina* in red cell

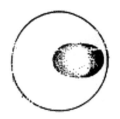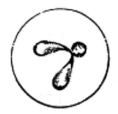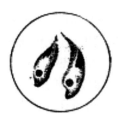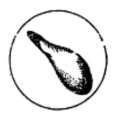

图 8-16　红细胞内的牛巴贝虫
Fig.8-16　*Babesia bovis* in red cell

需经历裂子生殖、配子生殖和孢子生殖 3 个阶段。

1. **裂子生殖**　即巴贝虫在哺乳动物体内进行的无性生殖阶段。不同种类的巴贝虫在家畜体内的繁殖方式不尽相同。大多数巴贝科原虫随蜱的唾液进入宿主红细胞中，以二分裂法或出芽生殖法进行裂子生殖，当红细胞破裂后，裂殖子逸出，再侵入新的红细胞重复其分裂繁殖。

2. **配子生殖**　即巴贝虫在蜱肠管内的有性生殖阶段，当蜱叮咬吸入含虫体的血后，虫体进入蜱肠管内，部分虫体发育成为配子，并配对融合形成合子，进行配子生殖。

3. **孢子生殖**　即无性生殖，在硬蜱的肠管内，合子侵入肠上皮、肌纤维等组织中进行无性分裂生殖，形成更多的合子。随着子蜱的发育，动合子聚集于唾液腺内，发育成孢子体，经反复孢子生殖，形成对宿主有感染性的子孢子。

【致病机制与临床表现】

巴贝虫的虫体代谢产物是一种剧烈的嗜神经毒，主要侵害中枢神经系统，虫体可直接破坏红细胞，造成溶血性贫血；大量胆汁色素（胆红素）进入血流，最后引起黏膜、腱膜及皮下蜂窝组织的黄染。红细胞的减少引起机体所有组织供氧不足，造成正常的氧化 - 还原过程破坏，组织缺氧及血液中特异性和非特异性毒素的作用使毛细血管壁通透性增加。血浆渗透压的降低和酸碱平衡的障碍（酸中毒）导致机体内淤血和水肿的发生。肺循环内的淤血现象通常导致发绀和呼吸困难（肺水肿）。体循环的淤血首先影响肝的活动，肝功能障碍促进胃肠道病理过程发生（胃肠卡他、胀气、便秘和腹泻）。肝的解毒功能破坏促进了毒素的形成和蓄积，加剧了对大脑皮质功能的损害（抑郁、昏迷）；肝糖代谢功能障碍，表现为病势剧烈时血糖量显著下降。肾由于血液循环障碍、缺氧和中毒引起肾小管上皮的原发性退行性变化，表现为少尿及蛋白尿；激肽原酶产物可使血管通透性增高和血管舒张，从而导致循环障碍和休克，甚至死亡。

人巴贝虫病主要表现心、肺、肝、脾、肾等内脏器官充血、水肿和出血，器官内有血栓形成；淋巴结肿大；脾和淋巴结的生发层中央和淋巴细胞带衰竭。肝小叶中央坏死，网状内皮增生，库普弗细胞含铁黄素沉积。肾叶间毛细血管充血，肾小管退化，肾小球丛间质的巨噬细胞含铁血黄素沉积。如发生脑损伤，表现为大脑和小脑灰质肿胀，神经细胞退变、出血和间质水肿。

早期报道的人体病例多来自欧洲，患者是因其他原因切除了脾。这些患者的症状严重，主要表现为发冷、发热、精神不振、厌食、黄疸、溶血性贫血和血红蛋白尿、关节疼痛，严重者引起休克、昏迷，直至死亡。脾未切除者感染巴贝斯虫后仅表现轻微症状,甚至不呈现临床症状。由于原虫毒素的作用,患者可并发弥散性血管内凝血(disseminated intravascular coagulation,DIC)。DIC 和免疫复合物导致血管渗透性增高,并发成人的呼吸困难综合征。

李金福等(1984)在云南报道的 2 例人巴贝虫病的症状为轻度贫血、黄疸、肌肉疼痛、乏力、恶心、定期发热。在久病不愈患者的染色血片中发现了巴贝虫样的虫体。虫体呈圆形(6%)、单梨籽形(45%)、双梨籽形(14%)、逗点形(3.4%)和变形虫样(1%)。各种形状的虫体均小于红细胞半径;有一团染色质,双梨籽形虫体以锐角相连,位于红细胞边缘。红细胞的染虫率可高达 49.8%。每个红细胞内,一般有 1~4 个虫体,最多可达 6 个。

【实验诊断】

应根据流行病学资料、临床症状与表现、病原学检查和免疫学诊断等进行综合判断。

1. 流行病学分析　了解当地是否有病例发生,有无传播病媒的蜱类以及来自疫区的患病动物。

2. 典型症状特征　体温高达 40℃以上,呈稽留热型;贫血、黄疸和血红蛋白尿;呼吸促迫等。

3. 病原学检查　确诊的主要依据。在体温升高的第 1~2 天,采耳静脉血做涂片,用吉姆萨染色,如镜检发现有典型虫体;在血红蛋白尿出现期检查,可在血液中发现较多的梨籽形虫体,即可确诊。

4. 免疫学诊断　近年来陆续报道了多种免疫学方法用于诊断巴贝虫病,如补体结合反应(CFT)、间接血凝(IHA)、胶乳凝集(CA)、间接荧光抗体试验(IFAT)、酶联免疫吸附试验(ELISA)等,其中仅 IFAT 和 ELISA 可作常规使用,主要用于带虫动物的检疫和疫区的流行病学调查。

【流行】

巴贝虫病的流行历史悠久,早在 1888 年,由罗马尼亚的巴贝斯(Babes)首次在当地流行的血红蛋白尿病牛的红细胞中发现虫体,并证实具有传染性,当时误认为是一种牛的血液球菌(*Haematococcus bovis*)。1889 年美国学者史密斯(T.H.Smith)鉴定这种病原体是一种原虫,而且由蜱传播。1893 年 Smith 和 Killborne 在美国得克萨斯州也发现了此病,并命名该病原体为牛双芽梨形虫(*Pirosoma bigeminum*)。同年 Starcovici 将 Pirosoma 属名改为 Babesia。直到 1957 年 Skrablo 和 Deanovic 在南斯拉夫报道第一个人体病例后,人们才认识到它是一种人畜共患病,其后世界各地相继报道,我国于 1922 年在进口的奶牛中首次发现巴贝虫病。

巴贝虫必须通过适宜的蜱作为传播媒介,本病在世界各地流行,因蜱的活动具明显的季节性,所以该病的流行也有明显的地区性和季节性。

传染源可分为患病动物和带虫者。巴贝虫病主要是在家畜和野生动物之间进行,人偶可感染。从储藏宿主种类来看,巴贝虫病属于动物源性人畜共患病,传染源是动物,人作为传染源的意义不大。在美国的流行病学资料也显示,大多数患者在外出旅游或野外作业时,因受蜱叮咬而感染田鼠巴贝虫病。因此,啮齿类动物作为人类疾病的传染源意义十分重大。

硬蜱是传播巴贝虫的主要媒介,虫体在蜱体内可长年存活,蜱吸取患病动物或带虫动物的血液后,通过叮咬其他的动物把巴贝虫传播给另一动物。当病媒硬吸人血时即可传播本病。在我国为微小牛蜱(*Boophilus microplus*)与镰形扇头蜱(*Rhipicephalus haemaphysaloides*)。国外报道为微小牛蜱、环形牛蜱(*B.annulatus*)、肛刺牛蜱(*B.calcaratus*)、无色牛蜱(*B.decoloratus*)、外翻扇头蜱(*Ph.evertsi*)、附尾扇头蜱(*Rh. appendiculatus*)和刻点血蜱(*Haemaphysalis punctata*)。已知的 2 种硬蜱、2 种牛蜱和 1 种扇头蜱可以传播牛巴贝虫;5 种革蜱、8 种璃眼蜱和 4 种扇头蜱可以传播马泰勒虫病,传播田鼠巴贝虫的是丹敏硬蜱,均与人巴贝虫病的传播有关。

巴贝虫病对宿主有比较严格的选择性。易感动物或人群的年龄、个体的免疫和营养状况及各种应激因素也与疾病的暴发和流行有密切的关系。从非流行进入流行地区的动物或人容易感染巴贝虫病。因此,到流行地区旅游或野外作业的人群有被感染的危险。当人脾功能有缺陷或其代谢、内分泌失调等的情况下,也可增强对巴贝虫的易感性。目前发现的人巴贝虫病的病例比较集中于欧洲和美洲,在非洲和亚洲报道的较少。在墨西哥的一些地区,Osorno 等在调查居住在家畜巴贝虫病流行地区的 101 人中(1977),发现有 38 人血清学检查巴贝虫阳性反应,阳性率为 37.6%。在尼日利亚,用血清学试验测定 173 人的血清,巴贝虫阳性者有 54%。发病情况似乎与年龄和性别无关。从近几年情况来看,巴贝虫病常与各属的附红细胞体病混合感染。

【防治】

旅游人员和野外作业者要严防蜱的叮咬。脾切除者,更应避免到巴贝虫的流行地区去野外旅游。防蜱灭蜱是防治本病的主要环节。清除住宅附近的杂草和灌木,铲除蜱的孳生环境,必要时可进行药物喷洒。

可根据流行地区蜱的活动规律,实施有计划有组织的灭蜱措施;使用杀蜱药物消灭牛体上及牛舍内的蜱;消灭鼠类可在一定程度上控制传染来源,亦可抑止其体表的蜱媒的扩散。

治疗应尽量做到早确诊、早治疗。除应用特效药物杀灭虫体外,还应针对病情给予对症治疗。人患巴贝虫病使用林可霉素(clindamycin)和奎宁(quinine)治疗有效。对于严重病例可采用换血疗法,可剔除大量被感染红细胞,可防止大量溶血所带来的危害。

(杨自军　汪世平)

数字课程学习……

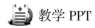 教学 PPT　　　　 英文小结　　　　 思考题　　　　 自测题

第九章

芽囊原虫

芽囊原虫（*Blastocystis*）是寄生于人及其他哺乳动物、鸟类和两栖类动物消化道内的一种厌氧性原虫。寄生于人体的唯一虫种为人芽囊原虫（*Blastocystis hominis* Brumpt, 1912）。该虫曾长期被认为是一种对人无害的肠道共生酵母菌。自 Zierdt 确定其为致病原虫以来，许多国家和地区陆续报道人芽囊原虫感染的人体病例。我国于 1990 年首次在广州发现人芽囊原虫感染的人体病例，近年来感染率呈逐年上升趋势。目前人芽囊原虫感染已经逐渐成为一重要的新兴公共卫生问题，是导致艾滋病患者、肠道癌症患者、肠易激综合征患者和健康人群腹泻的重要机会性致病性原虫。尤其是在 HIV 阳性人群中，高感染率已引起预防医学和临床医学的重视。

人芽囊原虫的分类地位尚存争议。根据 Cox 生物分类系统属混色虫界（Chromista），色物亚界（Chromobiota），双环门（Phylum Bigyra），芽囊纲（Blastocystea），芽囊目（Blastocystida），芽囊科（Blastocystidae）。我国学者江静波等将其归类为人芽囊原虫新亚门（Blastocysta），芽囊原虫纲（Blastocystidea），芽囊原虫目（Blastocystida），芽囊原虫科（Blastocystidae），芽囊原虫属（*Blastocystis*）。近年来分子生物学的研究表明，人芽囊原虫的基因具有高度多态性。目前，芽囊原虫的分类多采用基因组核糖体小亚基片段序列比对分析的方法，现已发现 17 种亚型，其中能感染人的人芽囊原虫共计 9 种亚型。这些种类还可在鸟类、哺乳类同样亦可检出，确定该虫为一种人畜共患的寄生原虫。

【形态】

人芽囊原虫形态多样，体外培养的人芽囊原虫可见 5 种类型（图 9-1）。

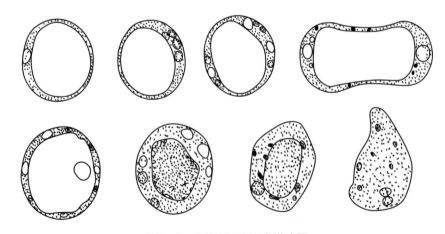

图 9-1　人芽囊原虫形态模式图

Fig. 9-1　Diagram of *Blastocystis hominis*

1. **空泡型**（vacuolar form） 呈圆形或卵圆形，虫体大小差异较大，直径 2~200 μm，多数为 4~15 μm，中央有一透亮的大空泡，细胞质内含 1~4 个呈月牙形或块状的核或细胞器（图 9-2）。多见于感染者的粪便或液体培养基中。

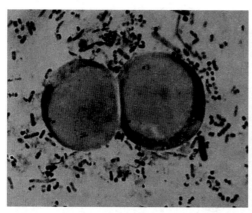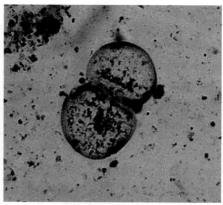

图 9-2 人芽囊原虫（空泡型和颗粒型，吉姆萨染色，西双版纳傣族自治州人民医院罗曼提供）
Fig. 9-2 *Blastocystis hominis*（vacuolar form, granular form by
Giemsa staining, from Luo Man）

2. **颗粒型**（granular form） 由空泡型发育而成，形态及大小与空泡型相似。虫体直径多数为 6.5~80 μm，中央空泡或细胞质中充满圆形颗粒状物质，主要为代谢颗粒、脂肪颗粒和生殖颗粒（图 9-2）。此型很少出现在粪便中。

3. **阿米巴型**（amoeboid form） 虫体直径为 2.6~7.8 μm，外形与阿米巴滋养体相似，有伪足突起伸缩运动，内含一个或多个细胞核，含有细菌和许多其他颗粒状物质。该型多见于急性腹泻患者，认为与致病性有关。

4. **复分裂型**（multiple fission form） 体积较大，含多个核，核与核之间有细胞质相连，可见 3~4 个或更多小泡状结构。

5. **包囊型**（cyst form） 直径 5~30 μm，多为 8~10 μm，有薄壁包囊和厚壁包囊两种形态，囊壁由多层纤维层组成，包囊内无中央空泡，内含 1~4 个细胞核、多个小泡及糖原或脂质沉淀。

【生活史】

人芽囊原虫主要寄生于人体和动物的回盲部，以肠腔内容物为营养，其生活史尚未完全明了。一般认为生活史为包囊 – 空泡型 – 阿米巴型 – 包囊型，阿米巴型为致病期，包囊是感染期。薄壁包囊在肠腔内可以直接增殖造成自体感染，而厚壁包囊则可随粪便排出，通过粪 – 口途径造成宿主感染。在体外培养下，包囊可脱囊发育成空泡型虫体，以二分裂方式大量增殖。随后空泡型转变为阿米巴型，也可转变为颗粒型或复分裂型。虫体的增殖方式包括：①二分裂，是主要的增殖方式；②孢子生殖，可在空泡型虫体内发生；③孢内生殖，在阿米巴型虫体内可见到；④裂体生殖，在空泡型虫体内可见（图 9-3）。

【致病与临床表现】

人芽囊原虫的致病机制尚不明确，普遍认为该虫的致病力较弱。致病机制可能是虫体寄生的屏障作用和肠上皮细胞受损，导致消化吸收障碍及肠功能紊乱，引起肠蠕动亢进与抑制失调。经内镜和活组织检查发现，人芽囊原虫可引起肠黏膜水肿和炎症，但并不破坏结肠黏膜的完整性。人芽囊原虫感染后未必表现出明显的临床症状，感染者是否发病与侵入体内的虫体数量、机体的免疫状态有关，或与肠道内其他共栖微生物的种类等因素有关。多数患者在有其他肠道内细菌、病毒或寄生虫感染时合并该虫感染，但也有该虫单一感染引发疾病的病例报道。

人芽囊原虫感染后，患者的临床表现轻重不一，免疫功能正常者大多无症状或症状较轻，具自限性，

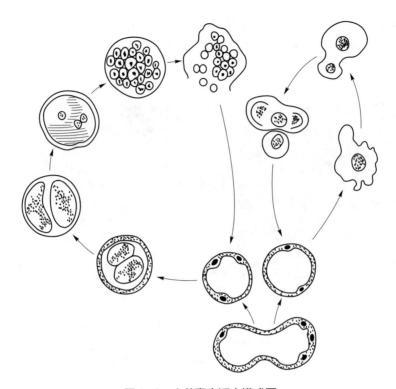

图 9-3　人芽囊生活史模式图

Fig. 9-3　Life cycle of *Blastocystis hominis*

病程一般为 1~3 d。主要表现为消化道症状,如腹泻、腹部不适、腹痛、呕吐等。重度感染者表现为急性或慢性胃肠炎,腹泻最为常见,一日数次至 20 余次,大多为水样便,也有黏液便或血样便,伴有腹痛、腹胀、里急后重和全身不适等症状。上述症状会反复出现,持续数天至数月或更长。急性感染者较少见,往往呈慢性迁移病程。免疫功能低下人群易感且症状较重,如 AIDS、器官移植、长期应用免疫抑制剂及恶性肿瘤患者感染后可致严重腹泻、血便及休克等严重症状和并发症。人芽囊原虫感染还与过敏性皮肤病,如皮肤瘙痒症、荨麻疹,甚至关节炎等有关。

【实验诊断】

诊断主要依靠病原学诊断,从粪便中检获人芽囊原虫即可确诊。常用方法有生理盐水直接涂片、碘液染色法、三色染色法或培养法,培养法可提高检出率。芽囊原虫因形态多样,检查时应注意与溶组织内阿米巴、哈门内阿米巴、微小内蜒阿米巴的包囊、隐孢子虫卵囊及真菌等鉴别。

【流行及防治】

人芽囊原虫呈世界性分布,人群普遍易感,主要分布于热带和亚热带地区,在发展中国家多见,例如印度尼西亚的爪哇地区及尼泊尔等地感染率较高。我国第一次(1988—1992)人体寄生虫分布调查显示,有 22 个省(自治区、直辖市)检出人芽囊原虫,平均感染率为 1.47%。我国多数地区人群感染率在 5% 以下,腹泻患者人芽囊原虫的感染率(8.5%~18%)高于正常人群(0.6%~5.8%)。人芽囊原虫是一种机会性致病性原虫,HIV 感染者及同性恋中感染率高。我国 HIV 高流行区人群的调查结果表明,人芽囊原虫的感染率可高达 21.39%。人芽囊原虫病在 HIV 人群中高感染率应引起预防医学和临床医学的重视。

该虫宿主广泛,可寄生于猴、猩猩、犬、猫、猪、鼠、家兔和家禽等多种脊椎动物体内。粪便中排出人芽囊原虫的患者、带虫者或保虫宿主均为传染源。粪便管理不当可使人芽囊原虫通过污染水源、食物及用具而传播。蟑螂等昆虫可能是重要的传播媒介。

预防措施包括:加强卫生宣传教育,注意个人卫生和饮食卫生,粪便无害化处理,保护水源。对该虫的治疗最常用的是甲硝唑,但易复发。呋喃唑酮、巴龙霉素、复方新诺明等治疗亦有较好疗效,其他还有甲氟喹等。

（李苗　安春丽）

数字课程学习……

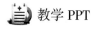教学 PPT　　　🗒️英文小结　　　📖思考题　　　📝自测题

第十章

纤 毛 虫

纤毛虫属于纤毛门的动基裂纲。其滋养体期外表被覆纤毛,纤毛在体表排列上稍有倾斜,随纤毛有节律的摆动,虫体以旋转式向前运动,也可改变方向或向后运动。大多数纤毛虫营自生生活,少数为寄生生活。许多动物如牛、羊、马、豚鼠等的消化道里可有不同种类的纤毛虫寄生。寄生于人体的纤毛虫只有结肠小袋纤毛虫。

结肠小袋纤毛虫(*Balantidium coli* Malmsten,1857)属动基裂纲、毛口目、小袋科。Malmsten 于 1857 年在人体发现该虫并定名为结肠草履虫(*Paramecium coli*)。Stein 1862 年将该虫归于小袋纤毛虫属(*Balantidium*),更名为结肠小袋纤毛虫。该虫寄生于人体结肠内,也可寄生于回肠,有时侵入肠黏膜及黏膜下组织,形成溃疡而导致结肠小袋纤毛虫性痢疾。该虫是动物源性寄生虫,猪为重要的保虫宿主和传染源。

【形态】

结肠小袋纤毛虫生活史中有滋养体和包囊两个阶段(图 10-1)。

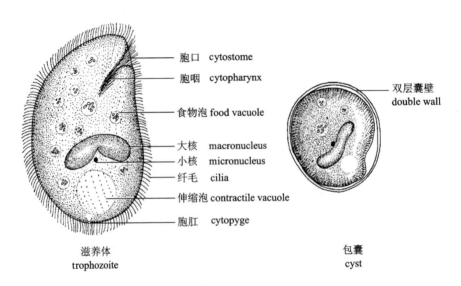

图 10-1　结肠小袋纤毛虫滋养体与包囊示意图

Fig. 10-1　Trophozoite and cyst of *Balantidium coli*

1. 滋养体　外形近似椭圆形,大小为(30~200)μm ×(25~120)μm,为人体寄生原虫中最大者。虫体无色透明或呈淡绿灰色,外被表膜,表膜下为透明的外质,整个虫体外表覆盖斜纵行的纤毛,依靠纤毛的有规则地摆动,旋转运动很活泼,滋养体极易变形。在滋养体前端有胞口,周围纤毛较长。胞口下接胞咽,借助胞口纤毛的摆动,将颗粒状食物(淀粉粒、细胞、细菌、油滴状物)送入胞咽,进入细胞内形成食物泡,消化后的残留物经胞肛排出胞外。细胞质内有两个伸缩泡,分别位于虫体中部和后部,其大小可变化以调节渗透压。体内有大核和小核,染色后虫体内的大核结构明显、呈肾形,大核凹侧缘附一个致密的圆形小核。

2. 包囊 圆形或卵圆形,直径 40~60 μm,活体时呈浅黄绿色折光。囊壁厚,透明,两层。新形成的包囊在活体时可见到囊内的滋养体有明显的纤毛,并在囊内活动,经过一定时间后纤毛可消失。染色后的包囊可见到明显的肾形细胞核。

【生活史】

结肠小袋纤毛虫包囊随宿主粪便排出污染环境,被人或猪等食入后在小肠消化液作用下滋养体脱囊而出,滋养体主要寄生在结肠内,以淀粉、细菌、肠壁细胞等为食。以横二分裂或接合生殖方式生殖。接合生殖时 2 个虫体互相靠近,在胞口附近连接,交换部分核物质后分开,然后各自以二分裂方式繁殖。在培养基中滋养体主要以横二分裂方式繁殖,只是在培养初期未适应培养环境时才出现接合生殖现象(图 10-2)。

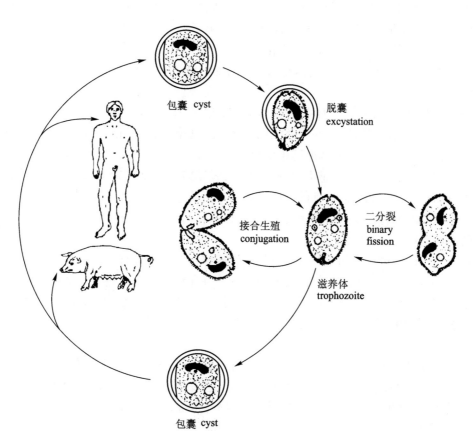

图 10-2 结肠小袋纤毛虫的生活史
Fig. 10-2 Life cycle of *Balantidium coli*

滋养体随着肠内容物向肠道下端移动,由于肠内渗透压等环境的变化,部分滋养体分泌囊壁物质形成包囊,滋养体也可随宿主稀便排到外界后形成包囊。滋养体寄生在人体内很少形成包囊,而在猪体内滋养体则可形成大量包囊。

【致病机制与临床表现】

结肠小袋纤毛虫滋养体可侵入肠黏膜及黏膜下组织,借助于机械性运动、分泌的透明质酸酶等作用及继发感染,对宿主肠黏膜及黏膜下组织造成损伤,形成溃疡而导致痢疾。如果宿主肠内存在其他原因引起的肠壁损伤,则可协同加强该虫的致病性。结肠小袋纤毛虫适于在 pH 大于 5 的环境中生存,并需要与某些细菌(金黄色葡萄球菌、肺炎克雷伯菌、大肠埃希菌等)共生。当宿主食物中富含糖、淀粉类物质以及宿主抵抗力下降时,均有利于该虫生长。所以,致病性的强弱也受宿主肠道内环境及整体因素的影响。

本病的病理学特征酷似溶组织内阿米巴的损害,也为口小底大的溃疡,周围有嗜酸性粒细胞、淋巴细胞浸润。溃疡于黏膜下可以互相合并,严重时可涉及大段肠壁。病变处肠黏膜表面充血、水肿、有点状出血,自溃疡口流出的液体及溃疡内壁附近有大量滋养体。病变部位以盲肠和直肠多见,也可侵犯整个结肠,偶可侵犯回肠末端及阑尾。此外,也有肠外其他器官组织如女性泌尿道寄生的报道。

结肠小袋纤毛虫感染临床表现可分3型:无症状型、慢性型、急性型。无症状带虫者是重要的传染源。慢性型表现为长期周期性腹泻,大便呈黏液稀便,亦可便秘与腹泻交替出现。急性型也称痢疾型,腹泻次数较之慢性型增加,每日可达10多次,里急后重明显。此外,患者可有脱水、营养不良及显著消瘦等表现。

【实验诊断】

1. 粪便生理盐水涂片法 粪便直接涂片查到滋养体或包囊即可确诊。由于患者排虫呈间歇性,故需反复检查。人体内结肠小袋纤毛虫很少形成包囊,故应以查滋养体为主。由于虫体较大,粪检一般不易漏检,但取材后应及时检查,新鲜粪便反复送检可提高检出率。

2. 组织活检 可采用乙状结肠镜取黏膜组织活检。

3. 培养 采用培养痢疾阿米巴的培养基均能使结肠小袋纤毛虫生长。

【流行】

结肠小袋纤毛虫呈世界性分布,其中热带、亚热带较多。在北美和欧洲曾有结肠小袋纤毛虫性痢疾暴发流行的报道。我国云南、广西、广东、福建、四川、湖北、河南、河北、山东、山西、陕西、吉林、辽宁、台湾等地都有病例报告。已知30多种动物能感染此虫,其中猪的感染较普遍,是最重要的传染源。广东和湖南分别调查了20个和12个养猪场,感染率分别为14.2%~72.2%和22.2%~83.1%。通常认为人的感染来源于猪,不少病例有与猪接触的病史,有的地区发病率与猪的感染率一致,故认为猪是人体结肠小袋纤毛虫病的主要传染源。但也有的地区猪的感染率很高,而人体的感染率极低,或仅有猪的感染,因此有人认为人体的结肠内环境对该虫不甚适合。

人体感染是由于误食被包囊污染的水或食物。滋养体对外界环境有一定抵抗力,如在室温和厌氧环境下能生存10 d,但在胃酸中很快被杀死。因此,滋养体并非传播阶段。包囊的抵抗力较强,在潮湿环境里能生存2个月,在干燥而阴暗的环境里能存活1~2周,在阳光照射下经3 h后才死亡。包囊对化学药物也有较强的抵抗力,在10%甲醛溶液中能存活4 h。

【防治】

结肠小袋纤毛虫的防治原则与溶组织内阿米巴相同。结肠小袋纤毛虫的发病率不高,根据2018年出版的《2015年全国人体重点寄生虫病现状调查报告》记载,其加权感染率仅为0.01%。重点在于预防,应加强卫生宣传教育,管理好人粪、猪粪,避免污染食物与水源,注意个人卫生与饮食卫生。治疗药物可选用甲硝唑、四环素和小檗碱等。

(周云飞 汪世平)

数字课程学习……

教学PPT 英文小结 思考题 自测题

第三篇
医学蠕虫学

蠕虫（helminth）为一类借身体肌肉的收缩而做蠕形运动的多细胞无脊椎动物。它们在自然界有的营自生生活，有的营寄生生活，寄生于人、动物或植物。寄生于人体，与医学有关的蠕虫称为医学蠕虫（medical helminth）。它们既可寄生于人体的消化道、胆道和血管，又可寄生于人体的肺、肝、脑和肌肉等组织器官。蠕虫生活史中的成虫或幼虫均可寄生于人体。蠕虫所引起的疾病称蠕虫病（helminthiasis）。

医学蠕虫有160多种，它们分别属于扁形动物门的吸虫纲和绦虫纲、线形动物门的线虫纲及棘头动物门的后棘头虫纲，其中比较重要的有20~30种。蠕虫在其生活史发育过程中，有多个发育阶段，需要不同的环境条件。根据发育过程中是否需要转换宿主，可将蠕虫分为两大类：①土源性蠕虫，这类蠕虫在发育过程中不需要中间宿主，其虫卵或幼虫直接在外界发育为感染阶段，宿主通过食入被污染的食物或经皮肤而感染。绝大多数线虫属于土源性蠕虫。②生物源性蠕虫，这类蠕虫其发育过程中必须要在中间宿主体内发育，然后才能感染终宿主。所有吸虫、棘头虫，大部分绦虫和少数线虫属于生物源性蠕虫。

第十一章

吸　虫

▶▶▶ **第一节　概　论** ◀◀◀

吸虫（trematode）属扁形动物门（Platyhelminthes）的吸虫纲（Trematoda）。吸虫纲下隶3个目,即单殖目（Monogenea）、盾腹目（Aspidogastrea）和复殖目（Digenea）。已发现的吸虫有18 000~24 000种（Poulin,2005）。寄生于人体的吸虫均属复殖目,又称复殖吸虫（digenean）。在我国,已被报告的人体吸虫有30余种,常见而重要的有日本血吸虫、华支睾吸虫、卫氏并殖吸虫、斯氏并殖吸虫和布氏姜片吸虫等,其基本结构（图11-1）和发育过程大致相似,但各有其特点。

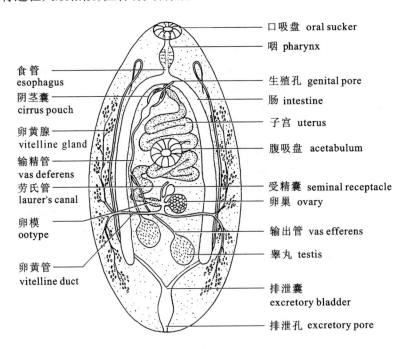

图 11-1　复殖吸虫模式图
Fig. 11-1　Diagram of digenean

【形态】

1. 成虫外观　大多数复殖目吸虫外观呈叶状或长舌状,背腹扁平,两侧对称;前端具口吸盘（oral sucker）,口孔居口吸盘中央;腹吸盘（acetabulum）多位于虫体腹面。吸盘由肌纤维交织而成,具吸附作用,是虫体固着及移动的主要器官。

2. 体表结构 成虫体表凹凸不平,有皱褶、体棘、凹窝、感觉乳突等,其形态、数量、分布等因虫种、部位不同而异。体壁由皮层与肌肉层组成。体壁中间为实质组织(parenchymal tissue),其内有消化、生殖、排泄、神经系统等,缺循环系统,无体腔。皮层具保护虫体、吸收营养物质、分泌、排泄及感觉等生理功能。

3. 消化系统 消化道包括口、前咽(prepharynx)、咽(pharynx)、食管(esophagus)和肠(intestine),缺肛门,属不完全消化道。肠通常在腹吸盘前分为左、右两支,沿身体两侧蜿蜒向后延伸,终止于盲端。裂体属吸虫的肠支在体中部之后再汇合成单一肠,末端亦为盲端。口、咽、食管构成前肠,前肠最里层类似体被结构;肠支内壁为单层细胞层,其细胞质伸出具质膜的绒毛样褶,游离于肠腔,以扩大吸收面积。消化功能主要在前肠进行。吸虫的消化是一种典型的细胞外消化,即细胞分泌酶将食物消化,然后由细胞吸收。

4. 生殖系统 寄生于人体的吸虫,除裂体属吸虫雌雄异体(dioecism)外,均为雌雄同体(hermaphrodite)。雌雄同体,即同一个体内具有雌、雄两性生殖器官各一套。吸虫的生殖系统占虫体大部分,生殖能力极强,这是吸虫在长期演化过程中适应环境的结果。雌性生殖系统包括卵巢(ovary)一个,位于虫体中部或偏位;输卵管(oviduct)始于卵巢,先后与受精囊(seminal receptacle)、劳氏管(Laurer's canal)、卵黄管(vitelline duct)相连,并伸向卵模(ootype);卵模由单细胞的梅氏腺(Mehlis' gland)包绕。卵细胞由卵巢排出,在输卵管处受精并接纳来自卵黄腺(vitelline gland)的卵黄细胞(vitelline cell),在卵模中形成虫卵,之后输入子宫(uterus),经生殖孔(genital pore)排出体外。劳氏管自输卵管起通向背侧体壁,开口于体外,多余的卵黄细胞可能由此排出,也是异体受精的通道。雄性生殖系统由睾丸(testis)产出精子,精子沿输出管(vas efferens)、输精管(vas deferens)、贮精囊(seminal vesicle)、射精管(ejaculatory duct)或阴茎(cirrus),通过生殖窦(genital sinus)的雄性生殖孔进入雌性生殖系统并于输卵管与卵细胞受精。雌雄同体的吸虫亦可异体受精。贮精囊周围有前列腺(prostatic gland),有的虫种还有阴茎囊(cirrus pouch)等结构。血吸虫缺阴茎、前列腺和生殖腔。

5. 排泄系统 由焰细胞(flame cell)、毛细管(capillary tube)、集合小管(collecting tubule)和排泄囊(excretory bladder)组成,经排泄孔(excretory pore)通向体外(图 11-2)。焰细胞与毛细管构成原肾(protonephron)单位。不同种类的吸虫,焰细胞的数目与排列不同,为分类的重要依据。焰细胞最具特征的结构是纤毛束,每一纤毛分基部和游离部,基部为"9+0"构型,游离部为"9+2"构型(9 代表外周纤丝,2 代表中央纤丝),纤毛颤动时似火焰跳动,故而得名(图 11-3)。纤毛有节律的摆动可带动和保持排泄系统内部液体的流动,并形成较高的滤过压,促使氨、尿素、尿酸等废物排出体外。

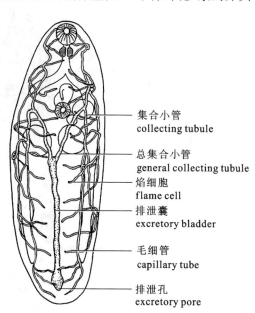

集合小管
collecting tubule

总集合小管
general collecting tubule

焰细胞
flame cell

排泄囊
excretory bladder

毛细管
capillary tube

排泄孔
excretory pore

图 11-2 复殖吸虫排泄系统示意图
Fig. 11-2 Diagram of excretory system of digenean

6. 神经系统 咽的两侧各有一个神经节(ganglion),彼此由背索相连。每个神经节向前、后各发出 3 条神经干(nerve trunk),分别分布于虫体的背面、腹面及侧面;向后的神经干之间由横索(transverse commissure)相连,使整个神经系统形成"梯形"网络(图 11-4)。由神经干发出的神经感觉末梢到达口吸盘、咽、腹吸盘、生殖系统等器官,以及体壁外层的许多感觉器。神经系统有乙酰胆碱酯酶与丁酰胆碱酯酶,神经节中存在分泌细胞,表明神经系统功能甚为活跃。

【生活史】

复殖目吸虫的生活史复杂,均需经历无性世代(asexual generation)与有性世代(sexual generation)的交替及其宿主的转换(图 11-5)。无性世代一般在软体动物腹足类(gastropods)的淡水螺或斧足类

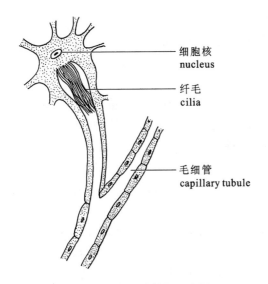

图 11-3　焰细胞结构示意图
Fig. 11-3　Diagram of structure
of flame cell pattern

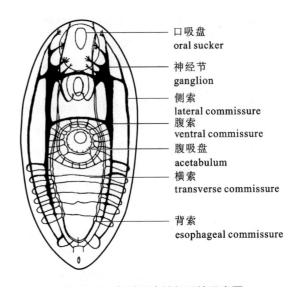

图 11-4　复殖吸虫神经系统示意图
Fig. 11-4　Diagram of nerve system of digenean

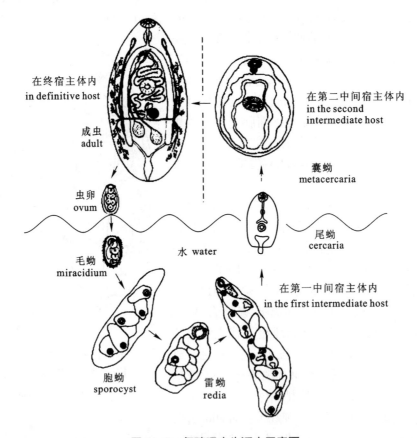

图 11-5　复殖吸虫生活史示意图
Fig. 11-5　Diagram of life cycle of digenean

（pelecypods）的蚌体内完成，所以淡水螺、蚌是吸虫的中间宿主；有些吸虫还需鱼、蜊蛄、溪蟹等作为第二中间宿主。有性世代大多在脊椎动物体内进行，因此脊椎动物是吸虫的终宿主。

复殖目吸虫生活史过程中，其基本发育阶段包括卵（ovum）、毛蚴（miracidium）、胞蚴、雷蚴（redia）、尾蚴（cercaria）、囊蚴（metacercaria）、后尾蚴（excysted metacercaria）或童虫（juvenile）与成虫（adult）等。有些吸虫

有两代雷蚴期,如布氏姜片吸虫、卫氏并殖吸虫等;有些吸虫有两代胞蚴期而缺乏雷蚴期,如日本血吸虫。复殖目吸虫的囊蚴(或尾蚴)侵入终宿主后脱去囊壁(或尾部)后通常称童虫。终宿主体内的童虫大多需经历一段移行过程,最后到达定居部位发育为成虫。

【分类】

我国常见寄生人体的复殖目吸虫分类与寄生部位见表11-1。

表 11-1 我国常见寄生人体的复殖目吸虫分类与寄生部位
Table 11-1 Classification and location of common digenetic flukes parasitizing human host

科 family	属 genus	种 species	寄生部位 location
后睾科 Opisthorchidae	支睾吸虫属 *Clonorchis*	华支睾吸虫 *C.sinensis*	肝胆管
异形科 Heterophyidae	异形吸虫属 *Heterophyes*	异形异形吸虫 *H.heterophyes*	肠道
	姜片吸虫属 *Fasciolopsis*	布氏姜片吸虫 *F.buski*	小肠
片形科 Fasciolidae	片形吸虫属 *Fasciola*	肝片吸虫 *F.hepatica*	肝胆管
并殖科 Paragonimidae	并殖吸虫属 *Paragonimus*	卫氏并殖吸虫 *P.westermani*	肺或脑
		斯氏并殖吸虫 *P.skrjabini*	皮下或肝
裂体科 Schistosomatidae	裂体吸虫属 *Schistosoma*	日本血吸虫 *S.japonicum*	门静脉系统
棘口科 Echinostomatidae	棘隙吸虫属 *Echinochasmus*	日本棘隙吸虫 *E.japonicus*	小肠

(董惠芬 明珍平)

▶▶▶ 第二节 华支睾吸虫 ◀◀◀

华支睾吸虫全名为中华分支睾吸虫[*Clonorchis sinensis*(Cobbold,1875)Looss,1907],于1874年首次在印度加尔各答市一华侨的胆管内检获,且睾丸呈分支状而得名。成虫寄生于终宿主的肝胆管内,亦称肝吸虫(liver fluke)。1982年,湖北省江陵县发掘的战国女尸中发现有大量华支睾吸虫卵,表明华支睾吸虫病(clonorchiasis)在我国流行至少有2 300多年。

【形态】

1. **成虫** 虫体狭长,淡红色,半透明,较柔软,背腹扁平,前端较细,后端钝圆,形似葵花籽(图11-6)。大小一般为(10~25)mm×(3~5)mm。口吸盘略大于腹吸盘,前者位于虫体前端,后者位于虫体前1/5处。消化道简单,包括口、咽、食管、肠。口居于口吸盘中央,咽呈球形,食管短,肠分两支,沿虫体两侧平直延伸至后端,末端为盲端。雄性生殖器官有睾丸两个,分支状,前后排列,位于虫体后1/3处。两睾丸各发出一输出管,向前延伸,约在虫体中部汇合成输精管,再向前逐渐膨大形成贮精囊,接射精管开口于腹吸盘前缘的生殖腔;无阴茎囊、阴茎和前列腺。雌性生殖器官有卵巢一个,边缘分叶,位于睾丸之前;输卵管始于卵巢,远端为卵模,卵模周围有一群单细胞组成的梅氏腺;子宫呈袋状,自卵模始盘绕而上,开口于腹吸盘前缘的生殖腔。受精囊居睾丸与卵巢之间,椭圆形,与输卵管相通,旁有劳氏管;劳氏管细长,弯曲,开口于虫体背面;卵黄腺呈滤泡状,分布于虫体两侧,从腹吸盘延伸至受精囊水平。在受精囊处,排泄系统

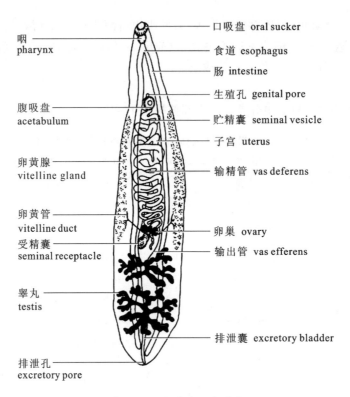

图 11-6 华支睾吸虫成虫
Fig. 11-6 Adult of *Clonorchis sinensis*

的左、右两支集合小管汇合成略带弯曲呈长袋状的排泄囊,排泄孔开口于虫体末端。

2. **虫卵** 形似芝麻籽,前端较窄,后端钝圆;黄褐色,平均大小为 29 μm × 17 μm;卵壳前端有一微凸的卵盖,盖周围的卵壳增厚而成肩峰状,另一端有小疣状突起;卵内为一成熟毛蚴(图 11-7)。

3. **囊蚴** 圆形或椭圆形,平均大小为(121~150)μm ×(85~140)μm。囊壁分2层,外壁较厚,内壁较薄。幼虫迂曲于囊内,具口吸盘、腹吸盘、肠和含黑色钙质颗粒的排泄囊,它们常呈不对称排列(图 11-8)。

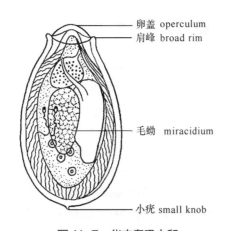

图 11-7 华支睾吸虫卵
Fig. 11-7 Ovum of *Clonorchis sinensis*

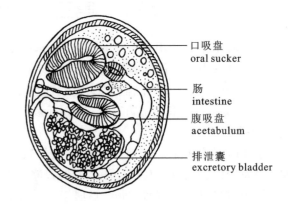

图 11-8 华支睾吸虫囊蚴
Fig. 11-8 Metacercaria of *Clonorchis sinensis*

【生活史】

成虫寄生于人或哺乳动物的肝胆管内,产出的虫卵随宿主胆汁进入肠道,混于粪便排出体外。虫卵若有机会入水,在水中被第一中间宿主淡水螺吞食,在螺体消化道内孵出毛蚴,毛蚴穿过肠壁形成胞蚴,移往直肠外鳃和淋巴隙发育,经无性增殖形成许多雷蚴和大量尾蚴。成熟尾蚴从螺体逸出,遇第二中间宿主淡水鱼、虾,则侵入其肌肉等组织,发育为囊蚴。终宿主因生食或半生食含有活囊蚴的淡水鱼虾而感染。终宿主为人或猫、犬等多种哺乳动物。囊蚴在终宿主消化道内,在胃蛋白酶、胰蛋白酶和胆汁等消化液的作用下,囊壁被软化,囊内幼虫活动加剧,在十二指肠内脱囊而出。脱囊后的童虫一般沿胆汁流动的逆方向移行,经胆总管至肝内中、小胆管寄生;也可循血管或穿过肠壁经腹腔到肝进入肝胆管内,在感染后 1 个月左右发育为成虫,并可在粪便中检获到虫卵(图 11-9)。个体感染虫体数量差别较大,报道最多者可达 21 000 多条。一般认为成虫在人体内可存活 20~30 年。

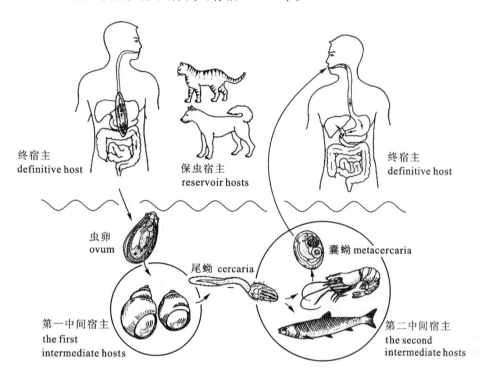

图 11-9　华支睾吸虫生活史
Fig. 11-9　Life cycle of *Clonorchis sinensis*

【致病机制与临床表现】

1. **致病机制**　华支睾吸虫成虫主要寄生于终宿主次级肝胆管内,虫体的机械性损伤及其分泌物、代谢产物的毒性或化学性刺激是致病的主要因素。

成虫的机械性运动可导致胆管上皮损伤、脱落、增生,胆管壁周围炎性细胞浸润、纤维增生,导致管壁增厚、管腔狭窄;加之大量虫体寄生可引起胆管的机械性梗阻,均能影响胆汁的正常流动而致胆汁淤积。在胆管上皮细胞受损、胆管被虫体阻塞和胆汁淤积的基础上,伴随虫体一起进入胆管的致病菌大量繁殖,从而引起化脓性胆管炎、胆囊炎,甚至继发肝脓肿。

华支睾吸虫的寄生除破坏胆管上皮细胞的正常结构外,亦能改变胆管内的微环境,导致胆管上皮细胞发生杯状细胞化生,糖蛋白分泌增多,胆汁变黏稠,易有结晶析出;胆汁中的细菌性 β- 葡糖醛酸糖苷酶活性升高,该酶可将胆汁中的结合胆红素水解为游离胆红素,后者与钙离子结合成难溶于水的胆红素钙,易沉积而形成结石。胆管中的华支睾吸虫卵、死亡虫体碎片、崩解物及脱落的胆管上皮细胞均可作为结石的核心。在此条件下,黏蛋白附着于结石核心表面,起支架和黏附剂作用,促进难溶性胆红素钙的沉积,逐渐形成胆管色素类结石。

华支睾吸虫的寄生,刺激机体免疫系统产生特异性 IgG,继而激活粒细胞释放大量的活性氧离子(O_2^-),一方面作用于胆管中的虫体,另一方面也可使邻近肝细胞发生脂质过氧化反应,损伤肝细胞。肝细胞受损后,其清除活性氧自由基的能力下降,进一步促进了肝细胞的脂质过氧化反应,如此恶性循环,致使外周血中的脂质过氧化物（lipid hydroperoxide，LPO）不断增多，进一步损伤肝功能。

华支睾吸虫感染后是否引起肝硬化与感染量、感染次数和感染持续时间的长短有关。少量感染，约3/4患者的肝无明显改变，而重度感染者肝的改变比较明显。感染初期，肝内小胆管扩张，胆管周围嗜酸性粒细胞浸润，纤维组织增生。随着病程的进展，纤维组织渐向肝小叶内延伸，形成假小叶，肝细胞变性坏死，肝小叶中央出现脂肪变性和萎缩，终致肝硬化。

华支睾吸虫寄生还可作为重要的致癌协同因子，在内源性致癌因素参与下，引起胆管上皮细胞癌。成虫寄生的机械性损伤和化学性刺激引起胆管上皮细胞脱落、再生、增生及腺瘤样增生，甚至癌变。华支睾吸虫感染引起的营养不良和代谢紊乱及脑垂体的功能受损，是患儿生长发育障碍的主要原因。

2. 临床表现　华支睾吸虫病的临床表现因人体感染华支睾吸虫的数量、病程长短、有无重复感染及个体的免疫力而异，可分为急性华支睾吸虫病与慢性华支睾吸虫病。

（1）急性华支睾吸虫病　一次食入大量华支睾吸虫囊蚴可致急性华支睾吸虫病。潜伏期一般为30 d，感染愈重，潜伏期愈短。起病一般较急，首发症状为上腹部疼痛和腹泻；疼痛可呈持续性刺痛，也可表现为隐痛于进餐后加重，伴有厌油腻，似急性胆囊炎，可伴有胆管阻塞症状；腹泻3~4次/d，以黄色水样便多见，伴有胆道梗阻时，可呈白陶土样稀水便。3~4 d后出现发热，常伴有明显畏寒，体温可高达39℃以上，持续时间长短不一，未经治疗者反复发热可达数月。继而出现肝大，以左叶大为主，剑突下触痛明显，时有黄疸，并可出现荨麻疹和外周血嗜酸性粒细胞增多。

（2）慢性华支睾吸虫病　反复多次少量感染或急性华支睾吸虫病未及时治疗，均可演变为慢性华支睾吸虫病。一般起病隐匿，症状复杂，根据感染程度分为轻度、中度、重度感染3种。

1）轻度感染：临床症状不明显，或仅有胃部不适，进食后有上腹胀、食欲不振、轻度腹痛等上消化道症状，也可出现肝大等。

2）中度感染：有不同程度的倦怠、乏力、食欲减退、消化不良和经常性的腹痛与慢性腹泻等，肝大可触及，肝表面不光滑，有压痛和叩击痛，部分患者伴有贫血、营养不良和水肿等症状。

3）重度感染：上述症状均可出现并明显加重，晚期可发展成肝硬化和门静脉高压，出现腹水、腹壁静脉曲张，肝大且质地硬，脾常可触及。少数患者可因反复感染出现发热，体温高于39℃，出现不同程度的巩膜或皮肤黄染。部分患者可并发胆石症、胆绞痛等。儿童罹患此病可伴有明显的生长发育障碍。肝功能失代偿是重症华支睾吸虫病患者死亡的主要原因。

慢性华支睾吸虫病在临床上可分为无症状型、肝炎型、消化不良型、胆囊胆管炎型、类神经症型、肝硬化型和类侏儒型等，前三者居多，分别占34.65%、40.22%和16.10%。

【实验诊断】

华支睾吸虫病的临床表现常呈非特异性，应注意与急性黄疸性肝炎和慢性病毒性肝炎、胆管炎、胆囊炎及胆道梗阻等鉴别。注意询问患者是否来自流行区或到过流行区、有无生食或半生食淡水鱼虾史、职业等情况；若是儿童，询问有无抓小鱼烤食等，均有助于本病的诊断。

1. 病原学诊断　粪便、十二指肠液、胆汁或手术后的胆石中检获华支睾吸虫卵是确诊本病的依据。

（1）粪便检查　主要有涂片法和集卵法两大类。直接涂片法操作简便，常用于现场流行病学调查，但由于所用粪便量较少，检出率不高，易漏检。改良加藤厚涂片法（Kato-Katz法）简便、有效、经济，适用于流行病学调查。检出率较高的方法有倒置沉淀法、碘化钾溶液漂浮法、醛醚离心沉淀法（醛醚法）、盐酸乙醚离心沉淀法（酸醚法）、改良加藤厚涂片法和小杯稀释计数法等。临床上首选检查方法是醛醚法或酸醚法。华支睾吸虫排卵量少，虫卵小，且粪便中虫卵数波动大，感染早期粪便检查的阳性率较低，有时需反复检查才能获得阳性结果。

（2）十二指肠引流液检查　采用胶囊拉线法或胃镜引导下从十二指肠引流物中检查虫卵，检出率高，但操作较复杂，仅适用于部分住院患者。

（3）胆汁检查　通过纤维胃镜抽取胆汁，或胆囊摘除手术时留取胆汁检查，阳性检出率高。

（4）胆结石检查　将手术取出的胆结石研碎后过滤检查，虫卵阳性率比上述材料所获结果均高。

2. **免疫学诊断** 目前免疫学方法已被广泛应用于临床辅助诊断和流行病学调查,常用的方法有:①皮内试验(IDT);②间接血凝试验(IHA);③间接免疫荧光试验(IFA);④酶联免疫吸附试验(ELISA);⑤斑点免疫金银染色法(Dot-IGSS)等。其中,ELISA 既能检测血清中抗体,又能检测血中循环抗原,具简便、快速、敏感、特异等优点。

3. **影像学检查** 逐渐成为临床诊断华支睾吸虫病的重要辅助手段。

（1）B超检查 ①肝型,肝实质点状回声增粗、增强,有短棒状、索状或网状回声。肝内光点密集不均匀,可见小斑片状影。②胆管型,胆管系统回声增强、管壁增厚,有时可见扩张的胆管内有点状或索状回声。③胆囊型,胆囊壁增厚、粗糙,囊内有点状、棒状、索状或飘带状回声,有时伴有小结石或胆泥。④混合型,同时表现出上述两种或以上类型。

（2）CT检查 对华支睾吸虫病的辅助诊断也有较大价值。患者均有不同程度的弥漫性肝内胆管从肝门向周围均匀扩张,肝外胆管无明显扩张;多为被膜下小胆管呈囊样扩张,近肝门侧肝内胆管向被膜侧均匀扩张。少数病例胆囊内可见不规则组织块影。

（3）磁共振胰胆管成像术(MRCP)与内镜逆行胆胰管造影术(ERCP) MRCP和ERCP可显示肝内胆管呈不同程度扩张合并末梢胆管小囊状扩张,ERCP还可清晰地显示肝内各级胆管中的虫体及胆管的阻塞部位与程度。

4. **分子生物学方法** 设计特异的引物进行 PCR 扩增,可检测华支睾吸虫感染者特定的 PCR 产物。

【流行】

1. **分布** 华支睾吸虫主要分布于日本、朝鲜、韩国、越南北部、俄罗斯的小部分地区和我国。据《2015 年全国人体重点寄生虫病现状调查报告》显示,我国华支睾吸虫感染率为 0.44%,加权感染率为 0.23%。我国有青海、甘肃、宁夏、新疆、内蒙古、西藏、北京、天津等 15 个省(自治区、直辖市)未发现华支睾吸虫感染,其余 16 个省(自治区、直辖市)均发现感染病例;其中,流行较严重的有黑龙江(3.38%)、吉林(2.06%)、广东(1.18%)和江西(1.02%)。

任何年龄均可被华支睾吸虫感染。调查显示,30~45 岁青壮年的感染率最高,儿童感染率较低。流行区男性的感染率(0.28%)明显高于女性(0.18%)。此外,报告显示华支睾吸虫感染还与职业和民族分布有关,从事服务业人员感染率可达2.37%。在我国,壮族(2.60%)、汉族(0.52%)和侗族(0.21%)是感染率较高的民族。

2. **流行环节**

（1）传染源 能排出华支睾吸虫卵的患者、带虫者和保虫宿主均为该病的传染源。华支睾吸虫病为寄生性人畜共患病,保虫宿主的种类较多,我国已报道自然感染的有猫、犬、猪、鼠、貂、狐狸、獾、野猫、水獭等33种动物,最常见的为猫、犬、猪、鼠。人群感染率高的地区,保虫宿主的感染率也高,且感染程度重,一只猫或犬体内可检获数千条虫体。

（2）中间宿主 华支睾吸虫对中间宿主的选择性不强,中间宿主的种类多、数量大。

第一中间宿主为淡水螺类。在我国至少有 10 种,主要有纹沼螺(*Parafossarulus striatulus*)、傅氏豆螺(*Bithynia fuchsianus*)、长角涵螺(*Alocinma longicornis*)。这些淡水螺类均为塘堰、沟渠中的小型螺类,适应性强,繁殖能力强。

第二中间宿主为淡水鱼虾。目前发现可作为第二中间宿主的淡水鱼有 139 种,我国有 102 种,主要是鲤科鱼类,如常见的青鱼(*Mylopharyngodon piceus*)、草鱼(*Ctenopharyngodon idellus*)、鲢鱼(*Hypophthalmichthys molitrix*)、鳙鱼(*Aristichthys nobilis*)(也称胖头鱼等)、鲤鱼(*Cyprinus carpio*)、鲫鱼(*Carassius auratus*)等;还有一些小杂鱼,如麦穗鱼(*Pseudorasbora parva*)、克氏鲦鱼(*Hemiculter kneri*)等,尤其是麦穗鱼,感染率有的可高达 100%。70% 以上的囊蚴分布于鱼的肌肉,每克鱼肉可寄生数个甚至数千个囊蚴。中华小长臂虾(*Palaemonetes sinensis*)、细足米虾(*Caridina nilotica gracilipes*)、细螯沼虾(*Macrobrachium superbum*)等淡水虾中也有华支睾吸虫囊蚴寄生。

（3）感染方式 生食或半生食淡水鱼、虾是感染华支睾吸虫的关键因素,经口吃鱼、用污染囊蚴的砧板切熟食等均可致华支睾吸虫感染;在烧、烤、烫或蒸全鱼时,常因温度不够、时间不足或鱼肉过厚等原因,未能杀死囊蚴而致感染;饮生水也能造成感染;嬉食小鱼是儿童感染的重要方式。实验证明,厚约1 mm的鱼肉片中的囊蚴,在60~70℃的热水中,需6~15 s才能被杀死。囊蚴在醋酸浓度为3.36%的醋中可存活2 h,在含19.3% NaCl的酱油中还可存活5 h。

【防治】

1. **加强健康教育**　华支睾吸虫病是一种食源性寄生虫病,预防该病的关键是加强健康教育,提高群众特别是儿童的自我防范意识,不生食或半生食淡水鱼虾,提倡卫生的烹调方法和食鱼习惯,注意将切生、熟食砧板及刀具等分开。

2. **控制传染源,积极治疗患者和带虫者**　加强猫、犬等保虫宿主管理,忌用生鱼、生虾喂养,对病畜进行驱虫治疗或捕杀。治疗患者目前应用最多的药物是吡喹酮和阿苯达唑。少数患者经吡喹酮治疗后有头晕、头痛、腹泻、恶心等不适,但持续时间多不长,一般不影响治疗,停药后可自行缓解。重度感染者,可将上述两种药物各减半联合应用,不但治疗效果好,而且对伴有感染的其他蠕虫也有满意的驱虫疗效。

3. **加强粪便管理,防止虫卵入水**　无害化处理粪便,禁用新鲜粪便养鱼;改造厕所,防止粪便被雨水冲刷流入鱼池;禁止猪圈直接与鱼池相通。结合渔业生产进行清塘、灭螺,均有利于控制该病的流行。

(董惠芬　明珍平)

▶▶▶ 第三节　并殖吸虫 ◀◀◀

并殖吸虫是肺吸虫病(paragonimiasis)的病原体,隶属并殖吸虫科,其成虫主要寄生于宿主的肺内,故又称肺吸虫(lung fluke)。目前,全世界报道的并殖吸虫有50多种,其中在我国报道的有32种,其中能致病的虫种可粗略归纳为两个类型,即以卫氏并殖吸虫为代表的人畜共患型和以斯氏并殖吸虫为代表的畜主人次型。

一、卫氏并殖吸虫

卫氏并殖吸虫[*Paragonimus westermani*(Kerbert,1878)Braun,1899]是人体肺吸虫病的重要病原,为最早发现的并殖吸虫。

【形态】

成虫虫体肥厚,背部略隆起,腹面扁平。活体呈红褐色,半透明,椭圆形,长为7~12 mm,宽为4~6 mm,厚为2~4 mm。长宽之比约为2∶1。除口吸盘、腹吸盘、生殖孔、排泄孔及其附近的体壁外,虫体体表布满细小单生型尖刀状皮棘。口、腹吸盘大小相近,腹吸盘位于体中横线之前。消化器官包括口、咽、食管和两支弯曲的肠。卵巢分5~6叶,形如指状,与子宫并列于腹吸盘之后;睾丸分支,左、右并列于虫体后端1/3处。口、腹吸盘比例,卵巢类型,睾丸长度比是并殖吸虫形态鉴别的重要特征(图11-10)。

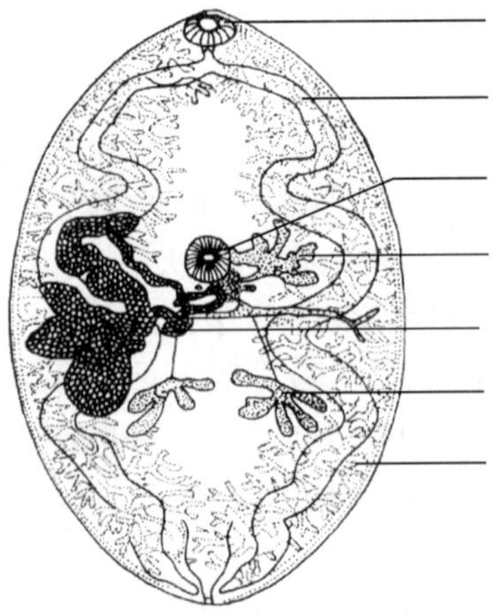

虫卵呈金黄色,椭圆形,左右多不对称,大小为(80~118)μm×(48~60)μm,最宽处近卵盖一端。卵盖大,略倾斜。卵壳薄厚不匀,卵内含有10多个卵黄细胞,卵细胞常位于中央。

图11-10　卫氏并殖吸虫成虫
Fig. 11-10　Adult of *Paragonimus Westermani*

口吸盘 oral sucker
肠 intestine
腹吸盘 acetabulum
卵巢 ovary
子宫 uterus
睾丸 testis
卵黄腺 vitellaria gland

【生活史】

卫氏并殖吸虫的终宿主除人外,主要为肉食哺乳动物,如犬、猫。第一中间宿主为生活于淡水的川卷螺。第二中间宿主为溪蟹和蝲蛄。

生活史阶段包括虫卵、毛蚴、胞蚴、母雷蚴、子雷蚴、尾蚴、囊蚴、后尾蚴、童虫和成虫。

成虫主要寄生于终宿主的肺内,形成虫囊,并与支气管相通。虫卵经气管随痰咳出或经吞咽入消化道后随粪便排出。虫卵只有入水才可继续发育。在适宜温度(24~25℃)下约经3周孵出毛蚴,如遇川卷螺则主动侵入并经过胞蚴、母雷蚴和子雷蚴发育为成熟的短尾蚴。尾蚴从螺体逸出后,在水中主动侵入或被溪蟹和蝲蛄吞食,并在其肌肉、内脏或鳃上形成球形或近球形囊蚴。囊蚴直径为300~400 μm,具两层囊壁。人或其他终宿主因食入含有活囊蚴的溪蟹、蝲蛄而感染。囊蚴进入终宿主,经消化液作用,幼虫脱囊而出。童虫靠前端腺体分泌液和两吸盘的强有力伸缩运动,穿过肠壁进入腹腔,移行于各器官之间或邻近组织及腹壁。经1~3周,童虫穿过膈肌经胸腔入肺发育成熟,形成虫囊。囊中一般含有两条虫体。有些童虫可终身穿行于组织间直到死亡。自囊蚴进入终宿主至在肺成熟产卵,约需2个多月(图11-11)。成虫在宿主体内一般可生存5~6年,长者可达20余年。

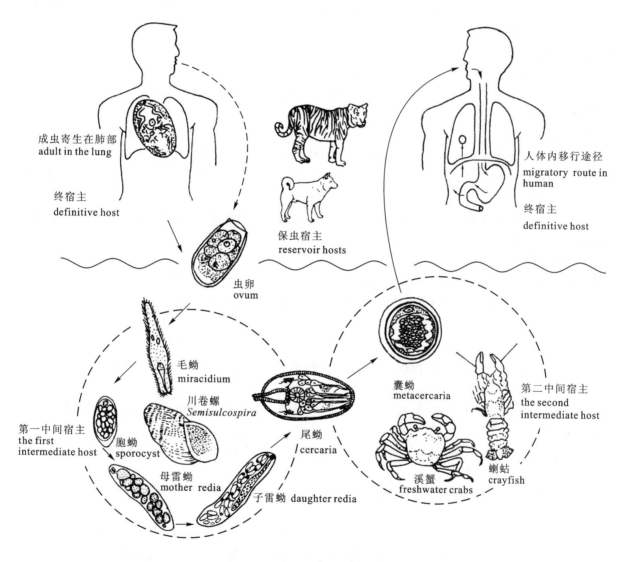

图11-11 卫氏并殖吸虫生活史
Fig. 11-11 Life cycle of *Paragonimus westermani*

【致病机制与临床表现】

卫氏并殖吸虫的致病主要是童虫或成虫在人体组织与器官内移行、寄居造成的机械性损伤,以及其代谢产物等抗原物质引起的免疫病理反应。根据病变的发展过程,可分为急性期和慢性期。

1. **急性期** 主要由童虫移行、游窜引起。童虫穿过肠壁引起肠壁出血。在腹腔、腹壁之间穿行,尤其大多数童虫从肝表面移行或从肝组织穿过,引起局部出血和坏死或继发感染。此期全身症状可轻可重,轻者仅有食欲不振、乏力和低热等非特异性症状;重者起病急,症状明显,如高热、腹痛和腹泻等。实验室检查血象变化明显,嗜酸性粒细胞明显增多,一般为 20%~40%,甚至可高达 80% 以上。症状出现于食入囊蚴后数天至 1 个月左右,重感染者在第 2 天即可出现症状。

2. 慢性期 童虫进入肺后引起的病变,大致可分为 3 期。

(1)脓肿期 主要是虫体移行引起组织破坏和出血及继发感染。肉眼可见病灶呈充血性小结节状,有的呈窟穴状或隧道状,内有血液,有时可见童虫。随后,出现炎性渗出,渗出物内含中性粒细胞、嗜酸性粒细胞等。病灶周围产生肉芽肿组织,形成薄膜状囊肿壁,并逐渐形成脓腔。胸部 X 线片显示边界模糊不清的浸润性阴影。

(2)囊肿期 因渗出性炎症,大量炎症细胞浸润、聚集、死亡崩解、液化,脓肿内含物逐渐变成赤褐色黏稠性液体。镜下可见组织坏死、夏科 – 莱登结晶和大量虫卵。囊壁因大量肉芽组织增生而肥厚,胸部 X 线片显示边界清楚的结节状阴影,有时见液平面。虫体可离开虫囊移行到附近形成新的虫囊,这些虫囊可相通,胸部 X 线片显示多房性囊状阴影。

(3)纤维瘢痕期 因虫体死亡与转移,或囊肿与支气管相通,囊肿内容物逐渐被排除或吸收,肉芽组织填充愈合,最后病灶完全由纤维组织替代形成瘢痕。胸部 X 线片显示硬结性或条索状阴影。

以上 3 期病变常可同时见于同一器官(肺)。

卫氏并殖吸虫虽为人畜共患寄生虫,但人是其适宜宿主,成虫主要寄生在肺。患者的主要临床表现为胸肺型症状:咳嗽、胸痛、痰中带血或咳铁锈色痰(痰中可见虫卵),胸部 X 线片显示肺部有明显改变,易误诊为肺结核和肺炎。部分虫体也侵犯其他组织器官,临床上根据其主要损伤部位分为:①腹型,见腹痛、腹泻、大便带血等。②脑型,见头晕、头痛、癫痫、偏瘫、视力障碍等。③皮肤型,见移行性皮下包块、结节等。此外,临床上还可见到症状不明显,但多种免疫反应阳性者,此型称为亚临床型。上述分型并非绝对,临床上常有多型并存于同一患者的情况。

【实验诊断】

1. 病原学诊断 从痰或粪便中检出虫卵即可确诊。活检皮下包块或结节,发现童虫也可确诊。典型的病理变化可帮助诊断。轻度感染者应留 24 h 痰液,经 10% NaOH 消化处理后,离心沉淀镜检,可提高检出率。

2. 免疫学诊断

(1)皮内试验 多应用于人群现场普查,阳性检出率可高达 95% 以上,但常出现假阳性和假阴性反应。

(2)酶联免疫吸附试验 敏感性高、特异性强,阳性率可高达 90%~100%,是目前普遍使用的检测方法,诊断试剂盒已有市售。

(3)循环抗原检测 应用酶联免疫吸附抗原斑点试验(AST–ELISA)检测血中循环抗原,阳性检出率较高,并具有疗效考核价值。

此外,CT、MR 和 X 线检查适用于胸肺型和脑型患者,结合免疫学检测方法有助于诊断。

【流行】

1. 流行概况 卫氏并殖吸虫分布广泛,以亚洲地区为主。日本、朝鲜、俄罗斯、菲律宾、马来西亚、印度、泰国及非洲、南美洲国家均有报道。在我国,除西藏、新疆、内蒙古、青海、宁夏未报道外,其他 27 个省(自治区、直辖市)均有病例报道。

2. 流行环节

(1)传染源 并殖吸虫病的传染源是能排出虫卵的人和肉食类哺乳动物。本病的保虫宿主种类多,如虎、豹、狼、狐、大灵猫和果子狸等多种野生动物及猫、犬等家养动物均可感染卫氏并殖吸虫。感染的野生动物则是自然疫源地的主要传染源。如在我国辽宁宽甸县,犬是主要传染源。

(2)传播途径 在卫氏并殖吸虫的传播途径的各个环节中,适宜的中间宿主、转续宿主存在及人群中有生食或半生食溪蟹、蝲蛄的习惯是 3 个重要环节。

我国已证实的中间宿主为生活在淡水的川卷螺类,如放逸短沟蜷和黑龙江短沟蜷等。第二中间宿主为溪蟹类(如福建溪蟹等约 20 多种蟹)及东北的蝲蛄。此外,一些淡水虾也可作为第二中间宿主。

(3)转续宿主　近年来,报道了野猪、猪、兔、大鼠、蛙、鸡、鸟等多种动物可作为卫氏并殖吸虫的转续宿主。大型肉食动物如虎、豹等因捕食这些转续宿主而感染,人若生食或半生食这些转续宿主的肉,也可能被感染。

疫区居民常有生食或半生食溪蟹、蝲蛄的习惯,食法各异。腌蟹、醉蟹等为生食;火烤、煮时间不够也不能杀死全部囊蚴,为半生食,同样有感染的机会。我国东北地区的蝲蛄酱或蝲蛄豆腐是山区居民的美食,但这种烹调方法并未能杀死囊蚴,食之危险性极大,是导致感染的主要原因。此外,若使用被活囊蚴污染了食具,或中间宿主死亡后囊蚴脱落水中污染水源,饮含有活囊蚴的生水,均有可能导致感染。

(4)易感者　不同性别和年龄的人均对卫氏并殖吸虫易感,多见于丘陵或山岳地带的少年儿童。

3. 流行区类型　根据第二中间宿主种类,疫区类型又可分为两种:溪蟹型流行区及蝲蛄型流行区。溪蟹型流行区的特点是疫区患者不多,呈点状分布,易于控制。蝲蛄型流行区在我国只存在于东北三省,由于疫区居民对蝲蛄及其制品的特殊爱好,尽管经过多年的控制患者明显减少,但仍为当地的多发病和常见病。

【防治】

宣传教育当地居民不生食或半生食溪蟹、蝲蛄及其制品;讲卫生,不饮疫区生水,是预防本病有效的方法。

目前常用的治疗药物为吡喹酮,该药疗效高、毒性低、疗程短。对于脑型卫氏并殖吸虫病和重型卫氏并殖吸虫病需要两个或更长的疗程。

二、斯氏并殖吸虫

斯氏并殖吸虫[*Paragonimus skrjabini*(Chen,1959),Chen1963]于 1959 年首次被报道,可引起人皮下型并殖吸虫病。2003 年美国学者 Cox FEG 报道了人体寄生虫分类的新体系,在 Cox 的分类系统中,该虫被归属到并殖吸虫属,国外未见相关报道。斯氏并殖吸虫一般在人体不能发育为成虫,主要是童虫寄生或移行,引起幼虫移行症。

【形态】

成虫虫体窄长,前宽后窄,两端较尖,宽长比例为 1∶2.4~1∶3.2,最宽处在腹吸盘水平。腹吸盘位于体前约 1/3 处,略大于口吸盘。卵巢位于腹吸盘的后侧方,其大小和分支情况视虫体成熟程度而定,成熟者卵巢分支细而多,形如珊瑚。睾丸一对,左右并列,分多叶,位于体中、后 1/3 间部(图 11-12)。

虫卵椭圆形,形状多不对称,卵壳厚薄不均,其大小各地区差异大。

【生活史】

生活史与卫氏并殖吸虫相似。然而,其第一中间宿主为拟钉螺(泥泞拟钉螺、微小拟钉螺)和小豆螺(中国小豆螺、建国小豆螺等);第二中间宿主为锯齿溪蟹、雅安溪蟹及河南溪蟹。终宿主为果子狸、家猫、犬等。人可能是本虫非正常宿主,从人体检获的虫体绝大部分为童虫,少见发育成熟并产卵。

【致病机制与临床表现】

斯氏并殖吸虫是人畜共患、以畜为主的致病虫种。在动物体内,虫体可在肺部成囊,发育成熟产卵,引起类似卫氏并殖吸虫的一系列典型病变。在人体内,侵入的虫体大多数停留在童虫阶段,到处游窜,难以定居,造成局部或全身性病变——幼虫移行症。主要表现为游走性皮下结节,多见于胸背部、腹部、头颈、四肢、腹股沟、阴囊等处。包块常

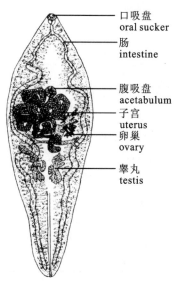

口吸盘
oral sucker

肠
intestine

腹吸盘
acetabulum
子宫
uterus
卵巢
ovary

睾丸
testis

图 11-12　斯氏并殖吸虫成虫
Fig. 11-12　Adult of *Para skrjabini*

紧靠皮下,边界不清,无明显红肿。切除包块时可见隧道样虫穴,间或查见童虫,镜下可见嗜酸性粒细胞肉芽肿、坏死渗出物及夏科 – 莱登结晶等。侵入其他部位所致损害,可出现相应的症状和体征,如侵犯胸肺,患者出现胸闷、胸痛、咳嗽、咳痰,胸部 X 线片显示边缘模糊的浸润阴影或房性囊状阴影;如侵犯肝,则出现肝痛、肝大、转氨酶升高等表现。全身症状有低热、乏力、食欲下降等。血象检查嗜酸性粒细胞明显增加。

【实验诊断】

免疫学诊断或皮下包块活体组织检查是本病的主要诊断方法。

【流行及防治】

在国外,斯氏并殖吸虫病尚未见报道。我国甘肃、山西、陕西、河南、四川、云南、贵州、湖南、湖北、浙江、江西、福建、广东和广西14省(自治区、直辖市)均已见斯氏并殖吸虫感染人体的报道,局部地区流行严重。防治措施同卫氏并殖吸虫。

(汪世平)

▶▶▶ 第四节 日本裂体吸虫 ◀◀◀

裂体吸虫属吸虫纲,复殖目,裂体科,裂体属。成虫寄生于人和多种哺乳动物的静脉血管内,亦称血吸虫,所致疾病称血吸虫病。血吸虫病曾广泛流行于亚洲、非洲和拉丁美洲的 78 个国家和地区,目前仍流行于 52 个国家,被感染人数达 2.4 亿,其中 90% 以上分布于非洲,仅约 1 亿人接受治疗。

寄生于人体的血吸虫主要有 6 种,即日本血吸虫(*Schistosoma japonicum*)、曼氏血吸虫(*Schistosoma mansoni*)、埃及血吸虫(*Schistosoma haematobium*)、间插血吸虫(*Schistosoma intercalatum*)、湄公血吸虫(*Schistosoma mekongi*)及马来血吸虫(*Schistosoma malayensis*),其主要流行区与病变部位见表 11-2,其中以埃及血吸虫病、曼氏血吸虫病和日本血吸虫病流行最广,危害最大。

表 11-2 6 种人体血吸虫的主要流行地区与病变部位

Table11-2 Distribution of 6 species of human schistosomes and the pathologically involved organs

虫种 species	主要流行地区 distribution	病变部位 pathologically involved organs
埃及血吸虫 *Schistosoma haematobium*	非洲和中东的 54 个国家	膀胱及生殖系统
曼氏血吸虫 *Schistosoma mansoni*	非洲、中东和拉丁美洲的 53 个国家	肠壁、肝
日本血吸虫 *Schistosoma japonicum*	远东的 6 个国家和地区,以中国和菲律宾最为严重	肠壁、肝
间插血吸虫 *Schistosoma intercalatum*	中部非洲的 10 个国家,通常与曼氏血吸虫和埃及血吸虫同时存在	肠壁、肝
湄公血吸虫 *Schistosoma mekongi*	湄公河流域包括老挝、柬埔寨和泰国	肠壁、肝,所致疾病程度较轻
马来血吸虫 *Schistosoma malayensis*	马来西亚	肠壁、肝,所致疾病程度较轻

我国仅有日本血吸虫病流行,在 2 100 多年前的湖南长沙马王堆西汉女尸及湖北江陵西汉男尸体内,均发现有日本血吸虫卵,足以证明血吸虫病流行年代之久远。

【形态】

1. 成虫 雌雄异体,雌虫常居于雄虫的抱雌沟内,呈合抱状。虫体前端有一口吸盘,腹面近前端有一腹吸盘,突出如杯状(图 11-13)。

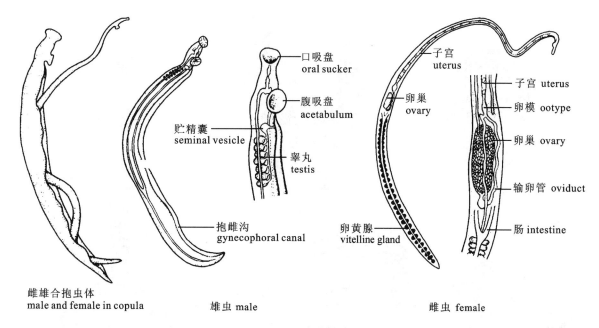

图 11-13　日本血吸虫成虫

Fig. 11-13　Adult of *Schistosoma japonicum*

消化系统有口、食管和肠。肠在腹吸盘前背侧分为两支,向后延伸至虫体中部以后汇合,终止于盲端。成虫吸食血液,雌虫摄取红细胞的数量远大于雄虫。肠内容物可经口排至宿主血液中。排泄系统由焰细胞、毛细管、集合小管、排泄管及排泄孔组成。排泄液经焰细胞进入毛细管,再经集合小管达排泄管,经排泄孔排出体外。神经系统则由中枢神经节与神经干及延伸至口、腹吸盘和肌层的许多神经分支组成。

（1）雄虫　乳白色,长 12~20 mm,宽 0.5~0.55 mm;腹吸盘后的虫体扁平,两侧向腹面蜷曲,形成抱雌沟（gynecophoral canal）,故外观呈圆筒状。生殖系统主要由睾丸、贮精囊和生殖孔等组成,无阴茎。睾丸椭圆形,位于腹吸盘背侧,一般为 7 个,呈串珠状排列（图 11-13）;生殖孔开口于腹吸盘下方。

（2）雌虫　前细后粗圆,形似线虫;体长 20~25 mm,宽 0.1~0.3 mm。雌虫肠内由于充满消化或半消化的血液,故外观上呈黑褐色。生殖系统由卵巢、卵黄腺、卵模、梅氏腺和子宫等构成。卵巢位于虫体中部,长椭圆形;输卵管始于卵巢后端,绕过卵巢而向前。虫体后段充满卵黄腺,卵黄管与输卵管汇合成卵模,并被梅氏腺所围绕。子宫与卵模相连,并开口于腹吸盘下方,内含虫卵 50~300 个（图 11-13）。

2. 虫卵　椭圆形,淡黄色,大小（74~106）μm ×（55~80）μm,平均为 89 μm × 67 μm。卵壳薄而均匀,无卵盖,表面常附有宿主组织残留物。卵壳一侧有一小刺,称为侧刺。成熟虫卵内为一葫芦状毛蚴,毛蚴与卵壳之间的间隙中可见大小不等、呈圆形或长圆形的油滴状头腺分泌物（图 11-14）。

3. 毛蚴　梨形或长椭圆形,左右对称,灰白色。大小为（78~120）μm ×（30~40）μm,平均为 99 μm × 35 μm。周身被有纤毛,纤毛为其活动器官。顶突位于体前端,呈嘴状突起。体内前部中央为呈袋状的顶腺,其两侧是呈长梨形的单细胞腺体,即侧腺,均开口于顶突。体后部有许多胚细胞。毛蚴借助前端顶突和腺细胞的分泌作用主动侵入钉螺（图 11-14）。

4. 尾蚴　日本血吸虫尾蚴属叉尾型尾蚴,由体部和尾部组成,尾部又分尾干和尾叉。大小为（280~360）μm ×（60~95）μm,体部为（100~150）μm ×（40~66）μm,尾干为（140~160）μm ×（20~30）μm,尾叉长50~70 μm。周身被有小棘并具有许多单根纤毛的乳突状感觉器。体部前端特化为头器（head organ）,头器中央有一大的单细胞腺体即头腺;口位于虫体前端正腹面,腹吸盘位于体后部 1/3 处,由发达的肌肉构成,具有较强的吸附能力。体中后部有 5 对单细胞穿刺腺（penetration gland）,又称钻腺,左右对称排列,其中2 对位于腹吸盘前,称前穿刺腺,嗜酸性,内含粗颗粒;3 对位于腹吸盘后,称后穿刺腺,嗜碱性,内含细颗

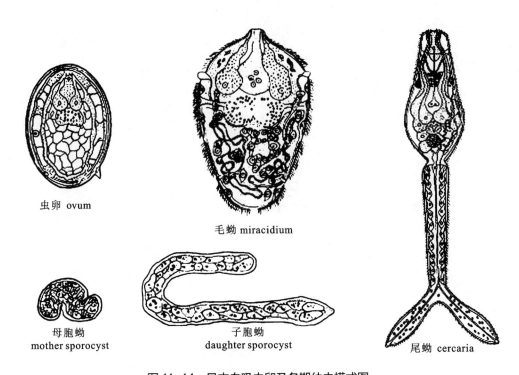

图 11-14 日本血吸虫卵及各期幼虫模式图

Fig. 11-14 Diagram of egg and developmental larvae of *Schistosoma japonicum*

粒。前后 5 对穿刺腺分别由 5 对腺管向体前端分左右 2 束伸入头器,并开口于头器顶端(图 11-14)。

【生活史】

日本血吸虫的生活史比较复杂,包括在终宿主体内的有性世代和在中间宿主钉螺体内的无性世代。生活史过程中有成虫、虫卵、毛蚴、母胞蚴、子胞蚴、尾蚴(图 11-14)和童虫 7 个阶段。成虫寄生于人和多种哺乳动物的门静脉 - 肠系膜静脉系统,雌雄虫体合抱、交配产卵,所产虫卵部分随宿主粪便排出体外。排出体外的虫卵若有机会入水,卵内毛蚴孵出并主动侵入中间宿主钉螺体内,经母胞蚴、子胞蚴等发育及无性增殖过程转变为大量尾蚴。尾蚴从螺体逸出,在水的表层游动,若遇终宿主则迅速钻入其皮肤,脱去尾部成为童虫。童虫经血液循环系统移行至肝门静脉系统,雌雄虫体合抱,至肠系膜静脉系统寄居,逐渐发育为成虫(图 11-15)。

1. **成虫寄生、产卵** 成虫寄生于终宿主的门静脉 - 肠系膜静脉系统,借吸盘吸附于血管壁,以血液为营养。合抱的雌雄虫体常逆血流移行至肠黏膜下层小静脉的末梢产卵。雌虫产卵时可离开或半离开雄虫的抱雌沟,虫卵呈阵发性地成串产出,每条雌虫每日可产卵 300~3 000 个。所产虫卵大部分沉积于肠壁的小血管壁,小部分随血流进入肝;在宿主肝、肠组织血管中沉积的虫卵往往呈串珠状排列。

2. **虫卵的发育、排出** 沉积在肝、肠等组织中的虫卵,约经 11 d,卵内细胞经过初产期、空泡期和胚胎期发育至成熟期毛蚴。毛蚴成熟后其分泌的溶细胞物质可透过卵壳,破坏血管壁,使其周围组织发炎、坏死。其中,沉积于肠组织的虫卵,由于肠蠕动、腹内压和血管内压的作用,有机会随坏死组织溃破入肠道,并随宿主粪便排出体外。沉积在局部组织中无法排出的虫卵,卵内毛蚴成熟后再经 10~11 d,就会逐渐死亡、钙化。

3. **毛蚴的孵化** 成熟虫卵在粪便中不能孵化,只有当虫卵进入水中,在低渗透压的作用下,水分经卵壳的微管道进入卵内,卵壳膨胀,产生裂隙,毛蚴才能孵出;水越清,粪渣越少,越有利于毛蚴的孵化。盐浓度在 1.2% 以上时,将抑制毛蚴的孵化。毛蚴从卵内孵出需要适宜的温度,一般 5~35℃均能孵出,以 25~30℃最为适宜;温度愈高,毛蚴孵出愈快,但存活时间愈短。光线的照射可以加速毛蚴的孵出。毛蚴孵化还受水 pH 的影响,一般在 6.8~7.8 时均有利于毛蚴孵化,最适 pH 为 7.5~7.8。

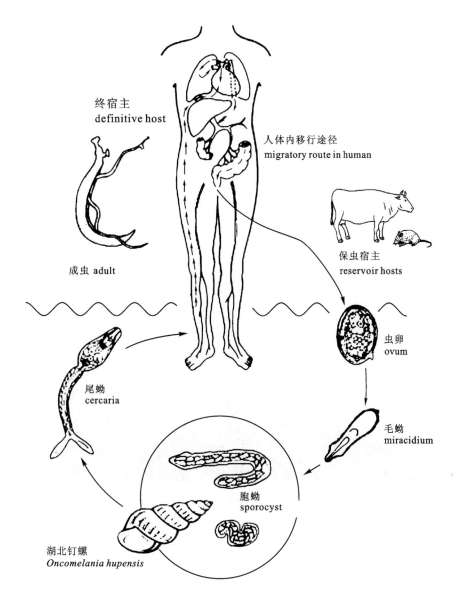

图 11-15 日本血吸虫的生活史
Fig. 11-15 Life cycle of *Schistosoma japonicum*

毛蚴孵出后,多分布于水体的表层做直线运动,遇障碍可折转再做直线运动;并具向光性和穿过粪层或由棉花纤维构成的微隙层而达到水体上层的能力。毛蚴在水中可存活 1~3 d,在此期间若遇到中间宿主湖北钉螺,即主动侵入钉螺体内进行无性繁殖。毛蚴孵出后的时间愈久,感染钉螺的能力愈差。

4. 幼虫在钉螺体内的发育繁殖 钉螺是日本血吸虫唯一的中间宿主。毛蚴接触钉螺,即利用顶突附着于钉螺的软体组织,顶腺和侧腺分泌的黏多糖及蛋白酶沿顶突定向地流入钉螺组织,起黏附、润滑和溶解细胞的作用,同时毛蚴不断地机械伸缩,经已被溶解的组织钻入钉螺体内,整个过程一般在 3~15 min 完成。进入钉螺体内,毛蚴体表纤毛脱落,胚细胞分裂,在钉螺头足部及内脏等处形成具有薄壁、充满胚细胞的母胞蚴。母胞蚴体内的胚细胞经过分裂、增殖形成许多呈长袋状的子胞蚴。子胞蚴具运动性,发育成熟后自母胞蚴逸出,并移行至螺体肝和生殖腺组织中寄生。子胞蚴体内的胚细胞,经胚球阶段发育为大量尾蚴。成熟的尾蚴从子胞蚴体前端破裂处进入螺体组织,在头腺分泌物的作用下从钉螺体内逸出。同时,许多胚细胞继续形成胚球,故子胞蚴可持续产生尾蚴。尾蚴在钉螺体内分批成熟,陆续逸出。一个毛蚴侵入钉螺体内后,经无性繁殖可陆续释放出数以万计的尾蚴。尾蚴形成的时间与温度有关,少则 44 d,

最长达 159 d。

5. 尾蚴逸出与侵入终宿主　含有成熟尾蚴的钉螺在水中、湿泥土或有露水的植物上均可逸出尾蚴。影响尾蚴逸出的因素较多,最主要的是水温。水温在 15~35℃,尾蚴均可逸出;最适温度为 26~28℃;5℃时,尾蚴逸出受到抑制。光线有促进尾蚴逸出的作用,水的 pH 要求为 6.6~7.8。尾蚴逸出后,主要分布在水面,一般存活 1~3 d,冬天可达 7 d 左右。尾蚴不耐高温,55℃以上 0.5~1 min 即死亡。

活动于水面的尾蚴接触到人或哺乳动物皮肤后,即以吸盘吸附,并借体部伸缩、尾部摆动的机械作用和穿刺腺分泌物的酶促作用协同完成钻穿宿主皮肤的过程,一般在数秒钟至数分钟内即可完成。尾蚴 3 对后穿刺腺中的细颗粒富含糖蛋白。糖蛋白遇水膨胀变成黏稠的胶状物,能黏着皮肤,利于前穿刺腺分泌酶的定向流动和避免酶的流失;2 对前穿刺腺,内含的粗颗粒和钙及蛋白酶,能使角蛋白软化,并降解皮肤的表皮细胞间质、基膜和真皮的基质等,有利于尾蚴钻入皮肤(图 11-16)。尾蚴一旦侵入终宿主皮肤脱去尾部即为童虫(schistosomula)。

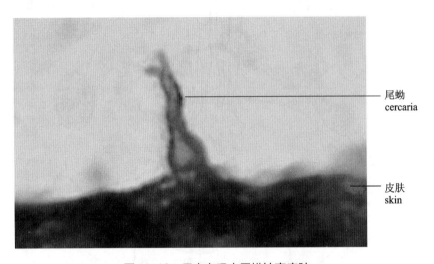

尾蚴
cercaria

皮肤
skin

图 11-16　日本血吸虫尾蚴钻穿皮肤

Fig. 11-16　The penetrating process of *Schistosoma japonicum* Cercaria on the exposed skin

6. 童虫移行和发育　童虫在终宿主皮下组织(称皮肤型童虫)中停留数小时,旋即侵入小血管或淋巴管,进入静脉系统,随血液循环,经右心至肺(称肺型童虫),再由左心入体循环,到达肠系膜上、下动脉,经毛细血管到肝内门静脉分支内寄生(称肝门型童虫)。此期童虫开始摄食红细胞,待发育到一定程度,雌雄虫体开始分化、合抱并继续发育,最后逆血流移行至肠系膜下静脉及痔上静脉所属血管内寄生、交配和产卵。日本血吸虫自尾蚴侵入到成虫成熟产卵约需 24 d,产出的虫卵发育成熟需 11 d 左右。所以,成熟虫卵开始出现在终宿主粪便中常在感染后 35 d。成虫在人体内的存活时间平均为 4.5 年。

在终宿主体内,两性童虫合抱,即雌虫在抱雌沟与雄虫紧密接触是雌虫发育成熟的必要条件。一方面,雄虫可分泌诸如激素、生长因子或类脂等物质,通过合抱从体壁传递给雌虫,促进雌虫生殖器官的发育;另一方面,雄虫与雌虫之间的物质交换及营养性联系也可促进双方的发育成熟。一般认为,不论在何种终宿主体内,单性感染的虫体均难以发育至性成熟,尤其是单性雌虫感染。最近的研究发现,宿主因子(包括宿主的免疫因子)对血吸虫的生长及生殖器官的发育有促进作用。

【致病机制与临床表现】

血吸虫对人体的危害由其多个发育阶段引起。尾蚴入侵、童虫移行、成虫寄生、虫卵在组织中沉积,以及它们的分泌物、代谢产物和死亡后的分解物均能诱发宿主一系列免疫应答及其相应的病理变化。虫卵是日本血吸虫病最主要的致病因子,虫卵肉芽肿是血吸虫病的最基本病变。从免疫病理角度来说,血吸虫病实际上是一种免疫性疾病。

1. 致病机制

（1）尾蚴所致损害 血吸虫尾蚴侵入宿主皮肤后数小时出现粟粒至黄豆大小的丘疹或荨麻疹，伴有瘙痒，数小时至2~3 d消失，此即尾蚴性皮炎。病理变化为真皮内毛细血管扩张充血，伴有出血、水肿，嗜酸性粒细胞、中性粒细胞和单核细胞浸润，这种炎症反应兼有速发（Ⅰ型）与迟发（Ⅳ型）两型变态反应。其机制认为是虫体体表的C3激活剂激活补体旁路，产生趋化因子和免疫黏附，吸引肥大细胞和嗜酸性粒细胞，并诱导T细胞与B细胞活化。尾蚴抗原激活细胞内酶类，释放嗜碱性颗粒，使组胺、激肽、5-羟色胺类物质活化，导致血管扩张、通透性增加、炎性细胞渗出，引起局部炎症反应。

（2）童虫所致损害 童虫移行经过肺时，可引起肺组织点状出血及白细胞浸润，病灶的范围、多少与感染程度成正比，重度感染可发生出血性肺炎。这种肺部一过性浸润性血管炎性病变又称童虫性肺炎，是由童虫毒素、代谢产物或死亡后分解的蛋白所致的变态反应。

（3）成虫所致损害 成虫肠道及生殖器官分泌的排泄物和代谢产物作为循环抗原不断释入血流，与相应的抗体形成免疫复合物沉积于器官，所引起的病变也称免疫复合物病。成虫在门静脉和肠系膜静脉内寄居及其代谢产物可引起轻微静脉内膜炎，死亡的虫体可引起栓塞性静脉炎及静脉周围炎。

（4）虫卵所致损害 雌虫刚产出的虫卵为未成熟卵，周围的宿主组织对其无反应或仅有轻微反应；经过一段时间的发育，卵内细胞发育为成熟毛蚴，毛蚴可不断分泌并释放出可溶性虫卵抗原（soluble egg antigen，SEA）。SEA是一些酶、蛋白质和糖类，可透过卵壳微管道缓慢释放至周围组织中，24 h后即被周围的巨噬细胞吞噬，经处理后呈递给辅助性T细胞（Th），同时分泌白细胞介素1（IL-1），激活Th产生多种淋巴因子，如白细胞介素-2（IL-2），能促进T细胞各亚群的增生；IFN-γ能增进巨噬细胞的吞噬功能；还有嗜酸性粒细胞刺激素、成纤维细胞刺激因子、巨噬细胞移动抑制因子、中性粒细胞趋化因子等，继而吸引巨噬细胞、嗜酸性粒细胞、成纤维细胞及中性粒细胞等聚集到虫卵周围，形成以虫卵为中心的肉芽肿。

虫卵肉芽肿在宿主体内一般经过4个时期：①急性期，在成熟虫卵周围出现大量嗜酸性粒细胞浸润，同时伴有大量巨噬细胞，并引起嗜酸性粒细胞变性、坏死，状似脓肿，称嗜酸性脓肿。②过渡期，虫卵周围仍有大量炎性细胞浸润，包括巨噬细胞、淋巴细胞、浆细胞、嗜酸性粒细胞、中性粒细胞，并且还出现放射状排列的嗜伊红物质，系抗原抗体复合物，称何博礼现象（Splendore-Hoeppli phenomenon）。类上皮细胞开始出现，肉芽肿外围由数层成纤维细胞包绕。③慢性期，虫卵周围的坏死组织被清除，出现大量的巨噬细胞和成纤维细胞浸润，虫卵崩解、破裂甚至钙化。类上皮细胞演变为多形核巨细胞，肉芽肿外围仍有少量炎性细胞浸润。④瘢痕期，肉芽肿体积明显缩小，虫卵消失或仅有残存卵壳，有时可见钙化虫卵。成纤维细胞产生大量胶原纤维，呈同心圆排列，肉芽肿即发生纤维化，逐渐形成瘢痕组织。

血吸虫虫卵肉芽肿及其纤维化在组织血管内形成，堵塞血管，破坏血管结构，损害血管周围组织。重度感染患者发展至晚期，肝特征性的病变表现为门静脉血管分支周围出现广泛的干线型纤维化（pipestem fibrosis）。由于门静脉血管分支周围广泛的纤维化，使窦前静脉阻塞，门静脉循环发生障碍，血流受阻，导致门静脉高压，腹水，肝、脾大，侧支循环开放，交通静脉因血流量增多而变得粗大弯曲，呈现静脉曲张。曲张静脉如果破裂，则可引起大量出血。若胃底和食管下段的静脉丛发生破裂，则引起上消化道出血；若直肠静脉丛发生破裂，则引起便血；若脐周静脉曲张，腹壁可见静脉曲张现象。

血吸虫虫卵肉芽肿的形成，对宿主有利有弊。一方面，虫卵肉芽肿破坏宿主的正常组织，虫卵肉芽肿纤维化后形成相互连接的瘢痕，导致干线型肝硬化及肠壁纤维化等一系列病变；另一方面，通过肉芽肿形成，将虫卵破坏及清除，并隔离和清除了虫卵释放的SEA，减少其进入血液循环，从而减少抗原抗体复合物引起的全身损害。

（5）抗原抗体复合物所致损害 日本血吸虫寄生于人体的门静脉-肠系膜静脉系统内，童虫、成虫的代谢产物、分泌物、排泄物与虫卵内毛蚴的分泌物及虫体表皮更新的脱落物排入血液中，并随血液循环至各组织，成为循环抗原。人体对这些循环抗原产生相应的抗体，抗原抗体结合形成抗原抗体复合物。通常抗原抗体复合物可被单核细胞或巨噬细胞（Mφ）吞噬。在感染早期，尾蚴、童虫产生的抗原及刺激人体产生的抗体水平低,当成虫大量产卵时,抗原量及刺激人体产生抗体的水平急剧上升,产生大量的抗原抗体复合物,此时不能被有效清除而在组织内沉积。抗原抗体复合物激活补体,使中性粒细胞集聚于复合物沉积的组织,中性粒细胞吞噬复合物,并释放蛋白溶解酶,损伤包括血管在内的局部组织,即Ⅲ型变态反应。主要病变常出现在肾小球,表现为肾小球间质增宽,间质细胞增生,毛细血管增厚,基膜增厚,引起肾小球肾炎。患者常出现蛋白尿、水肿及肾功能减退。

在血吸虫感染的宿主血液中,可检出 3 种循环抗原,即肠相关抗原(gut associated antigen,GAA)、膜相关抗原(membrane associated antigen,MAA)和可溶性虫卵抗原(SEA)。GAA 可能是血吸虫循环抗原的主要成分,在感染后第 4 周前后出现,其主要成分是循环阳极抗原(circulating anode antigen,CAA)和循环阴极抗原(circulating cathodic antigen,CCA)。CAA 为肠相关血吸虫蛋白多糖抗原,CCA 为不均一的糖蛋白抗原。CAA 和 CCA 均来源于成虫肠道上皮细胞,随虫体吐出物排到宿主血流中。MAA 为成虫不断更新的虫体表膜进入血流,在感染后第 5 周出现。SEA 是卵内毛蚴分泌物通过卵壳微管道排出进入血流,在感染后第 6~7 周出现。

2. 临床表现

(1)急性血吸虫病 常发生于初次感染较大数量血吸虫尾蚴者,少数慢性甚至晚期血吸虫病患者在感染大量尾蚴后也可发生。发病多在夏秋季,6~10 月为高峰。接触疫水后数小时出现粟粒至黄豆大小的丘疹或荨麻疹,伴有瘙痒等局部症状,数小时至 2~3 d 消失,即尾蚴性皮炎。从接触疫水到患者出现全身性临床症状,通常有 30~60 d 的潜伏期。病程一般不超过 6 个月。

临床表现以发热为主,轻者体温可不超过 38℃,全身症状轻微,常自行退热;重者体温持续在 40℃上下,波动幅度较小;大多数患者的体温午后上升,傍晚可高达 40℃,午夜后降至正常或在 38℃以下。伴有腹泻、黏液血便、腹痛、咳嗽、肝脾大、面色苍白、消瘦、乏力、头晕、肌肉关节酸痛、荨麻疹、白细胞和嗜酸性粒细胞增多等症状与体征。腹泻常为每日 3~5 次,严重者可达每日 20~30 次,粪便中可查到血吸虫卵或经孵化查见毛蚴;咳嗽多为干咳、痰少,偶可痰中带血;左叶肝大明显,一般在剑突下 5 cm 内,质较软,表面平滑,压痛明显;半数患者有脾大,质软,无压痛。

(2)慢性血吸虫病 急性血吸虫病患者经治疗未愈,或未予治疗;非疫区人群进入疫区,偶尔接触疫水,未表现急性临床症状,或症状轻微,未引起注意,延误治疗;流行区居民,常接触疫水,少量、多次感染后获得一定免疫力,对血吸虫抗原产生耐受,均可转变为慢性血吸虫病。

临床上可分为无症状和有症状两类。无症状者主要为隐匿型间质性肝炎,患者多无明显症状,少数有轻度的肝大或脾大,肝功能一般正常。有症状者主要为慢性血吸虫性肉芽肿肝炎和结肠炎,最常见症状为慢性腹泻,呈间歇性,腹痛、腹泻或黏液血便常在劳累或受凉后加重;轻者每日腹泻 2~3 次,粪便中偶有少量血液和黏液;重者可有腹痛、里急后重、痢疾样便等。此外,肝大较为常见,表面平滑,质稍硬或充实感,无压痛;脾多有轻度肿大;血中嗜酸性粒细胞增高,呈轻度贫血状。患者一般情况尚可,能从事体力劳动。

(3)晚期血吸虫病 指肝硬化门静脉高压。患者多因反复或大量感染血吸虫尾蚴,又未经及时治疗,或治疗不彻底,经过较长时间(5~15 年)的发展,而成晚期血吸虫病。临床上常见的是以肝脾大、腹水、门静脉高压,以及因侧支循环开放所致的腹壁、食管、胃底静脉曲张为主的综合征。晚期患者可因并发上消化道出血、肝性脑病及结肠息肉癌变等严重并发症而致死;如合并乙型肝炎,还会促进和加重肝硬化的发生和发展。根据临床表现晚期血吸虫病可分为巨脾型、腹水型、结肠增殖型及侏儒型 4 种类型,同一患者可同时兼有两种或两种以上类型表现。

巨脾型指脾大超过脐平线,或横径超过腹中线;或脾大至肋下 5~6 cm,并伴脾功能亢进、门静脉高压或上消化道出血等。腹水型患者中约有 1/3 系首次出现腹水才被诊断为此型,腹水是晚期血吸虫病门静脉高压与肝功能代偿失衡的表现。结肠增殖型是一种以结肠病变为突出表现的临床类型,如肠道溃疡、继发感染、肠腔狭窄和梗阻,患者常表现为腹痛、腹泻、便秘或腹泻与便秘交替,少数有发作性肠梗阻,左下腹可触及肿块或痉挛性索状物,轻度压痛;有可能并发结肠癌。侏儒型见于儿童和青少年患者,因多次反复感染血吸虫后未及时治疗,致使其垂体前叶功能减退,影响了生长、发育。

（4）异位血吸虫病　日本血吸虫成虫寄生于门静脉系统以外的静脉称异位寄生。虫卵在门静脉系统以外的器官或组织内沉积所引起的血吸虫虫卵肉芽肿则称为异位血吸虫病（ectopic schistosomiasis）。

人体常见的异位血吸虫病病变部位在肺和脑,以肺型血吸虫病多见。临床表现为肺部损害的相应症状,主要表现为咳嗽,以干咳为主,痰少,呈白色泡沫状,偶可带血。X线检查可见肺部呈片状型、绒毛斑点及粟粒型病变等。脑型血吸虫病病变多在脑膜及大脑皮质,急性期临床症状酷似脑膜脑炎,患者常出现头痛、嗜睡、意识障碍、昏迷、痉挛、偏瘫、视物模糊等,检查可见膝反射亢进、锥体束征及脑膜刺激征阳性,脑脊液细胞数可增加;此外,还伴有高热、肝区痛及外周血液嗜酸性粒细胞增高等。慢性期常出现癫痫发作,尤以局限性癫痫发作最为多见,可伴有头痛、呕吐、暂时性意识丧失、语言障碍、偏瘫等脑瘤样症状。

此外,还有皮肤、胰腺、睾丸鞘膜、阴囊、膀胱及宫颈黏膜等异位血吸虫病的报道。

【免疫】

1. **固有免疫**　人类对寄生于人体的6种血吸虫均无先天免疫力,但对禽类及动物的血吸虫具有一定的固有免疫力,如一些鸟类的血吸虫尾蚴,虽然可侵入人体引起尾蚴性皮炎,但往往不能在人体内发育为成虫。这种固有免疫是人类在长期进化过程中形成的,但这种固有免疫并不牢固。少数人群还偶可感染非人体的哺乳动物血吸虫,如牛血吸虫（S.bovis）及麦氏血吸虫（S.mattheei）。

2. **适应性免疫**

（1）抗原　日本血吸虫在终宿主体内有3个不同的发育阶段,即童虫、成虫与虫卵,它们的分泌物、排泄物和裂解产物均为抗原物质,可引起宿主一系列细胞免疫和体液免疫应答。由于每个发育时期所处环境的不同,血吸虫抗原具有复杂性、多源性与特异性。依化学成分可分蛋白质、多肽、糖蛋白、糖脂和多糖,而多糖、糖蛋白或糖脂往往是血吸虫的共同抗原。就来源而言,可分来自虫体及虫体表膜的体细胞抗原和来自各种腺体分泌物、消化道排泄物等的代谢抗原。体细胞抗原中的表膜抗原可能是诱导免疫保护作用的保护性抗原。按不同的研究目的可分为虫卵抗原和肠相关抗原等,它们是有价值的诊断抗原。此外,血吸虫抗原还具有株、期的特异性,但也存在共同抗原。其中,SEA和GAA是诱导宿主产生肉芽肿的主要因子,也是用于免疫诊断的主要抗原;MAA是诱导宿主产生保护性免疫的主要抗原。

（2）伴随免疫　是由初次感染的成虫引起、针对再感染的一种免疫力,即宿主初次感染血吸虫后,在成虫存活的情况下对再感染童虫产生的一定抵抗力。这种免疫力不影响体内已存在的成虫,故成虫能长期存活和产卵。一旦体内活成虫被药物杀灭或清除,这种抗再感染的抵抗力将随之消失。这种原发感染继续存在,而对再感染具有一定免疫力的现象称为伴随免疫。这种免疫力由已感染的成虫引起,并可通过血清转移,说明效应机制中有抗体成分。这种免疫力开始产生于成虫产卵时,免疫高峰在感染后的第4~6周,攻击的靶对象主要是皮肤型童虫及肺型童虫。

（3）免疫效应机制　人体杀伤体内血吸虫童虫的主要免疫效应机制是抗体依赖细胞介导的细胞毒作用（ADCC）。研究结果提示,参与免疫效应的成分有抗体（IgG和IgE）、补体和细胞（巨噬细胞、嗜酸性粒细胞、中性粒细胞、血小板）,IgE与嗜酸性粒细胞组成的ADCC在抗再感染过程中起主要作用。杀伤童虫是通过抗体桥联将效应细胞如巨噬细胞、嗜酸性粒细胞、中性粒细胞等黏附于日本血吸虫童虫表面,抗体以Fab片段与虫体结合,以Fc端与补体的受体或细胞膜上的Fc受体结合,使效应细胞活化并脱颗粒,释放主要碱性蛋白质、过氧化物酶、磷酸酯酶B等细胞毒性物质于虫体表面,使童虫表膜受损,效应细胞得以侵入虫体,使表皮与肌层分离,童虫表膜通透性改变,表膜泡化,最后死亡。体外实验显示,在特异性抗血吸虫血清存在下,效应细胞均可黏附于童虫表面以杀伤童虫。中性粒细胞对IgG的依赖性最大,嗜酸性粒细胞其次,巨噬细胞最小;后两者对IgE的依赖性更大。

（4）免疫逃避　血吸虫成虫能在免疫力正常的宿主体内长期生存,表明血吸虫具有逃避宿主致死性免疫攻击的能力,此种能力是血吸虫与宿主长期共进化过程中形成的,是寄生虫对宿主的一种适应。血吸虫逃避宿主免疫攻击的可能机制包括如下。

1）抗原伪装：血吸虫童虫在其发育过程中可以摄取宿主的某些成分，如宿主的血型抗原（A、B 和 H 型）和组织相容性抗原等，并结合于自身体表，掩盖自身表面的抗原决定基；或通过表膜的脱落、更新，或吸附宿主的糖蛋白配体（glycoprotein ligand），从而逃避宿主免疫系统对其的识别。童虫发育为成虫过程中，其表膜可以脱落与更新，或者可吸附宿主的糖蛋白配体，从而逃避了宿主免疫系统的攻击。

2）抗原模拟（antigenic mimicry）：血吸虫具有合成类似宿主抗原的能力，称抗原模拟，也称分子模拟。这是因为血吸虫具有与特定的寄生宿主相对应的基因，当血吸虫寄生于宿主体内时，在宿主某些因素的刺激下，这些基因就能合成宿主样抗原并在虫体表面表达，使宿主不产生针对这些抗原的效应分子，以逃避宿主的免疫攻击。

3）表面受体（surface receptor）：血吸虫童虫能逃避宿主的免疫攻击还与其表面受体有关。研究发现，尾蚴侵入宿主皮肤后的早期童虫体表具有 IgG 的 Fc 受体，IgG 与这些 Fc 受体结合，使 ADCC 失去作用，从而逃避宿主的免疫效应。

4）封闭抗体：血吸虫童虫表面的糖蛋白抗原具有与虫卵的大分子多糖抗原共同的糖类表位，故宿主产生的针对虫卵大分子多糖抗原的抗体可与再感染童虫表面的糖蛋白抗原发生交叉反应，妨碍抗再感染童虫抗体与童虫的结合，从而影响对再感染童虫的免疫效应，使其逃避了宿主的免疫。

5）虫体的免疫调节作用：血吸虫随发育而对宿主免疫攻击的易感性逐渐降低，被认为是虫体表面抗原表达缺失。即虫体表膜抗原物质自体被外膜不断地丢失或更新，原来的抗原表达缺失，出现一些新抗原的表达，导致对免疫攻击的感受性丧失。发育中的童虫能释放多种蛋白酶和肽酶，以分解结合于虫体表面的 IgG，从而使 ADCC 失去作用；同时，抗体分解过程中产生的小分子肽（Thr-Lys-Pro）还可以抑制巨噬细胞、淋巴细胞的功能。血吸虫也可合成一些虫源性分子，如补体蛋白、阿黑皮素原等分子，参与免疫反应，以降低宿主的免疫攻击能力。血吸虫还可主动调节宿主的细胞因子，如通过使 Th1/Th2 型细胞因子达到平衡而逃避宿主对其的免疫杀伤。

3. 疫苗研究　抗血吸虫病疫苗的研制，已纳入 WHO/TDR 主要热带病防治规划的重点研究内容之一，也是我国血吸虫病研究的热点之一。血吸虫病疫苗分为抗感染疫苗和抗病疫苗两类。抗感染疫苗主要针对血吸虫童虫或成虫，以抗虫为目的，如致弱尾蚴已成功地用于诱导实验动物的抵抗力，已证明免疫动物可获得较高的保护力，但致弱尾蚴制备周期长、材料来源困难、贮运不便，且有潜在感染的危险；抗病疫苗主要包括抗虫卵胚胎发育、抗雌虫生殖产卵、抗免疫病理反应等，以减轻发病、阻断虫卵传播为目的。日本血吸虫病有多种保虫宿主，尤其是牛在血吸虫病传播中的作用很重要，因此，研制兽用血吸虫病传播阻断型疫苗，对减少主要传染源与人畜感染具有重要意义。

（1）虫源性疫苗　包括活疫苗、死疫苗。死疫苗免疫效果不理想，活疫苗包括异种活疫苗和同种活疫苗，后者包括射线和化学致弱尾蚴疫苗。这些疫苗对宿主保护力较高，攻击感染后减虫率可达 70%，甚至 90% 以上，但受来源限制，不易保存，难以现场应用等；此外，免疫原所致病理损害和安全性问题等也限制了它的应用。

（2）基因工程疫苗　曼氏血吸虫 Sm-TSP-2、Sm-p80、Sm-GST、Sm-MAP4 和 Sm14-FABP 被认为是较有前途的疫苗抗原，其中两个已进入临床实验。埃及血吸虫病疫苗 Sh28-GST 也已通过 Ⅱ 期临床试验。日本血吸虫病疫苗尚处于临床前期研究阶段，被公认有前途的抗曼氏血吸虫 10 余个亚单位候选抗原，在我国已全部于日本血吸虫中国大陆株中获得了克隆和表达，减虫率一般在 20%~40%，减卵率一般在 30%~70%；同时又鉴定了一批较有希望的候选抗原分子，如 Sj97 在牛日本血吸虫病中具有一定抗感染作用。

（3）核酸疫苗（DNA 疫苗）　与传统疫苗、基因工程疫苗相比，DNA 疫苗能诱导机体产生全面的免疫应答，既能诱导较持久的体液免疫应答，又可诱导较强而持久的细胞免疫应答，激活 CTL 反应。研制工艺简单，可大量生产、成本低、运输方便。近年来我国进行了研制与动物试验，不同宿主中的减虫率为 0%~65%、减卵率为 0%~72% 不等，其安全性受到人们的关注。

（4）天然分子疫苗或合成多肽抗原疫苗　通过分离纯化制备抗血吸虫病天然分子疫苗，或对靶抗原氨基酸序列及其表位进行分析、设计合成多抗原肽(MAP),诱导保护性反应,初步动物试验有较好的保护性。

(5)抗独特型抗体疫苗 以抗病原生物的抗体(Ab1)作为抗原免疫动物。抗体的独特型决定簇可刺激机体产生抗独特型抗体(anti-idiotypic antibody,Ab2)。作为抗原的模拟物 Ab2 免疫动物后,产生的抗 Ab2 独特型抗体就与始动抗原结合,从而产生保护作用,这方面的研究仍处于探索阶段。

(6)"鸡尾酒"式疫苗 鉴于单一分子抗原诱导宿主产生的抗血吸虫的保护力偏低,当前趋于选择不同表位的多价、复合或混合抗原,协同杀伤多个发育期的血吸虫,即所谓"鸡尾酒"疫苗,以期获得较高的保护力。如 Sm14 和 Sm-TSP-2 双价疫苗、SjIR 和 SjTPI 双价疫苗都已完成动物试验。

血吸虫病疫苗研究虽取得重要进展,但还存在许多问题,如除少数抗血吸虫病分子疫苗以外,总体来说已知的单一候选抗原分子及多价或混合疫苗诱导的保护力很少超过 40%,均不甚理想或不甚稳定,与达到实际应用目标还有一定的距离。因此,如何提高疫苗候选抗原的保护力水平是亟待解决的问题。这需要深入研究血吸虫的生长发育机制、血吸虫与宿主的相互关系、免疫逃避机制及疫苗免疫机制等基础性问题。

理想的血吸虫病疫苗应是:①能诱导宿主产生高效的保护性免疫力,其减虫率达 40% 以上,或有一定的抗生殖或抗卵胚胎发育的免疫效果(粪卵减少显著);②至少在两种动物模型能获得稳定的保护性效果;③对人畜安全、无明显的副作用;④能诱导产生保护性细胞免疫和体液免疫应答;⑤疫苗免疫保护性效果在体内持续时间较长(在 1 年以上);⑥疫苗稳定性好,制备简单,运输及使用方便。随着血吸虫基因组学、蛋白组学与代谢组学等研究的深入,相信必将推动血吸虫病疫苗的研制。

【实验诊断】

血吸虫病的诊断通过病原学诊断确定,免疫学诊断可用作辅助诊断,临床症状、体征及疫水接触史等对诊断均有一定的参考价值。

1. 病原学诊断

(1)粪便检查 从粪便中查到血吸虫卵或虫卵孵化后的毛蚴,是确诊的依据和考核疗效的方法。常用的方法为尼龙绢集卵镜检法或孵化法,查到日本血吸虫卵或观察到有毛蚴孵出,即为阳性,连续送检 3 次粪便可增加检出率;此外,还可采用塑料杯顶管孵化法等。直接涂片法仅适用于重度感染地区或急性血吸虫病患者的黏液血便检查。改良加藤厚涂片法是 WHO 推荐的检查方法,适宜检测常见蠕虫的感染度、患病率和开展对日本血吸虫病患者粪便虫卵计数,在流行病学调查和防治效果考核中具有实用价值;在血吸虫病的中、重度流行区,改良加藤厚涂片法的虫卵检出效率和稳定性优于尼龙绢集卵孵化法。

(2)肠黏膜活体组织检查 对临床上怀疑为血吸虫病,而多次粪检阴性,免疫诊断又不能确定的疑似病例,可考虑采用此法。用直肠镜或乙状结肠镜自距肛门 10 cm 左右的病变部位处,钳取米粒大小的黏膜组织,进行压片镜检,可检获活虫卵、变性虫卵及死卵。此法有出血危险,对有出血倾向,或有严重痔、肛裂及极度虚弱的患者,不宜做此检查。直肠显微镜可直接观察肠壁组织病变,提高虫卵检出率,且不必钳取组织,以避免出血。

2. 免疫学诊断

(1)皮内试验(intradermal test,IDT) 常用 1∶8 000 的成虫抗原,用卡介苗注射器附 25 号或 26 号针头吸取抗原,于皮内注射 0.03 mL,15 min 后丘疹直径超过 0.8 cm 者即为阳性。由于此法快速、简便,具高敏感性,通常应用于综合查病中对无血吸虫病史人群和监测地区低年龄组人群的过筛。

(2)环卵沉淀试验(circumoval precipitin test,COPT) 卵内成熟毛蚴分泌可溶性抗原物质透出卵壳,与患者血清中的特异性抗体结合,在虫卵周围形成泡状、指状或细长蜷曲的带状沉淀物,边缘较整齐,有明显的折光,其中泡状沉淀物直径 >10 μm,即为阳性反应。常用冷冻干燥虫卵或热处理超声干卵为抗原,通常检查 100 个卵,阳性反应虫卵数(环沉率)>5 个即可定为阳性;阴性者必须检查所有虫卵。此法因虫卵粉来源困难,并需用恒温箱培养、显微镜检查,加上操作复杂、耗时长故限制了其现场应用。

（3）间接血凝试验（IHA）　将日本血吸虫的可溶性抗原吸附于红细胞表面,使红细胞致敏,致敏的红细胞再与相应抗体结合,通过红细胞凝集现象而表现出特异的抗原抗体反应。判断为阳性的血清稀释度应≥1：10。此法操作简便,用血量少,报告结果快速,一直被广泛用于血吸虫病的临床诊断与疫区人群的大规模筛查。

（4）酶联免疫吸附试验（ELISA）　将抗原或抗体与酶结合,使其既具有免疫学特性,又具有酶的活性,经酶联的抗原或抗体与酶的底物作用后,由于酶的催化作用使底物显色。此法具有较强的敏感性和特异性,并且可反映抗体水平,阳性检出率高。经改进,已出现许多种检测方法,如斑点-ELISA（Dot-ELISA）、双抗体夹心ELISA、PVC薄膜快速ELISA、血吸虫虫卵组分抗原检测短程抗体法、抗独特型抗体NP30检测血吸虫短程抗体法等。Dot-ELISA、双抗体夹心ELISA等可检测CAg（GAA,MAA,SEA）。

（5）胶乳凝集试验（LAT）　以聚苯乙烯乳胶作为载体吸附抗原或抗体,与相应的抗体或抗原作用,在电解质存在的适宜条件下发生凝集反应,出现肉眼可见的凝集颗粒。血清稀释度≥1：10出现凝集为阳性。此法简便、快速,有较好的敏感性和特异性,干扰因素少,结果稳定,适于现场应用。

此外,我国血防工作者成功研发了胶体染料试纸条法（dipstick dye immunoassay,DDIA）,因其简单、快速、经济,可应用于血吸虫病流行病学筛查。

3. **超声波检查**　为非损伤性辅助诊断方法,操作简便,经验丰富的操作者能准确识别肝血吸虫病病理改变后的B超图像,可评估病情的严重程度。在现场短期内可检查大量人群,立即可出结果。若使用标准化方法,可用于血吸虫病的流行病学调查,尤其适用于血吸虫病肝纤维化患者的筛查。

4. **综合检查**　前述几种方法各有利弊,可将其合理搭配使用,采取综合检查,以提高效率,防止慢性血吸虫病向晚期血吸虫病发展。

【流行】

1. **地理分布**　日本血吸虫分布于中国、日本、菲律宾与印度尼西亚。日本自1976年以来再未发现阳性钉螺,1978年以来已无新病例报告（1977年报告最后1例病例）,是第一个有效消灭血吸虫病的国家。菲律宾流行区的范围并未缩小,但居民感染率已明显降低。印度尼西亚尚存少数疫区,居民感染率已低于1%。目前,我国是日本血吸虫病主要流行区。

据中华人民共和国成立初期调查,日本血吸虫病分布于我国长江流域及其以南的湖北、湖南、江西、安徽、江苏、浙江、上海、福建、云南、四川、广东、广西12个省（自治区、直辖市）,患者约1161.2万,病牛120万头,钉螺面积148亿 m^2。日本血吸虫的台湾株系——动物株,主要感染犬类,尾蚴侵入人体后不能发育为成虫。

2. **流行环节**　日本血吸虫病为寄生性人畜共患病,其流行与以下几方面的因素有关。

（1）传染源　能排出日本血吸虫卵的患者、带虫者和保虫宿主均为传染源。保虫宿主有家畜,如牛、羊、犬、猫、猪、家兔、马等;还有野生动物,如褐家鼠、野兔、野猫、野猪、狐、豹猫等40余种。在流行病学上患者和病牛是重要的传染源,尤其是病牛,每日排出的粪便平均为20~25kg,相当于100个成人的粪便量。由于保虫宿主的种类繁多、分布广泛,加之人、畜的感染相互影响,防治工作难度大。

（2）传播途径　含有血吸虫虫卵的粪便污染水源、水体中存在中间宿主钉螺和人群接触疫水是3个重要环节。粪便污染水源和人群接触疫水的方式与当地居民的生产方式、生活习惯及对家畜的饲养管理密切相关,中间宿主钉螺的存在是血吸虫病流行的先决条件。

湖北钉螺（*Oncomelania hupensis* Gredler,1881）属淡水两栖螺类,是日本血吸虫的唯一中间宿主,于1881年在湖北省武汉市江夏区（原武昌县）金口镇采获而得名。其螺壳小,外观呈圆锥形,有6~8个螺层,长为10mm左右,宽为3~4mm,壳口卵圆形;大多数钉螺外缘背侧有一条粗的隆起称唇嵴。平原地区钉螺螺壳表面具纵肋,称肋壳钉螺,孳生于湖沼型及水网型疫区的水涨水落、水流缓慢、杂草丛生的洲滩、湖汊、河畔、水田、沟渠边等。山丘地区的钉螺螺壳表面光滑,称光壳钉螺,孳生于山丘型疫区的小溪、山涧、水田、河道及草滩等处。

钉螺雌雄异体,卵生,主要在春季产卵,每个雌螺一般产卵在100个以内。幼螺在水下生活,到秋季发育为成螺。钉螺孳生于有机质丰富、土质肥沃、杂草丛生、水流缓慢、泥土润湿的环境中,存活时间一般为1年。钉螺活动的范围不大,但能吸附于载体随水漂流扩散,或由湖草、芦苇、水产品等人为夹带至远处,若环境适宜则形成新的孳生地。随着气温的变化,可分布于孳生地的土表及土层(包括泥土裂缝、洞穴、草根四周)。钉螺的食性广泛,包括原生动物、腐败植物、藻类、苔藓等。钉螺在自然界生存的基本条件是适宜的温度、水、土壤、植物和光照。

（3）易感人群　人群普遍易感,感染率和感染度与地理环境、钉螺分布、粪便污染程度、居民接触疫水的频率及宿主的免疫状态密切相关。农民、船民和渔民的感染率和感染度较高。5岁以下儿童感染率低,10岁以后感染率渐升,30~35岁为感染高峰,然后逐渐下降。非流行区或轻度流行区人群进入重度流行区,因缺乏特异性免疫力而较当地居民易感。

3. 流行区类型　根据血吸虫病流行区的地理环境、钉螺分布和流行病学特点,我国血吸虫病流行区分为3种类型。

（1）湖沼型　主要分布于长江中下游的湖南、湖北、江西、安徽、江苏5省的沿江两岸及通江湖泊周围,是疫情最严重区域。该型地区存在大片"冬陆夏水"的洲滩,芦草茂盛,土表湿润,土壤肥沃,极有利于钉螺的孳生繁殖。钉螺分布面积大,常呈片状分布,据2018年全国血吸虫病疫情通报,湖沼型有螺面积占全国钉螺总面积的94.66%。有螺区主要在洪水位线以下和枯水位线以上的范围内,洪水位线以上地势较高的滩地及枯水位线以下的低洼滩地往往无螺,通常1年中水淹时间达8个月以上的地方无钉螺孳生;淹水2.5~5个月的洼地钉螺较多。湖滩钉螺呈"两线三带"分布,两线指最高有螺线和最低有螺线,三带指上稀螺带、密螺带和下稀螺带。

（2）山区丘陵型　除上海市以外,长江流域及其以南的11个省、市流经区均有分布,其中四川、云南、福建3省和广西壮族自治区均属此型。目前钉螺面积占全国总面积的5.30%,主要分布于四川、云南两省的高原山区。疫区海拔差别很大,低者不足1 m,高者达2 400 m。疫区分布与山脉走向密切相关,有的疫区县(市)、乡(镇)之间连成一片;有的独立成块,面积很小;有的仅一山之隔,一边为血吸虫病流行区,另一边则仅有钉螺分布或完全为非疫区。有螺区常有泉水眼,或主要在溪沟两边的草滩、荒坡、灌溉沟渠、塘坝、梯田、洼地、竹林和树林等。由于暴雨、山洪冲刷,山丘地区钉螺易向下游扩散而形成新的孳生地。

（3）平原水网型　主要分布于长江、钱塘江、太湖之间长江三角洲的上海、江苏、浙江,目前实有钉螺面积占全国总面积的0.04%。该型地区有星罗棋布的湖泊和密如蛛网的河道,水流缓慢,岸边杂草丛生,钉螺沿河岸呈线状分布;河岸钉螺按水线上下分布,冬季水下钉螺少,春夏之交水下钉螺较多,近水线处钉螺密度高,远水线处钉螺密度低,钉螺呈随水位上下移动的趋势;地势平坦的斜坡或浅滩处钉螺密度较高。此型码头、石滩等复杂环境通常也是钉螺聚集之所。在日潮差大于1 m,或流速超过14 m/s的河流无钉螺孳生。

【防治】

日本血吸虫病是一种严重危害我国人民健康、影响经济发展的重要寄生虫病。中华人民共和国成立70多年来,在中国共产党领导下,全国人民坚持"预防为主、标本兼治、综合治理、群防群控、联防联控"的血防工作方针,在生产力发展的不同水平采取不同的防治策略,从初期的以灭螺为主到20世纪80年代的人畜同步化疗、结合易感地带灭螺,以及2006年以来的以控制传染源为主的综合防治策略,我国血防工作取得了举世瞩目的成就。上海、浙江、福建、广东、广西5个省(自治区、直辖市)已达到血吸虫病消除标准;四川省达到传播阻断标准;云南、江苏、湖北、安徽、江西及湖南6个省达到传播控制标准;截至2020年底全国累计报告晚期血吸虫患者29 517例。但全国流行区钉螺分布面积仍较大,为36.50亿 m²,部分流行区仍存在一定数量的血吸虫病传染源,血吸虫病流行与传播的客观因素、疫情反复与回升的风险因素依然存在,居住在流行县(市、区)的约2.6亿人口仍面临再感染风险,切不可掉以轻心。采取的综合防治措施主要如下。

1. 加强健康教育,提高群众的防病意识　健康教育是一项有目标、有计划、有组织、有评价的干预措施,包括计划设计、组织实施和效果评价三部分,是教育居民尤其是少年儿童防止血吸虫感染的有效手段。实施时可采用多样的教育形式,可利用各种宣传媒体,开展防治知识宣传,在有螺区域设立警示牌,教育居民加强个人防护,养成良好的生活习惯,提倡安全用水,不在有螺水域进行洗衣、游泳、戏水、捕鱼捞虾等活动,以达到降低血吸虫感染、提高健康水平的目的。

2. 普查普治,控制传染源　对疫区居民进行普查,对病畜主要是耕牛也要进行检查,查出的患者、病畜要及时同步治疗。首选药为吡喹酮,推荐治疗急性血吸虫病的总剂量为 120 mg/kg(儿童为 140 mg/kg),6 日疗法,其中一半在前 2 日分服,另一半在后 4 日分服;每日剂量分 3 次服。治疗慢性血吸虫病的参考总剂量为 60 mg/kg(体重不足 30 kg 的儿童为 70 mg/kg),2 日疗法,每日 2~3 次。在疫区大规模治疗中,一般采用总剂量为 40 mg/kg,1 日疗法,总剂量 1 次顿服或分 2 次服。治疗晚期血吸虫病建议采用总剂量 90 mg/kg,6 日疗法,或 60 mg/kg,3 日疗法。

3. 控制和消灭钉螺　消灭钉螺尽管十分困难,但仍然是控制血吸虫病传播的重要措施之一。为了控制疫情,减少人畜感染,采取易感地带灭螺的措施是非常必要的。灭螺时要全面规划,因时因地制宜,根据当地钉螺的分布、所处环境及感染程度,按水系分片分块、先上游后下游、由近及远、先易后难的原则进行,做到灭一块、清一块、巩固一块。可结合生产和农田、水利、水产、国土等基本建设工程进行灭螺,以改造环境为主、药物杀灭为辅的原则,采取有效措施,综合防制。氯硝柳胺是目前 WHO 推荐的唯一一种灭螺药物;我国近年在“863”项目资助下研制的新型灭螺药氯代水杨胺,目前已在湖北、湖南、安徽、江西、江苏、云南、四川、浙江 8 省进行现场试验,与氯硝柳胺比较,杀螺效果好、用量少、毒性低、价格便宜;结合农田施肥,也可用尿素、石灰氮和茶籽饼等灭螺。此外,还可采取生物灭螺方法,包括利用动物、植物灭螺。

4. 加强粪便管理,安全用水　以加强人、畜粪便管理,防止粪便下水为突破口,通过采取改建厕所或修建沼气池,使疫区所有厕所均达到粪便无害化处理的要求,目的是杀死虫卵,避免新鲜粪便污染有螺环境而使钉螺感染;开展以机代牛,建立无牛耕区;进行封洲禁牧、牲畜圈养,使所有牲畜粪便均入沼气池或高温堆肥处理;加强渔民粪便管理,渔民在水上作业时产生的粪便用容器收集后集中消毒杀虫处理,达到预防和控制血吸虫病的目标。兴建自来水厂、挖井取水、安装滤水装置等,保证用水安全。

5. 保护易感人群　流行季节应尽量避免接触疫水,若必须下水作业或生产者,则需采取防护措施,包括口服吡喹酮预防、皮肤涂抹防护药物(如邻苯二甲酸二丁酯油膏及防蚴灵等皮肤防护药物)或穿防水胶鞋、防护裤等,以防血吸虫尾蚴的侵入;有螺区域设立警示牌、封洲禁牧,防止人、畜感染及畜感染后传播给人;在感染高峰季节对易感地带的水体进行药物灭蚴,可有效降低人畜感染率,也可在接触疫水后第 7 天和第 10 天服用蒿甲醚和青蒿琥酯预防血吸虫病急性发作,达到早期治疗目的。

▶▶▶ 附:尾蚴性皮炎 ◀◀◀

尾蚴性皮炎(cercarial dermatitis)是指禽类或畜类血吸虫尾蚴侵入人体皮肤所引起的局部变态反应性疾病。在我国稻田地区又称稻田性皮炎(paddy-field dermatitis),在美国、加拿大等沼泽地区因游泳而感染称游泳痒(swimmer's itch),日本称之为湖岸病等;世界各地均有报道。人不是这类血吸虫的适宜宿主,因此仅限于幼虫在皮肤内寄生,不能发育为成虫。

尾蚴性皮炎的病原种类很多,国外报道的至少有 60~70 种,我国常见的是毛毕属尾蚴和东毕属尾蚴。

毛毕属(*Trichobilharzia*)吸虫,包括包氏毛毕吸虫(*T. paoi*)、集安毛毕吸虫(*T. jianensis*)、眼点毛毕吸虫(*T. ocellata*)、巨毛毕吸虫(*T. gigantica*)及中山毛毕吸虫(*T. zongshani*)等。以包氏毛毕吸虫为例,其成虫寄生于家鸭体内,虫卵随粪便排至外界,中间宿主为椎实螺(lymnaea),尾蚴发育成熟后自螺体逸出,分布于水中各处,以水面下居多。东毕属(*Orientobilharzia*)吸虫,包括土耳其斯坦东毕吸虫(*O. turkestanica*)、土耳其斯坦东毕吸虫结节变种(*O. turkestanica var. tuberculata*)及程氏东毕吸虫(*O. cheni*)等。以土耳其斯坦东毕吸虫为例,其成虫寄生于牛、羊体内,中间宿主也为椎实螺,逸出的尾蚴常分布于水面下数厘米处,渐渐下降,然后又上升,如此反复上下运动。当人体皮肤接触到田、沟水中的上述尾蚴时被感染,引起尾蚴性皮炎。

尾蚴侵入皮肤后,局部有刺痛痒感,在尾蚴入侵处十几分钟即可出现针尖至针头大小的红色丘疹,数小时至1 d后发展成水肿性绿豆般大小、淡红色或鲜红色丘疹或丘疱疹,质坚,周围有红晕及水肿,有时可连成风疹团。病变部位多见于手、足及上、下肢经常接触疫水的部位。刺痒感随病变的发展而加剧,尤以晚上奇痒难忍,若搔破皮肤,则可引起继发性感染,出现脓疱、淋巴管炎,甚至发热等。重复感染者,皮炎出现快而剧烈,常伴风团样损害及水疱,整个病变还可呈弥漫性大片红肿,伴剧痒及刺痛。感染次数越多,皮炎出现越早,疹块愈大,消退愈慢。

尾蚴性皮炎属Ⅰ型和Ⅳ型变态反应,尾蚴初次入侵人体皮肤时,其分泌腺产物及尾蚴死亡后崩解的蛋白质和多糖,均能成为人体的特异性致敏原。当同种或同属尾蚴再次入侵时,人体由于免疫记忆的激发而产生回忆反应,皮肤迅速受到特异性抗体和免疫细胞的杀伤和破坏。

我国尾蚴性皮炎主要分布于吉林、辽宁、上海、江苏、福建、广东、湖南、四川等地,传染源主要为家鸭和牛,人群感染主要是在稻田劳动,放养牛、鸭、种植水生植物、捕鱼捞虾,养殖蛙等海洋生物及游泳时接触疫水所致。媒介螺蛳主要属于肺螺亚纲(Subclass Pulmonata)的萝卜螺属(*Radix*)和土螺原属(*G.galba*)。因气候条件、媒介螺蛳生态、尾蚴发育时间及劳动方式等不同,各地尾蚴性皮炎流行季节也有差别。在辽宁,5月下旬至6月上旬为感染高峰,7月下旬逐渐消失;吉林于6~8月为感染高峰;上海于5~6月开始为感染高峰,8月结束;福建厦门于5~8月为感染高峰,福州于4~7月为感染高峰;四川于3~10月为感染高峰;广东在春夏两季为感染高峰,而珠江三角洲全年均可感染。

尾蚴性皮炎为自限性疾病,如无继发感染,一般几天即可自愈。治疗原则以抗炎、止痒和防止继发感染为主。局部止痒可用1%~5%樟脑乙醇、鱼黄软膏或乙醇溶液等涂擦;中草药泡洗有止痒、抗炎作用。症状重者可服用抗过敏药物,如阿司咪唑等,伴有继发感染可搽甲紫或碘酊。预防措施包括加强牛、禽类粪便的管理,防止污染水体,并尽量离开稻田放牧牛、鸭等。结合农田管理,采用多种方法灭螺,切断流行环节。做好个人防护,在流行季节下田劳动时,有条件者可穿防护衣裤或涂擦防护剂,常用的有邻苯二甲酸二丁酯油膏等。

(明珍平　董惠芬)

▶▶▶ 第五节　布氏姜片吸虫 ◀◀◀

布氏姜片吸虫[*Fasciolopsis buski*(Lankester,1857)Odhner,1902]简称姜片虫。姜片虫寄生于小肠,可致姜片虫病(fasciolopsiasis)。姜片虫是人们最早认识的寄生虫之一,我国早在东晋时期就有关于该虫的记述。

【形态】

1. **成虫**　活虫为肉红色,死后呈灰白色。体呈长椭圆形,肥厚而不透明,背腹扁平,前端略窄,后端稍宽,形似姜片,长为20~75 mm,宽为8~20 mm,厚为0.5~3 mm,是寄生于人体中最大的吸虫。口吸盘位于虫体亚前端,直径约为0.5 mm。腹吸盘大,位于口吸盘后,肌肉发达,呈漏斗状,肉眼可见。咽和食管短,肠呈波浪状弯曲,向后延伸至虫体后端。睾丸一对,高度分支,前后排列于虫体的后半部。卵巢位于睾丸前,呈佛手状分支。子宫盘曲在卵巢与腹吸盘之间。

2. **卵**　呈椭圆形,淡黄色,大小为(130~140)μm×(80~85)μm,为人体常见蠕虫卵中最大的寄生虫卵。卵壳薄,卵盖小而不明显,卵内含1个卵细胞和20~40个卵黄细胞(图11-17)。

【生活史】

姜片虫的终宿主是人和猪,中间宿主是扁卷螺,以水生植物菱角、荸荠、茭白、水浮莲和浮萍等为媒介。成虫寄生在终宿主小肠上段,每条成虫日产卵15 000~25 000个。虫卵随宿主粪便排出,落入水中的虫卵在适宜温度（26~30℃）条件下，经 3~4 周发育成熟，孵出毛蚴。毛蚴主动侵入扁卷螺，在螺体内经 1~2 个月进行胞蚴、母雷蚴、子雷蚴和尾蚴等阶段的发育繁殖后，成熟的尾蚴从螺体逸出。逸出的尾蚴附着在水生植物如菱角、荸荠、茭白等或其他物体表面形成囊蚴。囊蚴在潮湿环境中生命力较强，但在干燥环境中抵抗力较弱。人或猪生食含有活囊蚴的水生植物而感染。囊蚴在终宿主的消化道经消化液的作用后，囊壁破裂，逸出的后尾蚴附着在肠黏膜上，经 1~3 个月发育为成虫（生活史过程见图 11-18）。成虫的寿命为 7 个月到 4.5 年不等。

【致病机制与临床表现】

成虫寄生于肠道可造成局部机械损伤。姜片虫腹吸盘发达，吸附力强，可导致被吸附的肠黏膜及其附近的组织发生炎症反应、点状出血、水肿，甚至形成脓肿，病变组织发生坏死、脱落，形成溃疡。病变部位可见中性粒细胞、淋巴细胞及嗜酸性粒细胞浸润，肠黏膜分泌物增多。虫体吸附在肠壁，摄入宿主肠道内的营养物质，并覆盖肠黏膜而妨碍宿主对营养物质的消化、吸收。此外，虫体的代谢产物、分泌物也可引起宿主的变态反应。

轻度感染者，可无明显临床表现，间或出现轻度腹痛、腹泻等症状；中度感染者，由于虫数较多，可表

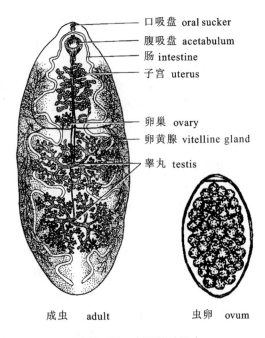

图 11-17　布氏姜片吸虫
Fig. 11-17　*Fasciolopsis buski*

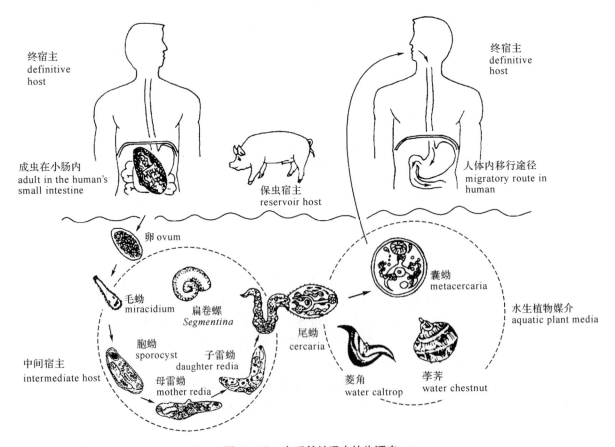

图 11-18　布氏姜片吸虫的生活史
Fig. 11-18　Life cycle of *Fasciolopsis buski*

现为明显的消化功能紊乱,从而导致营养不良,并可有水肿和多种维生素缺乏的现象,有时,还可发生肠梗阻;重度感染者,症状加重,出现消瘦、贫血、腹水、智力减退、发育障碍,甚至衰竭而致死。

【实验诊断】

1. 病原学诊断　从粪便查出虫卵或成虫是确诊的依据。常用的粪检虫卵方法为直接涂片法。虫卵较大,容易识别。轻度感染者易漏检,可采用离心沉淀法或水洗沉淀法提高检出率。姜片虫卵与棘口吸虫卵和肝片吸虫卵有相似之处,要注意鉴别。

2. 免疫学诊断　采用姜片虫的纯化成虫抗原及排泄分泌物抗原做皮内试验(IDT)、酶联免疫吸附试验(ELISA)和酶联免疫印迹技术(ELIB)均有较好的辅助诊断价值。

【流行】

1. 流行概况　姜片虫病主要分布在亚洲的温带及亚热带地区,但在俄罗斯及古巴和南非等国家也有病例报道。姜片虫呈片状或点状分布于广种水生植物的地区。我国的湖北、上海、广东、广西、湖南、河南、河北、甘肃、陕西、四川、云南、江苏、浙江、福建、江西、安徽、山东及台湾等省(自治区、直辖市)均有姜片虫的流行,人群感染率为 0.01%~1.877%,平均为 0.169%。随着经济发展,生态环境、猪饲养方式和卫生习惯的改变,人体感染率呈明显下降趋势。

2. 流行环节

(1) 传染源　姜片虫病为寄生性人畜共患病,患者、带虫者及保虫宿主均为传染源。猪是主要保虫宿主,但野猪、猕猴及犬等哺乳动物亦有自然感染的报道。

(2) 传播途径　在传播途径中,含有姜片虫卵的粪便污染水源、中间宿主及植物媒介的存在及居民有生食水生植物的不良习惯,是 3 个重要环节。粪便污染水源的方式与当地的农业生产方式、居民生活习惯及家畜的饲养管理有密切的关系。如我国的许多农村地区,以人粪或猪粪为主要肥料,新鲜粪便中的姜片虫卵入水污染水体,在水体中有中间宿主及植物媒介的存在时,很容易引起姜片虫病的传播与流行。此外,饮用含囊蚴的生水也可造成人体的感染。

在我国,作为姜片虫中间宿主的扁卷螺主要有大脐圆扁螺、尖口圆扁螺、半球多脉扁螺、凸旋螺等。绝大多数的水生植物可作为姜片虫的媒介,主要有菱角、荸荠、茭白。此外,蔬菜、水浮莲及浮萍等水生植物亦可作为传播媒介。

我国浙江、江苏、江西、湖南、广东等地的居民有生吃菱角、荸荠等水生植物的习惯。此外,某些地区的农民多以生青饲料喂猪。所以,人和猪感染姜片虫囊蚴的机会较多。

(3) 易感人群　不分性别、年龄,人群对姜片虫皆有易感性。

【防治】

积极开展卫生宣传,加强粪便管理与水源管理,防止新鲜人粪、猪粪入水。注意饮食卫生,不生食水生植物,不喝生水,菱角、荸荠等要用沸水烫洗后才能食用。及时治疗患者和带虫者。目前常用药物为吡喹酮;中药槟榔、黑丑各半焙干后研为末,作为冲剂或煎剂服用,疗效亦显著。治疗感染猪的药物可用硫氯酚(别丁)或吡喹酮。

(彭礼飞)

▶▶▶ 第六节　肝片吸虫 ◀◀◀

肝片吸虫(*Fasciola hepatica* Linnaeus,1758)为主要寄生在牛、羊等家畜肝胆管内的大型吸虫,偶尔可在人体寄生,引起片形吸虫病(fascioliasis)。

【形态】

成虫呈叶片状,活时呈棕红色,死后为青灰色。虫体长为 20~50 mm,宽为 8~13 mm。虫体前端有明显突出的头锥。口吸盘位于头锥前端,腹吸盘稍大,位于头锥基部。肠支分别向体侧分支,形成树枝状的侧支。睾丸两个,高度分支,前后排列于体中部;卵巢较小,位于睾丸前侧。卵呈长椭圆形,淡黄褐色,大小为（135~190）μm×（78~104）μm，壳薄，一端有小盖，卵内含有一个卵细胞和许多卵黄细胞（图11-19）。

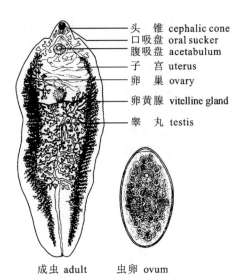

头 锥 cephalic cone
口吸盘 oral sucker
腹吸盘 acetabulum
子 宫 uterus
卵 巢 ovary
卵黄腺 vitelline gland
睾 丸 testis

成虫 adult　　虫卵 ovum

图11-19 肝片吸虫成虫和虫卵
Fig. 11-19 Adult and ovum of *Fasciola hepatica*

【生活史】

成虫寄生在牛、羊及其他哺乳动物肝胆管内，产出的虫卵随胆汁进入肠道，混在粪便中排出体外。虫卵在适宜温度的水中，发育为毛蚴。毛蚴孵出后侵入中间宿主椎实螺（在我国主要为截口土蜗）体内，经胞蚴、母雷蚴、子雷蚴和尾蚴等阶段的发育与繁殖。成熟的尾蚴逸出螺体，附着在水生植物或其他物体表面上形成囊蚴。终宿主因食入囊蚴而感染。囊蚴内的后尾蚴在小肠内逸出，穿过肠壁，经腹腔侵入肝，也可经肠系膜静脉或淋巴管进入胆道。整个生活史过程为10~15周。每条成虫的日产卵量为20 000个左右。成虫在人体可存活长达12年。

【致病机制与临床表现】

肝片吸虫的后尾蚴、童虫和成虫均可对宿主产生损害。后尾蚴和童虫穿过肠壁，经腹腔侵入肝的移行过程造成机械性损害和化学性刺激，可引起肠壁出血、损伤性肝炎。成虫的机械性刺激及其代谢产物的化学刺激可引起慢性胆管炎、胆管上皮增生及慢性肝炎和贫血等。

肝片吸虫感染者的临床表现可分为急性期和慢性期。也有少数为无症状携带者。

1. **急性期**　发生在感染后数日至4个月不等。表现为突发高热、腹痛，多数患者有食欲不振、呕吐、胀气、腹泻和便秘等胃肠道症状，也可见肝、脾大。血液中嗜酸性粒细胞明显增加。此期可持续1~2周，也可长达8周以上。

2. **慢性期**　患者主要有右上腹疼痛或胆绞痛、恶心、厌食脂肪食物、贫血乏力、黄疸和肝脾大等表现。

此外，童虫在腹腔移行时，可穿入或随血流到达肺、胃、脑、眼眶及皮下等处形成异位寄生，表现为各种不同症状。在有生食牛、羊肝习惯的地区，虫体寄生在咽部，可引起咽部肝片吸虫病。

【实验诊断】

1. **病原学诊断**　以从粪便或十二指肠引流液中检查发现虫卵为确诊依据。肝片吸虫卵应与姜片虫卵、棘口吸虫卵相鉴别。胆管手术等发现虫体也可确诊。

2. **免疫学诊断**　对急性患者、胆道阻塞患者及异位寄生的病例，采用免疫学检查有助于本病诊断。

【流行】

肝片吸虫病散发性流行于世界各地，是一种畜主人次型的寄生虫病。牛、羊感染率多在20%~60%，法国、葡萄牙和西班牙是肝片吸虫病主要流行国家。在我国，肝片吸虫病散发于15个省（自治区、直辖市），人群感染率为0.002%~0.171%，其中以甘肃省为最高。人因生食水生植物、喝生水或半生食含肝片吸虫童虫的牛肝、羊肝而感染。

【防治】

人体肝片吸虫病预防的关键是做好卫生宣传，使人们认识到生食媒介植物和动物内脏的潜在危害。治疗药物主要有三氯苯达唑和吡喹酮等。

（彭礼飞）

▶▶▶ 第七节 其他吸虫 ◀◀◀

一、异形吸虫

异形吸虫（heterophyid trematode）是指属于异形科（Heterophyidae）的一类小型吸虫。成虫寄生于鸟类、哺乳动物,也可寄生人体引起异形吸虫病(heterophyiasis),为人畜共患病。我国常见的异形吸虫有 10 余种,其中已有人体感染报道的有异形异形吸虫(*Heterophyes heterophyes* V. Siebold, 1852)、横川后殖吸虫(*Metagonimus yokogawai* Katsurada, 1912)、微小后殖吸虫(*Metagonimus minutus* Katsuta, 1932)、钩棘单睾吸虫(*Haplorchis pumilio* Looss, 1899)、多棘单睾吸虫(*Haplorchis yokogawai* Katsuta, 1932)、扇棘单睾吸虫(*Haplorchis taichui* Katsuta, 1932)、犬棘带吸虫(*Centrocestus caninus* Leiper, 1912)、镰刀星隙吸虫(*Stellantchasmus falcatus* Onji & Nishio, 1924)、台湾棘带吸虫(*Centrocestus formosanus* Nishigor, 1924)、长棘带吸虫(*Centrocestus longus* Onji & Nishio, 1916)和尖端棘带吸虫(*Centrocestus cuspidatus* Loss, 1896)。

【形态】

虫体微小,成虫体长一般为0.3~3 mm,体表具鳞棘,雌雄同体。虫体呈椭圆形,前半略扁,后半较肥大。除口吸盘、腹两吸盘外,很多种类还有生殖吸盘,生殖吸盘单独存在或与腹吸盘相连构成腹殖吸盘复合器(ventrogenital sucker complex)。消化系统前咽明显,食管细长,肠支长短不一。睾丸 1~2 个,贮精囊明显,卵巢位于睾丸之前,受精囊明显。

虫卵较小,各种异形吸虫虫卵形态相似,排出宿主体外时虫卵内已含成熟的毛蚴。除台湾棘带吸虫的卵壳表面有格子状花纹外,其他各种异形吸虫卵与后睾科吸虫(如华支睾吸虫)和微茎科吸虫的虫卵形态近似,不易鉴别。

【生活史】

各种异形吸虫的生活史基本相同,较复杂。成虫一般寄生于鸟类及哺乳动物等终宿主的肠道,产出的虫卵随宿主粪便进入水体。虫卵被第一中间宿主淡水螺类吞食,毛蚴在其体内孵出,历经胞蚴、雷蚴(1~2 代),最后形成尾蚴,尾蚴从螺体逸出,侵入第二中间宿主淡水鱼或蛙体内,发育为囊蚴。人或动物食入含有活囊蚴未煮熟的淡水鱼或蛙肉而感染,囊蚴在消化道内脱囊,在小肠发育为成虫并产卵。

【致病机制与临床表现】

成虫在小肠寄生,可钻入肠壁进入肠黏膜下层,虫卵可进入肠壁血管。成虫在小肠一般只引起轻度炎症反应,如侵入肠壁则可引起机械损伤,造成组织脱落、压迫性萎缩与组织坏死,可导致腹泻或其他消化功能紊乱,重度感染者可出现消化道症状和消瘦。成虫侵入组织时,出现肉眼可见局部微小的充血及黏膜下层的瘀点。成虫引起周围组织炎症反应,出现组织增生和不同程度的纤维化。成虫也可异位寄生于人体其他组织器官引起相应症状。若成虫异位寄生在大脑,可导致颅内感染,患者可出现面部抽搐、语言障碍、肢端麻木等脑部受损的临床症状。

进入肠黏膜下层肠壁血管的虫卵可进入小静脉,也可从门静脉通过肝小叶间静脉进入血窦,经血流进入体循环,虫卵随血流进入人体各组织器官,如脑、脊髓、肝、脾、肺、心肌等,引起急性或慢性损害。虫体数量少时症状轻微甚或无明显表现,虫数多时可引起消化功能紊乱,如异位寄生则因虫卵沉积的部位不同而异。若虫卵沉积于脑、脊髓,可引起神经细胞及灰白质退化等病变,也可形成血栓,甚至血管破裂而致死。如虫卵沉积在心肌及心瓣膜,可导致患者心力衰竭。

【实验诊断】

粪便涂片法及沉渣镜检虫卵是常规的病原学诊断方法。要注意与华支睾吸虫、后睾吸虫、微茎吸虫等虫卵鉴别。可以依据异形吸虫与华支睾吸虫等寄生部位、产卵量等特点不同加以区分。

此外,了解不同地区的吸虫流行种类,尤其是该地区有无异形吸虫,将有助于鉴别诊断,若能获得成虫,可根据成虫形态进行诊断。

【流行及防治】

异形吸虫感染报告在菲律宾较多,日本、韩国、朝鲜、印度尼西亚、土耳其、以色列、俄罗斯西伯利亚地区、欧洲个别地区、非洲尼罗河流域国家及澳大利亚也有报道。异形吸虫病例在中国见于广东、海南、安徽、福建、湖北、新疆、江西、湖南、上海、浙江、广西、山东、台湾等省(自治区、直辖市)。迄今为止,我国报道的病例有 300 多例,广东省病例较多,约占 50%。

异形吸虫病流行环节和防治原则与华支睾吸虫病相似,在一些华支睾吸虫流行区,常出现异形吸虫混合感染。注意饮食卫生,不食生的或未煮熟的淡水鱼和蛙肉是避免异形吸虫感染的重要方法。目前治疗的首选药物为吡喹酮。

二、棘口吸虫

棘口吸虫属棘口科(Echinostomatidae),为肠道寄生的小型吸虫,棘口科吸虫种类繁多,全世界已报道的有 600 余种。主要寄生在鸟、禽类,其次是哺乳类、爬行类,少数寄生于鱼类。有的棘口吸虫往往可寄生在多种动物宿主体内。棘口吸虫也可偶然寄生于人类引起棘口吸虫病(echinostomiasis)。

寄生于人体的棘口吸虫主要分布于亚洲,特别是东南亚地区,已知的有 20 余种。我国已报道的可在人体寄生的棘口吸虫有 15 种以上,主要有抱茎棘隙吸虫[*Echinochasmus perfoliatus*(V.Ratz,1908)Dietz,1910],日本棘隙吸虫(*Echinochasmus japonicus* Tanabe,1926)、藐小棘隙吸虫(*Echinochasmus liliputanus* Looss,1896)、卷棘口吸虫[*Echinostoma revolutum*(Froelich,1802)Dietz,1909]、九佛棘隙吸虫(*Echinochasmus jiufoensis* Liang & Ke,1988)、伊族真缘吸虫(*Euparyphium ilocanum* Garrison,1908)、雅西真缘吸虫(*Euparyphium* jassyense Leon & Ciurea,1922)、接睾棘口吸虫(*Echinostoma paraulum* Dietz,1909)、圆圃棘口吸虫(*Echinostoma hortense* Asada,1926)、马来棘口吸虫(*Echinostoma malayanum* Liper,1911)、宫川棘口吸虫(*Echinostoma miyagawai*,Ishii,1932)、曲领棘缘吸虫(*Echinoparyphium recurvatum* Linstow,1973)、福建棘隙吸虫(*Echinochasmus fujianensis* Cheng *et al*.,1992)、埃及棘口吸虫(*Echinostoma* aegyptica Khalil,1924)、狭睾棘隙吸虫(*Echinostoma angustitestis* Wang,1977)。

【形态】

棘口吸虫虫体一般呈长形,有的较粗短,前端稍窄,口吸盘与腹吸盘相距较近。如日本棘隙吸虫虫体大小为(1.16~1.76)mm ×(0.33~0.50)mm。虫体长形,体表有棘,雌雄同体。口吸盘位于体前端亚腹面,周围有环口圈或头冠,环口圈或头冠之上有 1~2 圈头棘。腹吸盘发达,位于体前部或中部的腹面。睾丸两个,前后排列在虫体的后半部。卵巢位于睾丸之前。虫卵椭圆形,较大,壳薄,有卵盖。

【生活史】

成虫寄生于肠道,偶尔也可侵入胆管。第一中间宿主为淡水螺类如纹沼螺和瘤拟黑螺等,毛蚴侵入螺体后经胞蚴和两代雷蚴阶段后发育成尾蚴。尾蚴侵入第二中间宿主。第二中间宿主的选择性不强,淡水鱼、蛙或蝌蚪可作为第二中间宿主。尾蚴可在子雷蚴体内结囊,或逸出后在原来的螺体内结囊。或侵入其他螺蛳或双壳贝类体内结囊,有的也可在植物上结囊。人或动物因食入含囊蚴的中间宿主而感染,囊蚴在小肠脱囊,7~9 d 即可发育为成虫。

【致病机制与临床表现】

成虫多寄生于小肠上段,以头部穿入黏膜,引起局部炎症,轻度感染者常无明显症状,或者出现腹痛、腹泻及其他胃肠道症状,严重感染者可有厌食、下肢水肿、贫血、消瘦、发育不良,甚至死亡。

【实验诊断】

实验室诊断常用粪便检查,如直接涂片法,沉淀法等。由于多种棘口吸虫的虫卵在形态上极相似,因此不易鉴别。如能检获成虫,根据成虫形态可确定虫种。

【流行】

人体棘口吸虫感染主要见于朝鲜、韩国、日本、中国、泰国、印度尼西亚、菲律宾、印度等国家,多数是散发病例。在我国主要分布于湖南、广东、安徽、新疆、海南、湖北、福建、江西、四川、云南、浙江、黑龙江、辽宁和台湾等地,其中以湖南、广东、安徽较多见。棘口吸虫是人畜共患病的寄生虫,1991 年首次全国人体寄生虫分布调查中人群平均感染率为 0.01%。在我国常见动物体内感染,2001—2004 年完成的全国第二次人体重要寄生虫病现状调查中,福建省首次发现人体感染埃及棘口吸虫。

【防治】

人多因食入烹调未熟的含囊蚴的淡水鱼、蛙及螺类而感染,生食囊蚴污染的水生植物和饮生水亦可感染。泥鳅为圆圃棘口吸虫的第二中间宿主,在我国感染的病例多为用偏方食生泥鳅治疗肝病,或食入烹调未熟的泥鳅所致。因此,改变不良的饮食习惯是预防本病的关键。目前,首选治疗药物为吡喹酮。

（杨光）

数字课程学习……

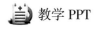教学 PPT　　　　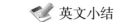英文小结　　　　思考题　　　　自测题

第十二章

绦　虫

▶▶▶ 第一节　概　论 ◀◀◀

绦虫（cestode）又称带虫（tapeworm），属于扁形动物门绦虫纲（Class Cestoda），是人体常见的寄生虫，均营寄生生活，可引起绦虫病（cestodiasis）。本纲可分为单节绦虫亚纲和多节绦虫亚纲。寄生于人体的30余种绦虫分属于多节绦虫亚纲的圆叶目（Cyclophyllidea）和假叶目（Pseudophyllidea）。除极少数虫种外，绦虫均为雌雄同体，并且大多数成虫寄生于脊椎动物的消化道中。在我国，常见的人体寄生绦虫有链状带绦虫、肥胖带绦虫、棘球绦虫、微小膜壳绦虫、曼氏迭宫绦虫等。

【形态】

1. **成虫**　虫体左右对称，细长如带状，白色或乳白色，体分节，背腹扁平。虫体长短不一，长度从数毫米至数米。虫体分头节（scolex）、颈部（neck）、链体（strobilus）三部分。

（1）头节　位于虫体前端，细小。圆叶目的绦虫头节呈球形或方形，固着器官大多为4个圆形、位于头节四周的吸盘（sucker），其中间可有半球形可伸缩的顶突（rostellum），顶突周围常有排成一至数圈的矛状或棘状小钩。假叶目的绦虫头节呈梭形，固着器官为头节背、腹侧凹陷形成的两条沟状吸槽（bothrium）。绦虫借助头节上的固着器官吸附在宿主的肠壁上。

（2）颈部　位于头节之后，短而细，不分节，具有生发功能，链体上的节片均由此长出。

（3）链体　是由3~4个节片至数千个节片（segment/proglottid）组成，是虫体最显著部分。依据其内部生殖器官发育的程度，将链体的节片分为3种：靠近颈部的节片较小，生殖器官尚未发育成熟，称幼节或未成熟节片（immature proglottid）；其后的节片逐渐长大，生殖器官已发育成熟，称成节或成熟节片（mature proglottid）；虫体后部的节片中子宫内充满虫卵，称为孕节或孕卵节片（gravid proglottid）。节片中除充满虫卵的子宫外，圆叶目绦虫体后部的孕节最大，其他的生殖器官已退化或消失，子宫的形态特征是绦虫虫种鉴别的重要依据之一。末端的孕节可从链体上脱落，而新的节片又不断地从颈部长出，使绦虫保持一定的长度。

体壁结构：绦虫的体壁由皮层和实质组成。皮层是表层，为合胞层，由远端胞质和核周胞质组成。远端胞质区外表面密布许多微小的指状微毛（microthrix），末端呈棘状，有固着作用，并可擦伤宿主肠上皮细胞，增加吸收功能。核周胞质借胞质通道与远端胞质区相连，进行物质代谢。实质是以网状细纤维样间质为基质，肌束、核周胞体、支持细胞和实质细胞分布其间。在节片成熟后，节片间的肌纤维逐渐退化，使孕节从链体自动脱落。实质内散布许多钙、镁的碳酸盐微粒，以细胞膜围绕呈圆形或椭圆形，称为石灰体（calcareous body），可能有平衡酸碱度、调节渗透压的功能或可作为离子或二氧化碳的补给库（图12-1）。

生殖系统：链体的每一成熟节片内均有雌、雄性生殖器官各一套，少数虫种各有两套。雄性生殖系

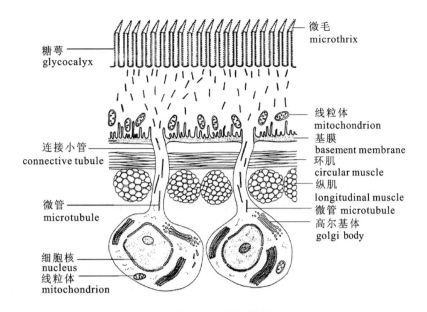

图 12-1 绦虫体壁

Fig. 12-1 Body wall of a cestode

统有数个至数百个圆形滤泡状的睾丸,分散在节片中部的实质中,每个睾丸发出一条输出管,汇合成输精管,延伸入阴茎囊。在阴茎囊内或外,输精管膨大形成贮精囊。在阴茎囊内输精管与前列腺汇合后延伸为射精管,末端为阴茎。雌性生殖系统有一个卵巢,多分成左、右两叶,位于节片中轴的腹面、睾丸之后。卵黄腺位于卵巢的后方,呈滤泡状分散于节片的实质表层中或聚集成单一的致密团块。卵巢发出的输卵管依次与阴道、卵黄总管连接,膨大形成卵模,再与子宫相通。子宫位于节片中部,呈管状或囊状,管状子宫开口于腹面的子宫孔,囊状子宫无子宫孔。随宫内虫卵增多和发育子宫增大并向两侧分支,占满整个节片。阴道呈小管状,开口于生殖腔或生殖孔的后方,略弯曲,与输卵管平行(图 12-2)。

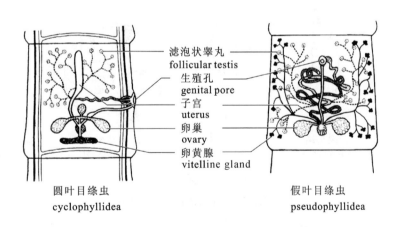

圆叶目绦虫
cyclophyllidea

假叶目绦虫
pseudophyllidea

图 12-2 圆叶目和假叶目绦虫的生殖系统比较

Fig. 12-2 Comparison of reproductive system between cestodes of Cyclophyllidea and Pseudophyllidea

排泄系统:由若干焰细胞和与其相连的 4 根纵行的排泄管组成。排泄管每侧 2 根,贯穿于链体,在每一节片后部,纵行排泄管间有横支相连。排泄系统除有排出代谢产物的作用外,还具有调节体液平衡的功能。

2. **虫卵** 假叶目与圆叶目绦虫的虫卵有明显区别,前者虫卵与吸虫卵相似,椭圆形,卵壳较薄,一端有小盖,内含一个卵细胞和多个卵黄细胞;后者虫卵呈圆球形,有很薄的卵壳和很厚的胚膜,内含有 6 个小钩的幼虫,称六钩蚴(oncosphere)。

【生活史】

绦虫成虫寄生于脊椎动物的消化道中,虫卵自子宫孔或随孕节脱落而排出体外,随后的发育假叶目绦虫和圆叶目绦虫有明显的差异。绦虫幼虫有多个发育阶段,需要不同的中间宿主,其在中间宿主体内的发育阶段被称为续绦期(metacestode)。

1. 假叶目绦虫 生活史中需要有水的环境和两个中间宿主。虫卵随宿主粪便排出后,必须在水中发育,孵出的幼虫体表被有一层纤毛,体内有3对小钩,称钩球蚴(coracidium)。钩球蚴在水中游动时如被第一中间宿主剑水蚤吞食,在其体内发育成原尾蚴(procercoid)。当含有原尾蚴的剑水蚤被第二中间宿主鱼或蛙吞食后,原尾蚴在其体内发育为裂头蚴(plerocercoid/sparganum)。裂头蚴已具成虫的外形,白色,带状,但不分节,仅具有不规则的横皱褶,体前端无吸槽,中央明显凹入,伸缩能力很强。裂头蚴必须进入终宿主肠道后才能发育为成虫。

2. 圆叶目绦虫 生活史中仅需一个中间宿主,个别种类也可无需中间宿主。圆叶目绦虫一般无子宫孔,孕节自链体脱落排出体外后,由于孕节的活动、挤压或破裂使虫卵得以散出。虫卵被中间宿主吞食后,在宿主的消化道内孵出六钩蚴,并钻入肠壁经血流到达组织器官后发育为各种续绦期幼虫。续绦期的幼虫被终宿主吞食后,在其小肠中脱囊或头节翻出,由颈部不断长出节片,逐渐发育为成虫。成虫在终宿主体内的生存时间因虫种而异,短者仅存活几天,而长者可存活几十年。

常见的续绦期幼虫有以下几种类型(图12-3)。

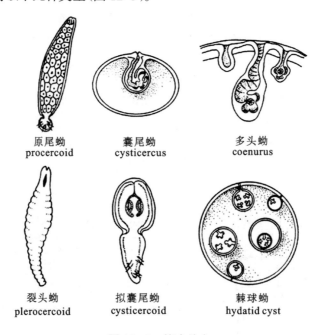

图 12-3 绦虫幼虫

Fig. 12-3 Larvae of cestodes

(1)囊尾蚴(cysticercus) 俗称囊虫,白色,为半透明的黄豆大小的囊状体,囊壁上有一个内陷的头节,囊内充满囊液。

(2)多头蚴(coenurus) 为另一种囊尾蚴型幼虫,囊内有多个头节。

(3)拟囊尾蚴(cysticercoid) 体较小,前端有一较小的囊腔和较大的、内缩的头节,后部有一实心的带小钩的尾状结构。

(4)棘球蚴(hydatid) 囊较大,内含大量的原头蚴或原头节(protoscolex)和许多附着于囊壁或悬浮于囊液中的小囊,被称为生发囊(brood capsule)。生发囊内又含有许多更小的囊和原头蚴,以致一个棘球蚴囊内可有成千上万个原头蚴。

（5）多房棘球蚴（multilocular hydatid）　为另一种棘球蚴型幼虫,囊较小,可不断向囊内外芽生若干个小囊,囊内头节较少,充满胶状物,也称为泡球蚴（alveolar hydatid）。

圆叶目绦虫与假叶目绦虫的形态和生活史区别见表 12-1。

表 12-1　圆叶目绦虫与假叶目绦虫的区别

Table 12-1　Differences between the tapeworms of Cyclophyllidea and Pseudophyllidea

鉴别点 differences	圆叶目 Cyclophyllidea	假叶目 Pseudophyllidea
头节及固着器官	4 个吸盘	2 个吸槽
成节卵黄腺	团块状,位于节片后部	滤泡状散在节片中前部
生殖孔	位于节片侧面	位于节片中部
子宫	无开口,不排卵	有开口,有子宫孔
孕节	其他生殖器官萎缩,只有充满虫卵的子宫	结构同成节
中间宿主	1 个	2 个,需要在水中发育
续绦期	囊尾蚴、棘球蚴、拟囊尾蚴等	原尾蚴、裂头蚴

【生理】

绦虫成虫寄生于宿主的含有半消化食物的肠道中,无口、无消化道,靠体壁吸收营养。皮层表面大量的微毛,极大地增加了吸收面积,同时微毛上的棘也可擦伤肠壁,使营养物质渗透到虫体周围,便于其吸收。有的绦虫头节位于宿主肠绒毛间,顶突侵入肠腺,以胞饮方式吸收营养物质。

绦虫主要靠糖代谢获得能量。虽然绦虫体内储存有大量糖原,但绦虫的三羧酸循环功能不全,主要经糖酵解获取能量,从蛋白质和脂质代谢获得的能量很少。

绦虫的成虫营有性生殖,其交配和受精可在同一个节片或同一虫体的不同节片间进行,也可在不同虫体的节片间完成。续绦期幼虫营无性生殖,如芽生生殖。

【致病机制与临床表现】

寄生于宿主肠道内的绦虫成虫可掠夺宿主的大量营养,其头节上的吸盘、小钩和微毛对肠黏膜的损伤及虫体代谢产物的刺激,可引起腹痛、腹泻或腹泻与便秘交替、消化不良等消化道症状;个别虫种如阔节裂头绦虫可大量吸收宿主的维生素 B_{12},导致严重的贫血。但多数患者无明显症状。

绦虫的幼虫寄生于人体组织器官,其造成的危害远较成虫严重。如囊尾蚴和裂头蚴可寄生于皮下和肌肉内引起皮下结节和游走性包块;若侵入眼、脑等重要器官可造成严重的后果;棘球蚴可寄生于人体的肝、肺等组织造成严重危害,若其囊液进入组织可诱发过敏性休克,甚至死亡。

【分类】

我国常见人体绦虫的分类见表 12-2。

表 12-2　常见人体绦虫的分类

Table 12-2　Classification of common human tapeworms

目 order	科 family	属 genus	种 species
假叶目 Pseudophyllidea	裂头科 Diphyllobothriidae	迭宫属 *Spirometra* 裂头属 *Diphyllobothrium*	曼氏迭宫绦虫 *S. mansoni* 阔节裂头绦虫 *D. latum*
圆叶目 Cyclophyllidea	带科 Taeniidae	带属 *Taenia*	链状带绦虫 *T. solium*

续表

目 order	科 family	属 genus	种 species
圆叶目 Cyclophyllidea			肥胖带绦虫 T. saginata
			亚洲带绦虫 T. asiatica
		棘球属 Echinococcus	细粒棘球绦虫 E. granulosus
			多房棘球绦虫 E. multilocularis
	膜壳科 Hymenolepididae	膜壳属 Hymenolepis	微小膜壳绦虫 H. nana
			缩小膜壳绦虫 H. diminuta
		假裸头属 Pseudanoplocephala	克氏假裸头绦虫 P. crawfordi
	囊宫科 Dilepididae	复孔属 Dipylidium	犬复孔绦虫 D. caninum
	戴维科 Davaineidae	瑞列属 Raillietina	西里伯瑞列绦虫 R. celebensis

（罗恩杰 王美莲）

▶▶▶ 第二节 链状带绦虫 ◀◀◀

链状带绦虫（*Taenia solium* Linnaeus, 1758）又称猪带绦虫、猪肉绦虫或有钩绦虫，是我国主要的人体寄生绦虫。其成虫寄生在人的小肠内，引起肠绦虫病；幼虫可寄生在人体皮下、肌肉、脑等处，引起猪囊尾蚴病（囊虫病）。人是链状带绦虫的终宿主，也可作为其中间宿主。我国古代医书中称之为"寸白虫"或"白虫"，并将绦虫病的传播与进食生肉和未熟的肉联系起来，说明了它的传染来源。

【形态】

1. 成虫 虫体背腹扁平，乳白色，带状薄而透明，长为2~4 m，前端较细，向后渐扁阔。虫体分为头节、颈部及链体。头节近似球形，直径为0.6~1 mm，有4个杯状吸盘和能伸缩的顶突，其上有排列成内外两圈的小钩，约为22~36个。颈部纤细。链体由700~1 000片节片组成。近颈部的幼节，节片短而宽，内部结构不清楚；中部的成节近方形，每一节片中均有雌雄生殖器官各一套，睾丸约有150~200个，卵巢在节片后1/3的中央，除左、右两大叶外，在子宫与阴道之间另有一中央小叶，卵黄腺位于卵巢之后，生殖孔位于每一节片侧缘的中部，不规则地分布于链体两侧；末端的孕节较窄长，节片内子宫较发达，其他生殖器官均退化或萎缩。充满虫卵的子宫向两侧发出分支，每侧7~13支，每一支又再分支，呈不规则的树枝状，每一孕节中约含4万个虫卵（图12-4）。

2. 虫卵 呈球形或近似球形，棕黄色，直径为31~43 μm。卵壳极薄，易破碎，自孕节散出后，卵壳多已脱落。卵壳内为一层较厚且具有放射状条纹的胚膜。胚膜内含一发育成熟、呈球形、具3对小钩的六钩蚴（图12-4）。

3. 猪囊尾蚴（Cysticercus cellulosae） 俗称囊虫，为卵圆形、黄豆大小、乳白色、半透明的囊状物，囊内充满液体。囊壁分两层，外为皮层，内为间质层，含有一小米粒大的向内翻卷收缩的头节，其形态与成

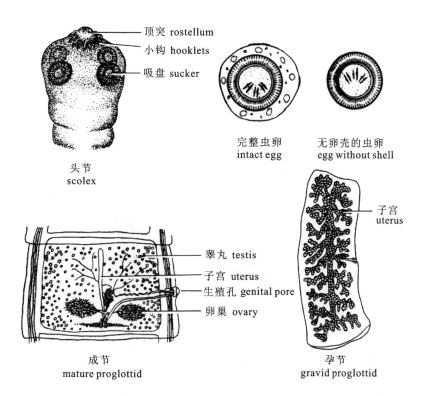

顶突 rostellum
小钩 hooklets
吸盘 sucker

头节
scolex

完整虫卵
intact egg

无卵壳的虫卵
egg without shell

子宫
uterus

睾丸 testis
子宫 uterus
生殖孔 genital pore
卵巢 ovary

成节
mature proglottid

孕节
gravid proglottid

图 12-4 链状带绦虫(猪带绦虫)
Fig. 12-4 *Taenia solium*

虫头节相似。

【生活史】

链状带绦虫最主要的终宿主是人,中间宿主为猪和野猪。人也可作为链状带绦虫的中间宿主。此外,曾有在黑熊体内发现猪囊尾蚴及用猪囊尾蚴实验感染大狒狒和长臂猿获得成功的报道。

成虫寄生在人的小肠上段,以头节固着于肠壁,孕节单独或5~6节相连地脱离链体,随粪便排出体外。自链体脱落的孕节由于自身的活动力或受挤压而使虫卵散出。当虫卵或孕节被猪等中间宿主吞食,虫卵在十二指肠内经消化液的作用,经 24~72 h,胚膜破裂,六钩蚴逸出,并借助小钩和分泌物,钻入肠壁进入血管或淋巴管,随血流或淋巴到达宿主身体的各部位,约经 10 周发育为成熟的猪囊尾蚴。含囊尾蚴的猪肉俗称"米猪肉""米糁子肉"或"豆猪肉"。猪囊尾蚴在猪体内寄生的部位以股内侧肌最多,再依次为深腰肌、肩胛肌、咬肌、腹内斜肌、膈肌、心肌、舌肌等,还可寄生于脑、眼等处。

人误食生的或未煮熟的含有囊尾蚴的猪肉而感染。在小肠,经消化液作用,囊尾蚴的头节翻出,吸附于肠壁,经 2~3 个月发育为成虫,成虫的寿命可达 25 年以上(图 12-5)。链状带绦虫的孕节或虫卵如被人误食,六钩蚴自胚膜逸出,钻入肠壁,随血循环至身体各部分,约经 10 周发育为成熟的囊尾蚴。猪囊尾蚴在中间宿主体内平均可存活 3~5 年。

【致病机制与临床表现】

链状带绦虫成虫和猪囊尾蚴均可寄生于人体,引起人体肠绦虫病和人体猪囊尾蚴病。

1. 成虫所致损害 成虫寄生于人体小肠内,其头节上的顶突和小钩及其体壁上的微毛可对肠黏膜造成损伤,引起炎症反应。人体内通常寄生 1~2 条虫体,但也可有多条虫体寄生。一般感染者无显著症状,多因粪便中发现虫体节片而求医。少数患者有腹部不适或隐痛、消化不良、腹泻、体重减轻等症状。偶有引起肠梗阻、阑尾炎或穿破肠壁导致腹膜炎的病例。此外,曾有链状带绦虫成虫异位寄生于大腿皮下和甲状腺组织内的罕见病例报道。

2. 囊尾蚴所致损害 猪囊尾蚴寄生于人体所致的囊尾蚴病,俗称囊虫病,均因误食孕节或虫卵而引

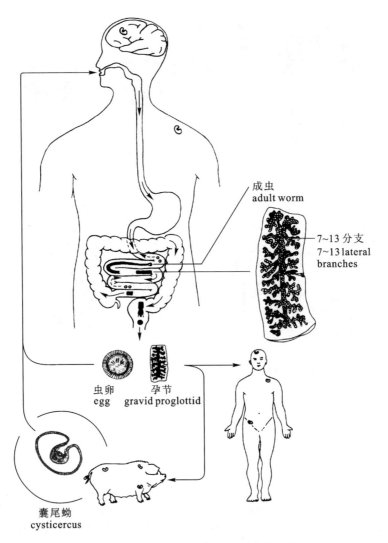

成虫
adult worm

7~13 分支
7~13 lateral
branches

虫卵　孕节
egg　gravid proglottid

囊尾蚴
cysticercus

图 12-5　链状带绦虫(猪带绦虫)生活史
Fig. 12-5　Life cycle of *Taenia solium*

起,其危害远较成虫严重。人体的感染方式有 3 种:①自体内感染,由于绦虫病患者恶心、呕吐时,肠道的逆蠕动将孕节反流入胃中所致。②自体外感染,为患者误食自己排出的虫卵而造成的感染。③异体感染,为误食他人排出的虫卵引起的感染。

囊尾蚴对人体的危害程度视其数量及寄生部位而定,常见的寄生部位为皮下组织、肌肉、脑、眼、心、肝、肺、腹膜等。在疏松的结缔组织与脑室中的囊尾蚴多呈圆形,大小为 5~8 mm。在脑底部的囊尾蚴可呈分支或葡萄样的突起,长至 2.5 cm,称为葡萄状囊尾蚴(cysticercus racemosus)。

人体囊尾蚴病依其寄生部位可分为 3 类。

(1)皮下及肌肉囊尾蚴病　囊尾蚴在皮下或黏膜下形成结节,数目可由一个至数千个不等,以躯干较多,四肢较少。局部可触及黄豆大、似软骨样硬度、略有弹性、与周围组织无粘连、无触痛和压痛、无异常颜色的圆形或椭圆形结节,常分批出现,并可自行逐渐消失。感染轻时可无症状或局部有轻微的麻、痛感。寄生数量多时,可自觉肌肉酸痛无力、发胀、麻木,严重者可呈假性肌肥大。

(2)脑囊尾蚴病　发病时间以感染后 1 个月至 1 年最为多见,长者可达 30 年。通常病程缓慢,可持续 3~6 年甚至更长。症状复杂多样。癫痫发作、颅内压增高和精神症状是脑囊尾蚴病的三大主要症状,以癫痫发作最为多见。其他可出现头晕、呕吐、神志不清、视物模糊等症状,也可出现神经系统疾病,如偏瘫、失语等,影像学表现见图 12-6。脑囊尾蚴病对脑炎的发病可起诱导作用,并使脑炎病变发展严重而致

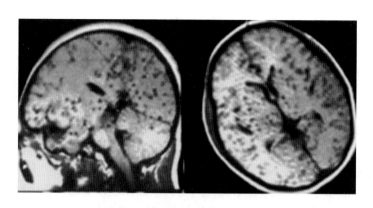

图 12-6　脑囊尾蚴病磁共振成像

Fig. 12-6　MRI of cerebral cysticercosis

患者死亡。依据主要临床特征,脑囊尾蚴病可分为 7 型:①癫痫型;②高颅压型;③脑炎脑膜炎型;④精神障碍型;⑤神经症型;⑥混合型;⑦亚临床型,其中以癫痫型最为多见。

（3）眼囊尾蚴病　囊尾蚴可寄生于眼的任何部位,大多数为单眼的眼球深部、玻璃体及视网膜下。症状轻者表现为视力障碍,常可见虫体蠕动,重者可失明。眼内囊尾蚴的寿命为 1~2 年。当眼内囊尾蚴存活时,患者一般尚能忍受;虫体死亡后,则产生强烈刺激,引起视网膜炎、脉络膜炎或化脓性全眼球炎,甚至引起视网膜脱离,或并发白内障、青光眼,最终导致眼球萎缩而失明。

【实验诊断】

1. **链状带绦虫病的诊断**　询问是否有生食或半生食"米猪肉"史或粪便中排出白色节片史,对发现链状带绦虫病患者有一定参考价值。对可疑的患者应连续数天进行粪检,甚至可试用驱虫来确定虫种。将检获的孕节或头节夹在两张载玻片之间轻压后,观察孕节内的子宫分支及头节上的顶突和小钩即可确诊。

2. **囊尾蚴病的诊断**　一般较为困难。皮下、肌肉囊虫结节为囊尾蚴感染的特征,可作为诊断的依据。确诊可用手术摘除囊尾蚴进行检查。眼囊尾蚴病用检眼镜检查易于发现囊尾蚴。脑和深部组织中的囊尾蚴可用 CT、磁共振成像（MRI）等影像仪器检查。

免疫学试验有助于囊尾蚴病的辅助诊断。目前常用的免疫学诊断方法有间接红细胞凝集试验（IHA）、酶联免疫吸附试验（ELISA）、斑点酶联免疫吸附试验（Dot-ELISA）,这 3 种均为抗体检测方法。应用单克隆抗体检测猪囊尾蚴病患者体内的循环抗原,不仅可确定活动感染,也可考核疗效。聚合酶链反应（PCR）等分子生物学方法具有特异性强、灵敏度高等优点,亦可应用于猪囊尾蚴病诊断。

【流行】

1. **地理分布**　链状带绦虫在全世界均有分布,除不食猪肉的国家和民族外,其他地区都有散发病例报道,但主要流行于欧洲、中南美洲一些国家及印度等地。我国链状带绦虫病分布也很广,在某些地区可呈地方性流行,如云南、东北、华北、内蒙古及华东、河南、山西、福建等地较常见。近年,各地的感染人数呈上升趋势,其中以黑龙江省的感染率最高。患者一般以青壮年为多,男性多于女性,农村多于城市。

2. **流行环节**　猪的饲养方式和居民生活习惯与链状带绦虫病的流行关系密切。有的地方猪不圈养,或仔猪散放,使猪易吃到患者的粪便。在流行地区居民随地大便,或人厕畜圈相连（连茅圈）,更增加了猪感染的机会。各地猪的囊尾蚴感染率高低不一,为 1%~30%。

人的感染与居民食肉的习惯相关。个别地区居民喜吃生的猪肉或野猪肉,或用热汤烫吃,如温度不够、肉未烫熟,则可感染链状带绦虫。大锅烧大块肉、带肉馅的食物蒸煮时间不足或炒菜时搅拌不匀、砧板切生肉和生菜污染,也易致感染。

猪囊尾蚴感染或流行是因误食链状带绦虫卵所致。如用新鲜人粪施肥,虫卵或节片污染环境,加上个人不良的卫生习惯等,以及链状带绦虫病患者的自身感染。虫卵在外界的抵抗力较强,4℃左右能存活

1 年，–30℃可存活 3~4 个月，37℃则可存活 7 d 左右。70% 乙醇、3% 甲酚（来苏儿）、酱油和食醋对虫卵几乎不起作用，只有 2% 碘酒和 100℃高温可以杀死虫卵。

【防治】

1. **治疗患者**　由于链状带绦虫成虫寄生在人体肠道常可导致脑囊尾蚴病，所以必须及早彻底为患者驱虫治疗。常用的药物有吡喹酮、氯硝柳胺（又名灭绦灵，niclosamide）等。槟榔和南瓜子合剂，驱虫效果好，副作用小，其分别作用于虫体前部和后部，在硫酸镁的协同下，可驱除完整的绦虫虫体。服药后，应留 24 h 粪便，仔细检查有无头节，如未得头节，要继续随访，3~4 个月后复查，若未再发现孕节或虫卵，可视为治愈。反之则需复治。

囊尾蚴病的治疗方法可用手术摘除囊尾蚴。但在特殊部位或较深处的囊尾蚴往往不易施行手术，仅能给予对症治疗。吡喹酮和阿苯达唑可使囊尾蚴变性和死亡，具有疗效高、副作用小等特点，可收到较好的疗效。但治疗中应注意，脑囊尾蚴病需同时给予抗癫痫药和糖皮质激素等预防性治疗，因为治疗过程中，患者可因虫体死亡导致癫痫发作、颅内压增高，甚至发生脑疝而死亡。因此，患者必须住院治疗。眼囊尾蚴病应尽量手术取出虫体，然后给予药物治疗，否则死亡虫体可引起剧烈的炎症反应，导致摘除眼球。

2. **加强粪便管理、改进猪的饲养方式**　提倡圈养，猪圈与人厕分开。不随地大便，并对粪便进行无害化处理。

3. **大力宣传，加强个人卫生和饮食卫生**　不食生肉，切生肉、熟肉的砧板要分开。

4. **严格肉食检疫**　加强城乡肉类和肉制品的卫生检验和管理，严禁出售"米猪肉"。

（罗恩杰　王美莲）

▶▶▶ 第三节　肥胖带绦虫 ◀◀◀

肥胖带绦虫（*Taenia saginata* Goeze，1782）又称牛带绦虫、牛肉绦虫或无钩绦虫。它不仅与链状带绦虫同属带科、带属，而且其形态和生活史与链状带绦虫也相似。但中间宿主是牛，幼虫也不寄生于人体。

【形态】

肥胖带绦虫与链状带绦虫在形态上很相近，但大小和结构具有差异（图 12-7）。

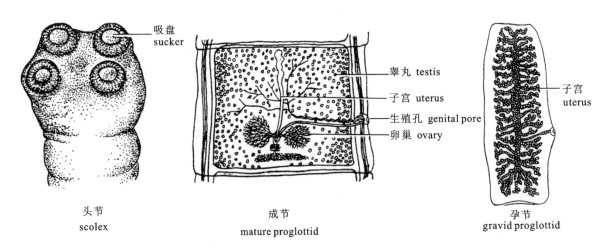

图 12-7　肥胖带绦虫（牛带绦虫）

Fig. 12-7　*Taenia saginata*

肥胖带绦虫体长 4~8 m 或更长，节片较肥厚，不透明，有 1 000~2 000 节。头节略呈方形，直径为 1.5~2.0 mm，无顶突及小钩；成节卵巢仅有左、右两叶；孕节子宫分支较整齐，每侧有 15~30 支，支端多分叉。肥胖带绦虫囊尾蚴不寄生于人体，虫卵形态与链状带绦虫卵极为相似。

【生活史】

人是肥胖带绦虫唯一的终宿主。成虫寄生于人体小肠的上段,以头节固着于肠壁,孕节多单节脱离链体,随宿主粪便排出体外或主动从肛门逸出。一般每天排出孕节 6~12 节,最多 40 节。每一孕节内含虫卵 6 万~8 万个。自链体脱落的孕节仍具显著的活动力,当孕节破裂虫卵散出后,污染环境。虫卵如被牛食入,卵中的六钩蚴在小肠内孵出,钻入肠壁,随血循环到全身各处。尤其是运动较多的肌肉内更为多见,如肩、股、心、舌、颈部的肌肉,经 60~75 d 发育为牛囊尾蚴。若人生食或半生食含有囊尾蚴的牛肉,在小肠中经消化液的作用,囊尾蚴中的头节翻出,附着于肠壁,经 8~10 周发育为成虫。成虫的寿命可达 20年以上。人不是肥胖带绦虫的适宜中间宿主,牛囊尾蚴一般不寄生于人体,但可寄生于羊、长颈鹿、野猪等动物体内。牛囊尾蚴的寿命可达 3 年(图 12-8)。

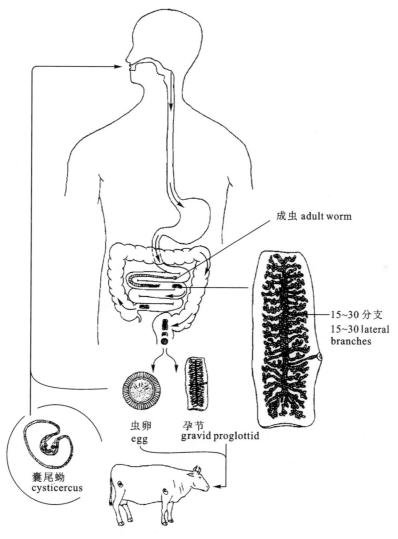

图 12-8 肥胖带绦虫(牛带绦虫)生活史

Fig. 12-8 Life cycle of *Taenia saginata*

【致病机制与临床表现】

人感染肥胖带绦虫的数量一般为 1 条,但在流行地区多条感染也不少见,平均感染在 2~8 条,国内感染条数最多的为 31 条。

患者一般无明显症状,重度感染者可有腹部不适、消化不良、腹泻、贫血、体重减轻及头晕、头痛或失眠等症状。其最突出的表现是孕节自动从宿主肛门逸出,在肛门周围做短时间的蠕动,几乎所有患者都能自己发现排出孕节及肛门瘙痒。有时脱落的孕节在回盲瓣处移动受阻时,可引起回盲部剧痛,亦有节片扭曲成团引起肠梗阻的报道。肥胖带绦虫对人的危害不及链状带绦虫,牛囊尾蚴寄生于人体的病例极少见,迄今全世界仅有数例牛囊尾蚴病的报道。

【实验诊断】

由于肥胖带绦虫的孕节活动力强,常自动从肛门逸出或在粪便中发现排出的孕节,所以询问排节片史对发现肥胖带绦虫病患者非常重要,患者常自带节片前来就医。孕节的检查方法与链状带绦虫相同,观察子宫分支的数目可确定虫种。从粪便中可检获孕节或虫卵,用肛门拭子法查获虫卵的机会比粪检更多,但依虫卵的形态无法确定虫种。也可采用实验驱虫,并收集驱虫后的粪便,检查头节和孕节,既可鉴别诊断,也可观察疗效。

【流行】

肥胖带绦虫呈世界性分布,尤以生食或半生食牛肉习惯的地区和民族中流行广泛。国内已有20多个省(自治区、直辖市)有病例报道,其中新疆、内蒙古、西藏、四川、广西及台湾等地有肥胖带绦虫病的流行。流行地区居民感染率可高达70%,主要与牧民生食牛肉有关。虽男女老幼皆能受肥胖带绦虫感染,但在流行地区患者以青壮年为多,一般男性又稍多于女性。

肥胖带绦虫病呈地方性流行的因素:流行地区居民多不习惯使用厕所,带虫者与患者的粪便极易污染牧草和水源。在放牧时,牛很可能吃到孕节或虫卵而受染。肥胖带绦虫虫卵在外界可存活8周左右或更长时间,有的地方居民将粪便直接排在河水或牛栏里,使牛的感染机会增多,造成部分地区牛囊尾蚴感染率高达40%。当地的居民有食生或半生牛肉的习惯。如吃"剎生",即将新鲜牛肉切碎,加以佐料生食;或稍风干,或略腌制成"酸牛肉"不经烹炒即食用;或在篝火上烤食大块牛肉,牛肉中间未烧熟而造成感染。非流行地区无食生肉的习惯,偶有因牛肉未煮熟或切生牛肉时使用的刀和砧板上污染了牛囊尾蚴而引起散发的病例。

【防治】

1. 治疗患者和带虫者 肥胖带绦虫仅成虫寄生于人,在流行区应进行普查、普治,控制传染源。常用南瓜子加槟榔驱虫,治疗效果好且副作用小。取南瓜子、槟榔各60~100 g,早晨空腹服南瓜子,1 h后服槟榔煎剂,30 min后用20~30 g硫酸镁导泻,大多数患者可排出完整虫体。如只有部分虫体排出,可采用温水坐浴,使虫体慢慢排出,切不可用力拉断,以免虫体头节遗留在肠道内。服药后应留24 h粪便,仔细检查有无头节,如未检获头节,要加强随访。经3个月以上未再发现节片或虫卵,可视为治愈;如仍有孕节或虫卵排出,应再行治疗。

其他驱虫药物如吡喹酮、甲苯咪唑等也有驱虫效果。

2. 注意个人卫生及饮食卫生 在流行区要大力宣传改变不用厕所的习惯,不食生肉,肉类必须煮熟、煮透。切生、熟菜的刀与砧板分开使用,保持其清洁。

3. 加强粪便管理,注意牧场清洁 不随地大便,避免粪便污染牧场和水源。

4. 加强肉类检查制度 严禁出售有囊尾蚴的牛肉。

两种带绦虫的形态及生活史区别见表12-3。

表12-3 链状带绦虫和肥胖带绦虫的区别

Table 12-3 Differences between *Taenia solium* and *T. saginata*

鉴别点 differences	链状带绦虫 *Taenia solium*	肥胖带绦虫 *T. saginata*
虫体长	2~4 m	4~8 m
节片数	700~1 000节,较薄,略透明	1 000~2 000节,肥厚,不透明
头节	球形,直径约为1 mm,有顶突及两圈小钩	略方形,直径为1.5~2.0 mm,无顶突及小钩
成节	卵巢分左、右两叶及中央小叶	卵巢仅有两叶

鉴别点 differences	链状带绦虫 *Taenia solium*	肥胖带绦虫 *T. saginata*
孕节	子宫每侧 7~13 支,分支不整齐,4 万个卵/节	子宫每侧 15~30 支,分支较整齐,7 万个卵/节,活动力强,从肛门逸出
囊尾蚴	头节具小钩,可寄生于人体	头节无小钩,不寄生于人体
终宿主	人	人
中间宿主	猪、人	牛
感染阶段	囊尾蚴、虫卵	囊尾蚴
致病阶段	成虫、囊尾蚴	成虫
我国流行区	云南、黑龙江、山东等地区	新疆、西藏等少数民族地区

▶▶▶ 附：亚洲带绦虫 ◀◀◀

亚洲带绦虫(*Taenia asiatica*)成虫寄生于人体小肠,引起肠绦虫病。过去人们一直认为寄生于人体的带属绦虫只有链状带绦虫和肥胖带绦虫。但在东亚、东南亚的某些山区和远海岛屿一直流行"牛带绦虫病",而当地居民不养牛,也很少食牛肉,却有食猪肉及其内脏的习惯。对于这种流行病学上自相矛盾的现象,台湾学者 Huang 等于 1966 年首先提出疑问,并称之为台湾绦虫(Taiwan taenia)。而后,Chao 发现本虫可能是新的虫种,其感染与食入猪肝有关。此后在亚洲的韩国、印度尼西亚、马来西亚、菲律宾、泰国等地相继有病例报道。范秉真等(1986)根据形态观察称其为新亚种亚洲无钩绦虫(*Taenia saginata asiatica*)。Eom 等(1993)和澳大利亚学者根据成虫和囊尾蚴的形态特征、免疫学及遗传学分析,证明此种绦虫是一新种,最终命名为亚洲带绦虫。

【形态】

1. 成虫　为长带状,乳白色,体长为 3~4 m。链体由百余节到上千个节片组成。头节圆形或近方形,有一尖的顶突,但无小钩,有 4 个吸盘。颈部明显膨大。成节中,滤泡状睾丸散布在节片的背面,约有 1 000 个。阴茎囊呈囊状。卵巢分为左、右两叶状,大小不一,位于卵黄腺之前。卵黄腺位于节片的后缘。孕节大小为(1.0~2.0)cm×(0.5~1.0)cm,子宫主干有侧支 16~21 支,侧支上有更多的分支(57~99 支),孕节后缘常有突出物(图 12-9)。

2. 囊尾蚴　椭圆形或近圆形,乳白色,半透明,平均 2.5 mm,明显小于牛囊尾蚴(6 mm)。囊壁表面有

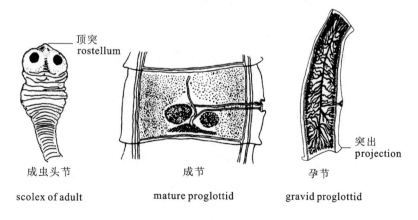

图 12-9　亚洲带绦虫

Fig. 12-9　*Taenia asiatica*

小疣状物。头节凹陷,直径约 1 mm,上有两圈小钩,内圈的小钩较小,有 12~17 个,外圈的稍大,约 20 个。小钩常呈退化状态,呈豆点状,不易计数。

3. 虫卵 椭圆形,棕黄色,直径约为 35 μm,卵壳薄,卵内有六钩蚴。虫卵无法与链状带绦虫或肥胖带绦虫相区别。

与肥胖带绦虫相比,亚洲带绦虫有 6 个特征:①成虫头节上有顶突;②孕节后缘有突出物;③子宫侧支上有更多的分支;④囊尾蚴头节上有退化的小钩;⑤囊尾蚴表面有小疣状物;⑥在牛体内,囊尾蚴仅寄生于牛的肝。

【生活史】

人是唯一的终宿主,适宜的中间宿主有猪、牛、羊等。成虫寄生于人的小肠,孕节或虫卵随粪便排出体外。中间宿主吞食了孕节或虫卵,在其小肠上段六钩蚴孵出,钻入肠壁,随血流至周身,幼虫主要进入中间宿主的内脏,如肝、网膜、浆膜及肺,特别是肝,发育成囊尾蚴。在猪体内,囊尾蚴发育期约需 4 周。人是由于生食或半生食中间宿主的内脏,尤其是肝而感染。从食入囊尾蚴到成虫排出孕节约需 4 个月。

【致病机制与临床表现】

亚洲带绦虫的致病机制与肥胖带绦虫相似。部分感染者可无症状,多数患者的表现为消化道症状和精神症状。最常见的症状是孕节主动自肛门逸出或粪便中排出节片。由于虫体较大,对肠道的刺激症状较多,可有肛门瘙痒、腹泻、饥饿性腹痛、恶心、呕吐等胃肠道症状;有时可出现食欲减退或亢进。目前,尚无亚洲带绦虫引起囊尾蚴病的报道。

【实验诊断】

发现排出的孕节或在粪便中查获孕节或虫卵,与肥胖带绦虫鉴别后,即可确诊。来自流行区、有生食猪肝或牛肝等病史,也有助于诊断。

【流行】

亚洲带绦虫主要分布于东南亚,如泰国、缅甸、印度尼西亚、菲律宾及马来西亚等国家。我国台湾及云南、贵州和广西有病例报告。人是亚洲带绦虫的终宿主及传染源,但是否为唯一的传染源尚无定论。亚洲带绦虫的流行与生食猪肝、牛肝的习俗有密切关系。

【防治】

加强卫生宣传工作,不食生的或未熟的家畜和野生动物内脏是最有效的预防措施。加强肉类检疫,防止病畜内脏进入市场。

治疗同肥胖带绦虫,其中吡喹酮疗效最好,也可用槟榔、南瓜子、氯硝柳胺等。

(罗恩杰 王美莲)

▶▶▶ 第四节 细粒棘球绦虫 ◀◀◀

细粒棘球绦虫(*Echinococcus granulosus* Batsch, 1786)隶属带科,棘球亚科,棘球属,又称包生绦虫,简称包虫。目前已知与人类疾病有关的棘球绦虫除细粒棘球绦虫之外还有多房棘球绦虫(*Echinococcus multilocularis* Leuckart, 1863)、少节棘球绦虫(*Echinococcus oligarthrus* Diesing, 1863)和福氏棘球绦虫(*Echinococcus vogeli* Rauch & Bernstéin, 1972)。我国有前两种棘球绦虫,后两种仅存于中、南美洲的部分地区。最近我国青藏高原的野生动物体内又发现另一新种,命名为棘球绦虫石渠种(*Echinococcus shiquicus* Xiao *et al.*, 2006),该种是否能感染人体,有待进一步证实。

细粒棘球绦虫的成虫寄生于犬、豺和狼等犬科食肉动物小肠内,幼虫即棘球蚴寄生于羊、牛、骆驼和马等多种食草类家畜及其他动物体内,也可寄生于人体引起一种严重的人畜共患病,称棘球蚴病或包虫病(echinococcosis/hydatid disease)。棘球蚴病的分布地域广泛,不仅危害人体健康,而且使畜牧业遭受重大经济损失。随着世界畜牧业的发展,棘球蚴病不断扩散,现已成为全球性重要的公共卫生和经济问题之一。

【形态】

1. **成虫**　是绦虫中最小的几种之一,体长为 2~7 mm,平均为 3.6 mm。除头节和颈部外,整个链体只有幼节、成节和孕节各一节,偶然多一节。头节略呈梨形,具有顶突和 4 个吸盘。顶突富含肌肉组织,伸缩力很强,其上有两圈大小相间的小钩共 28~48 个,呈放射状排列。顶突顶端有一群梭形细胞组成的顶突腺(rostellar gland),其分泌物可能具有抗原性,可使一些经皮肤感染的犬产生一定程度的抗再感染的免疫。各节片均为狭长形。成节内含雌雄生殖器官各一套,生殖孔位于节片一侧的中部偏后。睾丸有 45~65 个,均匀地散布在生殖孔水平线前后方。孕节最长,生殖孔位于节片一侧更靠后一些。子宫具不规则的囊状侧突,内含 200~800 个虫卵(图 12-10)。

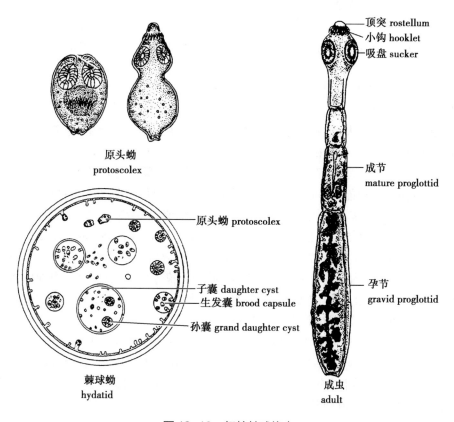

原头蚴
protoscolex

原头蚴 protoscolex

子囊 daughter cyst
生发囊 brood capsule
孙囊 grand daughter cyst

棘球蚴
hydatid

顶突 rostellum
小钩 hooklet
吸盘 sucker

成节
mature proglottid

孕节
gravid proglottid

成虫
adult

图 12-10　细粒棘球绦虫
Fig. 12-10　*Echinococcus granulosus*

2. **幼虫**　即棘球蚴,为圆形或近似圆形的囊状体,其形状和大小随寄生时间的长短、寄生部位和宿主不同而异,直径可由不足 1 cm 至数十厘米。棘球蚴为单房性囊,其基本结构由囊壁和囊内含物(生发囊、原头蚴和囊液等,有的还有子囊和孙囊)组成(图 12-10)。囊壁又分两层,外层为无细胞结构的角皮层或称角质层(cuticle layer, laminated layer),内层为具有生发作用的生发层(germinal layer)亦称胚层,角皮层外有宿主的纤维组织包绕。

（1）角皮层　厚约 1 mm,乳白色、半透明,似粉皮状,较脆弱,易破裂。光镜下观察裂开的角皮层呈多层纹理状,无细胞结构。角皮层具有渗透性,参与虫体与宿主之间的物质交换并具有保护虫体的作用。

（2）生发层(胚层)　厚约 20 μm,具有细胞核。生发层紧贴在角皮层内,基质内有细胞结构,可见许多细胞核。棘球蚴的生发层具有生发作用,由此层可向囊内生长出许多生发囊、子囊及原头蚴。

（3）生发囊　也称为育囊,是由生发层的有核细胞发育而来的仅有一层生发层的小囊。据观察最初由生发层向囊内芽生成群的细胞,这些细胞空腔化后,形成小囊并长出小蒂与生发层连接。生发囊内含数十个原头蚴。

（4）原头蚴　也称原头节，椭圆形或圆形，大小为 170 μm×122 μm，为向内翻卷收缩的头节，多数原头蚴的 4 个吸盘和顶突内陷，保护着数十个小钩。此外，还可见石灰体等，可能与缓冲系统有关。原头蚴与成虫头节的区别在于其体积小和缺顶突腺。

（5）子囊（daughter cyst）　可由母囊（棘球蚴囊）的生发层直接长出，也可由原头蚴或生发囊进一步发育而成。子囊结构与母囊相似，其囊壁具有角皮层和生发层，囊内也可生长原头蚴、生发囊及与子囊结构相似的小囊，称为孙囊（grand daughter cyst）。有的母囊无原头蚴、生发囊等，称为不育囊（infertile cyst）或无头囊（acephalocyst）。

（6）囊液（cyst fluid）或称棘球蚴液（hydatid fluid）　为无色透明或微带黄色液体，相对密度为 1.01~1.02，pH 为 6.7~7.8，内含多种蛋白、肌醇、卵磷脂、尿素及少量糖、无机盐和酶。囊液中的蛋白质具有强抗原性。

（7）棘球蚴砂（hydatid sand）或称囊砂　是从囊壁脱落并悬浮于囊液中的原头蚴、生发囊及小的子囊。

3. 虫卵　与链状带绦虫卵、肥胖带绦虫卵基本相同，在光镜下难以区别。

【生活史】

细粒棘球绦虫的终宿主是犬、狼和豺等食肉动物；中间宿主是羊、牛、牦牛、骆驼、猪和鹿等偶蹄类，偶可感染马、袋鼠、某些啮齿类、灵长类和人。

成虫寄生在终宿主小肠上段，以顶突上的小钩和吸盘固着在肠绒毛基部隐窝内，孕节或虫卵随宿主粪便排出。孕节有较强的活动能力，可沿草地或植物蠕动爬行，致使虫卵污染动物皮毛和周围环境，包括牧场、畜舍、蔬菜、土壤及水源等。当中间宿主吞食了虫卵和孕节后，六钩蚴在其肠内孵出，然后钻入肠壁，经血循环至肝、肺等器官，经 3~5 个月发育成直径为 1~3 cm 的棘球蚴，以后每年增长 1~5 cm。随棘球蚴囊的大小和发育程度不同，囊内原头蚴可由数千至数万，甚至数百万个。原头蚴在中间宿主体内播散可形成新的棘球蚴，在终宿主体内可发育为成虫。棘球蚴被犬、狼等终宿主吞食后，里面的每个原头蚴都可发育为 1 条成虫。故犬、狼肠内寄生的成虫也可达数千至上万条。从感染至发育成熟排出虫卵和孕节约需 8 周时间。大多数成虫寿命为 5~6 个月（图 12-11）。

人可作为细粒棘球绦虫的中间宿主。当人误食虫卵后，六钩蚴即经肠壁随血循环侵入组织，引起急性炎症反应，若幼虫未被杀死，则逐渐形成一个纤维性外囊，在其内缓慢地发育成棘球蚴，故棘球蚴与宿主间有纤维被膜分隔。一般感染半年后囊的直径达 0.5~1.0 cm，以后每年增长 1~5 cm，最大可长到数十厘米。棘球蚴在人体内可存活 40 年甚至更久。但如遇继发其他感染或外伤时，可发生变性衰亡，囊液混浊而终被吸收和钙化。

棘球蚴可在人体内几乎所有部位寄生，最多见的部位是肝（占 69.9%）且多在右叶，肺（19.3%）次之，此外是腹腔（3%）及原发在肝再向各器官转移（5.3%），其他部位分别是脑（0.4%）、脾（0.4%）、盆腔（0.3%）、肾（0.3%）、胸腔（0.2%）、骨（0.2%）、肌肉（0.1%）、胆囊（0.1%）、子宫（0.1%）及皮下、眼、卵巢、膀胱、乳房、甲状腺等（0.4%）。在肺和脾内棘球蚴生长较快。在骨组织内则生长极慢。巨大的棘球蚴囊多见于腹腔，它可以占满整个腹腔，推压膈肌，甚至使一侧肺叶萎缩。棘球蚴在人体内一般为单个寄生，但多个寄生也不少见，约占患者的 20% 以上。

【致病机制与临床表现】

棘球蚴对人体的危害以机械性损害和囊液的过敏性及毒性刺激为主，严重程度取决于棘球蚴的体积、数量、寄生时间和部位。因棘球蚴生长缓慢，往往在感染后 5~20 年才出现症状，但也有幼儿感染者的病例报告。原发的棘球蚴感染多为单个，继发感染常为多发，可同时累及几个器官。由于棘球蚴的不断生长，压迫周围组织、器官，引起组织细胞萎缩、坏死。因此，临床表现变化多端，极其复杂，常见的临床表现如下。

1. 局部压迫和刺激症状　受累部位有轻微疼痛和坠胀感。如累及肝可有肝区疼痛，压迫胆道时出现阻塞性黄疸、胆囊炎等；压迫门静脉可致腹水；在肺部可出现呼吸急促、咳嗽、胸痛等呼吸道刺激症状；在

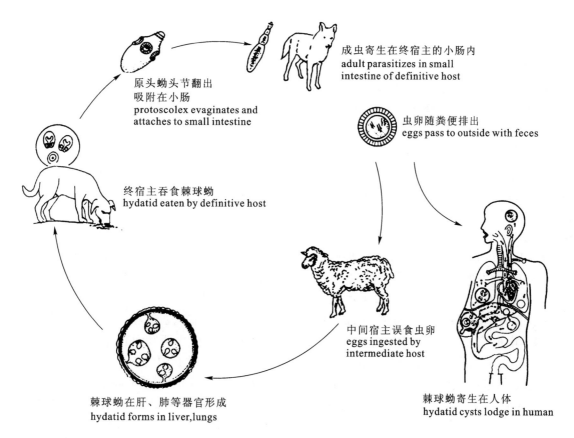

图 12-11　细粒棘球绦虫的生活史

Fig. 12-11　Life cycle of *E. granulosus*

颅脑则引起头痛、呕吐甚至癫痫等一系列神经系统症状。骨棘球蚴常发生于骨盆、椎体的中心和长骨的干骺端,可破坏骨质,易造成骨折或骨碎裂。位置表浅的棘球蚴可在体表形成包块,触之坚韧,压之有弹性,叩诊时有震颤感。

2. **毒性和超敏反应**　棘球蚴的内含物溢出可引起一系列的胃肠道紊乱症状,常伴有厌食、消瘦、贫血、儿童发育障碍、恶病质等毒性症状,以及荨麻疹、哮喘、嗜酸性粒细胞增多等超敏反应症状。如囊液大量进入血液循环常可出现严重的过敏性休克,甚至突然死亡。

3. **并发症**　棘球蚴囊破裂,可造成继发性棘球蚴感染。如肝棘球蚴囊破裂至胆道,可引起急性炎症和梗阻,并可在胆道内发育成无数的小棘球蚴,阻塞胆道;若破入腹腔可致急性弥漫性腹膜炎。肺棘球蚴囊破入支气管时,可咳出大量液体和破碎囊皮等物。在肝膈面的棘球蚴可长期压迫膈肌,偶可穿破膈肌进入胸腔。

【实验诊断】

询问病史,了解患者是否来自流行区,以及与犬、羊等动物及其皮毛接触史对诊断有一定参考价值。X 线、B 超、CT、MRI 及放射性核素扫描等对棘球蚴病的诊断和定位也有帮助。特别是 CT 和 MRI,不仅可早期诊断出无症状的带虫者,且能准确地检测出各种病理形态影像。但确诊应以病原学结果为依据,即手术取出棘球蚴,或从痰、胸膜积液、腹水或尿等检获棘球蚴碎片或原头蚴等。但切勿做诊断性穿刺,以免内容物渗漏,形成继发性棘球蚴病或出现超敏反应。

血清学试验是常用的重要辅助诊断方法。

1. **包虫皮内试验（Casoni test）**　方法简便,在 15 min 以内即可观察结果。阳性率为 78.6%~100%,但易出现假阳性(为 18%~67%)或假阴性。在棘球蚴摘除或钙化后仍可维持较长时间(甚至终生)的阳性反应。

2. **间接血凝试验（IHA）**　为一种较好的血清学试验方法。操作简便易行,假阳性较少（0%~13%）,

特异性高。肝棘球蚴感染阳性检出率约为82%,肺棘球蚴阳性检出率为33%~50%。

3. 酶联免疫吸附试验（ELISA）　敏感性和特异性均超过间接血凝试验,少有假阳性,已有试剂盒可供使用。

4. 斑点酶联免疫吸附试验（Dot-ELISA）　本法操作简便、易观察,适合基层使用。

5. 亲和素 - 生物素复合物酶联免疫吸附试验（ABC-ELISA）　敏感性最高,为常规ELISA方法的4~6倍。

6. 免疫印迹试验（IB）　此方法特异性较高。

可信的血清学诊断方法的建立,关键在于敏感而特异抗原的选择。目前棘球蚴囊液中纯化的抗原B（antigen B）及其重组抗原是较为公认的诊断抗原。为了提高对棘球蚴病免疫学诊断的准确率,采用2~3项血清学试验可相互弥补不足。

【流行】

棘球蚴病是2013年WHO公布的17种被忽视的热带病（NTD）之一。细粒棘球绦虫有较广泛的宿主适应性,分布遍及世界各大洲牧区,主要以犬和偶蹄类家畜之间循环为特点,在我国主要是绵羊/犬动物循环,牦牛/犬循环仅见于青藏高原和甘肃省的高山草甸和山麓地带。

我国是世界上棘球蚴病流行最严重的国家之一,主要流行区在我国西部和北部广大农牧地区,即西藏、青海、四川、甘肃、宁夏、新疆和内蒙古7省（自治区）,其次是陕西、山西和河北部分地区。另外,在东北三省、河南、山东、安徽、湖北、贵州和云南等省有散发病例。迄今全国已有23个省（自治区、直辖市）证实有当地感染的患者。据几个重点流行省（自治区）的不完全统计,全国受棘球蚴病威胁的人口约5 000万,患者人数为50万~60万,人群中最易感染者是学龄前儿童（新疆15 289例患者中,15岁以下者占32.1%）。主要动物中间宿主绵羊的感染率在3.3%~90%,家犬的感染率在7%~71%。随着"一带一路"倡议的实施,对本病的防治日益成为重要的任务。

流行因素主要有以下两点。

1. 虫卵对环境的污染　牧区犬感染通常较重,犬粪中虫卵量大,随动物的活动及尘土、风、水等播散,导致虫卵严重污染环境。虫卵对外界低温、干燥及化学药品有很强的抵抗力。在2℃水中能存活2.5年,在冰中可存活4个月,经过严冬（-14~-12℃）仍可保持感染力。一般化学消毒剂不能杀死虫卵。

2. 人、畜的感染方式　牧区儿童喜欢与家犬亲昵,很易受到感染;成人感染可因从事剪羊毛、挤奶、加工皮毛等引起;此外,通过食入被虫卵污染的水、蔬菜或其他食物也可被感染。家犬和野生动物的感染则常因以病畜内脏喂食犬,或将其随地乱抛致使野犬、狼、豺等受到感染,从而又加重羊、牛感染,使流行愈趋严重。

在非流行区人群因偶尔接触受感染的犬,或接触到来自流行区的动物皮毛而受感染。随着我国经济迅速发展,流行区的畜产品大量流向内地,各地也不断开辟新的牧场和草场,引进和饲养大批牲畜,新的污染地带可能形成,因此,必须加强对本病的监测与防治。

【防治】

在流行区应采取综合性预防措施,主要包括以下几方面:①加强健康教育,宣传、普及棘球蚴病知识,提高全民的防病意识,在生产和生活中加强个人防护,避免感染。②加强卫生法规建设和卫生检疫,强化群众的卫生行为规范,根除以病畜内脏喂犬和乱抛的陋习。加强对屠宰场和个体屠宰户的检疫,及时处理病畜内脏。③定期为家犬、牧犬驱虫,以减少传染源。

卫生部在1992年颁布了全国棘球蚴病防治规划,经过在流行区多年的实施,已取得明显效果,许多地方的家犬和绵羊的感染率都已迅速下降。在2006年又组织制定了《2006—2015年全国重点寄生虫病防治规划》,其中计划2015年在棘球蚴病流行区达到10岁以下儿童感染率下降60%以上,犬棘球绦虫感染率下降70%以上的目标。2016年又组织制定了《全国包虫病等重点寄生虫病防治规划（2016—2020年）》,计划到2020年,70%以上的流行县人群包虫病患病率控制在1%以下,家犬感染率控制在5%以下。目前,《全国包虫病等重点寄生虫病防治规划（2024—2030年）讨论稿》在研讨修订中。

棘球蚴病的治疗,首选外科手术,术中应注意务必将虫囊取尽并避免囊液外溢造成过敏性休克或继发性腹腔感染。对早期的小棘球蚴,可使用药物治疗,目前以阿苯达唑疗效最佳,亦可使用吡喹酮、甲苯咪唑等。

(单骄宇　热比亚·努力)

▶▶▶ 第五节　多房棘球绦虫 ◀◀◀

多房棘球绦虫成虫主要寄生于狐,其幼虫寄生于啮齿类或食虫类动物和人类,引起多房棘球蚴病(echinococcosis multilocularis),又称泡球蚴病(alveococcosis),或称多房型包虫病。

【形态】

多房棘球绦虫的形态和生活史与细粒棘球绦虫相似,其外形纤细,长为 1.2~3.7 mm,链体多由 4~5 节组成。头节有 4 个吸盘和顶突,顶突上有小钩 13~34 个。成节内有睾丸 26~36 个,分布在生殖孔的后方,生殖孔位于节片中线偏前。孕节内的子宫无侧囊,内含虫卵 187~404 个。虫卵的形态与细粒棘球绦虫、链状带绦虫和肥胖带绦虫虫卵相似,不易区别。

多房棘球绦虫的幼虫即多房棘球蚴,也称泡状棘球蚴或泡球蚴,与细粒棘球蚴的形态完全不同。多房棘球蚴主要寄生在肝,由无数圆形或椭圆形、大小相近、直径为 0.1~3 mm 的小囊泡组成,内含透明的囊液和许多原头蚴,有的囊内无原头蚴,内含胶状物。囊泡壁由角皮层和生发层组成,角皮层较薄,常不完整。多房棘球蚴多以外生性出芽方式增殖,呈浸润性生长,不断产生新的囊泡长入组织,也有少数向内芽生形成隔膜,而分出新的囊泡。多房棘球蚴的囊泡群呈葡萄状排列,其周围无完整的纤维性包膜与宿主组织分隔,一般经 1~2 年,多房棘球蚴即可占据所寄生的器官,呈蜂窝状的小囊还可向器官的表面和体腔内蔓延,如同恶性肿瘤(图 12-12)。

两种棘球绦虫的形态结构等的区别可见表 12-4。

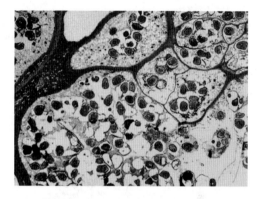

图 12-12　多房棘球蚴
Fig. 12-12　Mutilocular hydatid

表 12-4　细粒棘球绦虫和多房棘球绦虫的区别
Table 12-4　Differences between *Echinococcus granulosus* and *E. multilocularis*

鉴别点 differences	细粒棘球绦虫 *Echinococcus granulosus*	多房棘球绦虫 *E. multilocularis*
成虫体长	2~7 mm	1.2~3.7 mm
节片数	3~4	4~5
顶突钩数	28~46	14~34
成节的位置	倒数第二个节片	倒数第三个节片
睾丸数	25~80 个	16~35 个
在成节内分布	平均分布于生殖孔前、后	主要分布于生殖孔后部
生殖孔在成节位置	体侧中部或偏后	体侧中部偏前
孕节子宫形状	有侧囊	简单的囊状
主要终宿主	犬、狼等犬属食肉动物	犬、狐、猫等
主要中间宿主	反刍动物(家畜、鹿科)、马,猪,若干种灵长类及人	啮齿类(田鼠科)、食虫目(鼩青科)
棘球蚴特征	常是单独的囊,内充满液体,外有纤维组织层结构。常见于肝、肺等器官,囊内可有原头蚴、生发囊等	芽生蔓延多房性小囊,囊内可有原头蚴、胶冻状物。常见于肝

【生活史】

多房棘球绦虫主要的终宿主为狐、犬、狼、獾,偶可寄生于猫体内。在有多房棘球绦虫寄生的终宿主体内也可同时寄生有细粒棘球绦虫。中间宿主为田鼠、麝鼠、旅鼠和灰松鼠等野生啮齿类动物及牦牛、绵羊等。

当体内有多房棘球蚴寄生的鼠或动物器官被狐、犬和狼等终宿主吞食后,约经45 d,原头蚴可以发育为成虫,并排出孕节和虫卵。成虫寄生在终宿主小肠,孕节及虫卵随粪便排出,鼠类等因食入终宿主粪便而受感染,人是多房棘球绦虫的非适宜中间宿主,多因误食虫卵而感染(图12-13)。

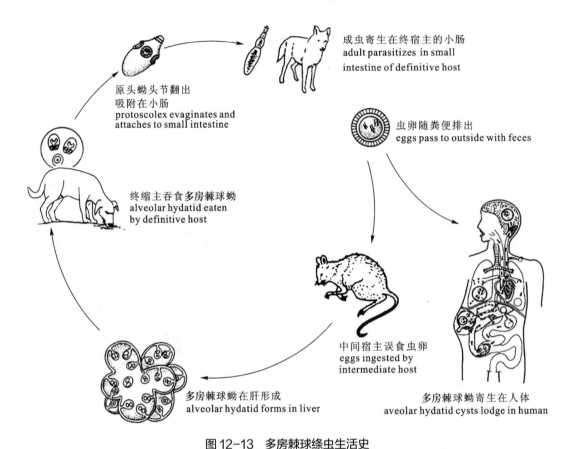

图12-13　多房棘球绦虫生活史
Fig. 12-13　Life cycle of *Echinococcus multilocularis*

【致病机制与临床表现】

多房棘球蚴生长缓慢,潜伏期长,病程为1~5 年,患者多为20~40 岁的青壮年,常见的多房棘球蚴多侵犯肝,常被误诊为肝癌或肝硬化。多房棘球蚴对人体的致病作用有直接侵蚀、机械压迫和毒性损害。依据临床病理学,将肝多房棘球蚴病分为三型:巨块型(图12-14)(59.7%)、结节型(22.1%)和混合型(18.2%)。多房棘球蚴在器官内常呈弥漫性浸润,波及整个器官,所以引起的多房棘球蚴病较细粒棘球蚴病更为严重。有时可因肝衰竭导致肝性脑病,门静脉高压并发消化道大出血而死亡。有的病情可持续数年,出现腹水、黄疸。有的症状与肝细粒棘球蚴病患者相似,如肝区疼痛,有压迫感并能触及包块,但多房棘球蚴病患者肝区触诊时有结节感。除肝外还可经淋巴或血循环转移至肺、脑等处,其他部位如皮下、子宫韧带、脾和膀胱等器官组织都可被寄生。数年以上的泡球蚴常出现钙化或坏死。囊周围常有较厚的一层纤维组织包绕,囊内无液体或仅有少量囊液。有的多房棘球蚴内可见少量原头蚴。多房棘球蚴病患者的器官同时也可有细粒棘球蚴的感染。

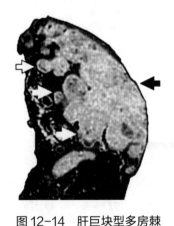

图12-14　肝巨块型多房棘球蚴病

Fig. 12-14　Larger mass type of echinococcosis multilocularis in liver

【实验诊断】

用于细粒棘球蚴病的各种诊断方法都适用于多房棘球蚴病患者,但应与其他疾病如肝癌、肝硬化、肝海绵状血管瘤等相鉴别。

【流行】

在地理分布上,多房棘球绦虫不如细粒棘球绦虫广泛,较局限,主要流行于北半球高纬度地区及冻土地带,从加拿大北部、美国阿拉斯加州直至日本北海道、俄罗斯西伯利亚,遍及北美、欧、亚三洲。在我国宁夏、新疆、青海、甘肃、黑龙江、西藏、北京、陕西、内蒙古和四川 10 个省(自治区、直辖市)的 69 个县均有病例报告。

多房棘球绦虫属动物源性寄生虫,通过啮齿类在野生动物间传播。随着人类活动范围的逐步扩大,如人的狩猎、旅游活动及某些地区的特殊风俗习惯,增加了人与野生动物及其生活环境接触的机会,经猎狐、养狐、制备狐皮或饮水而感染。

【防治】

多房棘球蚴病的防治与细粒棘球蚴病的防治措施相同,此外,还应在了解本地区流行因素的基础上对专业或业余狩猎人员、动物学工作者及野外勘探人员进行宣传教育,并开展灭鼠活动。在治疗上以手术摘除患者的部分致病器官为主。早期诊断、早期治疗是成功治疗的关键,也可用药物治疗,阿苯达唑、甲苯咪唑或吡喹酮都有一定的效果。

(蒋立平　舒衡平)

▶▶▶　第六节　曼氏迷宫绦虫　◀◀◀

曼氏迷宫绦虫(*Spirometra mansoni* Joyeux et Houdemer,1928)又称孟氏裂头绦虫,属于假叶目(Pseudophyllidea)、裂头科(Diphyllobothriidae)。成虫寄生于猫、犬等动物小肠内,偶寄生于人,但其中绦期幼虫(裂头蚴)常寄生于人体引起曼氏裂头蚴病(sparganosis mansoni)。

【形态】

成虫白色,带状,长为 60~100 cm,宽为 0.5~0.6 cm。头节呈指状,背腹面各有一纵行吸槽。颈部细长。链体节片约有 1 000 个,节片宽大于长,但后端的节片长宽略相等。成节与孕节的形态基本相似,每节均有一套雄性生殖器官和雌性生殖器官,孕节的子宫肉眼观察更明显。雄性生殖系统:睾丸滤泡状,散布在节片两侧,睾丸发出的输出管汇合形成输精管,输精管前部膨大形成贮精囊和阴茎,通入节片前部腹面中央的雄性生殖孔。雌性生殖系统:卵巢分两叶,位于节片后端中部。卵巢发出的输卵管可膨大形成卵模,再与子宫相通。子宫盘曲呈螺旋状,开口于子宫孔。雌生殖孔是阴道的开口,位于雄性生殖孔与子宫孔之间(图 12-15)。

虫卵常见于猫、犬等粪便内,应注意与肺吸虫卵鉴别。虫卵近椭圆形,两端较尖,大小为(52~76)μm ×(31~44)μm,浅灰褐色,卵壳较薄,有卵盖,卵内有一个卵细胞和许多卵黄细胞。卵细胞与卵黄细胞混合在一起,难以区分。

裂头蚴寄生于青蛙、蛇、鸟及人体内,伸缩能力很强,长约 30 cm,白色,体表不分节但有横纹,前端稍粗大并有一凹陷。

【生活史】

生活史需要 3 个宿主,猫和犬是主要的终宿主,第一中间宿主是剑水蚤,蛙是主要的第二中间宿主。成虫寄生在猫、犬等终宿主的小肠内,虫卵随粪便排出体外,在水中经半个月以上时间的发育,孵出钩球蚴。钩球蚴被第一中间宿主剑水蚤吞食后在其血腔内发育为原尾蚴。蝌蚪吞食剑水蚤,在蝌蚪变成青蛙的过程中原尾蚴发育为裂头蚴,裂头蚴多寄生于蛙的肌肉。感染裂头蚴的蛙和鸟、蛇等动物被猫、犬等终宿主吞食后,裂头蚴便在终宿主的小肠内发育为成虫(图 12-16)。感染裂头蚴的蛙若被蛇、鸟和猪或者人等非正常宿主食入后,裂头蚴不能在其小肠内发育为成虫,而是移行至其腹腔、肌肉和皮下等处继续生

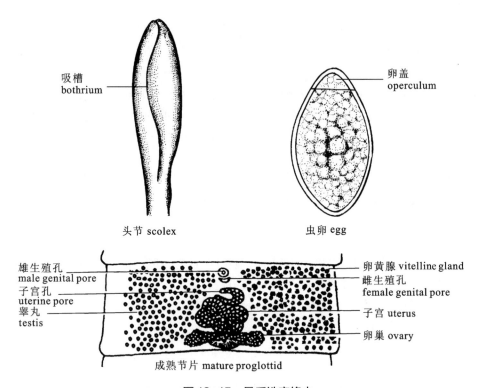

吸槽
bothrium

卵盖
operculum

头节 scolex

虫卵 egg

雄生殖孔
male genital pore
子宫孔
uterine pore
睾丸
testis

卵黄腺 vitelline gland
雌生殖孔
female genital pore
子宫 uterus
卵巢 ovary

成熟节片 mature proglottid

图 12-15 曼氏迭宫绦虫

Fig. 12-15 *Spirometra mansoni*

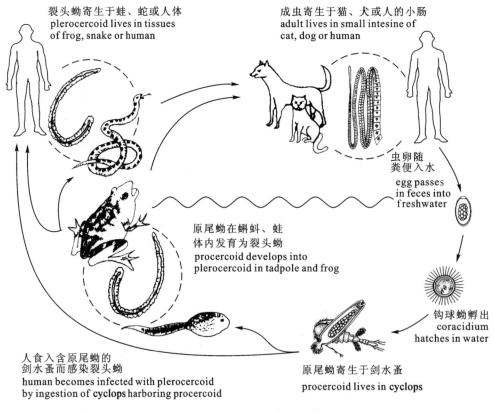

裂头蚴寄生于蛙、蛇或人体
plerocercoid lives in tissues
of frog, snake or human

成虫寄生于猫、犬或人的小肠
adult lives in small intesine of
cat, dog or human

虫卵随
粪便入水
egg passes
in feces into
freshwater

原尾蚴在蝌蚪、蛙
体内发育为裂头蚴
procercoid develops into
plerocercoid in tadpole and frog

钩球蚴孵出
coracidium
hatches in water

人食入含原尾蚴的
剑水蚤而感染裂头蚴
human becomes infected with plerocercoid
by ingestion of **cyclops** harboring procercoid

原尾蚴寄生于剑水蚤
procercoid lives in **cyclops**

图 12-16 曼氏迭宫绦虫生活史

Fig. 12-16 Life cycle of *Spirometra mansoni*

166

存,因此蛇、鸟和猪或者人可作为曼氏迭宫绦虫的转续宿主。

人偶尔感染成虫作为其终宿主,主要是感染裂头蚴作为其转续宿主或第二中间宿主。人感染裂头蚴的方式分别是:①用蛙、蛇的肌肉组织敷贴伤口或眼部及口腔颌面部的肿痛患处,裂头蚴自伤口或患处的皮肤、黏膜侵入人体,这是主要的感染方式。②食用生的或未煮熟的蛙、蛇、猪肉,裂头蚴穿过肠壁入肠腔,并移行至人体其他组织器官。③误食感染原尾蚴的剑水蚤。若以前两种方式感染裂头蚴,人作为其转续宿主;若以第 3 种方式感染裂头蚴,人作为该虫的第二中间宿主。

【致病机制与临床表现】

成虫寄生于人体可致曼氏迭宫绦虫病(spirometriasis mansoni),但病例很少,对人危害不大,临床症状轻微,包括腹部不适、恶心、呕吐等。裂头蚴的危害远大于成虫。裂头蚴寄生于人体可导致眼、皮下、口腔颌面部、脑和内脏裂头蚴病(sparganosis)。裂头蚴病主要是在寄生部位形成嗜酸性肉芽肿囊包,致使局部肿胀,甚至发生脓肿。肉芽肿囊包直径为 1~6 cm,可容纳裂头蚴多条。裂头蚴病常见的临床表现如下。

1. **眼裂头蚴病**　是裂头蚴病中较常见的一类。常累及单侧眼,患者眼睑红肿,结膜充血,畏光,流泪,微痛,奇痒,有虫爬感,有时还有恶心、呕吐、发热等症状。眼睑和结膜下可触及 1 cm 长的条索状肿块,有游动感。严重的可引起角膜溃疡、继发性白内障甚至失明。

2. **皮下裂头蚴病**　是裂头蚴病中最常见的一类。常在腹壁胸壁、乳房、腹壁、四肢皮下及外生殖器等皮下浅表部位出现圆形、柱形和条索状等皮下游走性结节,大小不一(0.5~5 cm),局部可有痒感和虫爬感。常与脂肪瘤、神经纤维瘤或其他肿瘤相混淆。

3. **口腔颌面部裂头蚴病**　也是裂头蚴病中常见的一类,仅次于前两者,常在口腔黏膜或颊部皮下出现 0.5~3 cm 大小硬节或肿块,可有红肿、发痒和虫爬感。患处多有"小白虫"逸出史。此类患者常有因牙痛而使用青蛙肉敷贴患处的病史。

4. **脑裂头蚴病**　是裂头蚴病中少见的一类。裂头蚴多侵犯顶叶、额叶。临床表现酷似脑瘤,极易误诊。其症状依裂头蚴寄生脑内的部位而异,主要表现有癫痫、头痛、轻偏瘫、偏身感觉障碍等。有些患者的症状可因裂头蚴在脑内的迁徙而发生改变。

5. **内脏裂头蚴病**　是裂头蚴病中最少见的一类。多因裂头蚴移行导致,可寄生于腹膜、脊髓、椎管、尿道、膀胱、卵巢等部位。

【实验诊断】

对于曼氏迭宫绦虫病的可疑患者,应进行粪便检查,查获虫卵则可确诊。裂头蚴病的诊断应注意询问患者有无相关的病史,尤其是青蛙肉敷贴伤口史,生食蛙、蛇、鸟、猪肉史,湖塘游泳及喝生水的经历。

对于裂头蚴病的可疑患者,常以手术从患处检出虫体,或结合 CT 等影像技术辅助诊断。

在脑裂头蚴病影像学检查中较易与脑胶质瘤、炎症性病变混淆,且血中嗜酸性粒细胞数大多在正常范围内,因此确诊必须进行组织学检查。脑裂头蚴病的病理特点为:①裂头蚴的特征性结构是实体,无体腔,有体壁;②散在分布的圆形或椭圆形的石灰体及单个肌纤维;③脑内新旧不一的多发性脓肿,体现了裂头蚴具有幼虫移行症的生理特点。脑裂头蚴病的病理组织学诊断需与脑囊尾蚴病、结核性肉芽肿鉴别。光镜下观察,人脑囊尾蚴病病理组织中猪囊尾蚴有头节和囊体,囊体内有液体。脑裂头蚴病的脓肿中较少出现多核巨细胞和类上皮细胞,有助于与结核性肉芽肿鉴别。

免疫诊断可用 ELISA 法查血清、脑脊液中脑裂头蚴抗体是否呈阳性。化学荧光 ELISA、胶体金标免疫渗滤法具有高度的特异性和敏感性,方法较为可靠。

【流行】

曼氏迭宫绦虫病的病例报道很少,国外仅在日本、韩国、俄罗斯等国有数例报道,我国也只报道 20 余例分布于上海、广东、台湾、福建及四川等地。

我国 26 个省(自治区、直辖市)报道裂头蚴病千余例,实际感染者数量远超过报告的病例数,主要分布在广东、湖南、福建、吉林、四川、广西等地。人感染裂头蚴的方式主要是局部贴生蛙肉所致。有的地区,民间误信生蛙肉有清热解毒的疗效,患眼疾或牙痛时习惯用生蛙肉贴患处,或敷贴伤口、脓肿,裂头蚴则可能经伤口或正常皮肤、黏膜侵入组织。在有些地区还有吞食活蛙治疗疮疖和疼痛的偏方,有进食生的或未煮熟的蛙、蛇、鸟和猪肉习俗,这些都可能导致裂头蚴感染。此外,饮用生水、游泳时误吞生水,也可能误食感染的剑水蚤而感染裂头蚴。

【防治】

裂头蚴病治疗以手术为主,完整手术切除肉芽肿及裂头蚴。用乙醇和 2% 普鲁卡因局部封闭也可杀死裂头蚴。若手术或穿刺得活虫体,则需检查其头节是否完整取出,术后需密切随访,以防残断的虫体生长引起复发。药物治疗可用吡喹酮、阿苯达唑等。

裂头蚴病预防的重点是加强卫生知识的宣传教育,不用蛙肉敷贴伤口、不食生的或未煮熟的肉类以避免裂头蚴侵入,不饮生水以避免食入原尾蚴。

(周必英　汪世平)

▶▶▶ 第七节　其他绦虫 ◀◀◀

膜壳绦虫是膜壳科(Hymenolepididae)膜壳属(*Hymenolepis*)绦虫的统称,寄生于人体肠道引起疾病的主要是微小膜壳绦虫(*Hymenolepis nana* V. Siebold,1852)和缩小膜壳绦虫(*Hymenolepis diminuta* Rudolphi,1819)。

一、微小膜壳绦虫

微小膜壳绦虫又称短膜壳绦虫、短小绦虫(dwarf tapeworm),主要寄生于鼠的小肠,亦可寄生于人体,引起微小膜壳绦虫病(hymenolepiasis nana)。

【形态】

成虫体长为 5~80 mm,宽为 0.5~1 mm。头节呈球形,直径为 0.13~0.4 mm,有 4 个吸盘和 1 个可自由伸缩的顶突。顶突上有 20~30 个小钩排成一圈。颈部细长。链体节片有 100~200 个,最多可达 1 000 节,幼节短小。所有节片均宽大于长,成节的宽度大约是长度的 4 倍。成节内有 3 个椭圆形睾丸,贮精囊发达;卵巢呈分叶状,位于节片中央,卵黄腺在卵巢后方,子宫呈袋状,生殖孔位于节片的同一侧。孕节最大,子宫内充满虫卵,生殖系统的其余结构基本消失(图 12-17)。

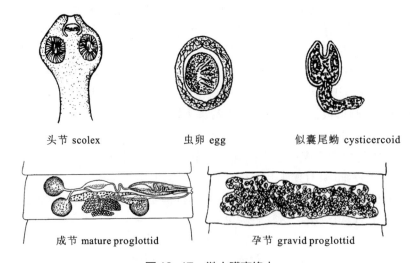

头节 scolex　　　　虫卵 egg　　　　似囊尾蚴 cysticercoid

成节 mature proglottid　　　　孕节 gravid proglottid

图 12-17　微小膜壳绦虫

Fig. 12-17　*Hymenolepis nana*

虫卵呈圆或椭圆形,大小为(48~60)μm×(36~48)μm,无色透明,卵壳很薄,胚膜较厚,在卵壳和胚膜之间有 4~8 根从胚膜两端发出的弯曲丝状物(极丝),胚膜内含一个六钩蚴(图 12-17)。

【生活史】

微小膜壳绦虫的生活史既有直接发育型,也有间接发育型(图12-18)。

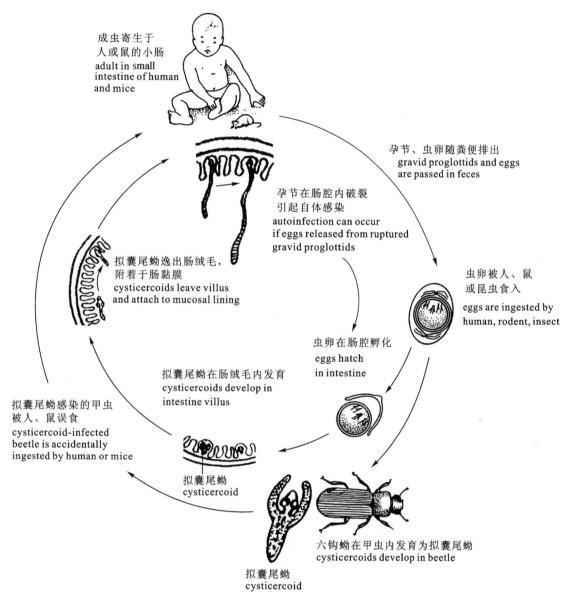

图12-18　微小膜壳绦虫的生活史
Fig. 12-18　Life cycle of *Hymenolepis nana*

直接发育型生活史:成虫寄生在鼠类或人等终宿主的小肠内,脱落的孕节或虫卵随粪便排出,若被另一宿主(包括中间宿主和终宿主)吞食,虫卵在其小肠内孵出六钩蚴,六钩蚴钻入肠绒毛,约经4 d发育为拟囊尾蚴,6~7 d后拟囊尾蚴从肠绒毛回到肠腔,以头节吸盘和小钩固着在肠壁黏膜上,发育为成虫。以这种方式完成生活史,微小膜壳绦虫在鼠体内需11~16 d,在人体内需2~4周。

若脱落的孕节尚未能排出宿主体外就被肠内消化液作用而释放出虫卵,六钩蚴也可在肠内孵出,然后钻入肠绒毛发育为拟囊尾蚴,拟囊尾蚴再回到肠腔发育为成虫,即虫卵不经粪便排出体外也可以在同一宿主肠道内完成整个生活史。这种发育方式可造成宿主自体内重复感染。

间接发育型生活史:需要中间宿主,中间宿主包括犬蚤、猫蚤等多种蚤类幼虫和面粉甲虫等昆虫。虫卵在这些昆虫体内发育为拟囊尾蚴,鼠或人的感染是由食入含拟囊尾蚴的中间宿主所致。

【致病机制与临床表现】

虫体的致病作用主要是机械性损伤和毒性作用。成虫顶突小钩和体表微毛对宿主肠壁造成的机械性损伤,使附着部位黏膜充血,形成小溃疡,甚至坏死。虫体毒性分泌物可引起明显的胃肠道和神经系统的症状,重度感染者可有如食欲不振、腹痛、腹泻、恶心、呕吐或头痛、头晕、烦躁等,有的患者还有皮肤瘙痒、荨麻疹等过敏症状。患者的红细胞与白细胞普遍减少,嗜酸性粒细胞增多,可达 5%~20%。微小膜壳绦虫还可异位寄生于其他组织,如曾在胸部肿块、阴道内检获到成虫。

宿主免疫状态可以影响该虫的感染和发育。近年发现,使用类固醇激素等免疫抑制剂可引起似囊尾蚴在感染者体内大量增殖和播散。因此,在对患者进行免疫抑制剂治疗前应考虑预先驱虫。

【实验诊断】

通过粪便检查,发现虫卵或孕节即可确诊,但粪便内孕节较少见。采用水洗自然沉淀法或饱和盐水浮聚法可提高虫卵检出率。微小膜壳绦虫卵对人有直接的感染性,检查过程中应该注意小心操作。

【流行】

微小膜壳绦虫主要分布于温带和热带地区。我国寄生虫病首次调查结果显示,国内 17 个省(自治区)有此病发生,估计全国的感染者有 51 万,人均感染率为 0.45‰,以新疆的感染率(22.01‰)最高,其次是西藏(14.95‰)。10 岁以下儿童的感染率较高。由于存在自体内重复感染,有的患者感染度很高,如我国某患者曾驱出成虫 37 842 条。

微小膜壳绦虫病主要在人与人之间传播,通过粪便污染,直接经手到口食入虫卵所致,偶因误食被虫卵污染的食物或含拟囊尾蚴的中间宿主而感染。因此,该病的流行主要与个人卫生习惯有关,特别是儿童聚集的场所更易相互传播。自体重复感染也具有一定的流行病学意义。

【防治】

治疗患者,以防止传播和自身感染,驱虫可用吡喹酮,治愈率达 90%~98%,亦可用阿苯达唑等。槟榔与南瓜子合用也有驱虫效果,但要注意间歇性重复驱虫。注意环境卫生和饮食卫生,积极灭鼠,加强粪便管理,以防虫卵污染;注意营养,提高机体抵抗力也是预防本病的重要措施。

二、缩小膜壳绦虫

缩小膜壳绦虫又称长膜壳绦虫、鼠绦虫(rat tapeworm),是鼠类常见的肠道寄生虫,偶尔寄生于人体引起缩小膜壳绦虫病(hymenolepiasis diminuta)。

【形态】

虫体形态与微小膜壳绦虫相似,主要区别见表 12-5。虫体较长,长为 200~600 mm,宽为 3.5~4.0 mm。头节的顶突发育不良,无小钩,藏在头顶凹窝中。链体节片有 800~1 000 个。孕节的子宫呈瓣状,占满整个节片。虫卵大小为(72~86)μm×(60~79)μm,椭圆形,黄褐色,卵壳较厚,在卵壳与胚膜之间仅有透明胶状物而无极丝,卵内含 1 个六钩蚴(图 12-19)。

表 12-5　微小膜壳绦虫与缩小膜壳绦虫的区别

Table 12-5　Differences between *Hymenolepis nana* and *Hymenolepis diminuta*

鉴别点 differences	微小膜壳绦虫 *Hymenolepis nana*	缩小膜壳绦虫 *Hymenolepis diminuta*
大小	(5~80)mm×(0.5~1.0)mm	(200~600)mm×(3.5~4.0)mm
头节	顶突可伸缩,有小钩	顶突不能伸出,无小钩
链体	100~200 个节片	800~1 000 个节片
孕卵节片	子宫袋状	子宫瓣状
虫卵	大小为(48~60)μm×(36~48)μm,圆形或近圆形,卵壳薄,卵壳与胚膜之间有 4~8 根丝状物	大小为(72~86)μm×(60~79)μm,椭圆形,卵壳较厚,卵壳与胚膜之间无丝状物
生活史	可无中间宿主	需中间宿主

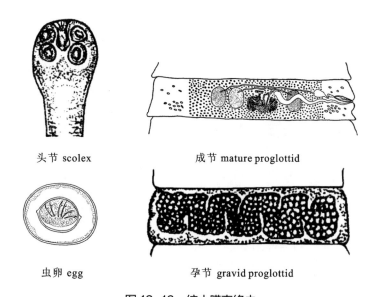

头节 scolex　　　　成节 mature proglottid

虫卵 egg　　　　孕节 gravid proglottid

图 12-19　缩小膜壳绦虫

Fig. 12-19　*Hymenolepis diminuta*

【生活史】

生活史与微小膜壳绦虫相似,但必须经过中间宿主才能完成。中间宿主包括蚤类、甲虫、蟑螂、鳞翅目的 20 余种昆虫,常见的有大黄粉虫、谷蛾、具带病蚤和印鼠客蚤。成虫寄生于鼠类等终宿主小肠中,孕节脱落后随粪便排出体外。虫卵被中间宿主吞食后,六钩蚴在其肠中孵出,然后穿过肠壁进入血腔,经 7~10 d 发育为拟囊尾蚴。鼠类吞食带有拟囊尾蚴的昆虫而感染,经 12~13 d 发育为成虫。人主要是通过食入含感染昆虫的面粉、麦片粥、干果等而感染,犬、猴也可经类似方式感染。

【致病机制与临床表现】

感染者一般无明显症状,或出现轻微的神经和胃肠道症状,如腹胀、腹痛、恶心、头疼、失眠和磨牙等。严重者可出现眩晕、贫血或恶病质。

【实验诊断】

诊断方法同微小膜壳绦虫,即检查粪便内的虫卵,其中改良加藤厚涂片法的检出效果较好。注意缩小膜壳绦虫卵的特点是无极丝,且对人无直接的感染性。

【流行】

缩小膜壳绦虫在鼠类中感染很广泛。据我国 1992 年调查结果显示,国内人群平均感染率为 0.13‰,其中西藏的感染率(1.16‰)最高,其次是海南(0.88‰),分布在 21 个省(自治区、直辖市),估计全国有 15 万感染者,临床病例多数为散发的儿童病例。由于该虫的中间宿主种类多,分布广泛,多数与家鼠共同生活在仓库、商店和家庭的粮食中,形成人体感染的重要条件。人的感染多因误食被中间宿主污染的食物。儿童因不良卫生习惯容易误食昆虫,故其感染率较高。

【防治】

防治原则与微小膜壳绦虫基本相同,在预防上应特别注意消灭鼠类和仓库害虫。

三、阔节裂头绦虫

阔节裂头绦虫(*Diphyllobothrium latum*)又称阔节鱼绦虫(broad fish tapeworm),成虫主要寄生于犬科等食肉动物,也可寄生于人,裂头蚴寄生于各种鱼类。

【形态】

成虫较长,可达 10 m,最宽处为 20 mm。头节细小,呈匙形,长为 2~3 mm,宽为 0.7~1.0 mm,背、腹侧各具一个深凹的吸槽。颈部细长。链体有 3 000~4 000 个节片。成节宽大于长,睾丸有 750~800 个,分布于体背部两侧,卵巢位于节片后部,雄性生殖孔和阴道共同开口于节片腹面前部的生殖腔,子宫盘曲,开口于生殖腔之后。孕节与成节的结构基本相同。虫卵呈卵圆形,浅灰褐色,大小为$(55\sim76)\mu m\times(41\sim56)\mu m$,卵壳较厚,一端有明显卵盖,另一端具一小棘,卵排出时其内已含发育初期的胚胎(图12-20)。

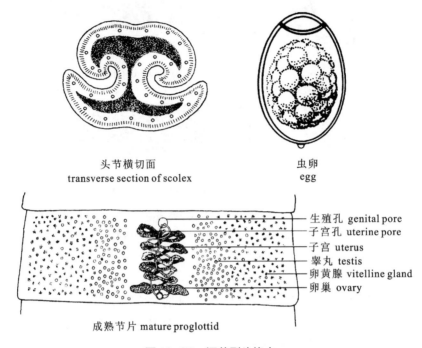

头节横切面
transverse section of scolex

虫卵
egg

生殖孔 genital pore
子宫孔 uterine pore
子宫 uterus
睾丸 testis
卵黄腺 vitelline gland
卵巢 ovary

成熟节片 mature proglottid

图12-20　阔节裂头绦虫
Fig. 12-20　*Diphyllobothrium latum*

【生活史】

　　阔节裂头绦虫的生活史需要3个宿主。第一中间宿主是剑水蚤,第二中间宿主是鱼类,犬科等食肉动物和人为主要终宿主。成虫寄生于人及犬、猫、熊、狐、猪等食肉动物的小肠内。虫卵随粪便排出后,在水中发育并孵出钩球蚴,若被剑水蚤吞入,在剑水蚤血腔内经过2~3周发育成为原尾蚴。当感染的剑水蚤被小鱼或幼鱼吞食后,原尾蚴便在鱼的肌肉、性腺、卵及肝等部位发育为裂头蚴。裂头蚴可随鱼卵排出。当大型肉食鱼类吞食受感染小鱼或鱼卵时,裂头蚴还可侵入大鱼的肌肉和组织内。含裂头蚴的鱼若被终宿主食入,裂头蚴则在其肠内经5~6周发育为成虫。成虫在终宿主体内的寿命为5~13年。

【致病机制与临床表现】

　　成虫的致病作用一般不明显,患者多为无症状的带虫者,少数可表现出腹痛或腹泻、饥饿感、嗜食盐、疲倦、乏力等症状。由于成虫较长,可扭结成团,从而引起肠道、胆管和胆囊阻塞,甚至引起肠穿孔。有小部分(0.2%~2%)的阔节裂头绦虫患者可并发绦虫性恶性贫血,其原因可能是该虫在宿主体内大量摄取了与造血功能有关的维生素B_{12},引起巨幼细胞贫血,虫体的代谢产物对宿主造血功能也可能有一定的影响,这种贫血可于驱虫后迅速消除。患者除有贫血表现外,常出现感觉异常、运动失调、深部感觉缺失等神经系统症状。严重者可能丧失劳动能力。

【实验诊断】

　　诊断主要依据从患者粪便检查到虫卵或节片。虫卵排出时一般未发育,要注意与肺吸虫卵区别。若卵盖看不清,可以轻压盖玻片使卵盖打开。

【流行】

　　阔节裂头绦虫分布于欧洲、美洲和亚洲的亚寒带和温带。人群感染率以加拿大最高,其次是俄罗斯和芬兰,以俄罗斯患者最多。我国仅在黑龙江、吉林、广东和台湾有病例报告。

　　在流行区内,人们一般有喜食生鱼、腌鱼、熏鱼的习惯,人感染阔节裂头绦虫主要是由生食或半生食含裂头蚴的鱼肉、鱼肝或鱼卵所致,也有在烹煮鱼的过程中尝味而感染的。由于环境卫生条件差,带虫的人和畜粪便污染河水、湖水也是促使该病流行的因素。

【防治】

治疗患者的驱虫方法与其他绦虫相同,但应该注意给并发贫血者补充维生素 B_{12}。防治关键在于加强卫生知识的宣传教育,改变生食、半生食鱼肉的习惯,加强人、畜粪便管理,避免污染河水、湖水。

四、犬复孔绦虫

犬复孔绦虫(*Dipylidium caninum*)又称犬绦虫(dog tapeworm)或猫绦虫(cat tapeworm),是犬、猫的常见肠道寄生虫。偶尔寄生于人体小肠,引起复孔绦虫病(dipylidiasis)。

【形态】

成虫长 10~50 cm,宽 0.3~0.4 cm,链体约有 200 个节片。头节略呈菱形,有 4 个吸盘和 1 个可伸缩的棒状顶突,顶突上有刺状小钩。其上的约 60 个刺状小钩排成 4~6 圈(1~7 圈)。颈部细短。前端的幼节扁宽,较小,向后逐渐近似正方形。成节和孕节均呈沿虫体纵向的长方形。成节有睾丸 100~200 个,卵巢两个,位于两侧生殖腔后内侧,其后为分叶状的卵黄腺。雌、雄两个生殖孔对称地分列于节片近中部的两侧边沿。孕节子宫呈网袋状,内含若干个卵囊,每个囊内含虫卵 2~40 个(图 12-21)。虫卵圆球形,直径为 35~50 μm,卵壳薄而透明,内含一个六钩蚴。

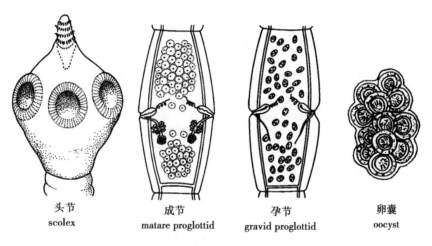

头节	成节	孕节	卵囊
scolex	matare proglottid	gravid proglottid	oocyst

图 12-21 犬复孔绦虫
Fig. 12-21 *Dipylidium caninum*

【生活史】

主要的终宿主是犬、猫,犬栉首蚤、猫栉首蚤和致痒蚤是重要的中间宿主。成虫寄生于犬、猫小肠中,脱落的孕节常随宿主粪便排出或主动逸出宿主肛门。孕节破裂后散出的虫卵,如被蚤类的幼虫食入,在肠道内孵出六钩蚴,穿过肠壁,进入血腔,经 30 d 左右发育为拟囊尾蚴。随着蚤的发育,拟囊尾蚴便进一步发育成熟。受感染的蚤活动迟缓,甚至死亡,在终宿主舐毛时蚤若被食入,拟囊尾蚴在犬、猫小肠内经 2~3 周发育为成虫。人体感染常因误食病蚤所致。

【致病机制与临床表现】

感染者的临床表现与其体内的虫数有关,一般无明显症状,感染虫数较多时,尤其是儿童,可有食欲不振、消化不良、腹部不适等症状,偶见腹痛、腹泻。孕节从肛门逸出可引起患者肛门瘙痒、烦躁不安等。

【实验诊断】

实验诊断主要依据粪便检查,发现虫卵或孕节可以确诊。

【流行】

犬复孔绦虫分布于世界各地,犬、猫的感染率很高,狐、狼等也有感染。人体复孔绦虫病例较少,患者多为婴幼儿。截至 2000 年,国内共报告 17 例,散布于部分省(自治区、直辖市)。人体受感染的主要是与犬、猫密切接触,误食感染有拟囊尾蚴的蚤。

【防治】

防治原则和方法同膜壳绦虫。饲养的猫、犬等宠物应注意给予驱虫和灭蚤。注意讲究卫生,避免与宠物过分亲昵接触,以防感染。

几种其他肠道绦虫的主要特点如表 12-6。

表 12-6　几种其他肠道绦虫的主要特点

Table 12-6　Principal characteristics of other intestinal tapeworms

	微小膜壳绦虫 *Hymenolepis nana*	缩小膜壳绦虫 *Hymenolepis diminuta*	阔节裂头绦虫 *Diphyllobothrium latum*	犬复孔绦虫 *Dipylidium caninum*
终宿主	鼠、人	鼠、人	犬科等食肉动物、人	犬、猫、人
中间宿主	甲虫、蚤	甲虫、蚤	剑水蚤,鱼类	蚤
寄生部位	肠道	肠道	肠道	肠道
感染阶段	虫卵、拟囊尾蚴	拟囊尾蚴	裂头蚴	拟囊尾蚴
感染方式	食入虫卵或含拟囊尾蚴的甲虫、蚤	食入含拟囊尾蚴的甲虫、蚤	生食含裂头蚴的鱼肉	食入含拟囊尾蚴的蚤
临床表现	无明显症状	无明显症状	无明显症状	无明显症状
重感染者	腹痛、腹泻、恶心、呕吐	腹痛、腹胀、恶心、呕吐	腹痛、腹泻、乏力、贫血	食欲不振、消化不良、腹部不适
实验诊断	粪检虫卵	粪检虫卵	粪检虫卵	粪检虫卵

五、克氏假裸头绦虫

克氏假裸头绦虫(*Pseudanoplocephala crawfordi* Baylis,1927)最早发现于斯里兰卡的野猪体内,其后在印度、我国和日本的猪体内也有发现,该虫的正常终宿主是猪、野猪和褐家鼠,中间宿主是赤拟谷盗(*Tribolium castaneum* Herbst)大黄粉虫等昆虫,人因偶然误食含有拟囊尾蚴的昆虫而感染。1980 年在我国陕西户县(现西安市鄠邑区)首次发现 10 例本虫的人体感染,由此引起关注。

【形态和生活史】

成虫乳白色,外形与缩小膜壳绦虫相似,但虫体较大,长为 97~167 cm 或更长,宽为 0.31~1.01 cm,约有 2 000 多个节片。头节近圆形,具有 4 个吸盘和不发达的顶突,无小钩。全部节片均为宽扁的矩形,生殖孔大多开口于节片的同一侧,偶尔开口于对侧。成节中央是呈菜花形的卵巢,其后是形状不规则的卵黄腺。睾丸为 24~43 个,分布在卵巢和卵黄腺的两侧,近生殖孔侧数目较少。孕节呈袋形,子宫内充满虫卵,有 2 000~5 000 个,并占据整个节片(图 12-22)。

虫卵近圆形,棕黄色,与缩小膜壳绦虫卵相似,直径为 84~108 μm,卵壳较厚而脆易破裂,表面有颗粒状突起,内层为胚膜,胚膜与卵壳内充满胶质体,内含一个六钩蚴,其与胚膜之间有明显的空隙。

克氏假裸头绦虫成虫主要寄生在猪、野猪和褐家鼠小肠内,虫卵或孕节随宿主粪便排出后,被中间宿主赤拟谷盗、大黄粉虫、黑粉虫、褐蜉金龟等昆虫吞食,在其体腔内经 27~31 d 发育为拟囊尾蚴。当猪食入带有拟囊尾蚴的中间宿主后,经 10 d 即可在小肠内发育为成虫,30 d 后成虫子宫中的虫卵开始成熟。赤拟谷盗常在粮仓、住室和厨房活动,人体感染是因为误食含拟囊尾蚴的赤拟谷盗等昆虫所致。

【致病与实验诊断】

轻度感染者常无明显症状,感染虫数较多时可有腹痛、腹泻、恶心、呕吐、食欲减退、乏力、消瘦、失眠

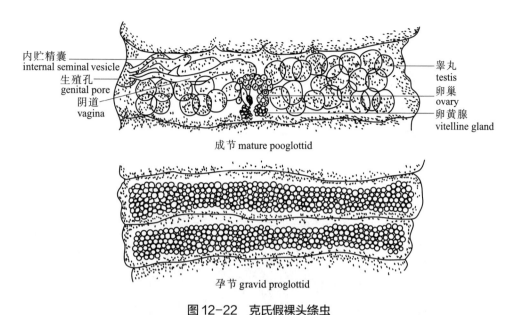

图 12-22 克氏假裸头绦虫

Fig. 12-22 *Pseudanoplocephala crawfordi*

和情绪不安等胃肠道和神经系统症状。腹痛多为阵发性隐痛,以脐周较明显。腹泻一般每日 3~4 次,大便带黏液。

诊断主要依靠从粪便中检获虫卵或孕节,该虫节片与虫卵都与缩小膜壳绦虫相近,但可根据其虫体和虫卵特征、成节睾丸数较多等特点进行鉴别。

【流行及防治】

克氏假裸头绦虫分布在日本、印度、斯里兰卡及我国。我国上海、陕西、甘肃、福建、广东等10多省(自治区、直辖市)的猪和野猪中曾有发现,人体感染见于陕西户县,感染者年龄为4~48岁,感染虫数为1~12条;辽宁营口也曾发现 5 例患者;河南曾报告 1 例。

防治方面要注意个人卫生和饮食卫生,注意灭鼠和消灭粮仓及厨房害虫。治疗患者可使用巴龙霉素,也可用甲苯咪唑或氯硝柳胺加硫氯酚等。

六、西里伯瑞列绦虫

西里伯瑞列绦虫(*Raillietina celebensis* Janicki,1902)属于戴维科瑞列绦虫属。这一属绦虫共有200多种,在哺乳动物和鸟类体内很常见;仅有少数虫种偶然寄生于人体,我国有本虫感染人体的报告。

【形态和生活史】

成虫大小约为 32 cm × 0.2 cm,约有节片 180 余个。头节钝圆,横径为 0.46 mm,4 个吸盘上均有小刺,顶突位于四周微凸的浅窝内,其上具有 2 排长短相间的斧形小钩,约 27 个。成节略呈方形,生殖孔均开口于节片同一侧,睾丸为 48~67 个,输精管长而弯,阴茎囊呈瓜瓢形。卵巢分两叶,呈蝶翅状,卵黄腺位于卵巢后方,近三角形。孕节外形略呈椭圆,似串珠状。孕节内充满圆形或椭圆形的卵囊,有 300 多个,每个卵囊中含虫卵 1~4 个。虫卵呈船形,约为 45 μm × 27 μm,具有双层薄壳,内含六钩蚴,大小为 14~15 μm(图 12-23)。

成虫主要寄生于鼠类的肠道,孕节脱落后随宿主粪便排出体外。实验证实,虫卵能在蚂蚁体内发育为拟囊尾蚴,蚂蚁可作为其中间宿主和传播媒介。鼠因吞食带拟囊尾蚴的蚂蚁而受到感染。人体感染可能因误食带拟囊尾蚴的蚂蚁所致。

【致病与实验诊断】

感染者一般无明显的临床症状,有症状者可表现为腹痛、腹泻、肛门瘙痒及夜间磨牙、流涎、食欲减退或消瘦等,有的患者可出现贫血、白细胞增高等现象。多数患者大便中常排出白色、能伸缩活动的米粒状

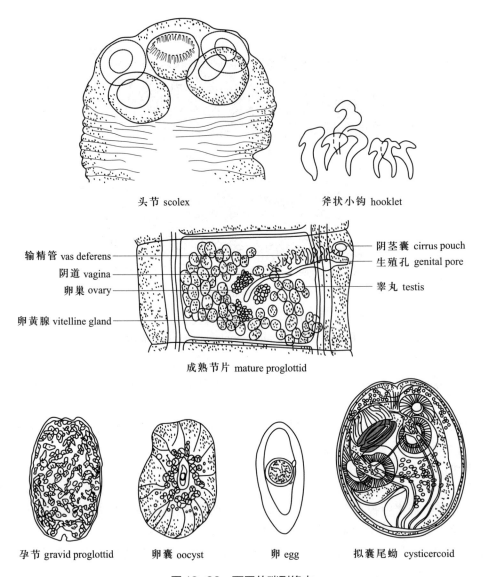

头节 scolex　　　　　斧状小钩 hooklet

输精管 vas deferens
阴道 vagina
卵巢 ovary
卵黄腺 vitelline gland

阴茎囊 cirrus pouch
生殖孔 genital pore
睾丸 testis

成熟节片 mature proglottid

孕节 gravid proglottid　　　卵囊 oocyst　　　卵 egg　　　拟囊尾蚴 cysticercoid

图 12-23　西里伯瑞列绦虫
Fig. 12-23　*Raillietina celebensis*

孕节。诊断主要靠粪检虫卵或孕节来确诊。

【流行及防治】

西里伯瑞列绦虫广泛分布于热带和亚热带,主要终宿主有黑家鼠(*Rattus rattus*)、褐家鼠(*R. norvegicus*)及小板齿鼠(*Bandicota bengalensis*)等。人体感染病例见于东南亚如越南、缅甸、泰国,以及非洲和澳洲的一些国家。迄今,我国台湾、福建、广东、广西、浙江和江西等地共发现 80 例,调查发现台湾的黑家鼠与褐家鼠感染率分别为54.26%和8.62%。临床上以少儿感染者多见,感染者多为 1~7 岁的儿童,最小的仅 8 个月,个别成人也有感染。心结蚁属(*Cardiocondyla*)蚂蚁在热带地区和我国南方较为普遍,它们常在厨房或居室内营巢,与家鼠接触机会较多,而幼儿常在地面玩耍,易误食蚂蚁导致感染。该虫感染防治措施同膜壳绦虫。

七、线中殖孔绦虫

线中殖孔绦虫(*Mesocestoides lineatus* Goeze,1782)属于圆叶目,中殖孔科(Mesocestoididae),中殖孔属(*Mesocestoides*),主要寄生于鸟类和食肉动物,偶然寄生于人体引起线中殖孔绦虫病(mesocestoidiasis lineatus)。

【形态和生活史】

成虫长为 30~250 cm,最宽处为 3 mm。链体节片数为 800~1 000 节。头节大而略方,顶端平而稍凹陷,具 4 个椭圆形的吸盘,无顶突和小钩。颈部细短。成节宽略大于长,生殖孔位于腹面正中是其特点。孕节似桶状,长为 4~6 mm,内有子宫和副子宫器(paruterine organ)(图 12-24)。虫卵椭圆形,无色透明,具有两层薄膜,内含六钩蚴。感染期幼虫为四盘蚴(tetrathyridium),虫体细长,伸缩性很强,长数毫米到 9 cm,有的可长达 35 cm。虫体前段长为 1.5~3.0 mm,呈白色,不透明,具不规则皱纹,顶端有一长的裂缝,头节位于内陷的孔隙中。头节具有 4 个长圆形吸盘。

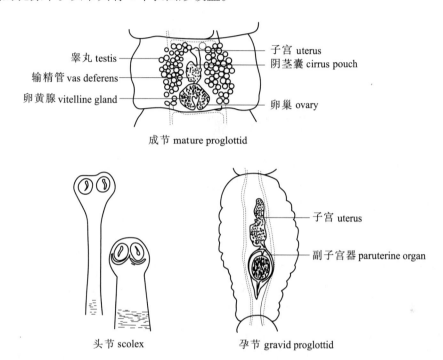

睾丸 testis
输精管 vas deferens
卵黄腺 vitelline gland
子宫 uterus
阴茎囊 cirrus pouch
卵巢 ovary
成节 mature proglottid

子宫 uterus
副子宫器 paruterine organ

头节 scolex
孕节 gravid proglottid

图 12-24　线中殖孔绦虫
Fig. 12-24　*Mesocestoides lineatus*

本虫生活史尚不清楚,一般认为完成整个生活史需要 3 个宿主。成虫寄生于犬、狐、猫和野生食肉动物等的小肠内,孕节常单节或多节相连随粪便排出。第一中间宿主可能是粪食性昆虫或甲螨类,第二中间宿主如两栖类、爬行类、鸟类或哺乳动物。在这些动物体内幼虫发育为四盘蚴,即感染期幼虫。终宿主(犬、狐等)或人食入含有四盘蚴的动物(蛙、蛇等)肉类或内脏而感染。

【流行及防治】

人体病例报告罕见,迄今仅在北美、欧洲、非洲和亚洲报道 20 余例。我国仅有黑龙江和吉林等地有 4 例人体感染报道。此外,还在犬和熊猫体内发现本虫。

预防本病关键是注意饮食卫生,避免生食、半生食蛙、蛇、鸟禽类及野生小动物的肉类或内脏。治疗可用吡喹酮或甲苯咪唑,也可用生南瓜子与槟榔煎剂联合驱虫。

(周必英　汪世平)

数字课程学习……

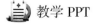教学 PPT　　　英文小结　　　思考题　　　自测题

第十三章

线　虫

▶▶▶ 第一节　概　论 ◀◀◀

线虫(nematode)属于线形动物门,种类多,广泛分布于自然界水土之中。全球已记录的有 25 000 多种,绝大多数营自生生活,少数营寄生生活。营寄生生活的种类中,仅极小部分寄生于人体并致病。我国已发现 35 种,其中对人体危害较大的有钩虫、蛔虫、鞭虫、蛲虫、丝虫、旋毛虫和广州管圆线虫等 10 余种,皆属线虫纲。

【形态】

1. **成虫**　典型的线虫呈圆柱形,不分节,两侧对称。雌雄异体,雄虫一般较雌虫为小。消化道为管形。在体壁与消化道之间有腔隙,因缺体腔膜,称为原体腔(primary coelom)或假体腔。腔内充满液体,浸渍内部器官并为组织器官间交换营养物质、氧和代谢产物。腔液处于封闭的体壁之中,具流体静压的特点,能将肌肉收缩施加的压力向各方传递,这对线虫的运动、摄食和排泄等都有重要意义。

体壁:由角皮、皮下层及纵肌层组成(图 13-1)。角皮覆盖体表,由皮下层分泌物形成,质坚,光滑,无细胞结构。也有具环纹、纵脊、横脊、刺或翼的,帮助虫体运动及附着。皮下层多为合胞体,含线粒体及内质网,沿背、腹及两侧向原体腔内增厚,形成 4 条纵索。背、腹纵索中有神经干;侧索粗大,内有排泄管通过。肌层由单一纵行排列的肌细胞组成,被纵索分为四区。肌细胞由可收缩的纤维部分和不可收缩的细胞体组成。前者邻接皮下层,后者突入原体腔,内含核、线粒体、内质网、糖原和脂质等。

消化系统(图 13-2):消化道完全,包括口孔、口腔、咽管、中肠、直肠和肛门等结构。口孔周围通常有

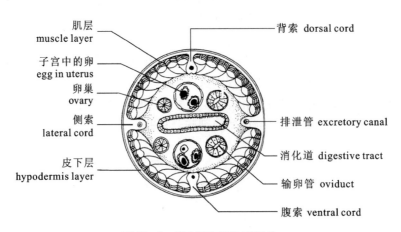

图 13-1　线虫横切面体壁结构

Fig. 13-1　Structure of the body wall of nematode in cross section

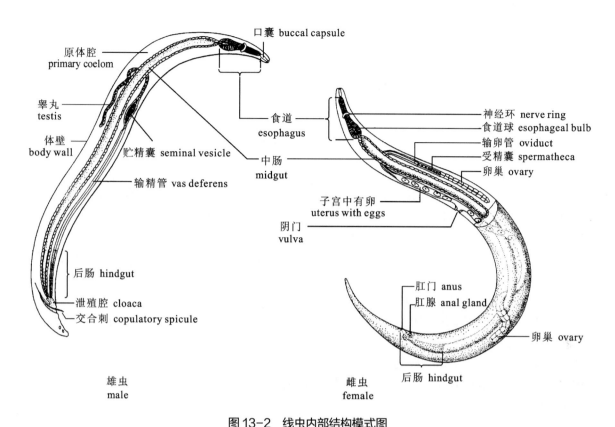

图 13-2　线虫内部结构模式图

Fig. 12-3　General morphology of a hypothetical nematode

角质唇瓣环绕。有些虫种,口腔角皮覆盖加厚,构成硬齿或切板,口腔变大,称为口囊(buccal capsule)。咽管呈圆柱形,或有膨大部分。咽管腔的特点是横切面呈三向放射状,一向腹面,两向背侧。多数线虫具咽管腺 3 个,相应位于咽管壁肌肉中,即背面 1 个、亚腹位 2 个;分别开口于口腔或咽管腔中,其分泌物中含有消化的酶类。肠为非肌肉性结构,肠壁由单层柱状上皮细胞组成,内缘具微绒毛,外缘为基膜,有吸收和输送营养物质的功能。

生殖系统(图 13-2):雄性生殖系统为单管型,由睾丸、输精管、贮精囊及射精管相连而成,射精管通入泄殖腔。尾端多具单一或成对的交合刺。雌性生殖系统多为双管型,分别由卵巢、输卵管、受精囊及子宫组成。子宫末端的肌肉常更为发达,称排卵管,两个子宫的排卵管汇合后形成阴道,由阴门开向体外。

排泄系统(图 13-2):一般有一对长排泄管,位于皮下层侧索中,由一短的横管相连,横管部位因种而异,可呈 H 形、U 形或倒 U 形。横管腹面中央连一小管,其末端开口即排泄孔。有些线虫尚有一对具分泌功能的排泄腺与横管相连。线虫排泄系统中无纤毛。

神经系统(图 13-3):咽部神经环是神经系统的中枢,向前发出 3 对神经干,支配口周的感觉器官;向后发出背、腹及两侧共 3~4 对神经干,包埋于皮下层或纵索中,分别控制虫体的运动和感觉。纵行神经干之间尚有一些连合。线虫的主要感觉器官是头部和尾部的乳突、头感器和尾感器,可对机械的或化学的刺激起反应。

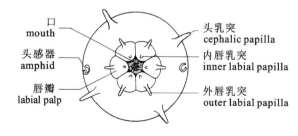

图 13-3　线虫顶端示意图

Fig. 13-3　Structure of the top of nematode

2. 虫卵　线虫卵壳主要由 3 层组成。外层来源于受精卵母细胞的卵膜,称卵黄膜或受精膜,在光学显微镜下不易见。中层为几丁质层又称甲壳质层,具一定硬度,能抵抗机械压力的破坏。内层为脂层或蛔苷层,具有调节渗透作用的功能。某些虫种,如蛔虫,当卵经过子宫时,还外附一层由子宫壁分泌的蛋白质膜,有保持水分防止虫卵干燥的功能。刚排出的虫卵,卵内细胞发育程度因虫种而异:有的尚未分裂,如蛔虫卵;有的正在分裂中,如钩虫卵;有的已形成蝌蚪期胚胎,如蛲虫卵;有的胚胎在子宫内已发育成熟,排出的为幼虫,如丝虫微丝蚴。

【生活史】

线虫分卵、幼虫及成虫3个发育阶段。卵母细胞在受精囊内受精后,立即开始形成卵壳。某些虫种的虫卵,在适宜的条件(温度20~25℃、湿度适当、氧充分)下,能在外界环境中发育成熟并孵化。孵化时,由于幼虫的运动及其分泌的酶作用,首先破坏卵壳的脂层,卵壳失去了防水能力,水分渗入,幼虫体积膨胀,压力增加,致胀破卵壳,幼虫孵出。有些虫卵则是在外界先发育至感染期,然后在宿主肠道环境刺激下才孵化。

幼虫发育中最显著的特征是蜕皮。蜕皮时,旧角皮下逐渐形成一层新角皮,旧角皮在幼虫分泌的蜕皮液(含有酶)的侵蚀下,逐层溶解,终至破裂而被蜕去。一般线虫幼虫分4期,共蜕皮4次。有些虫种第二次蜕皮后成为感染期幼虫,它们不太活动,也不进食,和感染期虫卵一样,是线虫生活史中由自生生活转变为寄生生活的一个重要过渡阶段,只能利用体内储存的物质,维持最低的能量代谢,其中以脂质代谢为主。一般幼虫经第4次蜕皮后进入成虫期。

环境因素对线虫发育的影响以温度、湿度、氧等较为重要,它们一般较能适应温度的变化,尤以对低温的抵抗力为强。当温度升高时,代谢速度加快,活动增强,生长发育也较为迅速。但温度过高,将加速虫体耗竭,甚至死亡。

线虫卵及幼虫一般最适于在潮湿和荫蔽的环境中生长发育。当土壤中湿度较低时,卵及幼虫容易失水,导致代谢降低,活动减慢;若同时伴以低温,虫卵及幼虫能以休止状态生存一段时间;若伴以高温,则迅速致死。但湿度过大,对幼虫也不利。

氧气对它们也很重要。当环境中氧压降低时,发育随之减缓。对氧的需要与消耗,可因虫种、发育阶段及它们的生活状况(如运动、饥饿等)不同而异。

有些感染期幼虫常借水膜的表面张力爬上草尖和植物的茎、叶,这可能并不是幼虫的向性表现,而只是由适宜的温度、湿度及液体表面张力大于虫体重力的因素所引起的。

【生理】

成虫在宿主体内的寄生部位、寄生方式与食物的主要来源因虫种而异:有的位于肠腔中,以肠内容物为食,如蛔虫;有的以口囊附着于肠黏膜上,吸食血液及液化组织,如钩虫;有的钻入肠黏膜或其他组织,以组织液和体液为食,如旋毛虫、丝虫等。成虫的寄生部位、取食来源虽有不同,但它们获取能量的途径主要是糖代谢。

氨基酸及蛋白质代谢在线虫生长、产卵等过程中广为存在。雌线虫如蛔虫,一天内产卵约24万个,显然蛋白质的代谢甚为重要,但蛋白质沉积在卵母细胞内,作为卵壳的结构成分,而不是作为能量的主要来源。氨基酸及蛋白质代谢的主要产物是氨,它能改变细胞的pH,影响细胞的通透性等,对虫体是有毒的,但氨的排出主要不是通过排泄系统。离子状态铵(NH_4^+)似乎不容易穿透线虫体表,主要是通过肠壁,由肠道排出。游离氨(NH_3)则容易由体壁扩散出去。

成虫时期的有氧代谢具有重要意义。一般线虫都具有较完善的三羧酸循环,并含循环中所需的酶进行糖类有氧代谢。氧是由虫体周围通过体壁渗透进来的,有的线虫可从宿主血液中吸取氧。当环境中缺氧时,代谢受到抑制,中间产物排出困难,能量供应不足,虫体活动受限,发育受阻以致死亡。一般线虫虽能利用有氧途径来维持低水平的代谢,但往往不能补偿缺氧造成的损害。线虫中以蛔虫较为特殊,它长期适应于宿主肠腔低氧的环境,具有较完善的糖酵解及延胡索酸还原酶系统的代谢途径获取能量(许多驱虫药物的作用,即在于阻碍线虫糖类代谢,切断能源,导致虫体死亡)。此外,许多线虫体内具有血红蛋白,可用来贮氧,在缺氧时将氧释放出来以供特殊需要。

【致病机制与临床表现】

线虫对宿主危害的轻重与寄生虫的种类、数量、发育阶段、寄生部位、虫体和机械作用与化学作用，以及宿主的功能状态和免疫反应等因素有关。

线虫成虫的致病作用主要引起寄生部位器官组织损伤、出血、炎症等病变。如肠道内寄生线虫可损伤局部黏膜，引起出血及炎症反应；组织内寄生线虫对人体的危害一般较肠道线虫严重，如丝虫可致淋巴系统损害，旋毛虫幼虫可侵犯心肌导致心包积液、心力衰竭，甚至死亡。广州管圆线虫可寄生于神经系统造成脑脊髓损害。

幼虫阶段也可致病，如钩虫幼虫侵入皮肤可致皮炎；蛔虫或钩虫的幼虫移经肺部时，可引起局部发炎，也有引起速发型超敏反应；旋毛虫幼虫寄生于肌肉内可致肌炎等。

此外，幼虫或成虫可能发生异位寄生，特别是侵犯重要器官时，可导致严重的后果。

【分类】

重要医学线虫根据体表有无尾感器划分属于尾感器纲（分肠纲）和无尾感器纲（有腺纲）（表 13-1）。

表 13-1 重要医学线虫的分类

Table 13-1 Classificaton of the important medical nematodes

纲 class	目 order	科 family	属 genus	种 species
尾感器纲 Phasmidea	小杆目 Rhabditida	类圆科 Strongyloididae	类圆线虫属 *Strongyloides*	粪类圆线虫 *S. stercoralis*
（胞管肾纲 Secernentea）		小杆科 Rhabditidae	同（小）杆线虫属 *Rhabditella*	艾氏同（小）杆线虫 *R. axei*
	圆线目 Strongylida	钩口科 Ancylostomatidae	钩口线虫属 *Ancylostoma*	十二指肠钩口线虫 *A. duodenale*
				犬钩口线虫 *A. caninum*
				巴西钩口线虫 *A. brasiliense*
				锡兰钩口线虫 *A. ceylanicum*
			板口线虫属 *Necator*	美洲板口线虫 *N. americanus*
		毛圆科 Trichostrongylidae	毛圆线虫属 *Trichostrongylus*	东方毛圆线虫 *T. orientalis*
		管圆科 Angiostrongylidae	管圆线虫属 *Angiostrongylus*	广州管圆线虫 *A. cantonensis*
	蛔线虫目 Ascaridida	蛔线虫科 Ascarididae	蛔线虫属 *Ascaris*	似蚓蛔线虫 *A. lumbricoides*
		弓首科 Toxocaridae	弓首线虫属 *Toxocara*	犬弓首线虫 *T. canis*
				猫弓首线虫 *T. cati*
		异尖科 Anikakidae	异尖属 *Anisakis*	异尖线虫 *Anisakis* spp.
	尖尾目 Oxyurida	尖尾科 Oxyuridae	住肠线虫属 *Enterobius*	蠕形住肠线虫 *E. vermicularis*

续表

纲 class	目 order	科 family	属 genus	种 species
	旋尾目 Spirurida	颚口科 Gnathostomatidae	颚口线虫属 *Gnathostoma*	棘颚口线虫 *G. spinigerum*
		筒线科 Gongylonematidae	筒线虫属 *Gongylonema*	美丽筒线虫 *G. pulchrum*
		吸吮科 Thelaziidae	吸吮线虫属 *Thelazia*	结膜吸吮线虫 *T. callipaeda*
	丝虫目 Filarioidea	盘尾科 Onchocercidae	吴策线虫属 *Wuchereria*	班氏吴策线虫 *W. bancrofti*
			布鲁线虫属 *Brugia*	马来布鲁线虫 *B. malayi*
			罗阿线虫属 *Loa*	罗阿罗阿线虫 *L. loa*
			盘尾线虫属 *Onchocerca*	旋盘尾线虫 *O. volvulus*
			恶丝虫属 *Dirofilaria*	犬恶丝虫 *D. immitis*
	驼形目 Camallanida	龙线科 Dracunculidae	龙线虫属 *Dracunculus*	麦地那龙线虫 *D. medinensis*
	比翼目 Syngamida	比翼线虫科 Syngamidae	兽比翼线虫属 *Mammomono-gamus*	喉兽比翼线虫 *M. laryngeus*
无尾感器亚纲 Aphasmidea （有腺纲 Adenophorea）	鞭尾目 Trichurida	毛形虫科 Trichinellidae	旋毛形线虫属 *Trichinella*	旋毛形线虫 *T. spiralis*
		鞭虫科 Trichuridae	鞭虫属 *Trichuris*	毛首鞭形线虫 *T. trichiura*
		毛细科 Capillariidae	毛细线虫属 *Capillaria*	肝毛细线虫 *C. hepatica*
	膨结目 Dioctophymatida	膨结科 Dioctophymatidae	膨结线虫属 *Dioctophyma*	肾膨结线虫 *D. renale*

（汪世平　夏超明）

▶▶▶　第二节　似蚓蛔线虫　◀◀◀

　　似蚓蛔线虫（*Ascaris lumbricoides* Linnaeus,1758）又称人蛔虫,俗称蛔虫（round worm）,寄生于小肠,是人体消化道最常见的寄生虫之一,可引起蛔虫病（ascariasis）。多数人感染后可无明显症状,少数人间或有呼吸系统炎症及肠功能紊乱,亦有时因虫体进入肝胆管、胰腺管、阑尾等处而引起严重并发症。

　　在分类上同属蛔线虫属（*Ascaris* Linnaeus,1758）的猪蛔虫（*Ascaris suum* Goeze,1782）与人蛔虫在形态上难以区别,其幼虫能在人体内移行引起肺部病变。另外,犬弓首线虫（*Toxocara canis* Werner,1782,简称犬蛔虫）和猫弓首线虫（*Toxocara cati* Schtank,1788,简称猫蛔虫）是犬、猫肠内常见的寄生线虫,其幼虫也能在人体移行、寄生,是内脏幼虫移行症和眼幼虫移行症（ocular larva migrans）的主要病原体。

【形态】

成虫(图 13-4):长圆柱形,头尾两端逐渐变细,形似蚯蚓。活体时略带粉红色或微黄色,尚未发育成熟的幼虫多为乳脂色,死亡或固定后呈灰白色。体表具细环形横纹和两条明显的纵向白色侧线。口孔位于虫体顶端,3 个唇瓣成 "品" 字形排列,唇瓣内缘有细齿,侧缘各具小乳突一对。雌虫一般长为 20~35 cm,直径为 3~6 mm,尾端钝圆。生殖器官为双管型,阴门位于虫体腹中部之前。雄虫长为 15~31 cm,直径为 2~4 mm,尾端向腹面弯曲。生殖器官为单管型,尾端有镰状交合刺一对。

虫卵(图 13-4):分为受精卵(fertilized egg)和未受精卵(unfertilized egg)两种。受精卵呈椭圆形,大小为(45~75)μm ×(35~50)μm。卵壳厚而透明,由外向内分为受精膜、几丁质层和蛔苷层 3 层,但在光镜下难以区分清楚。卵壳表面具有一层由子宫分泌的凹凸不平的蛋白质膜,常被胆汁染成棕黄色或黄褐色。卵内含有一个尚未分裂、大而圆的卵细胞,卵细胞和卵壳之间具两个新月形空隙。未受精卵呈长椭圆形,大小为(88~94)μm ×(39~44)μm。蛋白质膜与卵壳均较薄,无蛔苷层,内含大小不等的屈光颗粒。如附着于卵壳表面的蛋白质膜脱落而成为脱蛋白质膜蛔虫卵时,需注意与钩虫卵等相鉴别。卵壳厚而透明并具蛋白质膜是受精蛔虫卵的主要形态特征。

【生活史】

蛔虫系土源性线虫,生活史过程不需要中间宿主的参与,属直接发育型。其生活史包括受精卵在外界的发育、幼虫在宿主体内的移行和发育及成虫在小肠内的寄生 3 个阶段。

粪便中的蛔虫卵散布到外界,在潮湿、荫蔽、氧气充分的土壤中,21~30℃,约经 2 周,受精卵内的卵细胞发育为幼虫;再经 1 周,幼虫第一次蜕皮,成为第二期幼虫,这种虫卵即为感染期卵。

人因误食感染期卵而感染。虫卵到达小肠,在小肠内,卵内幼虫释出孵化液,其中含有酯酶、几丁质酶及蛋白酶,消化卵壳,幼虫孵出。孵出的幼虫侵入肠黏膜及黏膜下层,进入静脉或淋巴管,经循环到达肺部,穿过肺泡毛细血管,进入肺泡并进行第二次蜕皮及第三次蜕皮。然后,幼虫沿支气管、气管逆行至喉咽部,随吞咽下行到胃和小肠;在小肠内经第四次蜕皮,成为童虫,再经数周发育为成虫(图 13-4)。自人体感染到雌虫产卵需 60~75 d,每条雌虫一昼夜可排卵 24 万个,成虫在人体内的寿命一般为 1 年。

【致病机制与临床表现】

蛔虫的致病机制包括幼虫在体内移行和成虫寄居对宿主的损害作用,主要表现为机械性损伤、变态反应、肠功能障碍等。而由蛔虫异位寄生引起的并发症诸如胆道蛔虫病等,往往给宿主造成较为严重的病理损害。研究亦证实,存在于蛔虫幼虫的蜕皮液与虫体假体腔液中相对分子质量为 14×10^3 的蛔虫体液过敏原(ABA-1)是使宿主发生过敏反应的主要蛋白质成分。

1. 幼虫的致病作用 蛔虫幼虫侵入肠壁,经肝、肺移行,并发育、蜕皮、释出免疫原性物质,引起宿主的免疫反应及局部和全身的变态反应,血中 IgE 含量上升,嗜酸性粒细胞增多。在肝、肺,幼虫周围可出现嗜酸性粒细胞和中性粒细胞为主的细胞浸润,以后成为由组织细胞、上皮样细胞与多核巨细胞构成的肉芽肿。这种病变以肺部较为显著。当中度感染时,肺部可出现出血、水肿和肺实质变,支气管壁见嗜酸性粒细胞浸润,支气管内黏液分泌增加,导致蛔虫性肺炎。患者可出现发热、干咳、喘息、胸痛及咳痰等症状,有时痰中可检到幼虫。胸部 X 线透视可显示典型的浸润性改变。血中嗜酸性粒细胞增多,嗜酸性粒细胞比例可达 11%~15%。此外,还可出现荨麻疹、血管神经性水肿等症状,多数病例在发病后 4~14 d 自愈。如重度感染,幼虫可进入甲状腺、脾、肾、脑等器官,在尿中可见幼虫。

2. 成虫的致病作用 成虫主要寄居在空肠内,以半消化食物为食。通常虫体保持静止,不受正常肠蠕动的影响;但有时呈螺旋状向前运动或钻入胆管、胰腺管、阑尾等处引起并发症。

(1)损伤肠黏膜 感染蛔虫的儿童,其肠绒毛较未感染蛔虫儿童的宽而短,提示有炎症现象。腹部 X 线钡剂造影检查,显示蛔虫寄生部位及周围小肠黏膜皱襞变粗。肠黏膜的损伤可能与蛔虫唇齿及虫体的代谢产物有关。患者常出现间歇性脐周腹痛、消化不良、腹泻或便秘等症状。

(2)营养不良 蛔虫在小肠内不但掠夺宿主营养,而且还影响蛋白质、脂质、糖类及维生素 A、维生素 B_2 和维生素 C 的吸收。蛔虫病所致的营养不良常见于营养差或感染重的儿童,其原因主要是因肠黏膜损

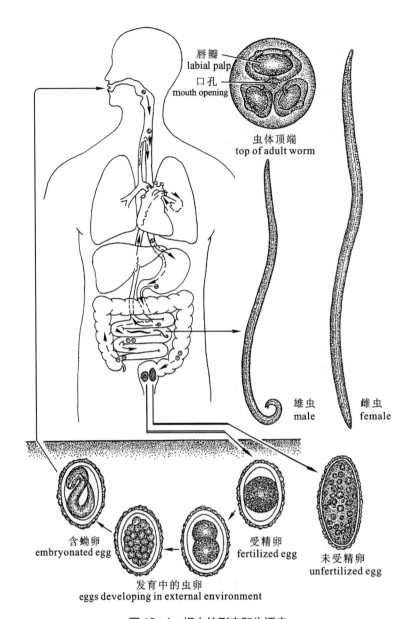

唇瓣
labial palp

口孔
mouth opening

虫体顶端
top of adult worm

雄虫
male

雌虫
female

含蚴卵
embryonated egg

发育中的虫卵
eggs developing in external environment

受精卵
fertilized egg

未受精卵
unfertilized egg

图13-4　蛔虫的形态和生活史

Fig. 13-4　Morphology and life cycle of *Ascaris lumbricoides*

伤而致消化和吸收障碍。重度感染的儿童可出现发育障碍。

（3）变态反应　蛔虫假体腔液或幼虫蜕皮液中含有丰富的变应原ABA-1,能够刺激IgE的生成及对已致敏的动物诱发介质的释放而引起变态反应。蛔虫病的不少症状,如荨麻疹、蛔虫性肺炎、血管神经性水肿、皮肤瘙痒、结膜炎等,可能是由于蛔虫变应原被吸收,引起IgE介导的变态反应所致,这种反应强烈时,可出现休克。

（4）并发症　蛔虫有钻孔的习性。成虫在小肠内移动,可钻进开口于肠壁上的管道,如胆道、胰管、阑尾等处,分别引起胆道蛔虫病、胰腺炎、阑尾炎。胆道蛔虫病是临床上最为常见的并发症,占严重并发症的64%。可出现胆道大出血、肝脓肿、胆结石、胆囊破裂、胆汁性腹膜炎,有时甚至引起肠穿孔。患者体温上升、食用辛辣食物、麻醉及不适当的驱虫治疗等是引起成虫在小肠内移动的诱因。

肠梗阻也是蛔虫常见并发症之一。大量的虫体扭结成团,或者蛔虫寄生处肠段发生蠕动障碍,均可导致肠道堵塞。小肠各部位都可发生,但以回肠多见。

少数患者可呕吐蛔虫。蛔虫也可进入上呼吸道或耳咽管内。如果肠道与肾盂、输尿管或膀胱、女性生殖道之间有瘘管,蛔虫还可出现于泌尿生殖道。

【实验诊断】

由于蛔虫产卵量大,病原学诊断一般采用生理盐水直接涂片法即可。检查粪便中蛔虫卵,1 片检出率约为 80%,3 片可达 95%。必要时可采用沉淀法或浮聚法。目前流行病学调查中,多采用 WHO 推广的改良加藤厚涂片法(Kato–Katz 法)。该方法既可定性又能定量检测,也适用于药物驱虫后的疗效考核。如只有雄虫寄生,粪中查不到虫卵,可参考临床症状,用试验驱虫法进行治疗性诊断。

【流行】

蛔虫是热带和亚热带地区广为流行和传播的病原生物之一,呈全球性分布。其感染的来源在于受污染的尘土,而尘土的污染与粪肥的施用和随地大便有关。在温暖潮湿、生活水平低下、环境卫生和个人卫生条件差的地方,蛔虫病常呈地方性流行。

1. **传染源**　粪内含受精蛔虫卵的人是人蛔虫的传染源。蛔虫产卵量大,卵在外界无需中间宿主,可直接发育为感染期卵。虫卵对外界的抵抗力强,是造成蛔虫易于传播的重要因素之一。在相对湿度低于 50% 的环境,即使气温较低(−5~10℃),蛔虫卵仍可存活 2 年之久;在荫蔽的深层土壤中,一般可存活 1 年,也有达 5~6 年或以上者。在 2 mol/L 盐酸(或氢氧化钠)、4 mol/L 氯化钠溶液或 2% 福尔马林溶液中,脱蛋白质膜蛔虫卵中的幼虫仍可活动自如而不受影响。食用醋、酱油及腌菜、泡菜的盐水,不能杀死蛔虫卵。

2. **传播途径**　用人粪作肥料和随地大便是受精蛔虫卵污染土壤和地面的主要方式。鸡、犬和蝇类等机械性携带可促使虫卵传播。人因接触被污染的泥土,如农田、庭院地面等,误食被感染期卵污染的生菜、泡菜等食物或饮水而感染。我国曾有因生食带蛔虫卵的甘薯、胡萝卜、腌菜等,发生暴发性蛔虫性哮喘的报道。"门口空地的感染"(door-yard infection)被认为是小孩获得蛔虫病的重要方式。因此,不良卫生行为与习惯,粪便严重污染环境及经济落后,是蛔虫广泛分布的重要原因。

3. **感染率与感染季节**　人群的蛔虫感染率,农村高于城市,儿童高于成人。随着年龄增长,多次感染产生免疫力,是成人感染率降低的重要原因之一。据 2014—2016 年第三次全国人体重要寄生虫病现状调查结果显示,经过数十年的防治工作,我国人群感染率和感染度均大幅降低,重度感染仅占 2.26%,标化感染率为 1.06%,其中以四川(7.08%)、贵州(5.85%)为高。

人群感染蛔虫的季节与当地气温、生产和生活活动等有密切关系。受精蛔虫卵在外界发育的最适温度为 30~33℃,在 37℃ 时发育受阻,12℃ 时能缓慢发育,高温和干燥对虫卵具有杀灭作用。在温带地区,冬季蛔虫卵停止发育。感染期卵出现率一般以 7、8 月最高,人群感染蛔虫主要在春、夏两季。

人群感染蛔虫的原因主要在于:①生活史简单,不需要中间宿主;②产卵量大,雌蛔虫一昼夜排出的虫卵约为 24 万个;③虫卵对外界环境抵抗力强;④用未经处理的人粪做肥料和随地大便使受精卵污染土壤;⑤人群不良的卫生行为。

【防治】

蛔虫病的传播和流行与人们的行为密切相关,需要引导和教育群众改变不利于健康的生产、生活习惯和饮食、卫生习惯,尤其应对中小学生加强卫生宣教,减少和消除对高危人群可能造成的健康发育方面的不利影响,从而降低蛔虫的人群感染或蛔虫病的发生与传播。

1. **加强卫生知识的宣传教育**　注意饮食卫生及饭前洗手,防止食入感染期蛔虫卵。
2. **使用无害化粪便做肥料**　防止粪便污染环境,改善环境卫生,减少土壤中及地面上的蛔虫卵。
3. **为蛔虫患者驱虫**　在感染严重地区应进行集体驱虫,时间宜在感染季节之后,一般多在冬季,并在次年 3 月对阳性者再进行一次驱虫。

WHO 热带病署向全球推广使用双羟萘酸噻嘧啶(简称噻嘧啶)、阿苯达唑(又名丙硫咪唑或肠虫清)、甲苯咪唑和左旋咪唑 4 种常用广谱抗肠道寄生线虫药物。噻嘧啶尤适合于中小学及幼儿园用作集体治疗和疾病控制部门的群防群治及其疗效考核观察等,具有疗效高、疗程短、见效快,不引起蛔虫在体内的骚动,以及患者服药后具有良好的耐受性和无致畸性等优点。治疗用量:噻嘧啶,成人 1.2~1.5g,睡前顿服;小儿按每千克体重 30 mg 计算,睡前顿服。阿苯达唑,成人每日 400 mg,顿服,1~2 d。甲苯咪唑,成人每日 100 mg,顿服,3~4 d。伊维菌素治疗蛔虫病治愈率为 100%,剂量为每日 6 mg,顿服,效果与阿苯达唑相同,且排虫较阿苯达唑快。驱虫治疗可以降低感染率,并改善儿童的营养状况,但如存在再感染的机会,则不能根除蛔虫病。

(邹节新　周宪民)

▶▶▶ 第三节　毛首鞭形线虫 ◀◀◀

毛首鞭形线虫(*Trichuris trichiura* Linnaeus,1771)俗称鞭虫(whip worm),呈世界性分布,多流行于热带、亚热带及卫生状况较差之地区,是一种常见的人体肠道寄生虫。成虫常寄生于人体盲肠,导致鞭虫病(trichuriasis)。

【形态】

1. **成虫**　前部细长约占体长的 3/5,后部较粗占体长的 2/5,因外形似马鞭,故称鞭虫。雄虫长为 30~45 mm,尾部向腹面蜷曲呈螺旋状,交合刺一根,长为 2.5 mm,外有可伸缩的鞘。雌虫较雄虫长而大,长为 35~50 mm,尾端钝圆,阴门位于虫体粗大部分的前端(图 13-5)。

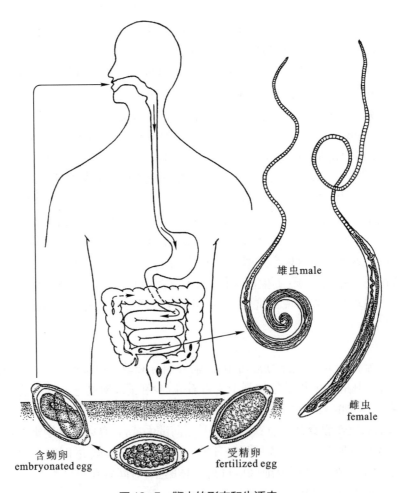

图 13-5　鞭虫的形态和生活史
Fig. 13-5　Morphology and life cycle of *Trichuris trichiura*

2. **虫卵**　呈纺锤形或腰鼓形,棕黄色,大小为(50~54)μm ×(22~23)μm。卵壳较厚,包括脂层、几丁质层、蛋白质膜。卵壳两端各具一透明盖塞。虫卵自人体排出时,卵内细胞尚未分裂(图 13-5)。

【生活史】

成虫常寄生于人体盲肠,感染严重时,也可在结肠、直肠甚至回肠下段寄生,以宿主的组织液和血液为食。每条雌虫子宫内含卵 60 000 个,每日产卵 3 000~20 000 个。虫卵随宿主粪便排出体外,在适宜的温度、湿度条件下在泥土中经 3~5 周发育为感染期卵。人因食入被感染期卵污染的食物或水而感染。进入人体后约 1 h,幼虫在小肠内孵出,自肠腺隐窝侵入肠黏膜,摄取营养,经 8~10 d 后返回肠腔,移行至盲肠发育为成虫(图 13-5)。从感染期卵进入人体到雌虫产卵约需 60 d,成虫寿命一般为 1~2 年或 3 年。

【致病机制与临床表现】

成虫以其细长的前段插入肠黏膜乃至黏膜下层,由于机械性破坏和虫体分泌物的作用,引起肠壁组织黏膜充血、水肿或出血等炎症反应。少数患者有细胞增生、肠壁增厚等现象。

轻度感染者一般无明显症状或仅有腹泻,重度感染者可出现腹痛、腹泻、食欲不振、出血、黏液便、消瘦及贫血等症状。重度感染的儿童,常因腹泻、直肠套叠而引起直肠脱垂。此外,鞭虫感染似可诱发或加重其他疾病,如阿米巴痢疾、细菌性痢疾、阑尾炎等。

【实验诊断】

主要采用病原学诊断方法,常采用粪便直接涂片法、离心沉淀法、水洗自然沉淀法或饱和盐水浮聚法查找虫卵。如需确定感染程度,可采用改良加藤厚涂片法做虫卵计数。

【流行】

鞭虫流行于温暖、潮湿的热带、亚热带及温带地区,常和蛔虫合并感染,儿童感染率高于成人,在我国分布广泛,据 2014—2016 年第三次全国人体重要寄生虫病现状调查,全国鞭虫标化感染率为 0.71%。高感染率的省(自治区、直辖市)均集中在西部和中部地区,其中以四川(6.71%)、海南(4.15%)为高。

【防治】

采用综合防治措施,包括在社区范围内加强粪便管理,改善环境卫生,保护饮用水源,注意个人卫生等。患者是唯一的传染源,通过化学药物驱虫既可控制传染源,也可治愈患者。奥克太尔(酚嘧啶,每日服 10~15 mg/kg,连服 2 d)是治疗单一感染鞭虫的首选药物,临床常用药物还有阿苯达唑、甲苯咪唑等。

(邹节新 周宪民)

▶▶▶ 第四节 十二指肠钩口线虫和美洲板口线虫 ◀◀◀

寄生于人体的主要钩虫有十二指肠钩口线虫(*Ancylostoma duodenale* Dubini,1843,简称十二指肠钩虫)和美洲板口线虫(*Necator americanus* Stiles,1902,简称美洲钩虫);偶尔寄生于人体的有锡兰钩口线虫(*Ancylostoma ceylanicum* Loose,1911)和犬钩口线虫(*Ancylostoma caninum* Ercolan,1859)等;巴西钩口线虫(*Ancylostoma braziliense* Gonez de Faria,1910)的感染期幼虫可侵入人体,但一般不能发育为成虫。由于钩虫口囊发达,内含锐利切器,可损伤宿主肠黏膜并吸食血液及组织液,使患者长期慢性失血造成严重危害。

钩虫分布几乎遍及全世界,在热带和亚热带国家尤为广泛。我国除西藏及少数干寒地区未有报道外,其他各地几乎都有钩虫感染。南方高于北方。

【形态】

1. **成虫** 虫体较细长(图 13-6),长为 1 cm 左右,半透明,肉红色,死后呈灰白色。前端微向背侧仰屈,有一发达的角质口囊。十二指肠钩虫口囊腹侧前缘有钩齿 2 对,美洲钩虫有板齿 1 对(图 13-7)。咽管较长,后端膨大,管壁肌肉发达,肌细胞的交替收缩与松弛使咽管具有唧筒的作用,能将食物吸进肠道。肠为简单的上皮结构,有利于氧气和其他物质的扩散和吸收。虫体前端有 3 种单细胞腺体:①头腺 1 对,附着在侧索上,其前端连接头感器,后端有分泌功能,可分泌抗凝素(一种耐热的非酶性多肽)、乙酰胆碱酯酶等。②咽腺 3 个,分泌乙酰胆碱酯酶、蛋白酶等多种酶类。③排泄腺 1 对,分泌物主要为蛋白酶,能抑制血液凝固。

雄性生殖系统为单管型,盘曲于肠的一侧。雄虫末端膨大,由角皮向后延伸形成膜质交合伞,内有肌肉性指状辐肋,分为背、侧和腹辐肋(图 13-7)。此外,还有两根细长可收缩的交合刺。雌性生殖系统为双

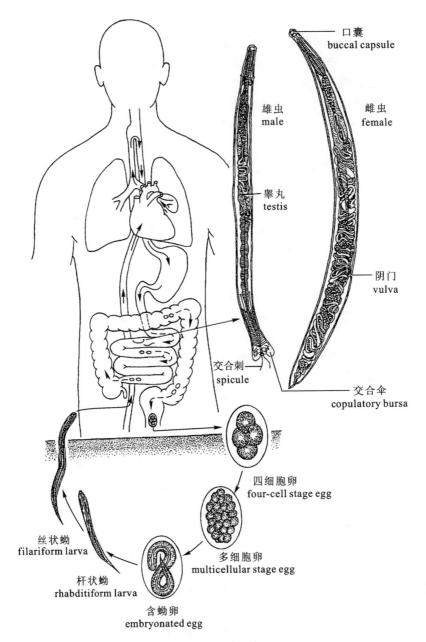

图 13-6　钩虫的形态和生活史

Fig. 13-6　Morphology and life cycle of hookworm

管型,虫体末端呈圆锥形,有的虫种还有一个尾刺,阴门位于虫体腹侧。雄虫交合伞的外形、背辐肋的分支、交合刺的形状及雌虫阴门的位置、尾刺的有无都可作为鉴别虫种的依据。十二指肠钩虫与美洲钩虫的形态鉴别见表 13-2。

　　2. **幼虫**　简称钩蚴,分杆状蚴和丝状蚴两个阶段。杆状蚴头端钝圆,尾端尖细,口腔细长,有口,能进食。咽管前端较粗,中段较细,后端膨大呈球状。杆状蚴有两期,第一期大小为(0.23~0.4)mm × 0.017 mm;蜕皮后成为第二期,除体长略增外,其他与一期相似。丝状蚴体长 0.5~0.7 mm;口孔已封闭,不能进食;口腔壁背、腹面有称为口矛(oral spear)或咽管矛(esophageal spear)的结构(图 13-8);咽管细长;体表有鞘膜,为二期杆状蚴在蜕皮过程中残留下的外皮层,有保护虫体的作用。

　　由于两种钩虫的分布、致病力及对驱虫药的敏感程度都有明显差异,因此,鉴别钩蚴的种别,在流行病学、生态学及防治研究工作中都有实际应用意义。两种钩虫丝状蚴的鉴别要点见表 13-3。

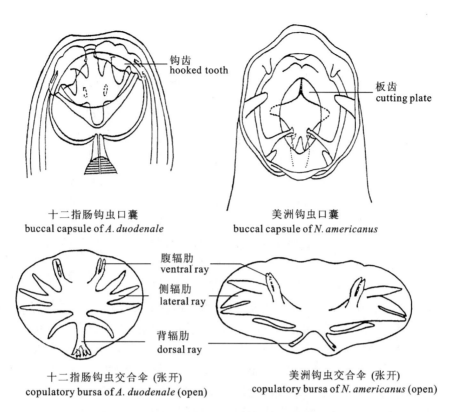

图 13-7 两种钩虫成虫的口囊和交合伞
Fig. 13-7 Buccal capsule and copulatory bursa of two hookworms

表 13-2 两种人体钩虫的鉴别
Table 13-2 Differentiation of *A. duodenale* from *N. americanus*

鉴别点 differences	十二指肠钩虫 *A. duodenale*	美洲钩虫 *N. americanus*
大小	雌:（10~13）mm × 0.6 mm 雄:（8~11）mm ×（0.4~0.5）mm	（9~11）mm × 0.4 mm （7~9）mm × 0.3 mm
体型	前端与尾端均向背侧弯曲,呈"C"形	前端向背侧弯曲,尾端向腹侧弯曲,呈"S"形
口囊	腹侧前缘有 2 对钩齿	腹侧前缘有 1 对半月形板齿
交合伞	略圆	略扁,似扇形
背辐肋	由远端分 2 支,每支又分 3 小支	由基部分 2 支,每支又分 2 小支
交合刺	两刺长鬃状,末端分开	一刺末端形成倒钩,与另一刺末端相并包于膜内
阴门	在体中部略后处	在体中部略前方
尾刺	有	无

表 13-3 十二指肠钩虫与美洲钩虫丝状蚴的鉴别
Table 13-3 Differentiation between filariform larvae of *A. duodenale* and *N. americanus*

鉴别点 differences	十二指肠钩虫丝状蚴 filariform larvae of *A. duodenale*	美洲钩虫丝状蚴 filariform larvae of *N. americanus*
外形	细长,圆柱形,头端略平,尾端较钝	较短粗,纺锤形,头端略圆,尾端较尖
鞘膜横纹	不显著	显著
口矛(或咽管矛)	不明显,两矛厚度不同,中间距离宽	明显,两矛厚度相似
肠	管腔较窄,肠细胞颗粒丰富	管腔较宽,肠细胞颗粒少

3. 虫卵 两种钩虫卵相似,大小为$(56\sim76)\mu m \times (36\sim40)\mu m$,两端较圆,壳薄,无色透明。新鲜粪便中的虫卵,内含 2~4 个卵细胞,卵壳与细胞之间有明显的距离。便秘患者,或粪便放置过久,卵内细胞可继续分裂,使卵处于不同发育阶段(图 13-6)。

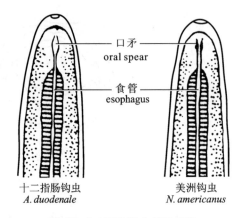

口矛
oral spear

食管
esophagus

十二指肠钩虫
A. duodenale

美洲钩虫
N. americanus

图 13-8　两种钩虫丝状蚴头
Fig. 13-8　The top end of filariform larva of two hookworms

【生活史】

两种钩虫的生活史基本相同。虫卵随宿主粪便排至外界后的进一步发育,需要充分的氧气和其他适宜的条件:如在缺氧条件下,虫卵发育缓慢;温度以 25~30℃为宜,10℃以下发育停止,过低(0℃)或过高(40℃)易致虫卵死亡;相对湿度以 60%~80%(或含水量 30%~50%)为宜,干燥或较深积水均不利于卵的发育与孵化。在温暖、潮湿、荫蔽、含氧充分的疏松泥土中,卵内细胞不断分裂,24 h 内第一期杆状蚴即可自卵孵出,以土壤中细菌及有机物为食,发育生长很快,在 48 h 内体长可增长 1 倍,经第一次蜕皮而变为第二期杆状蚴。后者在 5~8 d 蜕皮一次成为丝状蚴,具有感染能力,故又称为感染期蚴。

丝状蚴口孔封闭不进食,只能靠体内贮存的营养物生活,是钩虫生活史中一个相对静止的阶段。丝状蚴平时多存在于距地面约 6 cm 深的土层里。在污染严重的一小块泥土中,常有成千条幼虫群集在一起。土壤的温度、湿度、溶解物质含量、酸碱度、疏松程度、黏性大小等都能影响丝状蚴的活动与生存。它的活动与周围环境的水含量密切相关,幼虫可借助于覆在其体表的水膜的表面张力,沿植物茎或草枝向上爬行,有时达数十厘米之高。丝状蚴在泥土中存活的时间与温度关系更为密切,十二指肠钩蚴的适宜温度为 22~26℃,美洲钩蚴的适宜温度为 31~34.5℃。但直射的阳光对幼虫生活不利。根据我国气候情况,在感染季节里,泥土中的丝状蚴可存活 15 周或更久,在冬季大都自然死亡,不能越冬。十二指肠钩蚴对外界的抵抗力较美洲钩蚴为强。

丝状蚴有明显的向温性,当与人体皮肤接触时,受到皮肤温度的刺激,活动能力增强,能主动侵入皮肤。但当覆盖虫体表面的水膜太厚或太薄时,则活动大受影响。丝状蚴侵入宿主皮肤主要靠机械作用。但对侵入皮肤前、后的幼虫进行超微结构的研究显示,侵入宿主前的丝状蚴咽腺内充满颗粒状物质,组织化学研究显示其分泌物中有胶原酶活性。因此,认为丝状蚴侵入宿主皮肤也可能有酶的作用。

感染期蚴钻入宿主皮肤,进入血管或淋巴管,随血流经右心至肺,穿过肺毛细血管进入肺泡。此后,由于幼虫的穿刺能力逐渐消失,遂沿着湿润的肺泡壁向阻力最弱的方向移行,借助于小支气管、支气管上皮细胞纤毛的运动向上移行至咽,再随宿主的吞咽活动,经食管、胃而达小肠。部分幼虫也可随痰被吐出。到达小肠的幼虫,在第三次蜕皮后,形成口囊,在 3~4 周再进行第四次蜕皮发育为成虫。自幼虫钻入皮肤到成虫交配产卵,一般需时 5~7 周,但有的可长达 279 d。近年来许多研究显示,十二指肠钩蚴在进入肠腔以前,部分幼虫可在某些组织中潜留很长时间(称幼虫移行症,persisting migrans),然后才陆续到达肠腔,发育成熟。这一现象在幼虫的致病与防治上应引起注意。但未发现美洲钩虫迁延移行现象。

成虫多寄生于小肠上段,借口囊内钩齿或板齿附着在肠黏膜上,以宿主血液、淋巴液、肠黏膜及脱落的上皮细胞为食。雌虫每日产卵数目因虫种、虫龄、虫体数量而异,也与宿主的健康、营养状况等有关。平均每条十二指肠钩虫每日产卵 10 000~30 000 个,美洲钩虫为 5 000~10 000 个。人体内的钩虫在冬季有短期停止产卵的现象。十二指肠钩虫一般可存活 7 年,美洲钩虫寿命明显较前者为长,有存活 13 年及 15 年者。

钩虫除主要经皮肤感染人体外,十二指肠钩虫还可经口感染,其丝状蚴如被吞食,少数未被胃酸杀死,可直接在肠腔里发育成熟;而自口腔或食管黏膜侵入血管的幼虫,仍须经上述移行途径,再转到肠腔发育为成虫。此外,母体血循环中的幼虫也可通过胎盘使胎儿受感染,这在动物(犬)实验中已得到证实。除人体外,十二指肠钩虫偶尔可寄生于猪、狮、虎、犬、灵猫及猴等动物,美洲钩虫亦可寄生于猩猩、猴及犀牛等动物,这些动物可作为钩虫的转续宿主,人若生食这些动物肉类,也可能被感染。

【致病机制与临床表现】

人感染钩虫可有不同的表现,钩虫幼虫和成虫都可对人体造成损害,两种钩虫的致病作用相似,但十二指肠钩虫较美洲钩虫对人体的危害更大。人体感染钩虫后是否出现临床症状,除与钩蚴侵入数量及成虫在小肠寄生数量有关外,也与宿主的功能状态(如健康状况、营养条件和免疫力等)有关。在粪便中可检获虫卵但不表现任何临床症状者,称为钩虫感染(hookworm infection),有临床症状者为钩虫病(hookworm disease)。

1. 幼虫所致病变及症状

(1)钩蚴性皮炎 感染期幼虫侵入皮肤后,数分钟至1 h即可引起钩蚴性皮炎(俗称粪毒,图13-9)。其表现为:局部皮肤先有烧灼、针刺、奇痒感,继而出现充血斑点或丘疹,1~2 d成为水疱。若有继发感染,后者可成为脓疱。最后经结痂、脱皮而自愈。皮疹多见于与泥土接触的足趾、手指间等处较薄的皮肤。在组织切片中,早期可见局部充血及中性粒细胞浸润,稍晚可有单核细胞浸润和少量成纤维细胞。在结缔组织、淋巴管和血管内均可查见幼虫。

(2)呼吸系统症状 钩蚴感染人体后,幼虫可经血管移行至肺,幼虫穿过肺微血管进入肺泡时,可引起局部出血及炎性病变。患者可出现咳嗽、痰中带血,并常伴有发热、畏寒等全身症状。重者可有剧烈干咳和嗜酸性粒细胞增多性哮喘,甚至大咯血。我国曾有钩虫性哮喘暴发流行的报道。

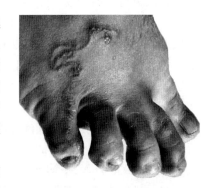

图13-9 钩蚴性皮炎
Fig. 13-9 Dermatitis caused by hookworm larvae

2. 成虫所致病变及症状

(1)消化系统症状 成虫咬附在肠黏膜上,可造成散在性出血及小溃疡,大小为3~5 mm,有时也可有大块出血性瘀斑出现,出血深度可达黏膜下层甚至肌层。在黏膜层、固有层及黏膜下层均可见到嗜酸性粒细胞及淋巴细胞浸润。患者可出现消化道功能紊乱,如上腹不适或疼痛、恶心、呕吐、腹泻和便秘等。近年来,钩虫寄生引起消化道大出血的报道较多,并常因误诊而造成严重危害,值得注意。

(2)贫血(anemia) 钩虫的主要危害在于成虫可导致宿主慢性失血。钩虫吸血时,能分泌抗凝素,使伤口不易凝血而有利于其吸血。据动物试验观察,钩虫咽管收缩、扩张频繁,使吸进口囊的血液迅速流经咽、肠,自肛门排出。应用放射性核素 ^{51}Cr标记红细胞的方法,已测知每条美洲钩虫每日所致的失血量为0.01~0.10 mL,每条十二指肠钩虫每日所致的失血量为0.14~0.26 mL。在钩虫吸血的同时,其咬附部位的黏膜伤口不断有血液渗出,渗出的血量与虫体吸食的血量大致相当,而且虫体经常更换咬附部位,造成新的损伤,原伤口还可继续渗出少量血液。此外,虫体活动造成组织损伤,也可引起或多或少的失血,体内的铁和蛋白质不断损耗而出现贫血。此种贫血,因为缺铁,血红蛋白合成发生障碍,合成速率比红细胞新生速度慢,故呈小细胞低色素性贫血。患者有皮肤蜡黄、黏膜苍白、眩晕、乏力、劳动力下降等表现。严重时有心悸、气短、面部及下肢水肿和其他贫血性心脏病表现。但患者贫血程度并不单纯取决于钩虫的数量,还与宿主的健康状况、营养条件等有关。

(3)异嗜症(allotriophagy) 可发生在一些钩虫病患者中,表现为喜食生米、生豆、茶叶,甚至泥土、瓦片、煤炭等。异嗜症发生的原因不明,似与铁质耗损有关,给患者服铁剂后,症状可自行消失。

(4)婴儿钩虫病(infantile hookworm disease) 临床表现为急性便血性腹泻,大便呈黑色或柏油样,面色苍白,消化道功能紊乱,发热,精神萎靡,肺偶可闻及湿啰音,心尖区有明显收缩期杂音,肝、脾大,贫血多较严重,血红蛋白低于50 g/L,生长发育迟缓等,婴儿钩虫病预后差,病死率为3.6%~6.0%,甚至高达12%。

(5)嗜酸性粒细胞增多症 急性钩虫病患者周围血中嗜酸性粒细胞常达15%以上,最高可达86%,因而引起白细胞总数的增高,由于幼虫侵入人体经5~6周发育成熟排卵,故早期不可能从粪便中检出虫卵而易误诊,必须结合流行病学史、血中嗜酸性粒细胞增多和临床症状方可确诊。

【实验诊断】

主要为粪便检查,定性诊断以检出钩虫卵或孵出钩蚴为准;定量诊断(感染度测定)是用计数法测定每克粪便中的虫卵数,适用于疗效考核及流行病学调查。

1. 直接涂片法　该法简便,但易漏检。

2. 饱和盐水浮聚法　钩虫卵较轻,相对密度约为1.06,在饱和盐水(相对密度1.20)中,容易上浮。此法操作简便,检出率也远较直接涂片法为高,被列为钩虫病诊断的首选检查方法。

若欲进行虫卵计数,可采用洪氏过滤改良计数法等,对感染度轻者不易漏检。

3. 钩蚴培养法　检出率与饱和盐水浮聚法相近似,且可鉴别寄生于人体的两种钩虫的虫种,在选用驱虫药物上有意义。钩蚴培养法还可进行计数定量,兼有浓缩和稀释计数法的优点,轻度感染时可数清集于管底的全部幼虫(一般孵出率可达95.3%,故约相当于虫卵数),重度感染时可适当稀释后再计数,但此法需培养5~6 d才有结果。

【流行】

钩虫病是世界上广泛流行的寄生虫病之一,不少地区存在两种钩虫的混合感染。在我国钩虫病多流行于淮河及黄河一线以南的广大地区,根据第二次全国人体重要寄生虫病现状调查报告,我国钩虫感染人数约为3 930万人,平均感染率为6.12%。北方一般以十二指肠钩虫为主,南方以美洲钩虫为主,但近年来对原来钩虫流行较严重的江苏、安徽、湖北、四川、云南等省进行流行病学抽样调查结果显示,因经济发展、卫生条件改善和耕作方式改变,致使钩虫感染率已有所降低,以轻度感染者居多。据《2015年全国人体重点寄生虫病现状调查报告》,目前我国钩虫加权感染率为2.62%,推算患者为1 697万。

钩虫患者和带虫者是钩虫病的传染源。钩虫病的流行与下列因素有密切关系:适宜虫卵和幼虫发育、存活的自然条件,粪便污染土壤的程度,人们接触疫土的生活和生产方式,个体的抵抗力等。因此,农民的钩虫感染远较城市居民高。

在夏秋季节种植旱地作物如红薯、玉米、桑、烟、棉、蔬菜、咖啡、甘蔗等时,如施用未经处理的人粪,耕种时又有较多的机会与感染期幼虫接触,则易造成钩虫感染。例如江浙地区植桑、采桑,四川地区栽种玉米和红薯均易使人感染。钩虫卵在深水中不易发育,因此,钩虫病的流行与水田耕作关系不大。但如采用旱地育秧,或移栽后防水晒秧等,则稻田也可成为感染钩虫的场所。

矿井里的环境也有利于钩虫病的传播,中华人民共和国成立前我国矿工的感染率很高。中华人民共和国成立后,卫生条件得到改善,感染率已大为下降。此外,居民区环境周围的土壤如被粪便污染,也易使人感染。喜食生菜者也有经口感染十二指肠钩虫的机会。

在我国常可见有婴儿钩虫病的报道,其症状较成人出现早且病情重,常因延误诊治而造成严重后果。其感染途径有:①在农村田间劳动时,母亲将婴儿放在染有钩蚴的土壤上,或尿布晾在被钩蚴污染的地面上,且未经晾干即使用,可使婴儿感染;②我国北方农村,婴儿常可通过用"土裤子"代替尿布或睡沙袋、麦秸而受感染;③经胎盘感染,四川曾报道4例出生后仅25 d的婴儿发病,可能系经胎盘感染;④经母乳传递感染,有从产妇乳汁中查出活动的第三期美洲钩蚴的报道。

钩虫病的感染季节各地不同。北方的钩虫感染季节较南方的迟而短,南方(如海南岛)气候温暖,几乎全年都有感染的机会。

【防治】

1. 治疗患者　是预防钩虫病的一个重要环节,可起到控制传染源的作用。普查普治应集中在冬、春季节为宜。常用驱虫药物有:阿苯达唑(每次400 mg,连服3 d)和甲苯咪唑(每次100 mg,一天2次,连服3 d)。国产新药三苯双脒肠溶片治疗钩虫感染虫卵转阴率可达87.93%。对钩虫病患者要适当补充铁剂和维生素。

对钩蚴性皮炎患者,在感染后24 h内,用各种透热疗法,如将受染部位浸于53 ℃热水中,持续20 min左右,有可能杀死局部组织内的幼虫。或用左旋咪唑涂剂局部涂敷2 d,可止痒消肿。

2. 粪便管理　可采用粪尿混合贮存、密封式沼气池、三坑式沉淀密封粪池等杀灭粪便中的钩虫卵。在易感季节,应尽量不用未经处理的人粪施于旱地作物,必要时以化肥代替。

3. 预防感染　提倡穿鞋下地,手、脚皮肤上涂抹防护剂,如 1.5% 左旋咪唑硼酸乙醇溶液等以预防感染。随着农业机械化的发展,争取尽早使用机械代替手工操作,则可减少或避免皮肤直接接触泥土而受染。

(夏超明　汪世平)

▶▶▶ 第五节　蠕形住肠线虫 ◀◀◀

蠕形住肠线虫[*Enterobius vermicularis*(Linn,1758)Leach,1853]简称蛲虫(pinworm),主要寄生于人体盲肠、结肠及回肠下段。本虫引起的蛲虫病(enterobiasis)呈世界性分布,尤以热带地区多见。感染率儿童高于成人,易于在集居的少儿群体中传播,尤以幼儿园、托儿所等儿童集聚场所感染率较高。

【形态】

1. 成虫　细小,乳白色,柱状,雌雄异体。体前端的角皮膨大形成头翼,体两侧的角皮突出如嵴,称侧翼。虫体角皮具有横纹。头顶口孔周围有 3 片小唇瓣。咽管末端膨大呈球形,称咽管球。雌、雄虫大小悬殊。雄虫微小,长为 2~5 mm,宽为 0.1~0.2 mm,体后端向腹面蜷曲,有尾翼及数对乳突,尾端有泄殖腔开口,其中有一交合刺,长约为 70 μm。雌虫长为 8~13 mm,宽为 0.3~0.5 mm,虫体中部膨大,略呈长纺锤形,尾端直而尖细,尖细部约占体长的 1/3。阴门开口于虫体前、中 1/3 交界处腹面正中线上;肛门约位于虫体中、后 1/3 交界处(图 13-10)。

2. 虫卵　无色透明,大小为(50~60)μm ×(20~30)μm,略呈椭圆形,在光镜下常见两侧不对称,一侧较平,一侧稍凸,呈柿核状。卵自虫体排出时,已含有一个发育至蝌蚪期的胚;在外界与空气接触后,此胚很快发育为幼虫,并在卵内经一次蜕皮后成为感染期卵(图 13-10)。

【生活史】

成虫寄生于人体的盲肠和阑尾,以及结肠、直肠和回肠下段,也可出现在小肠上段甚至胃及食管等处,以其头端附着于肠黏膜或呈游离状态。成虫以肠腔内容物、组织或血液为食。雌、雄成虫交配后,雄虫多即死亡。雌虫子宫内充满虫卵后脱离宿主肠壁,在肠腔内向下移行。在肠内的温度和低氧压环境,一般不排卵或仅排少量卵。一条雌虫子宫内含卵 5 000~17 000 个。当宿主睡眠时,肛门括约肌较松弛,部分雌虫可自肛门爬出,因受温度及湿度改变和空气的刺激,便开始大量排卵。雌虫排卵后大多干瘪死亡,但有少数雌虫可再爬进肛门或进入阴道、尿道等处,导致异位损害。

虫卵在肛门附近,因温度(34~36℃)和相对湿度(90%~100%)适宜,氧气充足,可很快(约 6 h)发育为感染期卵。当患者用手搔抓肛门附近皮肤,虫卵污染手指而再经口自身感染。感染期卵也可通过污染食物、用具,或散落于床单、地面等,经口食入或随空气吸入等方式使人感染。虫卵进入十二指肠内孵出幼虫,幼虫沿小肠下行途中蜕皮两次,至结肠再蜕皮一次而发育为成虫(图 13-10)。曾有记载,虫卵可在肛门附近孵化,幼虫经肛门进入肠内并可发育为成虫,造成逆行感染,自吞食感染期卵至虫体发育成熟产卵需 2~6 周。雌虫寿命为 2~4 周,最长者可达 101 d。但由于反复感染,可使感染持续若干年。

【致病机制与临床表现】

雌虫产卵所引起的肛门及会阴部皮肤瘙痒及炎症是蛲虫病的主要症状。此外常有烦躁不安、失眠、食欲减退、消瘦、夜间磨牙及夜惊等症状。反复感染而长期不愈对儿童身心健康均有影响。

虫体附着的肠黏膜处可致轻度损害,但一般无严重症状,或可致消化道功能紊乱或慢性炎症。若有异位寄生时则可致严重后果,大多由于雌虫侵入阴道而致阴道炎、子宫内膜炎、输卵管炎和盆腔炎等。蛲虫成虫主要寄生在人体的盲肠、结肠及回肠的下段等处,因阑尾与盲肠直接相连,蛲虫很容易钻入阑尾引起蛲虫性阑尾炎;甚至进入腹腔,往往在术中发现在腹膜、肠壁组织、输卵管等处引起以虫体或虫卵为中心的肉芽肿病变。此外,在肺部及膀胱等处也曾见异位损害。

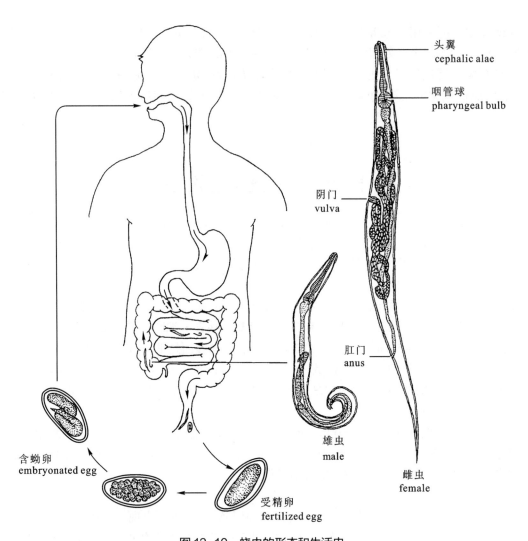

含蚴卵
embryonated egg

受精卵
fertilized egg

雄虫
male

雌虫
female

头翼
cephalic alae

咽管球
pharyngeal bulb

阴门
vulva

肛门
anus

图 13-10　蛲虫的形态和生活史
Fig. 13-10　Morphology and life cycle of *E. vermicularis*

【实验诊断】

因蛲虫一般不在人体肠道内产卵,所以粪便检查虫卵的阳性率极低,病原诊断常用透明胶纸条法及棉签拭子法。宜在清晨解便前进行检查,若为阴性应连续检查 2~3 d。在粪便中或在肛门周围检获雌虫可确诊。儿童肛周皮肤瘙痒,进一步检查有助于诊断。

【流行】

蛲虫病是呈世界性分布的一种常见的寄生虫病,尤以北半球发达国家中常见。国内各地感染也较普遍,一般城市高于农村,儿童高于成人,在集体生活中的儿童感染率更高。据文献报道,12 岁以下儿童蛲虫平均感染率为 23.61%,12 岁以上人群平均感染率为 11.95%。《2015 年全国人体重点寄生虫病现状调查报告》显示,土源性线虫感染率下降明显,其中蛲虫加权感染率为 0.33%,推算患者约为 214 万。

人是唯一的传染源,因为其生活史简单,成虫寿命较短,对驱虫药较敏感,但传播速度快,因此本病具有易治难防的特点。其主要感染方式有:①肛门 – 手 – 口的直接感染。蛲虫卵在外界的抵抗力较强,在患者的指甲垢中和皮肤上可查见蛲虫卵,并可存活 10 d 左右,这是造成自身感染的重要途径。②间接接触感染和吸入感染。沾在患者的衣裤、被褥上的虫卵或散落在室内地面的虫卵,在温度较高情况下一般可存活 3 周左右。在幼儿园、学校教室及寝室的地面尘土和各种玩具和物具上均可查到具感染性的蛲虫卵,所以在集体生活环境及家庭中极易通过生活接触而相互传播。由于虫卵较轻,可以随灰尘飘浮在空气中,导致吸入性感染。上述因素也是反复感染的主要原因。人体感染蛲虫后似无明显的保护性免疫力。

③逆行感染。蛲虫卵可在肛门附近孵化,孵化出的幼虫经肛门进入肠内发育为成虫。

【防治】

1. 预防　注意公共卫生、家庭卫生及个人卫生以防止相互感染。教育儿童养成不吸吮手指、勤剪指甲、饭前便后洗手的良好卫生习惯,定期烫洗被褥和清洗玩具,用0.05%碘液处理玩具1 h,可杀死蛲虫卵。

2. 治疗　常用药物有阿苯达唑(100~200 mg/次,隔周1次,连续3次)或甲苯咪唑(100 mg/次,每日1次,连服2 d),治愈率可达95%以上。外用药如蛲虫膏等涂于肛门周围有止痒和杀虫作用。但要巩固疗效、防止再感染,必须与预防措施很好结合才能奏效。

（柳建发　汪世平）

▶▶▶ 第六节　粪类圆线虫 ◀◀◀

粪类圆线虫(*Strongyloides stercoralis* Bavay,1876)又称肠类圆线虫,属线虫纲,类圆线虫科,是一种世代交替的兼性寄生虫,其生活史较复杂,包括两个世代即自生世代(自生生活于泥土)和寄生世代。在寄生世代,成虫寄生在人或其他宿主(如犬、猫等)的小肠内,可引起小肠和结肠的溃疡性炎症。幼虫也可侵入人脑、肝、肾等组织器官,导致弥漫性的组织损伤,引起类圆线虫病(strongyloidiasis)。

【形态】

1. 成虫　寄生世代在人体内未发现雄虫,雌虫虫体很小,长约为2.2 mm,宽为40~50 μm,半透明。口腔短,有4个小唇瓣,咽管长,约占虫体的1/3,其后为肠,肛门开口于近尾端,生殖系统为双管型,包括一对卵巢、一对输卵管和一对子宫。寿命1年,卵胎生,每条雌虫每天可产30~40个含胚卵。自生世代的雌虫成虫大小为1.0 mm×(0.05~0.075)mm,尾端尖细,生殖系统为双管型。成熟成虫子宫内有呈单向排列发育的虫卵,阴门位于虫体腹面中部偏后。雄虫成虫大小为0.7 mm×(0.04~0.05)mm,它们生活在土壤中,呈典型的自生生活线虫形态(图13-11)。

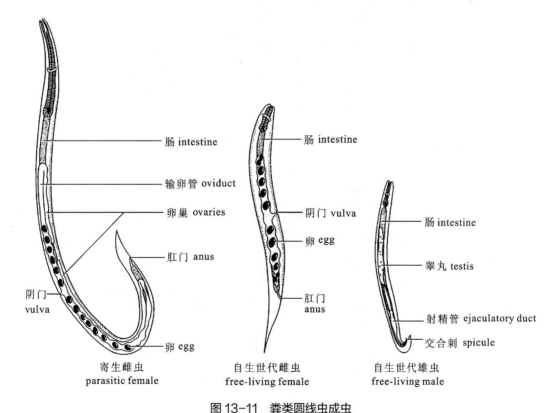

图13-11　粪类圆线虫成虫

Fig. 13-11　Adult of *Strongyloides stercoralis*

2. **幼虫**　粪类圆线虫的幼虫分两期,即杆状蚴(rhabtidiform larva)和丝状蚴(filariform larva)。杆状蚴是寄生于肠黏膜的雌虫产卵孵出的第一期幼虫,因此可在粪便中找到。杆状蚴活跃,无鞘膜,大小为 0.2~0.5 mm。丝状蚴是感染期,虫体纤细,具有短的口和长的咽管,通过穿刺皮肤而造成感染。

3. **虫卵**　粪类圆线虫的卵类似钩虫卵,卵圆形,透明,大小为(50~70)μm×(30~40)μm。壳薄,含胚蚴,当虫卵产出时,杆状蚴孵出,并移行至宿主肠腔,随粪便排出体外。

【生活史】

生活史包括自生世代和寄生世代。自生世代在土壤中进行,寄生世代在宿主体内进行。

1. **自生世代**　成虫在温暖、潮湿的土壤中产卵,虫卵在数小时内孵化出杆状蚴,并在 36~48 h 经 4 次蜕皮后发育为成虫,雌、雄成虫交配后产卵。在外界条件适宜时,自生世代的生活史可继续多次,称为间接发育。当外界条件改变时,杆状蚴蜕皮两次发育为丝状蚴。丝状蚴具有感染宿主的能力,是感染期幼虫。

2. **寄生世代**　丝状蚴经皮肤侵入人体或其他宿主,营寄生生活,又称直接发育。进入人体后,幼虫随血循环经右心至肺,穿过毛细血管,进入肺泡;随后沿支气管、气管移行至咽,被吞咽至小肠,在小肠内定居、发育成熟。在十二指肠和空肠,雌虫多钻入肠黏膜内,并在其中产卵,每条雌虫每天可产卵 50 个左右。卵较自生世代的略小,内含幼虫,数小时即孵化出杆状蚴;杆状蚴自肠黏膜逸出,随粪便排出体外。排出体外的杆状蚴有两种发育途径:一种是在外界蜕皮直接发育为感染性丝状蚴,聚集在地面泥土上,伺机经皮肤侵入人体,营寄生生活;另一种是在外界发育为自生世代的雌虫和雄虫,营自生生活(图 13-12)。

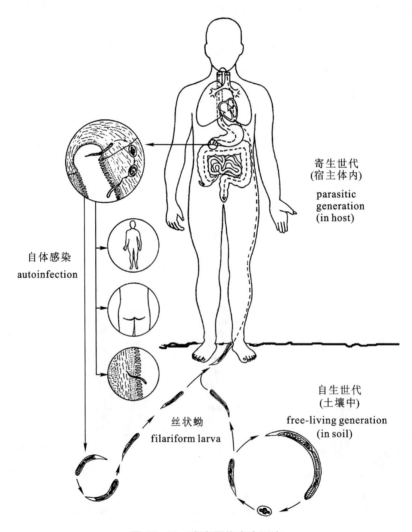

图 13-12　粪类圆线虫生活史
Fig. 13-12　Life cycle of *Strongyloises stercoralis*

粪类圆线虫在人体寄生时还有自身感染(autoinfection)情况。其自身感染常有3种类型:①直接体内自身感染,虫卵在肠黏膜内孵化出杆状蚴,杆状蚴在肠黏膜内直接侵入血液循环继续发育。②间接体内自身感染,杆状蚴自肠黏膜逸出后,在肠腔内迅速蜕皮两次发育为丝状蚴,再自小肠下段或结肠黏膜侵入血液循环。③体外自身感染,丝状蚴随粪便排出后,又自肛门周围皮肤侵入人体。

【致病机制与临床表现】

粪类圆线虫轻度感染时的致病作用比较轻微,但重度感染时也可导致患者死亡。虫体在人体内移行或寄生于不同部位时可引起下列病理变化和临床症状。

1. 肛周皮肤病变　当丝状蚴经肛门周围皮肤侵入后,局部皮肤则出现水肿、刺痛及瘙痒,并常伴有线状或带状荨麻疹。由于幼虫在皮肤内移行较快,故引起的荨麻疹蔓延速度也很快。曾有病例报道,患者荨麻疹蔓延速度达 10~12 cm/h。荨麻疹在肛周皮肤的出现及快速蔓延,常是粪类圆线虫幼虫在皮肤内移行的重要诊断依据。

2. 肠道病变　粪类圆线虫引起的肠道病变可分为轻度、中度、重度 3 型。轻度病变的主要特征为卡他性肠炎、肠黏膜充血,并伴有小出血点及溃疡;光镜下可见嗜酸性粒细胞及单核细胞浸润,肠腺凹中有粪类圆线虫存在。中度病变的特征为水肿性肠炎,肠壁增厚、水肿,黏膜皱襞减少;光镜下可见肠绒毛扩大,黏膜萎缩及黏膜下水肿,在肠壁各层都可发现虫体。重度病变时出现肠黏膜糜烂、溃疡和出血,甚至发生肠穿孔;光镜下可见肠壁纤维化和黏膜下水肿,肌层萎缩,增厚的肠壁内可发现虫体。主要的肠道症状表现为长期腹泻,频繁性下痢,可见水样便或黏液血样便,里急后重;其次为腹痛,多位于右上腹,偶见便秘。重度感染时常伴有恶心、呕吐,还可出现麻痹性肠梗阻、腹胀、电解质代谢紊乱、脱水、全身衰竭及死亡。有些急性患者可排出恶臭、多泡沫的白色粪便,甚至出现严重的脂肪痢。其原因可能与吸收不良或肠淋巴管扩张破裂,脂肪进入肠腔有关。

3. 其他病变　丝状蚴在肺内移行时,可引起肺毛细血管充血、出血,毛细支气管上皮细胞脱落,因此,在炎性渗出物中可查到幼虫。如果幼虫在肺停留时间过久而发育为成虫,则可形成粟样大小的肺脓肿。此外,丝状蚴也可侵入其他组织器官,如心内膜、肝、卵巢、肠系膜淋巴结及脑等,并形成肉芽肿。急性感染时,外周及局部组织中嗜酸性粒细胞增多。

长期使用激素或免疫抑制剂者及艾滋病患者感染后常累及多器官引起弥漫性组织损伤,患者可出现腹泻、肺炎、出血、脑膜炎及败血症等症状,部分患者往往因严重衰竭而死亡。本病临床表现复杂,病程长,易被误诊,因此应与其他疾病相鉴别。当主诉为脓血便或水样便时,应与细菌性痢疾、阿米巴痢疾及溃疡性结肠炎等相鉴别;当主诉为腹痛时,应与胃、十二指肠溃疡及急性胆囊炎等相鉴别。

【实验诊断】

本病的病原学诊断主要依靠从粪便中查出杆状蚴或丝状蚴。常规采用粪便涂片法,如粪便中检查不到幼虫,可用贝氏分离法或改良醛醚离心法。如在 24 h 内的新鲜粪便中同时查见杆状蚴和丝状蚴,即可认为存在自身感染。有时在腹泻患者的粪便内也可查见虫卵。如多次粪便检查阴性,应结合临床症状检查胃液、十二指肠液或痰液。反复检查不见病原体时,可考虑应用免疫学检查以辅助诊断,如应用酶联免疫吸附试验(ELISA)检查患者血清中特异性抗体,阳性率可达 94.4%,具有较高的敏感性和特异性。

【流行】

粪类圆线虫丝状蚴经皮肤侵入人体,接触到土壤中的丝状蚴是主要的感染途径。因此,造成粪类圆线虫病流行的因素与钩虫病相似。感染主要发生在热带和亚热带地区,温带和寒带地区感染者较少,且多为散发病例。国外已有多例报道。

【防治】

类圆线虫病的预防原则与钩虫病基本相同,加强粪便、水源管理,注意个人防护及避免发生自身感染,尤其是临床应用激素类药物或免疫抑制剂前,应做粪类圆线虫的常规检查,若发现有本虫感染,应给予彻底治疗,以免发生重度自身感染。

对于确诊病例,应立即驱虫治疗,并保持大便通畅,注意保持肛门周围洁净,防止自身感染。治疗药物如甲苯咪唑、阿苯达唑及左旋咪唑等有一定疗效,治愈率为64%~75%。无症状者及轻症患者经药物驱虫治愈后,预后良好;如有自身感染存在,治疗后易复发。重度感染者及有肠道外异位寄生者,预后不佳。

(章涛　吴忠道)

▶▶▶ 第七节　丝　虫 ◀◀◀

丝虫(filaria)属丝虫总科(Superfamily Filarioidea)。成虫线状,寄生于宿主的淋巴系统、皮下组织、结缔组织及体腔。雌虫卵胎生,产出幼虫称为微丝蚴(microfilaria),完成生活史需要节肢动物作为媒介。寄生于人体的丝虫有8种,它们的种类、地理分布、媒介及其感染所引起的临床表现见表13-4。

表 13-4　几种寄生于人体的丝虫
Table 13-4　Several species of filariae inhabiting human host

虫种 species	地理分布 location	成虫寄生部位 adult parasitic site	微丝蚴寄生部位 microfilaria parasitic site	媒介 inter- medium	引起的临床症状 symptom
班氏吴策线虫 *Wuchereria bancrofti*	世界性分布,热带和亚热带	淋巴系统	血液	蚊	淋巴结炎、乳糜尿、象皮肿、鞘膜积液、淋巴管炎
马来布鲁线虫 *Brugia malayi*	东亚和东南亚	淋巴系统	血液	蚊	淋巴结炎、象皮肿、淋巴管炎
帝汶布鲁线虫 *Brugia timori*	亚洲	淋巴系统	血液	蚊	淋巴结炎、象皮肿、淋巴管炎
罗阿罗阿丝虫 *Loa loa*	西非、中非	皮下组织	血液	斑虻	皮下肿块
旋盘尾丝虫 *Onchocerca volvulus*	非洲、中美和南美	皮下组织	皮下	蚋	皮下肿块、失明
链尾棘唇线虫 *Dipetalonema streptocerca*	西非、中非	皮下组织	皮下	库蠓	无明显临床症状
常现棘唇线虫 *Dipetalonema perstans*	非洲、中美和南美	胸腔、腹腔	血液	库蠓	无明显致病性
奥氏曼森线虫 *Mansonella ozzardi*	中美、南美	腹腔	血液和皮下	库蠓	无明显致病性

一、班氏吴策线虫和马来布鲁线虫

在8种人体寄生的丝虫中,我国仅见2种,即班氏吴策线虫(*Wuchereria bancrofti*)和马来布鲁线虫(*Brugia malayi*),分别简称班氏丝虫和马来丝虫。班氏丝虫和马来丝虫可引起淋巴丝虫病,其临床症状相似,急性期为反复发作的淋巴结(管)炎、发热,慢性期为淋巴水肿和象皮肿。

在我国,公元前722年《诗经·小雅·巧言》中即有丝虫病类似症状的描述,记载有"既微且尰",公元前481年《左传·成公·成公六年》记载有"沈溺重膇"等临床表现。公元610年隋代巢元方著《诸病源候论》也记载了与丝虫病十分相似的临床表现。其中描述的"扁病""足踵""膏淋"和"癥疝"的证候分别与丝虫病急性淋巴管/淋巴结炎、下肢淋巴水肿/象皮肿、乳糜尿和鞘膜积液/阴囊象皮肿十分相似。由此推论,丝虫病在我国的流行已有近3 000年的历史。

【形态】

1. **成虫**　细长如丝线,呈乳白色,体表光滑,头端略膨大。雌雄异体,雌虫大于雄虫。雄虫末端向腹面蜷曲成圈。雌虫末端钝圆,略向腹面弯曲,生殖系统为双管型,阴门靠近头端腹面,卵巢位于虫体后部。子宫粗大,近卵巢端几乎充满虫卵,向体前,虫卵逐渐发育为不同发育程度的卵,成熟虫卵的卵壳薄、透明,卵内含蜷曲幼虫。虫卵在向阴门移动的过程中,幼虫伸直,卵壳随之伸展为鞘膜,这种幼虫称微丝蚴。

2. **微丝蚴**　细长,头端钝圆,尾端细,两种丝虫微丝蚴均外被鞘膜。体内有许多圆形或椭圆形的体核(body nucleus),头端无体核区称为头间隙(cephalic space),虫体前端 1/5 处有神经环(nerve ring),尾部逐渐变细,尾端有无尾核(terminal nucleus)因种而定(图 13-13)。微丝蚴活动时呈蛇样运动,它的体态、头间隙、体核的排列、尾核的有无是两种微丝蚴鉴别的要点(表 13-5)。

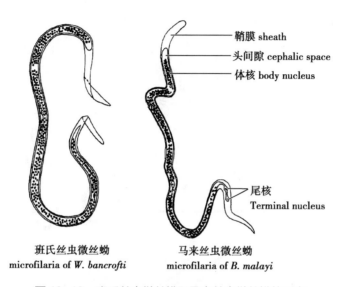

班氏丝虫微丝蚴
microfilaria of *W. bancrofti*

马来丝虫微丝蚴
microfilaria of *B. malayi*

图 13-13　班氏丝虫微丝蚴和马来丝虫微丝蚴的形态
Fig. 13-13　Morphology of microfilaria of *W. bancrofti* and *B. malayi*

3. **丝状蚴**　又称第三期幼虫(the third-stage larva),是丝虫的感染期幼虫,仅见于中间宿主蚊体内,虫体细长、活动力强。班氏丝虫丝状蚴平均体长为 1.617 mm,马来丝虫丝状蚴平均体长为 1.304 mm。

表 13-5　班氏丝虫微丝蚴和马来丝虫微丝蚴的形态鉴别
Table 13-5　Differences of microfilaria between *W. bancrofti* and *B. malayi*

鉴别点 differences	班氏丝虫微丝蚴 microfilaria of *W. bancrofti*	马来丝虫微丝蚴 microfilaria of *B. malayi*
大小 μm	(244~296)μm×(5.3~7.0)μm	(177~230)μm×(5~6)μm
体态	弯曲自然,柔和	弯曲僵直,大弯中有小弯
头间隙	长度与宽度相等或小于宽度	长度约为宽度的 2 倍
体核	圆形,较小,排列均匀,清晰可数	卵圆形,较大,排列密集,不易分清
尾部	无尾核,尾部尖细	两个尾核,尾核处较膨大

【生活史】

班氏丝虫和马来丝虫的生活史基本相似,完成生活史都需经过两个发育阶段,即幼虫在蚊体内发育和成虫在人体内发育(图 13-14)。

1. **在蚊体内发育**　当蚊虫叮咬丝虫病患者或丝虫感染者时,外周血中的微丝蚴被吸入蚊胃。在蚊胃内,微丝蚴脱去鞘膜,穿过胃壁经血腔侵入胸肌,在胸肌内发育成第三期幼虫——丝状蚴。丝状蚴期是丝虫的感染期。随后丝状蚴离开胸肌,进入血腔,到达蚊下唇。当蚊虫再次叮咬人时,幼虫从蚊下唇逸出,

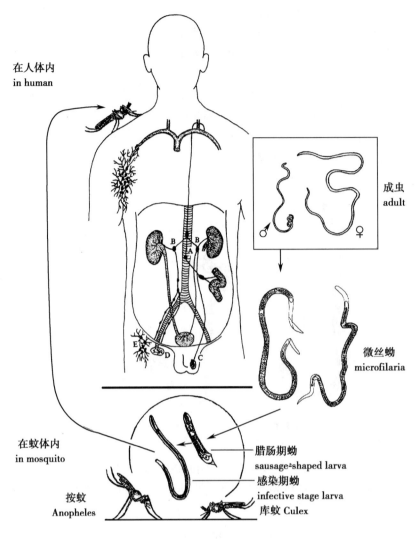

在人体内
in human

成虫
adult

微丝蚴
microfilaria

在蚊体内
in mosquito

腊肠期蚴
sausage-shaped larva
感染期蚴
infective stage larva
库蚊 Culex

按蚊
Anopheles

图 13-14　丝虫的生活史
Fig. 13-14　Life cycle of filaria

经伤口或正常皮肤钻入人体。

2. **在人体内发育**　一般认为,丝状蚴进入人体后,迅速侵入附近淋巴管,再移行至大淋巴管及淋巴结,在此经两次蜕皮发育为成虫。雌、雄成虫交配后,受精卵在雌虫体内发育,孵出微丝蚴。微丝蚴可停留在淋巴系统,大多随淋巴液进入血液循环。自感染期幼虫侵入人体,至发育为成虫产出微丝蚴,需 3 个月至 1 年的时间。

微丝蚴在外周血液中出现有明显的周期性。丝虫微丝蚴周期性(microfilarial periodicity)的类型可分为夜现周期性、亚夜现周期性和昼现周期性。班氏丝虫和马来丝虫微丝蚴的周期性为夜现周期性(nocturnal periodicity),即夜晚大量出现在外周血中,而在白天大多被截留或停滞在肺毛细血管内,外周血中的微丝蚴稀少或没有。班氏丝虫微丝蚴在晚上 10 时至次日凌晨 2 时在外周血中数量最多,而马来微丝蚴则在晚上 8 时至次日凌晨 4 时出现的数量最多。

一般认为微丝蚴周期性是微丝蚴适应媒介蚊虫吸血习性的结果。有关微丝蚴周期性形成的机制,国内外学者虽做了很多研究,但迄今尚未完全明了。体温、血氧分压及人的睡眠习惯等均会影响丝虫微丝蚴周期性。

两种丝虫在人体寄生的部位存在差异,马来丝虫主要寄生于四肢浅部淋巴系统;班氏丝虫除寄生于浅部淋巴系统外,还寄生于下肢、阴囊、精索、腹股沟、腹腔、肾盂等处的深部组织淋巴系统。除淋巴系统外,班氏丝虫还可寄生于眼前房、乳房、肺和心包等处。

【致病机制与临床表现】

丝虫对人体的致病作用主要以成虫为主,特别是孕雌虫。感染期幼虫不致病,它们在钻过皮肤侵入人体时几乎不产生致病作用,微丝蚴的致病作用也很微弱。人体感染丝虫后,是否致病出现临床症状,与宿主的免疫力、人体对丝虫抗原性刺激的反应、侵入的虫种和数量、重复感染的次数、寄生部位及有无继发感染等因素有关。

1. 致病机制　可大致分为以下三方面。

(1) 淋巴管扩张　淋巴管或淋巴结中丝虫成虫、微丝蚴的发育及代谢产物、蜕皮等可引起宿主强烈的炎症反应。在感染的早期,这些炎症反应进而导致淋巴管的扩张。宿主对丝虫的免疫反应、虫体对人体的毒害作用或丝虫代谢产物等都可能引起淋巴管的扩张,但机制尚未清楚。

(2) 淋巴管感染　随着感染的持续,逐渐发生淋巴管炎(lymphangitis)和淋巴结炎(lymphadenitis)。其特点是淋巴管扩张、炎性渗出、管壁增厚并伴随红斑和触痛。淋巴管的扩张导致蛋白质分泌的增加,蛋白质渗透到周围组织中,引起显著的内皮增厚和淋巴肿。

(3) 淋巴结阻塞　随着淋巴管炎的发展,淋巴管近淋巴结端出现纤维化病变、坏死,硬化并阻塞附近的淋巴管道。靠近虫体的淋巴管瓣膜也出现退行性病变。淋巴管内皮细胞增生、管壁增厚及局部坏死,以及受累淋巴管纤维化形成,淋巴回流受阻。在这种情况下,受累组织变得粗糙并伴水肿,皮肤逐渐变厚、高度伸展。阻塞位于深部淋巴系统,则出现阴囊象皮肿、淋巴腹腔积液、乳糜腹泻和乳糜尿等。由于局部血液循环障碍,易引起继发感染使象皮肿加重及恶化,甚至形成溃疡。

由于班氏丝虫寄生的部位除四肢浅表淋巴系统外,还寄生于深层淋巴系统,因此阴囊象皮肿、淋巴腹腔积液、乳糜腹泻和乳糜尿等症状仅见于班氏丝虫病。

2. 临床表现　丝虫病的潜伏期多为4~5个月,也有长达1年或1年以上的。病程可长达数年至数十年。临床表现一般可分为以下几个阶段。

(1) 无症状期(asymptomatic stage)　又称微丝蚴血症期,潜伏期过后,患者外周血中有微丝蚴,达到一定数量并趋于稳定,但无任何丝虫病的临床表现。患者是带虫者,可保持这种状态数年。

(2) 急性丝虫病(acute filariasis)　主要表现为丝虫热、丝虫性淋巴结/淋巴管炎、丹毒样皮炎。丝虫热常为低热,严重时可伴随寒战。急性淋巴结/淋巴管炎(俗称"流火""红筋胀")是淋巴丝虫病最常见的症状,可发生于四肢及深部,尤以下肢为多见。发作时局部红肿痛热沿淋巴回流方向呈逆行性弥散扩散,并伴有发热等全身症状,持续数十天,常反复发作,数年至数十年不愈,日久可导致淋巴液肿和象皮肿。班氏丝虫感染的急性发作除上述症状外,还可累及男性生殖系统,出现精索炎、附睾炎、睾丸炎等。丝虫引起的急性炎症反复发作体征多发于青壮年和具有劳动能力的人群。

此外,在丝虫感染早期,移行的未成熟幼虫及微丝蚴抗原可引起患者速发型超敏反应,出现热带性肺嗜酸细胞浸润症(tropical pulmonary eosinophilia,TPE)。主要表现为畏寒、发热、咳嗽和哮喘,肺部有炎症阴影,痰中有嗜酸性粒细胞和夏科-莱登结晶,外周血象白细胞总数升高,嗜酸性粒细胞增多(20%~80%)。外周血中微丝蚴难以查获,但可在肺和淋巴结的活检物中查到微丝蚴。少数尚可出现荨麻疹及血管神经性水肿等。

(3) 慢性丝虫病(chronic filariasis)　一般在感染后10~15年出现。在慢性期,急性发作平息,成虫死亡、钙化或被吸收,一般无微丝蚴血症。象皮肿、睾丸鞘膜积液和乳糜尿是慢性丝虫病的典型临床症状。

1) 淋巴液肿和象皮肿(lymph edema and elephantiasis):丝虫性淋巴液肿和象皮肿常见于下肢和阴囊,也可见于上肢、阴茎、阴唇、阴蒂和乳房等部位,是晚期丝虫病常见的症状。马来丝虫感染所致的象皮肿仅见于四肢,而生殖系统象皮肿仅发生于班氏丝虫。

下肢象皮肿最为常见,单肢或双肢均有发生,在民间俗称"粗腿""大脚风"。患部肿大、坚实,皮肤粗厚、干燥,汗毛脱落,色泽变暗,甚至出现苔藓样变、棘刺和疣状增生。自觉有沉重感、胀痛和麻木。患肢外观畸形,可出现大块肿团,并形成深沟皱褶。象皮肿的产生使局部血液循环障碍,皮肤的汗腺和毛囊功能损伤,且易导致继发性感染,常形成经久不愈的溃疡。而这些病损反过来又加重淋巴管的阻塞与纤维组织的增生,使象皮肿愈加严重。马来丝虫病下肢淋巴液肿和象皮肿多限于膝以下,班氏丝虫病多累及大腿、上肢、乳房和生殖器官。

阴囊象皮肿小者如拳头,大可达数十千克垂至膝下,患者皮肤粗厚,有疣状赘生物,阴茎内缩。巨型阴囊象皮肿患者行走不便,十分痛苦。

2)睾丸鞘膜积液(hydrocele of testis):为班氏丝虫病常见体征,是由于精索淋巴管阻塞,睾丸和附睾的分泌物、淋巴液渗入鞘膜腔内形成积液、阴囊肿大所致。穿刺吸出的积液有时可查到微丝蚴。患者阴囊显著增大,囊状肿胀不对称,局部皮肤紧张、表面光滑、皱褶消失,阴茎内缩,有下坠感,以致行动不便。同侧睾丸不能或不易触及。

3)乳糜尿(chyluria):为班氏丝虫病常见症状。患者因主动脉前淋巴结或肠干淋巴结发生阻塞,腰干淋巴压力增高,使从小肠吸收的乳糜液经侧支流入肾淋巴管,再经肾乳头黏膜破损处进入肾盂,从尿中排出,故尿液呈乳白色牛奶状(沉淀物中有时可查见微丝蚴),有时因混有血液而呈粉红色,尿液混浊程度常因劳累、进食脂质而加重。因尿内脂质及蛋白质含量较高,常结成小凝块,堵塞尿道,使排尿不畅、排尿困难或尿潴留,有时出现排尿中断、尿道剧痛,至凝块排出后方可缓解。经久不愈的乳糜尿患者,由于脂质、蛋白质的损失及忌食等,可导致营养不良、消瘦和贫血,容易继发其他疾病或电解质代谢紊乱,甚至造成死亡。

丝虫病尚有许多罕见的临床表现,如乳糜性腹水、乳糜性腹泻、乳糜样水囊肿、心包炎及眼部病变。在丝虫病流行较严重的地区,重症象皮肿、鞘膜积液及乳糜尿患者较多。

【实验诊断】

临床诊断需结合流行病学史,如4~5个月前在蚊虫孳生季节到流行区旅游或居住,有蚊虫叮咬史。加上典型的周期性发热、离心性淋巴管炎、淋巴结肿痛、乳糜尿、精索炎、象皮肿等症状和体征均应考虑为丝虫病。

实验诊断方法包括病原学诊断和免疫学诊断。

1. 病原学诊断 丝虫感染确诊的依据是在患者的外周血或乳糜尿、鞘膜抽出液或活检组织中查出微丝蚴。

(1)血液微丝蚴检查 耳垂取血。因马来丝虫和班氏丝虫外周血中的微丝蚴有夜现周期性的特点,一般在晚9时至次日凌晨2时之间采血,检出率较高。血液检查的方法有以下几种。

1)厚血膜法:取耳垂血三大滴,置于洁净载玻片上,用另一张载玻片的角涂成约长为2 cm,宽为1.5 cm的长方形厚血膜,次日放在清水中溶血5~10 min,待干、固定、染色、镜检。

2)鲜血片法:取耳垂血一滴于洁净载玻片上,加水数滴溶血,加盖载玻片低倍镜检查。阳性时可见微丝蚴呈蛇行运动。

3)浓集法:取静脉血2 mL,注入盛有0.4 mL抗凝剂的试管内,加蒸馏水8~10 mL,溶血后离心沉淀,倾上液,再加0.05 mol/L氢氧化钠8~10 mL,混匀放置5~10 min,离心,弃上液,取沉淀镜检,此法阳性率高。

4)乙胺嗪(海群生)白天诱虫法:白天口服乙胺嗪100 mg,在服药后15 min、30 min、60 min分别采血镜检。

(2)乳糜尿及淋巴尿检查 乳糜尿患者可查尿液中的微丝蚴。乳糜尿需加乙醚(5 mL尿液+2 mL乙醚)于试管内摇荡,脂肪溶解,弃乙醚,加水稀释后离心检查。淋巴尿易凝,应先加抗凝剂,后直接涂片或用水稀释10倍离心,取沉淀物镜检。

(3)组织活检 血中微丝蚴检查阴性者可取皮下结节、浅表淋巴结、附睾结节等病变组织活检,确定诊断。

2. 免疫学诊断 免疫学方法包括皮内试验和血清学方法如间接免疫荧光抗体检查、补体结合试验、酶联免疫吸附试验等。血清学方法能检测患者血清中的循环抗原或特异性抗体,可作为丝虫病的辅助诊断,特别是轻度感染和阻塞性病征的患者,也可用于流行病学调查和监测防治效果。

【流行】

班氏丝虫病流行于世界各地,但以亚洲和非洲较严重。马来丝虫病主要流行于亚洲的 10 个国家。

1871 年,Meadows 首先报告在我国浙江宁波一带发现多个象皮肿病例。1872 年 Manson 报告福建厦门一带有阴囊象皮肿患者,并于 1876 年发现班氏丝虫微丝蚴,且证实班氏丝虫微丝蚴的夜现周期性和发现致倦库蚊是班氏丝虫的传播媒介。Whyte(1909)在广东潮州进行丝虫病调查发现,人群微丝蚴阳性率为 8.11%。我国学者李宗恩 1925 年首次证实江苏北部有班氏丝虫病流行,冯兰洲(1933)、姚克方(1935)和胡梅基等(1937)先后在浙江、福建等地发现有马来丝虫病流行。以上发现确证我国存在班氏和马来两种丝虫病,并提出中华按蚊是马来丝虫最适宜的传播媒介,致倦库蚊和淡色库蚊是班氏丝虫的主要传播媒介。

在 20 世纪 50 年代,我国山东、河南、湖北、安徽、江苏、上海、浙江、江西、福建、广东、海南、湖南、广西、贵州、四川、重庆 16 个省(自治区、直辖市)的 864 个县市为丝虫病流行区,其中班氏丝虫分布于 16 个省(自治区、直辖市)的 643 个县、市,马来丝虫分布于 14 个省(自治区、直辖市)的 462 个县、市(海南、台湾、山东无马来丝虫感染报告),11 个省(自治区、直辖市)的 181 个县、市存在两种丝虫混合感染。估计防治前全国共有丝虫病患者 3 099.4 万,其中班氏丝虫病患者 2 196.2 万,马来丝虫病患者 903.2 万。1994 年我国实现了基本消灭丝虫病的目标,2007 年 WHO 认定我国达到消除丝虫病的标准,目前丝虫病防治工作进入了消除后的监测阶段。

1. **传染源**　血液中携带微丝蚴的丝虫病患者或无症状带虫者是本病的传染源。马来丝虫还可在猫、犬、猴等哺乳动物体内寄生,这些动物可能为本病的保虫宿主。

2. **传播途径**　通过雌蚊叮咬传播。在我国班氏丝虫的主要中间宿主是淡色库蚊和致倦库蚊。中华按蚊和伊蚊(Aedes)有时也可作为班氏丝虫的中间宿主。马来丝虫的中间宿主主要是中华按蚊和嗜人按蚊。在东南沿海地区,东乡伊蚊(Aedes togoi)也可作为两种丝虫的媒介。

3. **易感性**　人体对丝虫普遍易感。在流行区,人群感染率和发病率的高低主要与受到蚊媒的叮咬有关。病后患者免疫力低,常反复感染。

4. **流行因素**　自然因素和社会因素对丝虫病的流行有重要影响。自然因素如气温、湿度和雨量等影响蚊虫的孳生、繁殖和吸血活动,也影响丝虫在蚊体内的发育。在我国的大部分地区,5~10月为感染季节。在南方地区,则一年四季均可发生感染。

【防治】

我国控制丝虫病流行的主要措施是普查普治和疫区人群服用乙胺嗪药盐等。

1. **普查普治**　对流行区 1 岁以上居民进行普查普治。微丝蚴阳性者或有丝虫病体征者采用乙胺嗪进行治疗。治疗剂量为:成人,200 mg/ 次,3 次 /d,连服 7 d。

2. **服用药盐**　按每人每日平均服用乙胺嗪 50 mg 计算,制成浓度为 0.3% 的药盐。流行区居民食用半年,可使中、低度流行区居民的微丝蚴阳性率明显下降。

我国原丝虫病流行区已从全面防治阶段转入监测阶段。监测内容主要是对一切可能遗留有残存传染源的地区进行搜索。监测方法为定点的病原学监测,即每个调查点监测 500~1 000 人,整群抽查,对象为 6 周岁以上居民。采用耳垂采血(夜间 9 时至凌晨 2 时),厚血膜双片法(每片血量 60 μL)检查微丝蚴。班氏丝虫病流行区采用免疫学检查等监测方法,对阳性者需做微丝蚴血检复查。

伊维菌素(IVM)及我国研制成功的抗丝虫药呋喃嘧酮(furapyrimidone)对丝虫成虫和微丝蚴均有杀灭作用,也可用于丝虫病的治疗。对象皮肿患者除给予乙胺嗪杀虫外,还可结合中医中药及桑叶注射液加绑扎疗法或烘绑疗法治疗。对阴囊象皮肿及鞘膜积液患者,可用鞘膜翻转术外科手术治疗。对乳糜尿患者,轻者经休息可自愈,也可用 1% 硝酸银肾盂冲洗治疗;严重者以显微外科手术进行淋巴管血管吻合术治疗,疗效较好。

二、旋盘尾丝虫

旋盘尾丝虫［*Onchocerca volvulus*（Leuckart,1893）Railliet & Henry,1910］简称盘尾丝虫,成虫寄生在皮下组织的结节中,是盘尾丝虫病［onchocerciasis,又称河盲症（river blindness）］的病原体。盘尾丝虫感染还能引起皮肤丝虫病。

【形态】

1. 成虫 呈乳白色,透明,角质层上具横纹。常蜷曲在皮下组织里。虫体的尾部盘旋蜷曲,如其名。成虫在宿主可存活 10 年以上。雄虫大小为（19~42）mm×（0.13~0.21）mm,雌虫大小为（33.5~50）mm×（0.27~0.4）mm,阴门开口于食管末端的位置。

2. 微丝蚴 在宿主皮肤中可查见盘尾丝虫的微丝蚴,而外周血液中则无。虫体无鞘膜,比班氏微丝蚴、马来微丝蚴小,虫体两端无体核,前端略大于尾端。虫体大小为（220~360）μm×（5~9）μm。

【生活史】

完成生活史发育需要两个不同的宿主:终宿主和中间宿主。

终宿主:人。

中间宿主:憎蚋（*Simulium damnosum*）,又称黑蝇。

雌蚋在叮咬人时,感染期幼虫自蚋下唇爬出。幼虫从伤口钻入皮下组织,蜕皮发育为成虫。成虫单个或多个缠在一起,寄生于皮下或淋巴间隙。持续的感染可导致宿主皮下出现包裹虫体的纤维结节（又称盘尾丝虫瘤,onchocercoma）。经过 7~34 个月的发育,雌虫开始产无鞘膜的微丝蚴。微丝蚴主要出现在成虫结节附近的结缔组织或皮肤的淋巴管内,也可在眼组织或尿中发现,无明显的周期性。成虫在宿主体内可存活超过 10 年。

当雌憎蚋叮咬患者皮肤时,皮肤中的微丝蚴被吸入蚋的胃中。幼虫穿过胃壁移行至胸肌并发育为感染期幼虫。从憎蚋吸入微丝蚴至发育为感染期幼虫约需 10 d。感染期幼虫移行至口器部分,待憎蚋再次叮咬吸血时,将感染性幼虫传播给新的宿主。

【致病机制与临床表现】

盘尾丝虫的成虫和微丝蚴均具有致病性,但以微丝蚴致病为主。皮肤和眼部的损伤是盘尾丝虫病的主要特点。

成虫在皮下组织可引起不同程度的炎症和形成皮下结节（subcutaneous nodule）。皮下结节往往出现在患者感染后 3~4 个月。随后虫体被炎症反应产生的颗粒包围,纤维化或钙化。结节直径可从几毫米到数厘米,可见且可触摸到。结节内含成虫,蜷缩成线球状。结节常位于骨凸部位,如枕部和髋部。

临床上常见的皮肤损伤症状是急性的痒疹,后续常继发细菌感染。眼部损伤是盘尾丝虫最严重的病损。微丝蚴死后可引起点状角膜炎（punctate keratitis）,角膜基质大部分呈现不透明的白色。大量微丝蚴引起的免疫反应可导致宿主硬化性角膜炎（sclerosing keratitis）,甚至失明。在重度感染的病例,还可出现虹膜睫状体炎（iridocyclitis）、脉络膜炎（choroiditis）和视神经萎缩（optic atrophy）。

【实验诊断】

盘尾丝虫病的实验室诊断包括病原诊断和免疫学诊断。从患者皮肤、眼、尿液、痰液和淋巴结处查到微丝蚴即可确诊。免疫学方法可作为辅助诊断。检测盘尾丝虫特异性抗原的 ELISA 方法具有 70%~80% 的敏感度和 96%~100% 的特异性,可作为辅助诊断。

【流行】

盘尾丝虫病主要流行于非洲、拉丁美洲和亚洲的 33 个国家。盘尾丝虫病患者是本病唯一的传染源,目前没有发现动物储存宿主。该病经憎蚋叮咬而传播。我国 20 世纪 90 年代已有输入性病例报道。

【防治】

治疗患者和预防感染性蚋的叮咬是主要防治措施。伊维菌素（ivermectin）是治疗盘尾丝虫病的首选药物。伊维菌素在安全性、耐受性及药效等方面均优于乙胺嗪。伊维菌素不仅可杀死感染者体内的微丝蚴,还具有止痒和抑制微丝蚴感染引起皮炎的作用,从而防止皮肤受损。另外,伊维菌素还可抑制雌性成虫产出微丝蚴。乙胺嗪对盘尾丝虫成虫无作用,仅可杀灭微丝蚴;且初次治疗时,常因微丝蚴被快速杀死而引起严重过敏反应导致患者失明。舒拉明能杀灭盘尾丝虫的成虫,但对肾有一定毒性,治疗时也可出现发热、肌肉关节酸痛等不良反应。

三、罗阿丝虫

罗阿罗阿丝虫[*Loa Loa* (Cobbold,1864) Castellani and Chalmers,1913],简称罗阿丝虫,成虫寄生于人体背、胸、腋、腹股沟、阴茎、头皮和眼等皮下组织,有时会移行到眼结膜下,因此在非洲又称眼虫,引起罗阿丝虫病(loaiasis)。

罗阿丝虫微丝蚴具鞘膜,外周血中可找到微丝蚴。

【形态】

1. **成虫**　细小,白色线状,头端逐渐变细,虫体体表具小圆顶状突起。雄虫大小为(30~34)mm ×(0.35~0.43)mm,尾端具两个不等长的尾翼。雌虫大小为(40~74)mm × 0.5 mm。成虫可存活 4~12 年。

2. **微丝蚴**　具鞘膜,大小为(250~300)μm ×(6~8)μm,有体核。罗阿丝虫的微丝蚴白天出现在外周血液中,具昼现周期性。有时在尿液、痰液甚至脑脊液中也可以查到微丝蚴。

【生活史】

罗阿丝虫需要两个不同的宿主来完成生活史:人是终宿主,斑虻(*Chrysops*)是中间宿主。

当感染性雌虻叮咬人时,大量的感染期幼虫经皮肤伤口进入人体。幼虫进入皮下组织后,蜕皮发育为成虫。从幼虫进入人体到发育为成虫需 6~12 个月。虫体在皮下组织移行,产生典型的卡拉巴肿(Calabar swelling)。虫体偶然也会在结膜下移行。成熟的雌虫每天产出数以千计的微丝蚴,微丝蚴大部分时间寄居在肺部毛细血管,往往正午出现在外周血中,有时也移行至皮下组织。

雌虻叮咬患者时,微丝蚴被吸入虻的体内继续发育。在虻胃里,微丝蚴脱去鞘膜,穿过胃壁侵入胸肌,在胸肌发育为感染期幼虫。在虻体内发育的时间约需要 10 d。成熟的感染期幼虫移行至虻的口器,虻再次叮咬人时传播给新的宿主。

【致病机制与临床表现】

人体感染罗阿丝虫后,可以多年无临床症状。罗阿丝虫的主要致病阶段是成虫,移行的成虫可引起强烈的炎症反应。卡拉巴肿和眼罗阿丝虫病是典型的临床表现。

卡拉巴肿好发于患者手、脚及关节附近,肿块处往往无痛但肿块周围甚至全身瘙痒。眼罗阿丝虫病主要表现为结膜肉芽肿(conjunctival granuloma)、眼皮肿及眼突出。成虫在结膜下组织游走导致结膜肉芽肿。这些肉芽肿由单个或许多个小结节组成。一般位于结膜深层近巩膜组织处,眼皮肿胀时一般无痛感,患者仅感觉很痒。发展到后期患者眼突出,在乌干达又称"臭虫眼(bug eye)"或"突眼",这是由眼眶细胞组织肿胀引起的。

除此之外,患者还可出现荨麻疹、肌肉疼痛、关节疼痛、乏力等症状。罗阿丝虫感染有时会引起一些严重的并发症,如游走性肿胀经常复发、心肌膜纤维化、视网膜病、脑部和神经系统症状及关节炎及肾损伤等。

【流行】

罗阿丝虫病主要流行于非洲西部和中部的雨林地区,如安哥拉、乍得、刚果、乌干达等 11 个国家。我国无罗阿丝虫病流行,但近年来已有数十例输入性罗阿丝虫的病例报道。随着国际交流的日益频繁,输入性病例呈明显上升趋势。罗阿丝虫病的唯一传染源是外周血液中携带微丝蚴的感染者,传播媒介主要是斑虻属的雌虻。

【防治】

乙胺嗪是治疗罗阿丝虫病的首选药物,也有报道可用阿苯达唑进行治疗。防治原则基本与班氏丝虫病和马来丝虫病的防治原则相同,即治疗患者、消灭传播媒介和个人防护等。

(吴忠道 郑小英 吕志跃)

▶▶▶ 第八节 旋毛形线虫 ◀◀◀

旋毛形线虫[*Trichinella spiralis*(Owen,1835)Railliet,1895]简称旋毛虫,其成虫和幼虫分别寄生于同一宿主的小肠和肌细胞内。猪、鼠、熊等150多种动物及人可作为该虫的宿主。该虫引起的旋毛虫病(trichinelliasis)是一种重要的寄生性人畜共患病,主要因生食或半生食含有旋毛虫幼虫囊包的猪肉或其他动物肉类所致,临床上主要表现为发热、眼睑水肿、皮疹和肌肉疼痛等,重症患者可因并发症而死亡。

1828年 Peacock 在伦敦进行尸检时首次在人体肌肉中发现该虫。1835年 Owen 描述了该虫的形态,并命名为旋毛虫(*Trichina spiralis*)。1895年 Railliet 提出将旋毛虫的属名从 *Trichina* 改为 *Trichinella*,因为早在1830年 *Trichina* 已被用于蝇的一个属名,更改后的新名 *Trichinella spiralis* 被普遍接受并沿用至今。自从旋毛虫被发现后,过去一直认为旋毛虫属只有1个种,即 *T. spiralis*,近年来根据生物学、遗传学、生物化学和分子生物学的研究,已将旋毛虫属分为9个种:即旋毛虫(*T. spiralis*,T1)、乡土旋毛虫(或北方旋毛虫,*T. nativa*,T2)、布氏旋毛虫(*T. britovi*,T3)、伪旋毛虫(*T. pseudospiralis*,T4)、穆氏旋毛虫(*T. murrelli*,T5)、纳氏旋毛虫(或南方旋毛虫,*T. nelsoni*,T7)、巴布亚旋毛虫(*T. papuae*,T10)、津巴布韦旋毛虫(*T. zimbabwensis*,T11)及巴塔哥尼亚旋毛虫(*T. patagoniensis*,T12),以及3个分类尚未确定的基因型(genotype),即 *Trichinella* T6、T8 和 T9,其中伪旋毛虫、巴布亚旋毛虫及津巴布韦旋毛虫在肌肉内不形成幼虫囊包。我国已发现存在有两种,即旋毛虫和乡土旋毛虫。*T. spiralis* 分布广泛,是引起人体旋毛虫病的主要病原体,多数死亡病例是由此种旋毛虫所致。

Manson 于1881年首次在我国厦门猪肉中发现此虫,1964年在西藏林芝地区发现第一例人体旋毛虫病。此后,在云南、西藏、四川、广西、湖北、河南、山西、北京、辽宁、吉林、黑龙江等地先后发生数百起旋毛虫病暴发,估计目前全国感染人数超过4 000万。

【形态】

1. 成虫 微小,呈细线状,乳白色,表皮光滑,头端较尾端稍细。雄虫大小为(1.0~1.8)mm×(0.03~0.05)mm,雌虫为(2.5~3.5)mm×0.05 mm。咽管为体长的1/3~1/2,在咽管后段的背侧为杆状体,是由数十个排列成串的单层圆盘状杆细胞所组成,杆细胞分泌物经小管排入咽管腔,具有消化功能和抗原性。两性成虫的生殖器官均为单管型。雄虫末端有两片叶状交配附器,无交合刺。旋毛虫为卵胎生,雌虫子宫较长,中段含虫卵,后段和近阴道处则充满幼虫,自阴门产出,阴门位于虫体前1/5处。

2. 幼虫 刚产出的幼虫称为新生幼虫(newborn larvae),大小约为124 μm×6 μm。在骨骼肌内发育为成熟的幼虫,亦称感染性幼虫(infective larvae)、成囊期幼虫(encapsulated larvae)或肌肉期幼虫(muscle larvae),大小为1.0 mm×0.03 mm(图13-15)。成熟幼虫蜷曲于骨骼肌内的梭形囊包中。囊包大小为(0.25~0.5)mm×(0.21~0.42)mm,其长轴与骨骼肌纤维平行排列。一个囊包内通常含有1~2条幼虫。囊包壁由内、外两层构成,内层厚而外层较薄,由成肌细胞退变及结缔组织增生形成。幼虫的咽管结构与成虫的相似。

【生活史】

旋毛虫成虫寄生于宿主小肠,主要在十二指肠和空肠上段,幼虫则寄生于同一宿主的骨骼肌细胞内,因此,被旋毛虫寄生的宿主既是终宿主也是中间宿主。旋毛虫在完成生活史过程中不需要在外界发育,但必须转换宿主才能继续下一代生活史。人、猪、犬、猫、鼠、野猪及熊等多种野生动物和马等食草动物均可作为本虫的宿主(图13-15)。

宿主主要是由于食入含有活幼虫囊包的肉类及肉制品而感染。囊包在消化酶的作用下,幼虫自囊包内逸出,并钻入十二指肠及空肠上段的肠黏膜中,24 h后返回肠腔;在感染后31 h内,幼虫经4次蜕皮发育为成虫。少数虫体可侵入腹腔或肠系膜淋巴结处寄生。感染后3~5 d,虫体生殖系统发育成熟,雌雄

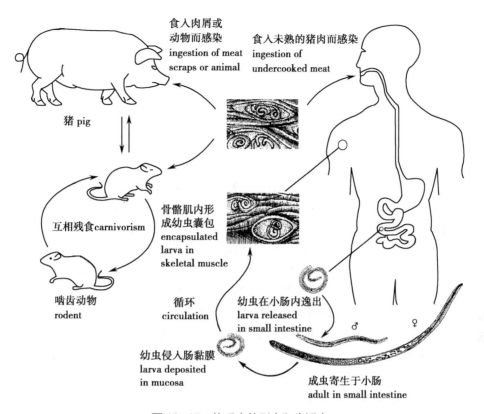

食入肉屑或动物而感染 ingestion of meat scraps or animal

食入未熟的猪肉而感染 ingestion of undercooked meat

猪 pig

互相残食carnivorism

啮齿动物 rodent

骨骼肌内形成幼虫囊包 encapsulated larva in skeletal muscle

循环 circulation

幼虫在小肠内逸出 larva released in small intestine

幼虫侵入肠黏膜 larva deposited in mucosa

成虫寄生于小肠 adult in small intestine

图 13-15　旋毛虫的形态和生活史

Fig. 13-15　Morphology and life cycle of *T. spiralis*

虫交配,雄虫随即死亡,雌虫子宫内的虫卵发育为幼虫,约在感染后 5 d 开始产幼虫。每条雌虫一生可产
1 500~2 000 条幼虫,产幼虫期可持续 4~16 周或更长。雌虫寿命一般为 1~2 个月,少数达 3~4 个月。

产于肠黏膜内的新生幼虫,侵入局部淋巴管或小静脉,随淋巴和血液循环到达全身各处,但只有到
达骨骼肌内的虫体才能进一步发育,约在感染后 1 个月幼虫周围形成囊包。幼虫最后定居于骨骼肌,被
侵犯的肌肉以膈肌、咀嚼肌、舌肌、肋间肌、肱二头肌和腓肠肌等为多见。成熟囊包对新宿主具有感染性,
被新宿主吞食后,又可重复其生活史。囊包若无机会进入新宿主,多在感染后半年囊包两端开始钙化,幼
虫则逐渐丧失感染能力并随之死亡,最后整个囊包钙化,但有时钙化囊包内的幼虫可继续存活数年。在
人体内幼虫最长可存活 30 年,在其他哺乳动物体内幼虫则可生存到动物死亡。幼虫若侵入骨骼肌以外
的器官组织,如心、肺、中枢神经系统等,则不能形成囊包并很快死亡。人体感染一般是旋毛虫生活史的
终结。

【致病机制与临床表现】

旋毛虫的主要致病阶段是幼虫,其致病作用与食入幼虫的数量、活力和幼虫侵犯部位及人体对旋毛
虫的免疫力等因素有关。轻者可无症状,重者临床表现复杂,如未及时诊治可在发病后 3~7 周死亡。旋
毛虫引起临床表现的最低感染剂量为 70~150 条幼虫。本病病死率国外为 6%~30%,我国约为 3%,在暴
发流行时可达 10%。根据虫体侵犯部位和临床表现,可将旋毛虫的致病过程分为连续的 3 个阶段。

1. 侵入期(肠道期,enteral or intestinal phase)　幼虫在小肠内脱囊并钻入肠黏膜发育为成虫的过
程,病程约 1 周。由于脱囊幼虫和成虫侵入肠黏膜,尤其是成虫以肠绒毛为食,加之虫体的排泄 – 分泌物
及大量幼虫的刺激,引起十二指肠和空肠广泛炎症。病变局部充血、水肿、灶性出血,甚至出现表浅溃疡
等。患者可出现恶心、呕吐、腹痛、腹泻或便秘等症状。除严重感染者外,患者的胃肠道症状一般较轻微,
常被患者忽视。此期患者可同时伴有厌食、乏力、低热等全身反应。

2. 幼虫移行期(肠外期,parenteral phase)　也称为肌肉期(muscular phase),即新生幼虫随淋巴、血

液循环到达各器官及侵入骨骼肌内发育为幼虫囊包的过程,病程为 2~3 周。新生幼虫在移行过程中可穿破各器官的毛细血管,其毒性代谢产物引起全身中毒症状及过敏反应,导致全身性血管炎(vasculitis)与肌炎(myositis)。患者的典型临床表现为发热、眼睑和面部水肿、过敏性皮疹、肌肉疼痛及外周血中嗜酸性粒细胞增多等。

一般在发病后第二周出现持续性发热,体温常在 38~40℃。水肿以眼睑、眼眶周围及面部水肿最为常见,常在感染后 1 周内出现并可持续 1 周,消失后罕见复发;重者可伴有下肢甚至全身水肿、肺水肿、胸腔和心包积液等。部分患者可出现结膜水肿、出血及指(趾)甲下线状或半月形出血。幼虫侵入骨骼肌后,引起肌纤维变性、肿胀、排列紊乱、横纹消失、肌细胞坏死、崩解,肌间质轻度水肿并有炎症细胞浸润。全身性肌痛是本病最为突出的症状,肌肉肿胀,有硬结感,压痛与触痛明显,尤以腓肠肌、肱二头肌及肱三头肌为甚,重症患者常呈强迫屈曲状而不敢活动,几乎呈瘫痪状态。部分患者可伴有咀嚼吞咽和说话困难,呼吸和动眼时均感疼痛,患者感觉极度乏力。眼部肌肉受累时可出现眼眶疼痛、斜视、复视等。幼虫侵入其他器官时导致小动脉和毛细血管损伤,亦可引起急性炎症与间质水肿,如心肌炎、肺炎、脑炎等。心肌可有不同程度的损害,主要是心肌、心内膜的充血、水肿,间质性炎症甚至心肌坏死,可伴有嗜酸性粒细胞和单核细胞的浸润及肉芽肿形成,心肌炎并发心力衰竭是本病患者死亡的主要原因。幼虫移行损害肺毛细血管时可导致灶性出血或广泛性肺出血、肺水肿、支气管肺炎等。在重度感染者,幼虫可侵入中枢神经系统引起非化脓性脑膜脑炎和颅内压增高,大脑皮质下可见肉芽肿样结节。少数患者可出现眼眶蜂窝织炎、眼球突出、视网膜静脉曲张、视网膜出血、视物模糊、皮下肿块、皮肌炎、肝功能损害和肾功能损害等。

3. 囊包形成期(恢复期,convalescent phase)　为受损肌细胞修复过程,病程为 4~16 周。随着虫体长大、蜷曲,寄生部位的肌细胞逐渐膨大呈纺锤状,形成菱形肌腔包绕虫体。囊包形成的同时,急性炎症消退,全身症状逐渐减轻或消失,但肌痛可持续数月之久。重症患者可因并发心肌炎、肺炎或脑炎等死亡。

【实验诊断】

旋毛虫病因无特异性的症状和体征,临床诊断较困难,故流行病学资料非常重要。患者常有生食或半生食肉类的病史,在本病暴发时同批患者常能追溯到聚餐史。当同一个家庭或社区有两个以上成员出现发热、眼睑或面部水肿及肌痛时,应考虑对本病的进一步检查。

1. 病原学诊断　从患者肌肉组织中查出旋毛虫幼虫是最准确的诊断方法。一般于发病后 10 d 以上从腓肠肌、肱二头肌或三角肌摘取米粒大小的肌肉(0.2~0.5 g)压片镜检,查到旋毛虫幼虫或梭形囊包即可确诊,但因受摘取肌肉组织局限性的影响,在发病早期和轻度感染者肌肉活检阳性率不高。活检后将肌肉样本放在两张载玻片之间,用力压片后低倍镜下观察即可看清囊包的完整结构及其中所含的幼虫。也可用人工胃液(1% 胃蛋白酶 –1% 盐酸)消化肌肉后分离幼虫。若对肌肉标本进行组织切片病理检查,则可发现旋毛虫幼虫的不同断面及囊包的存在(图 13-16)。患者如有吃剩的残余肉类,也应镜检或做动物接种,以资佐证。

2. 血清学诊断　应用血清学方法检测患者血清中的特异性抗体是目前诊断本病的主要辅助手段,包括间接血凝试验(IHAT)、间接免疫荧光试验(IFA)、ELISA 及蛋白质印迹技术(Western blot)等,阳性检出率均可达 90% 以上。其中以 ELISA 的敏感性最高,且具有经济、简便、特异性和敏感性较高、检测结果稳定等优点,已经成为人体旋毛虫病最常用的检测方法。此外,检测血清中旋毛虫循环抗原,可用于旋毛虫病的早期诊断和疗效考核。

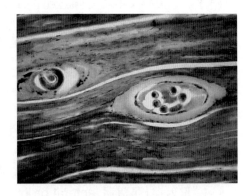

图 13-16　旋毛虫幼虫囊包和幼虫寄生的肌肉组织切片

Fig. 13-16　Muscle section showing the encapsulated larva of *T. spiralis* as well as the vertical and transverse section of the larvae

3. 其他检查　外周血中嗜酸性粒细胞增多是诊断旋毛虫病的重要线索,感染后2周嗜酸性粒细胞开始增多,3~4周时达高峰,占白细胞总数的10%~40%,甚至高达90%。

【流行】

旋毛虫病呈世界性分布,以前在欧洲及北美国家曾严重流行,之后通过严格的猪肉检疫发病率已明显下降。目前,旋毛虫病在俄罗斯等东欧国家,墨西哥、智利、阿根廷及泰国等国仍严重流行,且近年来在法国和意大利发生了多起因食马肉引起的本病暴发,在美国和加拿大发生了多起因食熊、海象、美洲狮等野生动物肉类引起的本病暴发,现已将其列入再度肆虐的疾病(re-emerging disease)。

旋毛虫病是一种动物源性疾病,目前已知猪、野猪、犬、鼠等150多种动物自然感染有旋毛虫,这些动物互相残杀吞食或摄食尸肉而互相传播。猪的感染主要是由于吞食含有旋毛虫的猪肉屑(泔水、垃圾)(猪-猪循环)或鼠(猪-鼠循环),鼠又是通过吞食含有旋毛虫的猪肉(鼠-猪循环)或其他感染的鼠(鼠-鼠循环)而感染。我国除海南省外均有动物感染旋毛虫的报道,其中以西南、中原及东北地区猪的旋毛虫感染率较高,河南个别乡镇猪的感染率曾达50.4%。人体感染主要是因生食或半生食含幼虫囊包的猪肉及肉制品引起,猪是人体旋毛虫病的主要传染源。近年来随着居民饮食习惯的改变,已发生多起因食羊肉、马肉、犬肉及野猪肉等引起的本病暴发,在北美和欧洲野生动物肉类和马肉已成为当地的主要传染源。马、牛、羊等食草动物的感染可能是因其饲料中掺入了含旋毛虫的肉屑、泔水或在放牧时食入了被腐烂动物尸体污染的青草所致。

人体旋毛虫病的流行具有地方性、群体性、食源性和季节性的特点。1964—2009年在我国12个省(自治区、直辖市)暴发本病577起,发病25 125例,死亡251人,而3 500多例散发病例则见于17个省(自治区、直辖市)。我国人体旋毛虫病的流行区主要位于西南地区(云南、西藏、广西、四川)、中原地区(湖北、河南)和东北三省,死亡病例全部发生在西南地区。如在我国云南少数民族地区有食生皮、生肉或剁生的习惯,1964—2004年共暴发441起,发病20 101人,死亡213人;因食生皮或生肉引起的暴发次数占99.1%。据2001—2004年全国寄生虫病调查,10个省(自治区、直辖市)的人群旋毛虫血清阳性率为3.31%,最高的为云南(8.26%)。本病暴发多因聚餐时进食涮猪肉、涮羊肉、爆炒猪肉片或未煮熟的肉馅饺子所致,散发病例多因家庭生、熟刀砧不分、尝饺子馅等所致。如郑州市发现291人因在饭店里吃未煮熟的猪肉饺子而导致旋毛虫感染,发病212人;东北地区的暴发多因生食犬肉或涮羊肉所致。

旋毛虫病虽可见于一年四季,但本病的暴发多发生在冬季。如在美国、立陶宛及黎巴嫩,本病暴发集中在圣诞节和新年期间;在我国,本病的暴发多发生于冬至、元旦及春节前后,可能与冬季猪肉消费量增加有关。

【防治】

旋毛虫囊包内的幼虫抵抗力强,耐低温,在-15℃下可存活20 d,在-12℃时可存活57 d,腐肉中可存活2~3个月。在我国长春市曾发生一起9人因摄入室外冰冻(-22℃~-15℃)保存11~33 d的犬肉而患旋毛虫病的事件。乡土旋毛虫对低温的抵抗力特别强,在-18℃可存活4年,在-20℃可存活20个月。熏烤、腌制及曝晒等常不能杀死囊包内的幼虫。旋毛虫幼虫不耐热,在肉块中心温度达到71℃时囊包内的幼虫即可被杀死。因此,预防本病的关键措施是广泛开展健康教育,改变不良的饮食习惯和烹饪方法,不生食或半生食猪肉及其他动物肉类和肉制品,所有肉类均应充分做熟;生、熟食品刀砧分开,防止生肉屑污染餐具。

改善养猪方法,提倡圈养,管好粪便,保持猪舍清洁卫生,饲料应煮沸30 min,以防猪的感染。消灭鼠类。加强肉类检疫,未经宰后检疫的肉类不准上市和销售,感染旋毛虫的肉类要坚决销毁。

阿苯达唑为目前国内治疗本病的首选药物,不仅能驱除肠内早期脱囊幼虫和成虫及抑制雌虫产幼虫,还可杀死移行期幼虫和肌肉中幼虫。近年三苯双脒也成功应用于旋毛虫病的治疗。在本病暴发流行时应强调早期诊断和及时治疗,对于幼虫成囊后才就诊的患者应给予两个以上疗程的治疗。

(王中全　崔晶　张玺)

▶▶▶ 第九节　结膜吸吮线虫 ◀◀◀

结膜吸吮线虫（*Thelazia callipaeda* Railliet & Henry, 1910），主要寄生于犬、猫等动物眼部结膜囊（conjunctival sac）及泪管内，也可寄生于人眼，引起结膜吸吮线虫病（thelaziasis）。人体病例于1917年首见于我国北京及福建，迄今在我国报道的病例已超过380例。因本虫多发现于亚洲地区，俗称"东方眼虫"。近年在欧洲的意大利、西班牙、葡萄牙、瑞士、法国、英国等国家发现犬、猫、狐等动物眼感染结膜吸吮线虫较普遍，2011年西班牙亦报道欧洲首例人体感染病例，故"东方眼虫"之称并不确切。

【形态】

1. **成虫**　细长，在结膜囊内寄生时呈白色半透明，虫体经固定变成乳白色（图13-17）。体表角皮除头、尾两端外均具有微细环纹，扫描电镜下可见上下似叠瓦状排列，游离缘锋利；光镜下见虫体侧缘的上下环纹呈锐利锯齿形。头端钝圆，无唇，有圆或椭圆形角质口囊，在口囊底部有一较小圆孔状咽部，其下方接圆柱状食管。雄虫大小为（4.5~17.0）mm×（0.20~0.80）mm，尾端向腹面弯曲，肛门周围有不带蒂的形似乳房状的乳突12~14对，其中肛前8~10对（含肛旁1对），肛后乳突为恒定的4对，有鉴定虫种的意义。由泄殖腔伸出长短、形态各异的交合刺2根。雌虫较大，大小为（6.2~23.0）mm×（0.3~0.85）mm。肛门距尾端很近，肛门前后无乳突。尾端两侧有1对尾感器。阴门位于虫体食管与肠道连接处之前的腹面。

2. **虫卵**　近圆形，壳薄而透明，子宫内的虫卵大小为（44~60）μm×（34~37）μm。在近阴门端的卵内已含盘曲的幼虫，原来卵壳已变为鞘膜，多余鞘膜形成一个较大的鞘膜囊，拖挂在幼虫尾部（图13-18）。雌虫产出的是幼虫（属卵胎生），其大小为（350~414）μm×（13~19）μm。

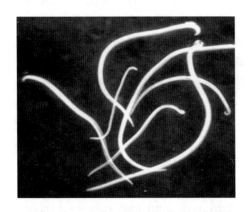

图13-17　结膜吸吮线虫成虫（王增贤提供）
Fig. 13-17　Adult of *T. callipaeda*（from Wang Zengxian）

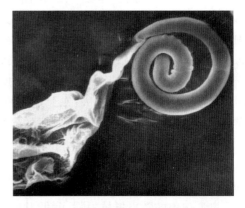

图13-18　结膜吸吮线虫初产蚴（王增贤提供）
Fig. 13-18　New borne larva of *T. callipaeda*（from Wang Zengxian）

【生活史】

完成生活史需要在终宿主和中间宿主体内发育。终宿主主要为犬、猫等哺乳动物，中间宿主为冈田绕眼果蝇（*Amiota okadai*）。

成虫寄生于犬、猫的眼结膜囊及泪管内，并能寄生于人眼，亦有兔、鼠、猴、貉、银狐和野狐等动物感染本虫的报道。雌虫在终宿主眼眶内产出幼虫（初产蚴），幼虫随眼分泌物被中间宿主媒介果蝇吸食，经果蝇中肠进入血腔，以后陆续进入雄性果蝇睾丸表层组织或雌性果蝇血腔壁组织内形成虫泡囊，幼虫在囊内发育至"C"形腊肠蚴，蜕皮一次，经2~3周再经过一次蜕皮发育为感染期幼虫。感染期幼虫突破囊壁，游离于果蝇血腔，然后经胸、颈和头部到达果蝇的口器。当果蝇再叮食其他宿主眼分泌物时，感染期幼虫自果蝇口器进入宿主眼结膜囊，再经过两次蜕皮逐渐发育成熟，雌雄成虫交配。实验结果表明，感染期幼虫在适宜温度下（24~30℃）经过1个多月后雌虫开始产幼虫。成虫寿命可达2年以上。

【致病机制与临床表现】

成虫寄生于人眼结膜囊内,多见于结膜上穹,其次见于结膜下穹、内眦、外眦,也可见于眼前房、泪小管等处。患者可有眼部异物感、痒感、畏光、流泪、分泌物增多、眼痛等症状,与虫体体表锐利的横纹、口囊吸附作用等机械性损伤及虫体分泌物、排泄物的化学性刺激有关,但患者一般无视力障碍。虫体被取出后,症状即自行消失。如果虫体寄生于眼前房,可出现眼部丝状阴影飘动感、睫状体充血、房水混浊、眼压升高、瞳孔扩大、视力下降等,若累及泪小管可导致泪点外翻。绝大多数为单侧眼感染,仅少数病例发生双眼感染。我国资料记录,单眼感染虫数最多为 21 条,双眼感染为 24 条。

【实验诊断】

用眼科镊子或棉签自患处取出虫体在显微镜下进行鉴定。或取眼分泌物涂片镜检,发现有蜷曲的典型幼虫,亦可诊断为结膜吸吮线虫感染。对难以自主合作的幼儿或眼皮紧不能上翻眼皮暴露囊腔者,可用 2% 可卡因或 1% 丁卡因滴眼液,滴入眼内 2~3 滴,5 min 左右,虫体麻痹后可随滴眼液及泪液的溢出而外露,用镊子取下虫体镜检即可诊断。

【流行】

本病主要分布在亚洲的日本、韩国、菲律宾、印度、泰国、缅甸、中国及俄罗斯远东地区。在欧洲,截至 2016 年,病例报告数量为 8 例。我国 26 个省(自治区、直辖市)已有人体病例的报道,一般为散发,但也有较多病例发生的局部流行区。山东、湖北、安徽、江苏病例报告数量都在 50 例以上。人群不分年龄、性别皆可感染,农村多于城镇,农村儿童尤其幼小少儿较为多见,主要取决于感染机会。一般在果蝇繁殖的夏、秋季发病。安徽淮北流行区幼犬感染本虫的调查结果表明,流行季节为 5~10 月,高峰季节为 6~9 月。

【防治】

感染结膜吸吮线虫的犬、猫等是人体感染的主要传染源。为防止带虫动物传染人,应及时诊治犬、猫结膜吸吮线虫病。

媒介果蝇为本虫的中间宿主。由果蝇舐吸带虫动物的眼部后,再舐吸其他动物或人眼而传播。故加强对动物宿主的管理及防治,搞好环境卫生,尤其对烂果类垃圾用杀虫剂处理,消除果蝇的孳生地,减少果蝇密度,对降低本病感染有一定作用。要特别注意眼部的卫生,不在室外睡觉,以免果蝇叮眼而感染。主要治疗方法是摘除虫体和对症治疗,症状多能很快消失。可用 1.0%~2.0% 丁卡因滴眼,用眼科镊子或棉签取虫。然后滴入抗生素滴眼药液以预防和治疗继发感染。由于本虫常可有多条寄生,一次不易取尽,故须加强随访。

(刘淼 沈际佳)

▶▶▶ 第十节 广州管圆线虫 ◀◀◀

广州管圆线虫[*Angiostrongylus cantonensis*(Chen,1935)Dougherty,1946]寄生于家鼠和野鼠肺部血管,是一种动物寄生虫,但也可侵入人体,引起嗜酸性粒细胞增多性脑膜脑炎和脑膜炎。

【形态】

1. **成虫** 虫体线状,两端略细,角皮透明光滑,具微细环状横纹。头端钝圆、头顶中央有一小圆口,口周有环状的唇,外有两圈感觉乳突。在内圈两个侧乳突外缘各有一个头感器开口。食管呈棒状,肛孔开口于虫体末端。雄虫体长为 11~26 mm,宽为 0.21~0.53 mm,尾端略向腹面弯曲。交合伞对称,肾形,内有辐肋支撑。泄殖腔开口位于交合伞内面中央,有交合刺两根,等长,具横纹。雌虫体长为 17~45 mm,宽为 0.30~0.66 mm,尾端呈斜锥形,阴门开口于肛孔之前(图 13-19)。子宫双管型,白色,与充满血细胞碎片的肠缠绕呈红(或黑褐)白相间,镜下可见子宫内单细胞虫卵。

2. **第三期幼虫** 无色透明,大小为(409~489)μm×(25~31)μm,头部稍圆,尾部末端骤然变细,食管、肠道、排泄孔、生殖原基及肛孔均易看到。

3. **虫卵** 无色透明,椭圆形,大小为(64.2~82.1)μm×(33.8~48.3)μm,观察从鼠肺动脉中收集的虫

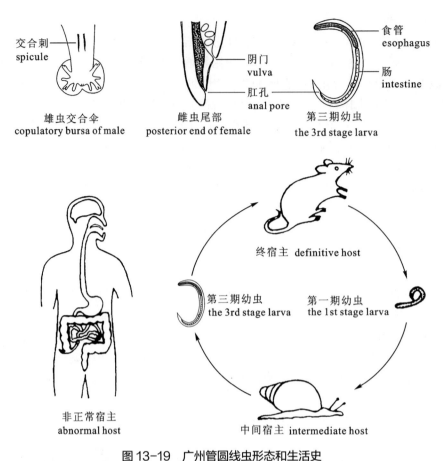

图 13-19 广州管圆线虫形态和生活史

Fig. 13-19 Morphology and life cycle of *Angiostrongylus cantonensis*

卵,可见卵内从单细胞至幼虫的各个发育阶段。

【生活史】

完成生活史需要在终宿主和中间宿主体内发育。终宿主为黑家鼠、褐家鼠及多种野鼠,以褐家鼠和家鼠较普遍,此外还有白腹巨鼠、黄毛鼠、屋顶鼠、板齿鼠和蛛猴等。成虫寄生于终宿主黑家鼠、褐家鼠及多种野鼠的肺动脉内,偶见于右心。中间宿主主要为各种陆生螺类,在我国广东、海南、云南、台湾及香港等地已发现的中间宿主包括褐云玛瑙螺、福寿螺、皱疤坚螺、短梨巴蜗牛、同型巴蜗牛、中华圆田螺、方形环棱螺及 3 种蛞蝓。主要中间宿主是褐云玛瑙螺,其体内第三期幼虫(感染期幼虫)感染率和感染度均较高,如云南省报道高达 37.21%,广东省徐闻县曾报道 1 只褐云玛瑙螺含幼虫多达 13 565 条。还有一些动物可作为广州管圆线虫的转续宿主,如黑眶蟾蜍、虎皮蛙、金线蛙和真涡虫,国外报道还有鱼、虾、蟹等。

人是广州管圆线虫的非正常宿主,人体感染系食用生或半生的含有幼虫的螺类、鱼虾及被幼虫污染的蔬菜瓜果或饮水所致。幼虫穿过肠壁后随血液循环到达脑部后,穿过血脑屏障寄生于人体的中枢神经,如自患者的大脑髓质、脑桥、小脑和软脑膜曾发现幼虫。有个别病例报道,幼虫可进入患者肺部,并在肺血管内发育为成虫。

【致病机制与临床表现】

广州管圆线虫幼虫在体内移行,侵犯人中枢神经系统,引起嗜酸性粒细胞增多性脑膜脑炎(eosinophilic meningoencephalitis)或脑膜炎,以脑脊液中嗜酸性粒细胞显著升高为特征。病变多出现在脑组织包括大脑及脑膜、小脑、脑干和脊髓等处。主要表现为充血、出血、脑组织损伤,以及引起巨噬细胞、淋巴细胞、浆细胞和嗜酸性粒细胞所组成的肉芽肿性炎症反应。临床症状主要为急性剧烈性头痛,约99% 的患者因此入院;其次为恶心、呕吐、发热和颈硬。少数患者可出现面瘫及感觉异常如麻木、烧灼感等,严重病例可有瘫痪、嗜睡、昏迷,甚至死亡。

【实验诊断】

广州管圆线虫感染的诊断依据包括流行病学史、临床表现和实验室检测结果。流行病学史是指发病前1个月左右有接触或吞食本虫中间宿主或转续宿主史。临床表现为起病急,有剧烈头痛和躯体痛觉障碍,以及脑神经或脊神经受累的症状和体征,可作为临床诊断的参考。

实验室检测包括血常规检查、脑脊液检查、病原学检查、免疫学检查、影像学检查和分子检测等。

血常规和脑脊液检查:外周血和脑脊液嗜酸性粒细胞明显增高,超过10%,多数为20%~70%;脑脊液压力升高,外观混浊或乳白色,白细胞计数可多达(500~2 000)×10^6/L。

免疫学检查:常用的方法有皮内试验、酶联免疫吸附试验等,可作为辅助诊断方法。

病原学检查:取脑脊液镜检找到幼虫即可确诊,但一般检出率不高。

影像学检查:肺部X光片或CT有阳性表现,或头颅MRI检查有阳性表现。

分子检测:抽提患者脑脊液DNA,经PCR扩增细胞色素氧化酶Ⅰ亚基(cytochrome oxidase subunit Ⅰ,CO Ⅰ)、转录间隔区(internal transcribed spacer,ITS)等DNA序列或高通量测序进行检测,此方法灵敏度高,但对于操作者的技术要求较高。此法多用于危重疑似患者的检查。

【流行】

本虫分布于热带、亚热带地区,约从南纬23°到北纬23°。泰国、马来西亚、越南、中国、日本等国家,夏威夷群岛、新赫布里底群岛等地区已有确诊病例报告。曾报告发现病例但未经病原确诊的国家有柬埔寨、老挝、菲律宾、印度、澳大利亚和波利尼西亚等。

在我国,自1984年报道了第一例广州管圆线虫病以后,广东、广西、海南、云南、福建、辽宁、浙江和北京等地相继有病例报道。近年,由于入侵物种褐云玛瑙螺和福寿螺在我国的快速扩散及大量人工养殖与食用,发病人数呈现逐年增多的趋势。1997年,42人在浙江温州一家饭店因为食用福寿螺集体出现头痛伴躯体多处游走性疼痛症状,后确诊为广州管圆线虫感染。2006年7月,北京发生的"福寿螺事件"共计87例患者因在酒店进食冰镇福寿螺而感染广州管圆线虫病。故在2004年,广州管圆线虫病已被列为我国新发传染病。

【防治】

病原学治疗为主要手段,常用药物为阿苯达唑(又名肠虫清)。需要注意的是,杀虫治疗同时要应用地塞米松等免疫抑制剂,否则患者容易发生超敏反应而致病情加重甚至死亡。眼部有虫体则应先进行眼部手术取虫再进行病原治疗。预防措施主要是改变不良的饮食习惯,如不食生的或半生的螺肉或蛞蝓,不食生菜,不饮生水。灭鼠可以消灭传染源,对预防本病有重要意义。

(吕志跃)

▶▶▶ 第十一节　东方毛圆线虫 ◀◀◀

东方毛圆线虫(*Trichostrongylus orientalis* Jimbo,1914)寄生于绵羊、骆驼、马等动物的胃和小肠内,也可寄生于人类小肠黏膜。

【形态】

1. **成虫**　体纤细,无色透明,角皮横纹不明显,口囊不显著,咽管圆柱状。雄虫大小为(4.3~5.5)mm×(0.072~0.079)mm。尾端具交合伞,有一对粗短交合刺,末端有小钩。雌虫大小为(5.5~6.55)mm×0.07 mm,尾端呈锥形,阴门位于虫体后1/6处,子宫内含卵5~16个。

2. **虫卵**　椭圆形,无色透明,大小为(80~100)μm×(40~47)μm,类似钩虫卵而略长,纵径一般大于横径2倍以上。一端较圆,另一端较尖,一侧常较另一侧稍隆起。卵壳很薄,虫卵两端可见空隙,尤以尖细端明显。新鲜粪便中的虫卵,卵细胞已分裂为10~20个细胞。

【生活史】

完成生活史只需一个宿主。成虫主要寄生于绵羊、骆驼、马、牛及驴等食草动物胃及小肠内,也可寄生在人的小肠内。卵随粪便排出体外,可在外界土壤中发育。幼虫孵出后经两次蜕皮发育为感染期幼虫。人常因食生菜而经口感染。幼虫在肠腔内经第三次蜕皮后,钻入小肠黏膜,经数日自黏膜逸出,进行第四次蜕皮,然后以头端插入肠黏膜,发育为成虫。

【致病机制与临床表现】

东方毛圆线虫所引起的病理改变不甚明显。患者血清中嗜酸性粒细胞增多不明显,常在 10% 以下,严重感染者还可出现贫血及由虫体代谢产物所引起的毒性反应。一般仅出现轻微腹痛等临床症状。东方毛圆线虫常与钩虫合并感染。

【实验诊断】

在患者粪便中查见虫卵可确诊,应注意与钩虫卵进行鉴别。

【流行】

东方毛圆线虫主要分布于农村,我国已有 18 个省(自治区、直辖市)发现有东方毛圆线虫感染者。《2015 年全国人体重点寄生虫病现状调查报告》显示,在我国农村,毛圆线虫感染率为 3.10/100 000,毛圆线虫仍然为新疆、甘肃等地感染率前十位虫种之一。

【防治】

东方毛圆线虫病的防治原则与钩虫病相似。

(吕志跃)

▶▶▶ 第十二节　棘颚口线虫 ◀◀◀

棘颚口线虫(*Gnathostoma spinigerum* Owen,1836)成虫寄生于哺乳类动物的胃、食管、肝和肾,其幼虫可寄生于人体皮肤和内脏,引起颚口线虫病(gnathostomiasis)。

【形态】

1. **成虫**　呈圆柱形,体粗短,稍向腹面弯曲。活体鲜红色,略透明。头端膨大呈球形,上有 8~11 圈小钩,颈部狭窄,体前半部和近尾端体表被有很多体棘,体棘的形态与大小因部位而异,可作为分类的依据。雄虫长为 11~25 mm,末端膨大形成假交合伞,尾端附有 4 对大的有柄乳突和 4 对小乳突,交合刺 1 对,不等长。雌虫长为 25~54 mm,阴门位于虫体中部稍后。

2. **虫卵**　呈椭圆形,大小为(62~79)μm × (36~42)μm,棕黄色,透明,表面粗糙,一端有帽状透明塞,内含 1~2 个卵细胞。

3. **第三期幼虫**　呈圆柱形,长为 2.59~3.14 mm,头球上具有 4 圈小钩,数目和形状有助于虫种鉴别。全身体表被有 200 列以上环形体棘(图 13-20)。

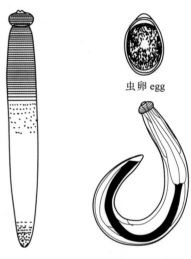

虫卵 egg

成虫 adult　第三期幼虫 the third stage larva

图 13-20　棘颚口线虫模式图
Fig. 13-20　Diagram of
Gnathostoma spinigerum

【生活史】

棘颚口线虫的终宿主主要是猫、虎、豹和犬等,第一中间宿主是剑水蚤,第二中间宿主是淡水鱼类(如乌鳢、黄鳝、泥鳅等)。成虫寄生于终宿主胃壁瘤块内,瘤块破溃后虫卵入肠道随粪便排出。受精卵在 27~31℃ 水中约经 7 d 发育并孵出第一期幼虫,被剑水蚤吞食后脱去鞘膜,钻入胃壁到达血体腔,经 7~10 d 发育为第二期幼虫。此期幼虫长约 0.5mm,头部已呈球形,上有 4 圈小钩。当含第二期幼虫的剑水蚤被淡水鱼类吞食后,幼虫侵入肝和肌肉结囊,1 个月后发育为第三期幼虫,即感染期幼虫,外有囊壁包裹,虫囊直径约为 1 mm。终宿主食入含第三期幼虫的淡水鱼类后,幼虫在胃内脱囊,穿过肠壁移行至肝、肌肉或结缔组织,最后进入胃壁,在黏膜下形成瘤状肿块,幼虫在其中发育为成虫。约在感染后 100 d 开始在粪便中出现虫卵。一个肿块中常有 1 至数条虫体寄生。

蛙、蛇、鸡、猪、鸭及多种灵长类动物等食入已感染的鱼后,体内幼虫不能进一步发育,故为转续宿主。人亦非本虫的适宜宿主,感染后在人体组织内寄生的虫体仍停留在第三期幼虫或性未成熟的成虫早期阶段,幼虫在人体内可存活数年,长者可达 10 年以上。

【致病】

棘颚口线虫感染期蚴侵入人体后以幼虫的形式在体内移行,累及多个器官和组织,虫体通过机械性损伤及其分泌的毒素引起病变。根据病变部位可分为皮肤型和内脏型。

1. **皮肤型** 虫体可在皮肤的表皮和真皮间或皮下组织游走,形成窦道,引起皮肤幼虫移行症。患者周身可出现间歇性移行肿块,局部皮肤表面有轻度发红、水肿、疼痛和痒感。虫体若近于体表,则发生皮肤硬结、线状疹或点状疹,伴有剧痛。有时可形成以脓肿为中心的硬结节。患者可血沉增快、嗜酸性粒细胞增多。

2. **内脏型** 虫体可在神经系统、消化系统、呼吸系统、泌尿系统等器官内移行或寄居,引起内脏幼虫移行症。病变部位有大量嗜酸性粒细胞、浆细胞、中性粒细胞和淋巴细胞积聚,有时在局部形成肿块。临床表现因寄生部位不同而异,可出现间歇性移行肿块、局部水肿和疼痛等。若侵入脊髓和脑可引起嗜酸性粒细胞增多性脑脊髓炎。

【实验诊断】

临床上对有生食、半生食淡水鱼或转续宿主史,血中嗜酸性粒细胞增多的可疑患者,应考虑本病。从病变组织中取出虫体做镜检是最可靠的确诊方法。对病原学检查阴性的患者可用免疫学方法辅助诊断。

【流行】

本病主要分布于亚洲,其中日本和泰国人体感染较为多见,这与喜食鱼生密切相关。我国在浙江、江苏、安徽、湖南、湖北、山东、河南、江西、广东、海南、台湾、陕西、福建、上海、黑龙江 15 个省(自治区、直辖市)有病例报道。

人体感染途径主要是因生食、半生食含第三期幼虫的淡水鱼类或转续宿主鸡肉、鸭肉和猪肉而受感染,但也有经皮肤或胎盘感染的病例报道。

【防治】

加强饮食卫生宣传教育,不食生的与半生的鱼肉和其他转续宿主肉类。

治疗的药物为阿苯哒唑和伊维菌素,皮肤型患者首选外科手术取虫。

(段义农)

▶▶▶ 第十三节 美丽筒线虫 ◀◀◀

美丽筒线虫(*Gongylonema pulchrum* Molin,1857)是一种主要寄生于许多反刍类动物及猪、猴、熊等动物的口腔与食管的寄生虫,偶可感染人体,引起筒线虫病(gongylonemiasis)。

【形态】

成虫虫体细长,乳白色,体表具细横纹,体前端两侧各有一个波浪状颈翼,头端稍后处两侧各有一个颈乳突,表面凹陷,形似纽扣。雄虫大小为(21.5~62)mm×(0.1~0.36)mm,尾部有明显尾翼,左右不对称。肛前有 5 对带柄乳突,肛后有 4 对带柄乳突,尾部末端有 4 个无柄乳突。有交合刺两根,大小、形状各异。雌虫大小为(32~150)mm×(0.2~0.53)mm,尾部呈短锥形,略向腹侧弯曲。生殖器官呈双管型。子宫粗大,其内充满大量虫卵。虫卵大小为(50~70)μm×(25~42)μm,椭圆形,卵壳厚而透明,表面光滑,内含幼虫(图 13-21)。

【生活史】

美丽筒线虫成虫寄生于反刍类动物及猪等的食管、咽部和口腔黏膜及黏膜下层。雌虫所产的含蚴卵可由黏膜的破损处进入消化道,随宿主粪便排出体外。虫卵如被中间宿主屎甲虫或蜚蠊吞食,则在消化道内孵出第一期幼虫,并经消化道而进入血腔,经过两次蜕皮发育为第三期幼虫。第三期幼虫在 24 h 内

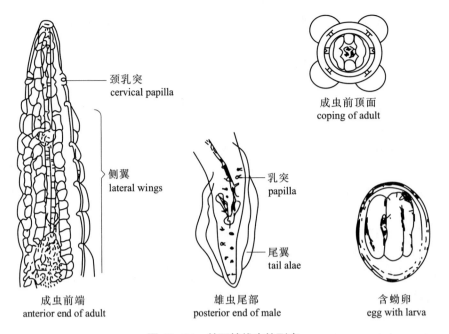

颈乳突
cervical papilla

侧翼
lateral wings

成虫前端
anterior end of adult

乳突
papilla

尾翼
tail alae

雄虫尾部
posterior end of male

成虫前顶面
coping of adult

含蚴卵
egg with larva

图13-21　美丽筒线虫的形态

Fig. 13-21　Morphology of Gongylonema pulchrum

即可于血腔中形成囊状体,即感染期幼虫。含囊状体的中间宿主被终宿主吞食后,在胃内幼虫破囊而出,钻入胃或十二指肠黏膜,逐渐向上移行至食管、咽或口腔等处的黏膜内寄生,发育为成虫。自吞食囊状体到发育为成虫约需 2 个月,成虫在人体内寄生时间通常为 1 年半左右,个别可长达 10 年。人体寄生的虫数一般为 1~4 条,可多达 10 条以上。

幼虫一般于夏末和秋季感染甲虫,并于次夏感染牧场的终宿主。有时可因中间宿主死亡,体内幼虫逸出而污染水源、蔬菜和食物。当被非正常宿主吞入后,可重新形成囊蚴。

【致病机制与临床表现】

美丽筒线虫在人体主要寄生于口腔、咽喉或食管等处黏膜及黏膜下层。在口腔内的寄生部位依次为上下唇、颊部、舌部、硬软腭、牙龈及扁桃体附近等。虫体可在黏膜及黏膜下层自由移行,局部黏膜上可出现水疱、血疱及白色的线状隆起。患者口腔内有虫样蠕动感、异物感或发痒,也可有麻木感、肿胀、轻微疼痛、黏膜粗糙、唾液增多、食欲不振、食量减少及乏力等;重者舌颊麻木僵硬、活动不便,影响说话,可见声音嘶哑或吞咽困难等。血中嗜酸性粒细胞增多,可高达 20%。若在食管黏膜下层寄生,可造成黏膜浅表溃疡,引起吐血。

【实验诊断】

根据患者口腔症状和虫爬感可作出初步诊断。以针挑破有虫体移行处的黏膜,取出虫体做虫种鉴定是确诊本病的依据。由于在人体感染者的唾液和粪便中不易找到虫卵,故检查虫卵无实际意义。

【流行】

我国自 1955 年在河南发现第一例患者后,迄今已报道百余例,分布于山东、黑龙江、辽宁、内蒙古、甘肃、陕西、青海、四川、北京、河北、天津、河南、山西、上海、江苏、湖北、湖南、福建、广东 19 个省(自治区、直辖市),其中以山东省报告的病例最多。

人体感染本虫的传染源包括牛、羊、猪等家畜,鼠亦可能为本虫的传染源。传播途径可能是通过误食本虫的中间宿主如屎甲虫、蜚蠊、螳螂、蝗虫、天牛或蝈蝈等,或饮用被本虫感染期幼虫所污染的水。感染本虫与性别、年龄无显著关系,可能主要取决于饮食或饮水习惯。

【防治】

预防美丽筒线虫病的主要措施是加强卫生宣传,禁止食用甲虫、蝗虫、蜚蠊等节肢动物,注意个人卫生,勿饮生水。在有家畜和鼠美丽简线虫病流行的地方,应注意积极防治,以杜绝感染来源。

本病的主要治疗方法是挑破寄生部位黏膜,取出虫体,取虫前局部涂麻醉剂如奴佛卡因等,可有助于虫体移出。虫体取出后,应用消毒液漱口,局部涂以甲紫,症状可自行消失。

(段义农)

▶▶▶ 第十四节　异尖线虫 ◀◀◀

异尖线虫(*Anisakis* spp.)是一类寄生于海栖哺乳类、鳍足类动物及鱼类的线虫。成虫主要寄生于鲸、海豚、海豹等动物的消化道中,而幼虫则寄生于多种鱼类的消化道及组织内。由异尖线虫幼虫或成虫所致的疾病,通称异尖线虫病(anisakiasis)。人因生食或半生食含有第三期幼虫的鱼(片)而感染本病。异尖线虫病最早于1960年由荷兰的Van Thiel报道,随后大量病例在日本、韩国、法国等国家被发现。由于异尖线虫主要寄生在海洋动物中,故该病属于海洋自然疫源性疾病。

异尖线虫隶属于线形动物门、分肠纲、蛔目、异尖科,全球已报告有近30个属,在我国海鱼中已发现9个属。人体感染最常见的是异尖线虫属,本属包括简单异尖线虫(*Anisakis simplex*)、典型异尖线虫(*A. typica*)和抹香鲸异尖线虫(*A. physeteris*)3个虫种。

【形态】

1. 成虫

(1)简单异尖线虫成虫　虫体圆柱形,尾部渐渐变粗。虫体大小为65 mm×2 mm。头部口唇形态为圆形。雄虫肛门乳头数为7对,两交合刺长短不一。雌虫阴门位于虫体中央稍后处距头端约3/5。胃呈长方形。

(2)典型异尖线虫成虫　虫体细长,大小为90 mm×1.5 mm。头部口唇形态为圆形。雄虫肛门后乳头数为10对,全部为较长的单乳头。两交合刺不等长。雌虫阴门距头端约2/5。胃亦为长方形。

(3)抹香鲸异尖线虫成虫　虫体粗大,大小为100 mm×4.5 mm。头部口唇形态与前述两种完全不同,呈三角形。雄虫肛门乳头数为6对。两交合刺等长。雌虫阴门约距离头端3/10。胃部形态近似正方形。

2. 幼虫
虫体圆柱形,两端尖细以头端明显,乳白色半透明。虫体长为12.5~30 mm。头部为融合的唇块,唇瓣尚未分化。腹侧有一明显的钻齿,其腹侧稍后两亚腹唇之间为排泄管开口。尾部略圆,其端部有一尾突。虫体横切面分有3层表皮,无翼,体壁肌层厚。在食管与肠之间有一腺胃(ventriculus)。

【生活史】

简单异尖线虫是人体最为常见感染的虫种,其成虫寄生于海栖哺乳动物如海豚、鲸等动物的胃壁上。雌虫产出的卵随宿主粪便排入海水。在适宜海水环境中,虫卵发育为第一期幼虫,卵内幼虫经一次蜕皮后,成为第二期幼虫。从卵中孵出的第二期幼虫,在海水中被第一中间宿主磷虾等甲壳动物摄食后,并在其血腔内蜕皮发育成第三期幼虫。第三期幼虫被海洋中第二中间宿主(转续宿主)各种鱼类和软体动物食入后,在其器官、组织和消化道内转化为感染性幼虫。海栖哺乳类捕食或人类误食含有异尖线虫幼虫的第二中间宿主(转续宿主)而被感染,幼虫钻入其胃黏膜内成群生长,发育为雌、雄成虫,交配产卵,完成其生活史(图13-22)。

根据文献资料报道,在人体寄生的异尖线虫多数为简单异尖线虫的第三期幼虫或第四期幼虫,其次为伪新地线虫幼虫,个别是抹香鲸异尖线虫和对盲囊线虫。

【致病机制与临床表现】

1. 致病机制
异尖线虫幼虫经口进入人体后,主要通过胃和小肠,或口腔、扁桃体、食管和结肠等部位钻入体内。虫体通过机械性破坏宿主组织,释放蛋白水解酶,引发病灶局部组织出血和病理损害。病灶部位可见黏膜下有局限性花生粒至鸡蛋大小的肿块。有些病灶处可见有半钻入黏膜内的虫体,周围伴有明显的水肿、出血、糜烂和溃疡等病变。宿主肠壁因炎症反应而增厚,有时可达正常的3~5倍,导致肠

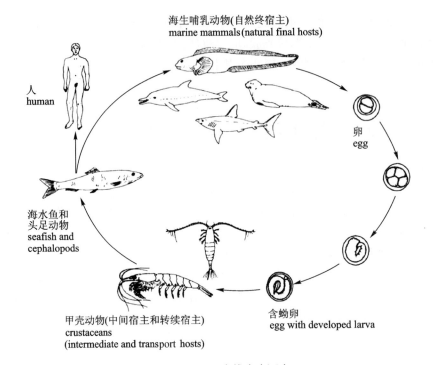

图 13-22　异尖线虫生活史

Fig. 13-22　Life-cycle of *Anisakis* spp.

腔狭窄或梗阻。

2. 病理变化　异尖线虫病病变部位主要以黏膜下层为中心。镜下观察可见黏膜下层有 1 至数条虫体断面。有时在病灶中心见有残留的虫体碎片或坏死组织,在虫体周围有大量的嗜酸性粒细胞、浆细胞及巨噬细胞等浸润。

3. 临床表现　在临床上,异尖线虫病以幼虫侵犯部位和临床特征的不同进行分型,主要分胃异尖线虫病、肠异尖线虫病、食管异尖线虫病和消化道外异尖线虫病及异尖线虫超敏反应等,其中以胃异尖线虫病最常见,约为肠异尖线虫病的 2 倍,日本报告的胃异尖线虫病最多(97.3%)。

(1)潜伏期　初次感染时患者症状很轻,故常不易发觉。在患者多次摄入幼虫后,机体逐步变为超敏状态。

(2)症状和体征　本病发病与生食或半生食鱼(片)有密切关系。起病间隔最短的时间为 30 min,最长为 168 h,一般为 2~20 h。

1)胃异尖线虫病:是临床常见病变类型。85% 以上的患者病变部位出现在胃体部和胃窦部(图 13-23)。

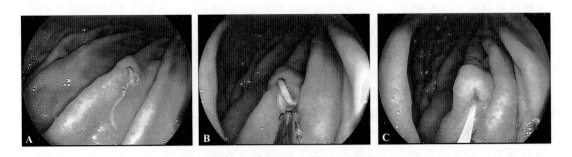

图 13-23　胃壁上的异尖线虫幼虫

Fig. 13-23　*Anisakis* spp. larvae in wall of stomach

A. 异尖线虫寄居于胃部　B. 镜下摘除异尖线虫　C. 摘除异尖线虫后胃部改变

A. Anisakis in stomach　B. removal of Aniskis under endoscopy　C. the stomach after removing Anisakis

患者主诉有上腹绞窄样疼痛,间歇性加剧,同时伴有恶心、呕吐和呼吸困难等症状。

2）肠异尖线虫病:病变部位可遍及整个肠道。发病潜伏期较长。急性期发病通常在患者进食生鱼(片)后 1~5 d,突发剧烈性腹痛、恶心、低热、腹胀(腹水)等症状。有些患者可有腹泻、便秘和柏油样黏液便等体征。患者常因肠穿孔、腹膜炎或局限性肠坏死手术时,在病变组织中发现本幼虫而确诊。

3）食管异尖线虫病:本病例少见。唐泽(1983)报告 1 例 77 岁女性病例,其发病前一天晚餐食用生鱼(片)后,出现心前区疼痛。在午夜后,患者感到胸骨下部刺痛、气喘,次晨到医院就诊,立即行纤维内镜检查,于食管下端检获白色虫体,经形态学鉴别确诊为简单异尖线虫幼虫感染。

4）消化道外异尖线虫病:又称异位异尖线虫病。其幼虫可穿过消化道壁进入腹腔,移行至肝、肺、肠系膜、卵巢等多组织器官,引起消化道外内脏幼虫移行症。

5）超敏反应:简单异尖线虫可引起全身超敏反应,患者主要表现为荨麻疹或血管神经性水肿。

6）并发症:可并发肠梗阻,肠穿孔和腹膜炎。

异尖线虫病应与消化道肿瘤、胃癌、胃息肉、十二指肠溃疡、胆石症、胆囊炎、急性阑尾炎、肠梗阻、急性胃肠炎等鉴别。

【实验诊断】

1. **病原学诊断** 异尖线虫病患者的临床表现主要以胃肠道功能紊乱症状为主,依靠患者临床症状和发病前生食鱼(片)病史等可作出初步诊断,确诊则需检获虫体,但并非所有的病例均能检获虫体。目前应用纤维内镜检测方法是诊断胃异尖线虫病最有效的方法之一,本方法不但可以直接观察病变部位病情发展和病理变化,同时可摘出虫体,兼收诊断和治疗双重疗效。也可采用影像学方法,用以诊断临床不同类型的异尖线虫病,如胃异尖线虫病的胃部 X 线征象主要呈纵向胃壁皱折肿胀(81%),有时可见幼虫本身呈线形的阴影(48%);肠异尖线虫病的钡餐后肠 X 线征象为在肠道内呈分节状,病灶处可见锯齿状或短棒状阴影,病变部位上方的肠道呈扩张状态。超声影像也可用以辅助诊断肠异尖线虫病。

2. **血清学诊断** 主要用于慢性异尖线虫病的辅助诊断,很少用于急性期病例。这些诊断方法对肠异尖线虫病及消化道外异尖线虫病诊断具有更重要的意义。通常采用的血清学试验方法有皮内试验、间接血凝试验、荧光抗体试验及酶联免疫吸附试验等。异尖线虫病与其他寄生虫病一样,亲缘种间有明显的交叉反应,因此,更加敏感、特异性强的血清学诊断方法还有待于进一步探讨。

3. **分子生物学方法** 近年来的研究根据简单异尖线虫、对盲囊线虫及宫脂线虫的核糖体 DNA 片段不同,建立基于聚合酶链反应的限制性酶切片段长度多态性(PCR-RFLP)和单链构型多态性(SSCP)等方法,可用于诊断人和动物体内的异尖线虫病。这类方法可以用于鉴定人和动物体内的异尖线虫,并可为其生活史、传播方式和种群结构提供有效的研究工具。

【流行】

异尖线虫呈全球性分布。其感染的终宿主(鲸类、鳍足类)与中间宿主(海鱼类、头足类)在世界各大水域广泛存在,主要集中分布在北太平洋和北大西洋沿岸及其岛屿。目前已有 20 多个国家或地区报道有上百种鱼类感染异尖线虫,感染的鱼类有鳕鱼(88%)、鲱鱼(88%)和岩鱼(86%)等。我国东海、南海、黄海和渤海等海域亦有数十种鱼类感染有异尖线虫。值得注意的是,现在淡水鱼也有可能感染异尖线虫。

目前全世界已有 27 个国家报告人体感染异尖线虫的病例,总数已超过 3 万多例,其中日本病例最多,其次为韩国、荷兰、法国和德国等。2013 年我国报道第一例异尖线虫感染病例,该病例提示在我国生食海鲜可感染异尖线虫病。近年来,随着旅游业的发展、人群饮食习惯的改变,喜食生鱼片和海鲜的人群增多,异尖线虫感染(病)正在成为威胁全球公众身体健康的世界性疾病,因此应引起高度重视。

【防治】

1. **治疗** 可根据患者病情采取相应有效的方法,对于胃或食管异尖线虫病患者应立即做纤维内镜检查,尽快摘出虫体。对于肠异尖线虫病患者,通过询问病史、X 线和免疫学等方法检查确诊后,也应尽快摘出虫体。目前临床上尚无治疗本病的特效药物,采用阿苯达唑治疗有一定的疗效,对难以找到虫体或取虫困难的患者,应采用阿苯达唑等药物保守治疗,辅助抗感染和抗过敏药物治疗。

2. 预防 最好的方法是改变饮食习惯,避免生食或半生食鱼类及海产制品。应采取有效的防范措施,加强对鱼类及海产品的卫生监督和检疫,建立良好的海产品准入和管理制度,防止受污染的鱼类制品进入消费市场。同时亦应当重视和加强对防范异尖线虫病基本知识的宣传和教育,从而达到防止异尖线虫感染的目的。

(秦元华　崔昱)

▶▶▶ 第十五节　其他线虫 ◀◀◀

近年来,除了上述常见的线虫以外,由于不良饮食习惯造成的罕见寄生虫感染人体的病例也时有报道,如麦地那龙线虫、兽比翼线虫、肾膨结线虫和异尖科线虫等,应该引起临床医生的重视。现将几种少见的食源性人体寄生线虫相关信息列表如表13-6。

表13-6　几种少见的人体寄生线虫

Table 13-6　Some rare parasitic nematodes in human

寄生虫 parasite	生活史 life cycle	感染途径/方式 portal of entry	致病与临床表现 symptom	诊断 diagnosis	治疗 therapy
麦地那龙线虫 (*Dracunculus medinensis* Linnaeus, 1758; Gallandant, 1773)	终宿主:人、犬、马、猫、猴等;中间宿主:剑水蚤(幼虫)	经口感染:误食含感染期幼虫的剑水蚤	致病:幼虫在体内移行,成虫最终寄生在人体肢端的皮肤内。成虫特别是成熟后的雌虫释放大量的代谢产物,引起强烈的变态反应 临床表现:皮疹、水疱、脓肿,严重者可出现蜂窝织炎或局部脓肿	病原学诊断:从水疱或皮肤伤口处发现幼虫或成虫	小棒卷虫法,或必要时手术切口皮肤取虫;无有效杀虫药物;清洁伤口,防止继发感染
兽比翼线虫 (*Mammomonogamus* Ryjikov, 1948)	尚不清楚	可能与生食龟(血)和龟内脏有关。国外病例多由喉兽比翼线虫引起	致病:大量感染时,幼虫自毛细血管钻入人肺泡,造成肺泡机械性损伤;虫体代谢分泌产物对呼吸道也有刺激作用,引起炎症反应 临床表现:呼吸道炎症及损伤症状,如咳嗽、痰中带血、发热,严重者可出现呼吸困难和哮喘	病原学诊断:支气管镜检查发现虫体	阿苯达唑进行杀虫治疗
肾膨结线虫 (*Dioctophyma renale* Goeze, 1782; Stiles, 1901)	终宿主:人、犬、猪、牛等;中间宿主:蛭蚓科和带丝蚓科;转续宿主:淡水鱼、蛙类等	吞食了含有幼虫的中间宿主或转续宿主	致病:成虫主要寄生于肾,尤其是右肾;也可寄生于膀胱、腹腔、肝等器官。多数感染者肾盂背部有骨质板形成,肾小球和肾盂黏膜乳头变性。病变晚期,感染肾萎缩,未感染肾代偿性肥大 临床表现:腰痛、肾绞痛、血尿、尿频,可并发肾盂肾炎、肾结石、肾衰竭	病原学诊断:尿液中发现虫卵或虫体	可用阿苯达唑驱虫治疗。但肾盂切开取虫为最有效的治疗方法

(吕志跃　郑小英)

数字课程学习……

教学PPT　　　英文小结　　　思考题　　　自测题

第十四章

棘 头 虫

棘头虫属于棘头动物门,是具有假体腔的高度特异化的蠕虫,因虫体前端能伸缩的吻上有角质的倒钩棘,故名棘头虫(spiny headed worm)。成虫寄生于淡水、海水和脊椎动物肠道中,完成生活史需要甲壳纲、昆虫纲或多足纲等中间宿主。棘头虫偶可寄生于人体,引起棘头虫病。世界上已知的棘头虫约有1 150种,我国发现40多种。迄今在人体发现的棘头虫有9种,我国报告有2个种和1个亚种。

▶▶▶ 第一节 猪巨吻棘头虫 ◀◀◀

猪巨吻棘头虫(*Macracanthorhynchus hirudinaceus* Pallas,1781)属棘头动物门的棘头虫纲,偶可在人体寄生,主要寄生在猪肠内,中间宿主为鞘翅目昆虫,包括多种天牛和金龟子。人体猪巨吻棘头虫病在国内共报道365例。

【形态】

1. **成虫** 乳白色,圆柱形,体表有明显横纹,前端有可伸缩的吻突(proboscis)(图14-1)。吻突球形,

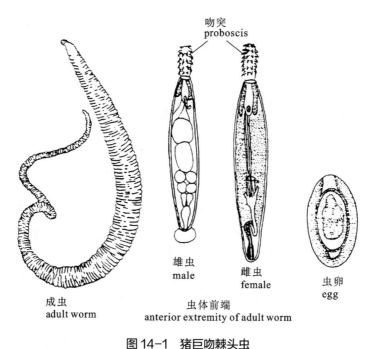

吻突
proboscis

雄虫
male

雌虫
female

虫卵
egg

成虫
adult worm

虫体前端
anterior extremity of adult worm

图14-1 猪巨吻棘头虫

Fig. 14-1 *Macracanthorhynchus hirudinaceus*

上有倒钩5~6行。雄虫长为5~10 cm,宽为0.3~0.5 cm;雌虫长为20~65 cm,宽为0.4~1 cm。缺消化道,营养靠体表吸收。

2. 虫卵 大小为(67~110)μm×(40~65)μm,有壳4层,第一层薄,无色;第二层厚,黑褐色。卵产出时,其内已有发育完全、具小钩的胚胎。

【生活史】

猪和野猪为本虫的主要终宿主。其生活史阶段包括虫卵、棘头蚴、棘头体、感染性棘头体和成虫。成虫寄生于终宿主的小肠,含胚胎的卵随粪便排出。虫卵抵抗力强,能在土壤表面或深处生存数月之久。某些甲虫类如金龟子、天牛等吞噬虫卵后,幼虫在甲虫消化道内孵出,进入甲虫血腔,经棘头体发育至感染性棘头体。终宿主因吞食含有感染性棘头体的甲虫而感染。棘头体经2~3个月的发育变为成虫。

人因误食含有活感染性棘头体的甲虫而感染。人非本虫的适宜宿主,故在人体内极少发育成熟和产卵。

【致病机制与临床表现】

猪巨吻棘头虫多在人回肠中、下段寄生,一般为1~3条,最多为21条。棘头虫以吻突倒钩附于小肠壁,使黏膜出血,形成溃疡。虫体代谢产物等毒素的作用可影响消化功能,患者出现腹痛、消瘦、贫血等症状。本虫对人体的主要危害是引起外科并发症,如虫体吻突穿过肠壁,则可造成肠穿孔、腹膜炎、腹腔脓肿并危及生命。

【诊断】

诊断要点包括:①询问病史,了解有无食入甲虫类的历史;②可疑症状,主要为消化道症状、贫血及腹部(右下腹)包块;③有些患者有排虫史;④做诊断性治疗或经急症手术发现虫体是确诊的依据;⑤免疫诊断,可采用虫卵抗原做皮试,对诊断本病有参考价值。

【流行】

人感染的病例国外报道甚少。近几年我国北方的辽宁、山东、河北等地均有病例发现,个别地区有地方性流行。猪为主要的传染源。患者体内的虫体多为未成熟者。中间宿主有大牙锯天牛、棕色金龟子、曲牙锯天牛等多种。人的感染主要因生食或食入未炒熟的含有棘头体的甲虫类。患者多为儿童及青少年。发病季节多在6~11月,与昆虫宿主活动季节相关。

【防治】

预防本病的关键是对儿童做好宣传教育,不捕食甲虫;加强猪饲养管理;发现感染者,早期治疗可应用阿苯达唑和甲苯咪唑;出现并发症者,应及时手术治疗。

(夏超明　汪世平)

▶▶▶ 第二节　念珠棘头虫 ◀◀◀

念珠棘头虫[*Moniliformis moniliformis*(Bremser,1811)Travassos,1915]成虫寄生在鼠类、犬、猫等终宿主的小肠,偶可寄生于人体。幼虫寄生在蟑螂、甲虫等中间宿主体内。

【形态】

1. 成虫 乳白色,圆柱状。雌虫长为10~27 cm,雄虫长为4~13 cm。除虫体前端(4.0~5.0 mm)和后端(15 mm)外,体表环状增厚的皱褶形成明显的串珠状的假体节。体前端的吻突呈长圆柱形,有12~15排吻钩或吻棘,每排7~8个,前端钩较大,后部钩渐小。内部结构与猪巨吻棘头虫相同。

2. 虫卵 椭圆形,大小为(85~118)μm×(40~52)μm,卵壳薄,由3层卵膜组成,外层较薄,中层最厚,内层呈膜状包裹着棘头蚴。光学显微镜下可见卵内幼虫有3~4对小钩。

【生活史】

念珠棘头虫的终宿主是大鼠、小鼠、仓鼠、犬、猫等。中间宿主为食粪类甲虫或蜚蠊。蛙、蟾蜍、蜥蜴可作为该虫的转续宿主。人为其非适宜宿主,偶可感染。成虫寄生于终宿主小肠内,以吻突固着在肠壁上。

虫卵随粪便排出体外,在外界可存活较长时间。虫卵被中间宿主摄食,受肠消化液作用,卵壳破裂,棘头蚴逸出,借小钩穿破肠壁进入中间宿主的血腔,逐渐发育为棘头体。4~6 周后,发育为感染性棘头体。当鼠吞食含有感染性棘头体的甲虫或蜚蠊后,其在小肠内伸出吻突,固定在肠壁上,约经 6 周发育为成虫。成虫寿命约为 1 年。

【致病机制与临床表现 】

虫体以吻突的吻钩固着于肠黏膜,其代谢产物和毒素可使固着的局部肠黏膜发生坏死、炎症、溃疡,引起腹痛、腹泻、乏力及神经系统症状。虫体不断向肠壁深层侵犯,可累及浆膜层,引起肠壁的机械性损伤和出血,甚至导致肠穿孔、腹膜炎等。血液中嗜酸性粒细胞增多。

【诊断 】

询问患者有无食甲虫史,对本病诊断具有重要参考价值。虫体偶尔可自然排出,或服驱虫药后排出。如合并肠穿孔,手术时亦能发现虫体。该虫特点为吻突有 12~15 排吻钩,每排 7~8 个,可加以鉴别。

【流行 】

念珠棘头虫是一种动物源性寄生虫。世界各地均有人体感染的病例,我国新疆、广东亦有感染的报道。人体感染主要因偶尔误食含有活感染性棘头体的食粪甲虫或蜚蠊而引起,多见于儿童。

【防治 】

预防本病的主要措施是加强对儿童进行卫生宣传教育,不捕食甲虫。治疗原则参考猪巨吻棘头虫病的治疗。

(段义农)

数字课程学习……

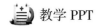 教学 PPT　　　　 英文小结　　　　 思考题　　　　 自测题

第四篇
医学节肢动物学

　　节肢动物是动物界种类最多、数量最大、分布最广的一大类群,有100多万种,约占全部动物种数的80%以上,分类属于动物界节肢动物门,它们通常具有成对分节的附肢、坚硬的外壳和血腔。一些能够直接刺螫、寄生或间接通过吸血、传病等方式危害人类健康的节肢动物称为医学节肢动物(medical arthropod)。由节肢动物传播的疾病称为虫媒病。研究节肢动物与人类疾病关系的科学,称为医学节肢动物学,其研究内容涉及医学节肢动物的形态、分类、生活史、生态、传病及防制等多个方面。

第十五章

概　论

节肢动物属于动物界中的无脊椎动物（invertebrate），在动物分类上属于节肢动物门，种类繁多，有100万种以上，占整个动物界的80%以上。节肢动物对环境适应性强，几乎占据整个生物圈（biosphere）。节肢动物在形态上有以下主要特征：①躯体两侧对称，具有成对分节的附肢（appendage），故称节肢动物；②具有由几丁质及醌单宁蛋白（quinone tanned protein）组成的坚硬外骨骼（exoskeleton）；③开放式循环系统与体腔相通，体腔内含无色或不同颜色的血淋巴，所以又称血腔（haemocoel）。节肢动物与人类关系密切，涉及农业、林业、土壤、仓储、畜牧业及医学等许多领域。能够直接或间接危害人类健康的节肢动物称为医学节肢动物。研究医学节肢动物的学科称为医学节肢动物学，常习惯地称为医学昆虫学（medical entomology）。研究内容涉及医学节肢动物形态、分类、生活史、生态、传病及防制等多个方面。

▶▶▶ 第一节　主要医学节肢动物类群 ◀◀◀

医学节肢动物在整个节肢动物中只占很小的一部分。节肢动物的分类鉴定十分复杂，常需要借助"检索表"。在节肢动物门（Phylum Arthropoda Von Siebold and Stannius，1845）的20个纲中，与医学有关的主要涉及以下5个纲。除了最重要的5个纲外，五口纲（Pentastomida）中的舌形虫（tongue worm）与医学也有一定关系。舌形虫是指寄生于犬、狐狸、狼等犬科动物鼻腔、上呼吸道或其他内脏的一种体内寄生虫，偶尔也可侵害人和家畜引起舌形虫病（linguatulosis）。

1. **昆虫纲（Insecta）**　虫体分为头、胸、腹三部分，头部有1对触角，胸有3对胸足，有的种类有翅，水生或陆生。重要医学类群有蚊、蝇、白蛉、蚤、蚋、虻、蠓、虱、蜚蠊、臭虫、松毛虫和毒隐翅虫等。

2. **蛛形纲（Arachnida）**　虫体分为头胸和腹两部或头胸腹愈合成一个整体，称为躯体（idiosoma）。成虫具足4对，无触角，无翅，陆生生活。重要医学类群有蜱（硬蜱、软蜱）、螨（恙螨、革螨、疥螨、蠕形螨、尘螨等）、蜘蛛和蝎子等。

3. **甲壳纲（Crustacea）**　虫体分头胸和腹两部，触角2对着生在头胸部前方，步足5对着生于头胸部两侧，无翅，大多营水生生活。重要类群有溪蟹、淡水虾、蝲蛄、剑水蚤和镖水蚤等。

4. **唇足纲（Chilopoda）**　虫体窄长，背腹扁平，分为头和躯体两部，躯体由若干形状相似的体节组成。触角1对，每一体节各有足1对，第一体节有1对毒爪，蜇人时，毒腺排出有毒物质危害人体，无翅，陆生生活，如蜈蚣。

5. **倍足纲（Diplopoda）**　虫体呈长管形，分为头和躯体两部，躯体由若干形状相似的体节组成。触角1对，除第一节外，每一体节各有足2对（倍足），所分泌的物质常引起皮肤过敏，无翅，陆生生活，如马陆。个别种类被证明为寄生虫的中间宿主。

昆虫纲和蛛形纲在医学上最重要。昆虫纲中医学意义最重要的是双翅目（Diptera），蛛形纲中医学意义最重要的是蜱螨亚纲（Acari）。

主要医学节肢动物类群归纳于表 15-1。

表 15-1 主要医学节肢动物类群
Table 15-1 The main categories of medical arthropods

分类阶元			主要类群
昆虫纲 Insecta		双翅目 Diptera	蚊、蝇、白蛉、蠓、蚋、虻
		蚤目 Siphonaptera	蚤
		虱目 Anoplura	人虱、耻阴虱
		蜚蠊目 Blattaria	蜚蠊（蟑螂）
		半翅目 Hemiptera	臭虫、锥蝽
		鳞翅目 Lepidoptera	桑毛虫、松毛虫
		鞘翅目 Coleoptera	隐翅虫
蛛形纲 Arachnida	蜱螨亚纲 Acari	寄螨总目 Parasitiformes	蜱、革螨
		真螨总目 Acariformes	恙螨、蠕形螨
		疥螨总目 Sarcoptiformes	疥螨、粉螨、尘螨
	蜘蛛亚纲 Araneae		毒蜘蛛
	蝎亚纲 Scorpiones		蝎子
甲壳纲 Crustacea			溪蟹、淡水虾、蝲蛄、剑水蚤、镖水蚤
唇足纲 Chilopoda			蜈蚣
倍足纲 Diplopoda			马陆

（郭宪国）

▶▶▶ 第二节 医学节肢动物与疾病 ◀◀◀

一、节肢动物与医学的关系

节肢动物与医学的关系包括两方面，一方面某些节肢动物可以入药（如蝎子）或其提取成分可以治疗疾病，这对人体健康是有益的；另一方面有些节肢动物可以直接或间接对人体造成危害引起疾病。节肢动物直接损害人体健康即直接危害；作为传播媒介（transmitting vector），传播某些病原体导致人体疾病则为间接危害，间接危害比直接危害更为重要。

二、医学节肢动物对人体的危害方式

1. 直接危害（direct injury）

（1）叮刺、吸血和骚扰 如蚊、白蛉、蠓、蚋、虻、蚤、虱、臭虫、革螨、恙螨的叮刺、吸血或骚扰等。有些节肢动物（如多数蝇类）并不叮刺、吸血，但其活动可骚扰人们正常的工作或睡眠。

（2）毒质损害 是指节肢动物通过分泌毒物或刺叮时将毒液注入人体所导致的危害，重者可致死亡。节肢动物分泌的有毒物质可以通过螯肢、口器或螯器（特化的产卵管）注入皮下，如毒蜘蛛、蜱类、蜈蚣、黄蜂的叮刺或螯刺等，也可通过毒毛或直接分泌毒液接触人体肌肤，如接触松毛虫毒毛及毒液，可引起皮炎和结膜炎，致骨关节疼痛，严重者可致骨关节畸形、功能障碍；接触毒隐翅虫的毒液可引起隐翅虫皮炎等。硬蜱叮刺后其唾液可使宿主出现蜱瘫痪（tick paralysis）。

（3）过敏反应（anaphylaxis） 过敏体质的人被某些节肢动物螯刺后，或接触其分泌的毒液、唾液、分

泌物、排泄物和皮壳后,可引起不同程度的过敏反应,如尘螨引起的哮喘(asthma)、变应性鼻炎(allergic rhinitis),革螨、恙螨、粉螨、蒲螨引起的螨性皮炎(acarodermatisis)等。

(4)直接寄生(direct parasitism) 有的节肢动物可寄生于人畜的体表或体内引起损害,如蝇类幼虫、潜蚤、疥螨和蠕形螨的直接寄生可分别引起蝇蛆病(myiasis)、潜蚤病(tungiasis)、疥疮(scabies)和蠕形螨病(demodicidosis),有些螨类寄生还可致肺螨病(pulmonary acariasis)和肠螨病(intestinal acariasis)等。

2. 间接危害(indirect injury)

(1)节肢动物传播病原体的方式

1)机械传播(mechanical transmission):有些节肢动物在传播疾病时,病原体在节肢动物体内或体表没有明显形态和数量变化(在特定条件下虽可增殖,但并非传播之必需),节肢动物在传播中仅起携带、输送病原体的作用,这种传播方式称为机械传播。机械传播的节肢动物媒介主要是蝇类和蟑螂(以蝇类最重要),涉及的病原体主要是病原微生物(如痢疾、伤寒、霍乱等疾病的病原体),其次是一些寄生虫包囊或虫卵等(如阿米巴包囊、蛔虫卵等)。体内携带比体外携带更重要,这是由于病原体在节肢动物体内受到保护,且缓慢排出。

2)生物传播(biological transmission):有些节肢动物传播疾病时,病原体在节肢动物体内必须经历发育、繁殖或完成生活史某一阶段后才具有感染性,病原体与节肢动物的关系是特异的,节肢动物是完成其生活史或传播中不可缺少的环节,这种传播方式称为生物传播。如疟原虫必须经历在按蚊体内的发育繁殖才能形成感染期子孢子,丝虫必须经历在蚊体内的发育才能形成感染期丝状蚴。生物传播疾病对人的危害都很大。从病原体侵入节肢动物体内到形成具有感染力阶段所需要的时间称为外潜伏期(extrinsic incubation period),外潜伏期的长短与病原体的数量和质量、节肢动物的生态和对病原体的易感性及周围环境因素(尤其是温度和湿度)密切相关。生物传播有以下4种方式。①发育式:病原体在节肢动物体内只发育(有形态变化),不增殖(无数量增加,甚至减少)。例如丝虫微丝蚴进入蚊胃后,经过脱鞘进入胸肌成为腊肠期幼虫和感染期幼虫,然后进入蚊下唇。在此发育过程中虫数只会因死亡而减少,不会增加。②增殖式:病原体在节肢动物体内没有形态上的变化,但有数量上的增加。例如登革热病毒在伊蚊体内、恙虫病东方体在恙螨体内、鼠疫耶尔森菌在蚤体内、回归热螺旋体在虱体内的大量增殖等。③发育增殖式:病原体在节肢动物体内必须同时经历发育和增殖2个过程,既有形态的变化,又有数量的增加。按蚊对疟原虫的传播就是典型的发育增殖式。疟原虫大、小配子母细胞在蚊体内形成合子、动合子和卵囊,经孢子生殖,形成数以千计的子孢子,子孢子侵入唾液腺,通过蚊吸血而使人感染。④经卵传递式:某些病原体(特别是病毒和立克次体)不仅在节肢动物体内繁殖,而且还可以侵入卵巢,经卵传递到下一代并使之具有感染性,这种传播方式称为经卵传递式。经卵传递式多见于蜱螨类。恙螨幼虫叮刺恙虫病宿主后,病原体经过雌虫产卵传递给下一代,使大量幼虫具有传病能力。森林脑炎、蜱媒出血热、Q热等疾病的病原体均可以在相应媒介节肢动物体内经卵传递。乙型脑炎病毒和登革热病毒在媒介蚊虫体内也可以经卵传递。

(2)节肢动物传播病原体的过程及途径 节肢动物传播病原体的过程一般需要经过2个阶段,第一阶段是节肢动物从感染有病原体的宿主(人或其他脊椎动物)获得病原体,第二阶段是病原体通过节肢动物传播给另一个脊椎动物宿主或人(机械传播或生物传播)。节肢动物传播病原体的过程可以通过不同的途径实现。

1)叮刺吸血途径:病原体在媒介节肢动物体内经过发育、增殖后侵入唾液腺,当节肢动物叮刺吸血时,具有感染性的病原体随唾液侵入新宿主使之获得感染,多数虫媒病的病原体是通过这种叮刺吸血途径传递给新宿主的。叮刺吸血途径有以下几种。①经唾液注入:蚊虫传播疟原虫、流行性乙型脑炎病毒和登革热病毒,恙螨传播恙虫病东方体,也是通过节肢动物叮刺吸血(或组织液)随唾液侵入宿主的。杜氏利什曼原虫前鞭毛体经白蛉的吸血,随唾液注入宿主皮肤。②血液反流注入:蚤类传播鼠疫耶尔森菌的方式特别,鼠疫耶尔森菌在蚤前胃刺间增殖形成菌栓而致消化道阻塞。当栓塞蚤再次吸血时,血液不能通过消化道而发生反流,反流血液不断冲刷菌栓把鼠疫耶尔森菌注入宿主使其感染。菌栓的堵塞可导致饥饿蚤反复在多个宿主吸血,引起更多的新感染。③经口器逸出:丝虫在蚊虫胸肌中发育成感染期幼虫后,经血腔移动集中到喙,当蚊虫吸血时,从口器逸出经皮肤伤口侵入宿主。

2）粪便污染途径:虱传播流行性斑疹伤寒(虱传斑疹伤寒)时,普氏立克次体在虱胃上皮细胞内大量繁殖,使细胞破裂后,病原体便随虱粪排出,通过污染皮肤伤口、黏膜或眼结膜而侵入人体。由蚤传播的地方性斑疹伤寒(鼠型斑疹伤寒)的传播方式与虱传播的流行性斑疹伤寒相似。

3）虫体破碎途径:虱媒回归热螺旋体在虱的血腔内繁殖,不能通过叮刺吸血途径及粪便污染途径排出病原体,只有当人将虱压碎或咬碎时,病原体才随体液逸出,污染皮肤伤口或口黏膜而侵入宿主。

4）虫体分泌物污染途径:病原体可随蜱的基节腺分泌物逸出至宿主皮肤,经伤口而感染,如某些软蜱传播回归热。

5）宿主食入途径:有时感染性媒介可被宿主食入而使宿主致病,如食入感染性甲虫可感染棘头虫病,饮入感染性剑水蚤而感染麦地那龙线虫病等。通过宿主食入途径而传播的病原体大多是寄生虫,感染性媒介往往是这些寄生虫的中间宿主。

三、与节肢动物有关的疾病

1. 虫源病　由节肢动物直接危害所导致的疾病称为虫源病(虫源性疾病、节肢动物源性疾病),如蝇蛆病、潜蚤病、疥疮、蠕形螨病、肺螨病和肠螨病等。蝇蛆病是蝇幼虫寄生于人或动物组织和器官而引起的疾病。潜蚤病是蚤类昆虫直接寄生于人或动物的皮下所产生的疾病。疥疮是疥螨寄生于皮肤表层所致的传染性皮肤病。蠕形螨病是蠕形螨寄生于人体(皮脂腺及毛囊)所致的慢性传染性疾病。肺螨病和肠螨病等是由螨类(如粉螨、跗线螨等)侵入肺部和肠道所致。螨类还可侵入泌尿道或血液引起尿螨病(urinary acariasis)或血螨病(sanguis acariasis)。尘螨引起的过敏性损害也属于虫源病的范畴。

2. 虫媒病　由节肢动物传播的疾病称为虫媒病(vector-borne disease)或虫媒传染病,病原体涉及微生物(细菌、病毒、立克次体、螺旋体等)与寄生虫(原虫、蠕虫等)。传播虫媒病的节肢动物称为传播媒介(媒介或虫媒)。虫媒病的传播方式分为机械传播和生物传播,前者主要见于蝇类和蟑螂所传播的一些肠道传染病等,一般所称的虫媒病主要指生物传播的虫媒病。按照媒介类群的不同,虫媒病可分为蚊媒病、蚤媒病、蝇媒病、虱媒病、蜱媒病及螨媒病等(表15-2)。

表 15-2　国内外主要虫媒病

Table 15-2　The global main vector-borne diseases

虫媒病 vector-borne diseases		我国分布
蚊媒病 mosquito-borne diseases	疟疾 malaria	+
	丝虫病 filariasis	+
	流行性乙型脑炎 epidemic encephalitis type B	+
	马脑炎 equine encephalitis	
	圣路易脑炎 St.Louis encephalitis	
	登革热 dengue fever	+
	黄热病 yellow fever	
蛉媒病 sandfly-borne diseases	内脏利什曼病 visceral leishmaniasis	+
	皮肤利什曼病 cutaneous leishmaniasis	
	白蛉热 sandfly fever	
蚤媒病 flea-borne diseases	鼠疫 plague	+
	地方性斑疹伤寒(鼠型斑疹伤寒)endemic typhus(murine typhus)	+
虱媒病 louse-borne diseases	流行性斑疹伤寒(虱媒斑疹伤寒)epidemic typhus(louse-borne typhus)	+
	流行性回归热(虱媒回归热)epidemic relapsing fever(louse-borne relapsing fever)	+
	战壕热 trench fever	

续表

虫媒病 vector-borne diseases		我国分布
蜱媒病 tick-borne diseases	森林脑炎 forest encephalitis	+
	新疆出血热 Xinjiang hemorrhagic fever, XHF	+
	蜱媒回归热(地方性回归热)tick-borne relapsing fever(endemic relapsing fever)	+
	莱姆病 Lyme disease	+
	Q 热 Q fever	+
	北亚蜱媒立克次体病(西伯利亚蜱传斑疹伤寒)North Asia tick-borne rickettsiosis(Siberian tick-borne typhus)	+
螨媒病 mite-borne diseases	恙虫病 tsutsugamushi disease 或 scrub typhus	+
	立克次体痘 rickettsial pox	
	肾综合征出血热(流行性出血热)hemorrhagic fever with renal syndrome(epidemic hemorrhagic fever)	+
蝇媒病 fly-borne diseases	非洲锥虫病(非洲睡眠病)African trypanosomiasis(African sleeping sickness)	
	结膜吸吮线虫病 thelaziasis	+
虻媒病 tabanid fly-borne diseases	罗阿丝虫病 loiasis	
蚋媒病 black fly-borne diseases	盘尾丝虫病 onchocerciasis	
蠓媒病 biting midge-borne diseases	链尾丝虫病 streptocerciasis	
	曼森丝虫病 Mansonella perstans filariasis	
	欧氏丝虫病 mansonelliasis ozzardi	
蜷媒病 conenose bug-borne diseases	美洲锥虫病 American trypanosomiasis 或 Chagas'disease	

注:蜱媒病与螨媒病的划分是相对的,有些疾病既可由蜱类传播,又可由螨类传播,这些疾病称为"蜱螨媒性疾病"。

四、媒介节肢动物判断

媒介节肢动物判断在媒介监测和控制中十分重要。同一虫媒病的传播媒介,在不同的流行区可以相同,也可以不同;在一个地区的某种虫媒病的传播媒介可能只有 1 种,也可能不止 1 种,当不止 1 种时,就有必要区别主要媒介和次要媒介。媒介节肢动物判断可以从多方面寻找依据。

1. 生物学依据

(1)与人关系密切　如吸血种类的吸血行为,非吸血种类舐吸人的食物或在食物、饮水中排泄等。

(2)种群数量较大　多数所怀疑的节肢动物种群数量大,往往是当地的优势种。

(3)寿命较长　对生物传播媒介而言,所怀疑的节肢动物寿命长于病原体在其体内完成发育和增殖的时间。

2. 流行病学依据　疑为媒介的种类地理分布和季节波动分别与虫媒病的流行地区及流行季节一致或基本一致。

3. 实验室依据

(1)人工感染　对生物传播媒介,用人工感染的方法在实验室内证明病原体能够在某种节肢动物体内发育或增殖至具有感染性并能感染易感的实验动物。节肢动物能够被病原体感染的特性称为易感性(susceptibility),所对应的节肢动物称为易感节肢动物,非易感节肢动物不可能成为某种疾病的生物传播媒介。

(2)自然感染　在流行地区、流行季节采集的可疑节肢动物,在实验室分离到自然感染的病原体(对寄生原虫或蠕虫还需查到感染期虫体),这一指标十分重要。

符合上述三方面条件者,基本可判断为传播媒介。不符合上述全部条件或在时间上不容许取得全部证据时,也可以通过综合分析作出初步判断,采取防制措施。

(郭宪国)

►►► 第三节 医学节肢动物生态与防制 ◄◄◄

一、医学节肢动物生态

1. 生态学基本概念 生态学(ecology)是研究生物及其所生存环境之间相互关系的一门学科,医学节肢动物生态学是这一学科中的一个分支。生物赖以生存的环境称为生态环境(ecological environment)。整个生命系统从微观到宏观可以分为基因、细胞、组织、器官、个体、种群、群落和生态系统几个组织层次,生态学的研究可以是在细胞层次以下的微观生态学研究,也可以是在种群层次以上的宏观生态学研究,目前以宏观生态学研究为多。

宏观生态学研究一般在个体(individual)、种群(population)、群落(community)及生态系统(ecosystem)几个不同层次进行。个体是一个具体的、闭合的、有完整界线的生物体,如一个细菌、一株植物和一个动物等都是一个具体的生物个体。种群是在一定时间和空间范围内同种生物不同个体的组合,一个种群包含了许多同一生物种的不同个体。群落是指在特定时间和空间范围内不同生物种群的组合,如一个池塘内的所有生物可以构成"池塘生物群落"。生态系统是在一定空间范围内所有生物与所处的无机环境之间所形成的一个开放系统,包括了无机环境(非生物环境)及生物群落两部分。从个体、种群、群落到生态系统,是一个从低级到高级、从具体到抽象、从界线明显到界线模糊、从闭合到开放的逐步过渡过程。

2. 医学节肢动物生态因素

(1)环境因素 实际上是指生态环境,包括非生物环境(abiotic environment)和生物环境(biotic environment)。非生物环境即物理环境,包括气候(如温度、湿度、光照、风力、雨量等)、土壤、岩石及水源等因素。生物环境包括植被、食物及其他生物性因素(如共生或竞争生物、病原微生物、寄生虫、捕食者等)。

(2)孳生与栖息 习惯上将节肢动物非成虫期的生活行为称孳生(breeding),其生活的场所称孳生地(breeding site);成虫期的生活行为叫作栖息,其生活的场所称栖息地(habitat)。蜱螨类由于其成虫和非成虫期的生活行为大多比较相似,往往笼统地称为孳生。

(3)越冬(冬眠)、季节波动和动物区系 节肢动物在寒冷季节生命活动处于一种相对停滞状态,称为越冬(hibernation,冬眠),是一种周期性生理适应现象;节肢动物种群数量(密度)随季节变化而波动的现象称为季节波动(seasonal fluctuation);动物区系(fauna)是指特定区域内某一类节肢动物的种类组成,如蚊虫区系、蚤区系、革螨区系等。

(4)食性 昆虫的食性常常随虫期而有明显的变化,并有地理变异的现象。昆虫的食性可分为单食性和多食性(杂食性)。昆虫的多食性有一定限度,通常也有其所偏好的食物,但在食物不足或缺乏的情况下例外。

二、医学节肢动物防制

1. 防制原则 医学节肢动物防制的基本原则是综合防制(integrated control),主要针对媒介节肢动物。媒介节肢动物的有效防制,是预防和控制虫媒病的重要手段。20世纪40年代有机合成杀虫剂的发明和推广,在某些虫媒病(如疟疾、内脏利什曼病等)的控制中发挥了极为重要的作用,使媒介节肢动物防制工作取得了长足进步。但是,随着化学杀虫剂的长期、单一、大量地滥用,目标节肢动物逐渐产生了对杀虫剂的抗药性,杀虫剂对非目标生物的危害及对自然环境的污染也日益严重,这就迫使人们寻求更加科学的防制方案,即综合防制。

综合防制的基本思想是:从媒介与生态环境和社会条件的整体观出发,根据标本兼治、治本为主、安全有效、经济实用的原则,因时因地制宜,对防制对象采取各种有效、合理的方法和对策,形成一套系统的防制措施,把目标节肢动物的种群数量降低到不足以传播疾病的程度。综合防制的基本思想强调了以下几个要点:①进行媒介防制时必须考虑生态环境和社会条件;②在标本兼治的基础上以治本为主,把环境治理放在首位;③综合防制绝不是将不同防制方法简单相加,而是防制措施及方法的系统组合;④综合防制目的是控制媒介的种群数量,而不是消灭媒介。

2. 防制方法　媒介节肢动物的防制方法包括环境治理、物理防制、化学防制、生物防制、遗传防制及法规防制6个方面。在制订系统的防制方案时,可以有选择地联合采用。

(1)环境治理　即根据媒介节肢动物的生态习性来改造或处理环境,通过减少其孳生达到预防和控制虫媒病的目的。环境治理是治本的措施,例如通过加强环境卫生及改造卫生设施,可以减少蚊虫及苍蝇等媒介的孳生。

(2)物理防制　即利用各种机械、热、光、声、电等手段来捕杀、隔离或驱赶害虫的方法,如装纱窗、纱门阻止蚊或蝇等进入室内,挂蚊帐防止蚊虫叮咬,用高温或低温灭虱,用捕蝇笼或捕蝇纸诱捕苍蝇等。

(3)化学防制　即用化学杀虫剂(insecticide)、忌避剂(repellent)等进行媒介防制的方法。化学防制是目前应用最广泛的防制方法。理想的化学杀虫剂应当具有以下特点:①高效速杀,低剂量下即有强大杀虫作用,短时间内即可奏效;②广谱多用,对多种医学节肢动物(包括成虫和幼虫)及农业害虫均有良好毒杀作用;③低毒无药害,对非靶生物安全(对人畜低毒、不伤天敌等),所用剂量和浓度不会造成环境污染;④低残毒,在外界一定时间能自然降解,不污染环境,不造成公害;⑤目标节肢动物不易产生抗药性;⑥原料易得,生产容易,价格低廉,使用方便。常用的化学杀虫剂有以下几类。

有机氯杀虫剂:如DDT、六六六、林丹、狄氏剂等,具有长效、广谱等优点,但由于其在自然界中降解迟缓、容易污染环境、媒介节肢动物对这类杀虫剂容易产生抗药性等缺点,已逐渐被其他新的杀虫剂所替代。

有机磷杀虫剂:如马拉硫磷(malathion)、辛硫磷(phoxim)、杀螟硫磷(sumithion)、甲基嘧啶磷(pirimiphos-methyl)、双硫磷(temephos)、倍硫磷(fenthion)、敌敌畏(dichlorvos,DDVP)等,具有广谱、高效、速杀性能,在自然界较易水解或生物降解,因而可减少残留和污染。但有些有机磷杀虫剂对人畜毒性强,有的还可通过体表进入体内导致人畜中毒。

氨基甲酸酯杀虫剂:如混灭威(dimethacarb)、残杀威(propoxur)等,具有高效、低残毒、对目标节肢动物选择性强、环境污染小、有的对有机氯和有机磷杀虫剂具抗药性的害虫也有效等优点,但价格较高且对哺乳动物毒性较强。

拟除虫菊酯类杀虫剂:如丙烯菊酯(allethrin)、胺菊酯(tetramethrin)、苄呋菊酯(resmethrin)、苄氯菊酯(permethrin)、溴氰菊酯(deltamethrin)等,具有击倒快、毒效高、对哺乳动物毒性低、降解快等优点。

昆虫生长调节剂:包括保幼激素及其类似物等发育抑制剂,如烯虫酯(methoprene)、灭幼脲Ⅰ号(dimilin,TH6040)。生长调节剂通过阻碍或干扰节肢动物的正常发育而致死亡,其优点是生物活性高,作用特异性强,对非靶标生物无毒或毒性小。

化学杀虫剂大多对人体有毒性,在使用中必须注意防护,如戴口罩和穿工作服,室内喷洒时防止药物污染食物、食具,工作完毕用肥皂洗手、沐浴等。

当前化学防制中的一个棘手的问题是抗药性。抗药性(简称抗性)是指对某种杀虫剂原本敏感的节肢动物种群,接触这种杀虫剂一定时期后,对它产生了耐药性或抵抗力。第二次世界大战之后,随着有机合成杀虫剂的广泛应用,抗药性迅速发展蔓延,几乎所有重要媒介种类都有抗性种群产生。

为了避免和延缓抗性的产生,可以考虑下列措施:①采取综合防制措施;②有计划地轮流使用杀虫剂或混合使用2种不同毒杀机制的杀虫剂(包括增效剂);③在许可范围内使用足够剂量杀虫剂;④合理使用新杀虫剂,有计划地测定媒介对杀虫剂的敏感性。

(4)生物防制　生物防制即利用某些生物(天敌)或其代谢物来进行害虫防制的方法。用于生物防制的生物分为捕食性生物及致病性生物2类。前者如鱼、蜻蜓、剑水蚤、水生甲虫等,后者如病毒、细菌、真菌、原虫、线虫、寄生蜂等。生物防制对人畜安全,不污染环境,多数有较长的持续抑制作用,具有较好的发展前景。

（5）遗传防制　遗传防制即通过改变媒介的遗传学特性来降低其繁殖能力、降低其生存竞争力或者改变其生物学习性（如改变其吸血性或对病原体的敏感性等）,最终达到控制媒介种群数量及控制虫媒病的目的。遗传防制的具体方法有雄性不育、细胞质不育、染色体易位、性畸变及转基因等。例如在美国的一个小岛,曾用释放绝育雄蝇的方法成功地防制了危害牛群的嗜人锥蝇。

（6）法规防制　法规防制指通过立法或条例规定对重要媒介实行强制性检疫、卫生监测或监管,用强制防制的手段达到阻止媒介从国外输入或在国内播散的目的。

（郭宪国）

数字课程学习……

　　　教学PPT　　　　　　　英文小结　　　　　　思考题　　　　　自测题

第十六章

昆 虫 纲

▶▶▶ 第一节 概 述 ◀◀◀

昆虫纲是节肢动物门中种类最多、数量最大的一个纲,与人类经济和健康有极密切的关系,是医学节肢动物中最重要的组成部分。成虫有足3对,故又称六足纲。

昆虫(insect)成虫左右对称,躯体分头、胸和腹三部分(图16-1)。

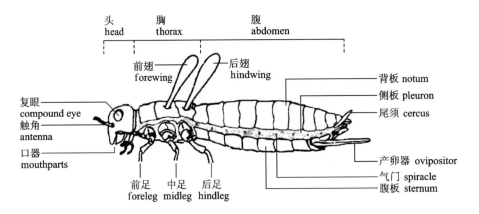

图 16-1 昆虫外部形态模式图(♀)
Fig. 16-1 Diagram of external structure of insects(♀)

头部:主要司感觉和取食。有触角(antenna)1对,司嗅觉和触觉,复眼(compound eye)1对。取食器官位于头部前方或腹面,称为口器(mouthparts)。与医学有关的口器有:刺吸式(如蚊、虱、蚤)、舐吸式(如蝇)、咀嚼式(如蜚蠊)。

胸部:主要司运动。分前胸(prothorax)、中胸(mesothorax)和后胸(metathorax)。有足3对,位于各胸节的腹面。通常有翅(wing)2对,分别位于中胸及后胸的背侧,称为前翅和后翅。双翅目昆虫仅有前翅,后翅退化成棒状的平衡棒(halter)。

腹部:分节,通常由11节组成,包含生殖系统和大部分内脏。雌虫末端有产卵器,雄虫末端为外生殖器,其形态结构因种而异,是昆虫种类鉴定的重要依据。

昆虫从幼虫到成虫性成熟的整个发育过程称为胚后发育(post-embryonic development),需经历从外部形态、内部结构、生理功能到生态习性、行为和本能上一系列的显著变化,才能发育为性成熟的成虫。这一过程经历的形态变化称为变态(metamorphosis),这是昆虫个体发育的特征。变态的类型很多,发育过程中需要经历蛹(pupa)期的,称全变态(complete metamorphosis),蛹前的发育期称为幼虫(larva),其外部形态、生活习性与成虫具有显著差别,如蚊、蝇、白蛉及蚤等;发育过程无须经历蛹期的,称不完全变态(incomplete metamorphosis),成虫前的发育期称为若虫(nymph),其形态特征及生活习性与成虫差别不显著,通常仅表现为虫体较小,性器官未发育或发育未成熟,如虱、臭虫、蜚蠊等。在昆虫胚后发育过程中,幼虫或若虫通常需要蜕皮数次,2次蜕皮之间的虫态称为龄(instar),它所对应的发育时间称为龄期(stadium);幼虫发育为蛹的过程称为化蛹(pupation);成虫从蛹皮中脱出的过程称为羽化(emergence)。

与医学相关的昆虫纲分属9个目,本章对其重要的种类如蚊、蝇、白蛉、蚤、虱、蜚蠊、蠓、蚋、虻、臭虫等分节阐述。

(国果 吴建伟)

▶▶▶ 第二节 蚊 ◀◀◀

蚊(mosquito)属于双翅目(Diptera)、蚊科(Culicidae),是最重要的医学昆虫类群。蚊分布很广,种类很多,迄今为止全世界已记录蚊虫共3亚科(巨蚊亚科 Toxorhynchitinae,按蚊亚科 Anophelinae,库蚊亚科 Culicinae)38属,3 350多种和亚种。我国蚊类已发现的有18属近400种以上,其中按蚊、库蚊、伊蚊3个属的蚊种超过半数。重要的传病蚊种有9种:中华按蚊(*Anopheles sinensis*)、嗜人按蚊(*An. anthropophagus*)、微小按蚊(*An.minimus*)、大劣按蚊(*An.dirus*)、淡色库蚊(*Culex pipiens pallens*)、致倦库蚊(*Cx. P.quinquefasciatus*)、三带喙库蚊(*Cx.tritaeniorhynchus*)、白纹伊蚊(*Aedes albopictus*)和埃及伊蚊(*Ae.aegypti*)等。

【形态】

1. 成蚊

(1)形态 小型昆虫,体长为1.6~12.6 mm,分头、胸、腹3部分,体色可呈灰褐色、棕褐色或黑色。

1)头部:有复眼、触角和触须各1对(图16-2,图16-3)。触角位于复眼前方凹陷处,分15节,第3节

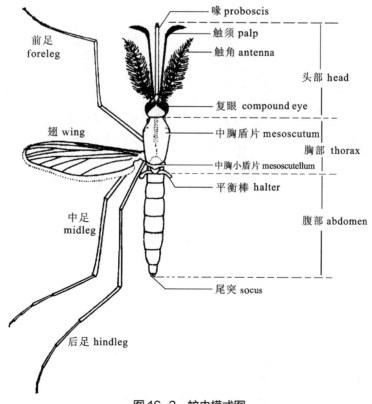

图16-2 蚊虫模式图
Fig. 16-2 Diagram of mosquito

以后各节均细长,称鞭节,各鞭节具轮毛。雌蚊触角上,除轮毛外,还有另一类短毛分布在每一鞭节上,这些短毛对空气中化学物质的变化有反应,对二氧化碳和湿度尤其敏感,在雌蚊寻觅吸血对象时起重要作用。触须又称下颚须,位于下颚基部侧面。两性按蚊的触须均与喙等长,雄蚊的触须末端膨大;库蚊、伊蚊的雌蚊触须很短,短于喙的1/2;库蚊的雄蚊触须长于喙,伊蚊的雄蚊触须与喙等长(图16-4)。蚊的口器称为喙,从头部前下方伸出,为细长针状结构的刺吸式口器,能刺入组织吸取血液。喙由上唇、舌各一根,上、下颚各一对组成,包藏在鞘状下唇之内。上唇细长,腹面凹陷构成食物管的内壁。舌位于上唇之下,和上颚共同把开放的底面封闭起来,组成食管。舌的中央有一条唾液管。上颚末端较宽,下颚末端较窄,呈刀状,其内侧具细锯齿,是蚊吸血时用以切割皮肤的工具。下唇末端裂为两片,称唇瓣(labellum)。当雌蚊吸血时,针状结构刺入皮肤,而唇瓣在皮肤外夹住所有刺吸器官,下唇则向后弯曲而留在皮外,具有保护与支持刺吸器的作用(图16-5)。雄蚊的上、下颚退化或几乎消失,不能刺入皮肤,故不能吸血。

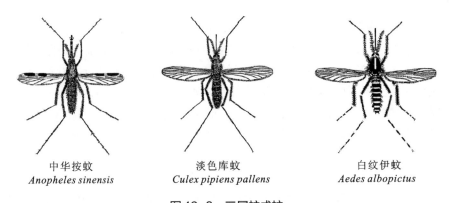

中华按蚊	淡色库蚊	白纹伊蚊
Anopheles sinensis	*Culex pipiens pallens*	*Aedes albopictus*

图16-3 三属蚊成蚊

Fig. 16-3 Adults of mosquitoes

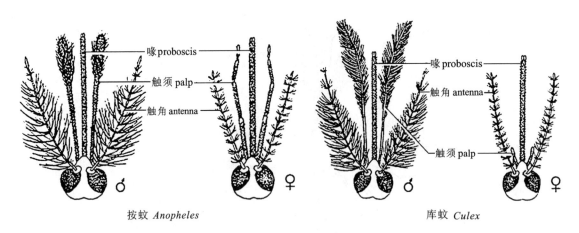

图16-4 蚊虫的头部

Fig. 16-4 Head of mosquitoes

2)胸部:分前胸、中胸和后胸。中胸有翅一对,后胸翅退化为平衡棒。中胸背板几乎占据全胸背,由前而后依次为盾片、小盾片及后背片(图16-6)。库蚊和伊蚊的小盾片呈3叶状,按蚊的小盾片后缘呈弧形。蚊翅窄长,膜质,翅脉简单,上有鳞片覆盖。按蚊翅鳞可形成麻点、斑点,是分类的重要依据。每胸节各具足一对,细长,足上常有鳞片形成的黑白斑点和环纹,为重要分类特征。中胸、后胸各有气门一对。

3)腹部:由11节组成,第1节与胸部相连而不易查见,2~8节明显可见,最末3节特化为外生殖器;其背面,有的蚊种具有由淡色鳞片组成的淡色横带、纵条或斑。雌蚊腹部末端有尾须一对,雄蚊则为钳状的抱器,结构复杂,是鉴别蚊种的重要依据。

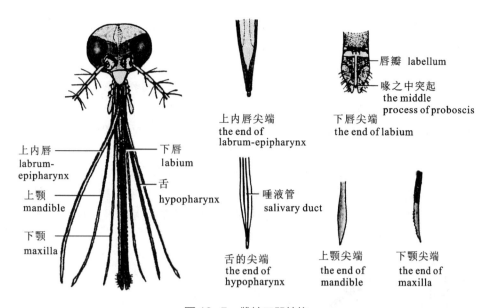

图 16-5　雌蚊口器结构

Fig. 16-5　Mouthparts of female mosquitoes

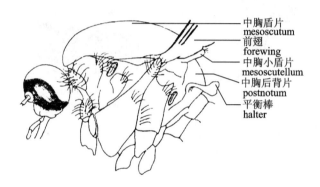

图 16-6　成蚊胸部侧面

Fig. 16-6　Lateral view of thoracic structure of adult mosquitoes

（2）内部结构　内部结构包括消化、排泄、呼吸、循环及生殖等系统。其中,消化和生殖系统与流行病学关系密切(图 16-7)。

1）消化系统:由口腔、咽、食管、胃、肠及肛门组成。胃构成消化道的主要部分,食物的消化与吸收均在胃内进行。

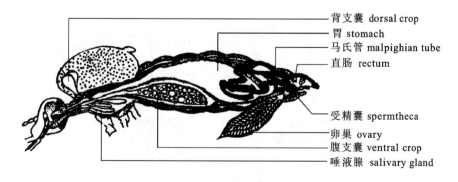

图 16-7　成蚊内部结构

Fig. 16-7　Internal structure of adult mosquitoes

　　唾液腺一对位于前胸内,唾液腺分泌和贮存唾液。唾液中含有多种酶,包括阻止宿主血液凝集的抗凝素、破坏吸入的红细胞的溶血素和使破坏的红细胞凝集的凝集素等。蚊吸血时唾液进入人或动物组织,可引起局部血管扩张。

　　2)生殖系统:雄蚊具睾丸一对,输精管自睾丸发出,在远端膨大为贮精囊,继而经导管汇合形成射精管。射精管远端为阴茎,阴茎两侧有抱器。

　　雌蚊具卵巢一对。两输卵管汇成总输卵管,继而与阴道相连。总输卵管形成前的膨大部称壶腹(ampulla)。每个卵巢由多个卵巢小管组成。每个卵巢小管包含3个发育程度不同的卵泡(follicle)。依次为增殖卵泡、幼小卵泡、成熟卵泡,卵泡依次逐个发育至成熟成卵卵泡排出后,幼小卵泡又发育为成卵卵泡,每排出一次卵,在卵巢小管上就留下一个膨大部(图16-8)。此外,呼吸系统中的微气管在卵巢上分布,卷成细密的丝状,卵巢在妊娠后膨大,微气管也因而伸直,故可鉴别雌蚊是否经产(图16-9)。了解这些,有助于对蚊媒传病与防制进行评价。

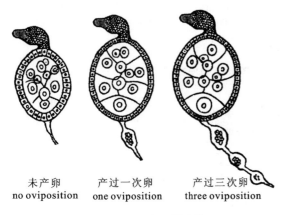

未产卵
no oviposition

产过一次卵
one oviposition

产过三次卵
three oviposition

图16-8　蚊虫卵巢小管
Fig. 16-8　Ovarian tubule of mosquitoes

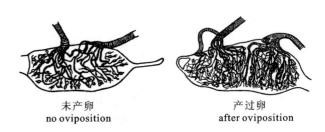

未产卵
no oviposition

产过卵
after oviposition

图16-9　附于按蚊卵巢上的气管
Fig. 16-9　Trachea attached to the ovary of
Anopheles

　　2. **卵**　较小,长不足1 mm,常见的三属蚊卵有明显区别。按蚊卵呈舟形,两侧具浮囊,产出后浮在水面。库蚊卵和伊蚊卵均无浮囊,库蚊卵呈圆锥形,产出后黏集在一起形成卵筏在水面上;伊蚊卵常呈橄榄形,产出后单个沉在水底(表16-1)。

　　3. **幼虫**　共分4龄,俗称"孑孓"。初孵的幼虫长约为1.5 mm,第四龄幼虫体长可较第一龄幼虫增长8倍可达12 mm。虫体分为头、胸、腹三部。虫体分为头、胸、腹三部。头部有触角、复眼、单眼各一对,咀嚼式口器。口器两侧有细毛密集的口刷,能迅速摆动以摄取水中的食物。胸部略呈方形,不分节。腹部细长,

表16-1　三属蚊生活史各期主要形态特征
Table 16-1　The characteristics of mosquitoes at different life cycle stage

期 stage		按蚊 *Anopheles*	库蚊 *Culex*	伊蚊 *Aedes*
卵	形状			
	在水中状态			
		舟形,具浮囊,分散浮在水面	圆锥形,无浮囊,黏集成卵筏浮于水面	橄榄形,无浮囊,分散沉在水底

续表

期 stage		按蚊 Anopheles	库蚊 Culex	伊蚊 Aedes
幼虫	掌状毛			
	呼吸管			
	在水中状态	具气门,无呼吸管;各腹节背面两侧有掌状毛;静止时虫体与水面平行	呼吸管细长,具呼吸管毛数对;无掌状毛;静止时头朝下,与水面成角度	呼吸管粗短,具呼吸管毛一对;无掌状毛;静止时同库蚊
蛹	呼吸管			
		呼吸管粗短,口阔,漏斗状,具深裂隙	呼吸管细长,口小,管状,无裂隙	呼吸管长短不一,口斜向或三角形,无裂隙
成虫	翅			
	停落姿态			
		翅常见黑白斑,停息时体与喙成一直线,与停息面成一角度	翅常无黑白斑,停息时体与喙成一角度,与停息面平行	翅无黑白斑,停息时同库蚊

可见 9 节。前 7 节形状相似,在第 8 节背面有气孔器和气门或细长的呼吸管,是幼虫期分类的重要依据。按蚊具气门无呼吸管,各腹节背面两侧有掌状毛,有漂浮作用;库蚊呼吸管细长;伊蚊呼吸管粗短(表 16-1)。

4. **蛹** 侧面观呈逗点状,具呼吸管一对,位于胸背两侧,是分属的重要依据(表 16-1)。

【生活史】

蚊为全变态发育,生活史包括卵、幼虫、蛹和成虫 4 个时期。前 3 个时期生活于水中,成虫生活于陆地上。

新羽化成蚊经 1~2 d 发育,即行交配、吸血、产卵。蚊卵必须在水中才能孵化。在夏天通常经 2~3 d 后幼虫孵出。在 30℃气温和食物充足的条件下,幼虫期经 5~8 d 发育,蜕皮 3 次变为蛹。蛹不食能动,常停息于水面,遇惊扰时迅即潜入水中。蛹的抵抗力强,在无水但具有一定湿度环境条件下,仍能发育羽化为成蚊。从卵发育到成蚊所需时间取决于环境温度、食物等诸因素。在适宜条件下需 9~15 d,1 年可繁殖7~8 代。

【生态】

1. **幼虫孳生习性** 成蚊产卵的地点就是幼虫的孳生地,区分蚊虫孳生地在调查和防制上有重要意义。不同蚊种对孳生环境有一定的选择,可分为 5 种类型。

（1）**静水型** 主要包括孳生在稻田、沼泽、芦苇塘、池塘、沟渠、浅潭、草塘、清水坑等清洁静水中生长的蚊类。我国疟疾和马来丝虫病的重要媒介嗜人按蚊和中华按蚊，以及流行性乙型脑炎的主要媒介三带喙库蚊是本型的代表。

（2）**缓流型** 主要包括孳生在清洁的小溪、灌溉沟渠、溪床、积水梯田、渗水坑等岸边草丛缓流中的蚊类。我国南方山区疟疾主要媒介微小按蚊是本型的代表。

（3）**丛林型** 主要包括孳生在丛林浓荫下的山溪、蔽荫的山涧溪床、石穴、泉潭等小型清洁积水中的蚊类。我国海南省丛林及山麓的疟疾主要媒介大劣按蚊是本型的代表。

（4）**污水型** 主要包括孳生在地面洼地积水、阴沟、下水道、污水坑、沙井、浅潭、清水粪缸、积肥坑、污水池，特别是污染积水中的蚊类。我国班氏丝虫病主要媒介淡色库蚊和致倦库蚊是本型的代表。

（5）**容器型** 包括孳生在人工容器(如缸、罐、坛、桶、盆、碗、瓶、盒、轮胎等)和植物容器(如树洞、竹筒、叶腋、椰子壳等)的蚊类。我国登革热的重要媒介埃及伊蚊和白纹伊蚊是本型的代表。

2. 成蚊交配与活动 成蚊羽化后 1~2 d 便可交配，多数在未吸血之前。交配主要在飞舞时进行。雄蚊常常在黄昏或黎明出现群舞现象，几个乃至几百、数千个雄蚊成群地在草地上空、屋檐下或人畜上空飞舞，雌蚊飞入舞群即与雄蚊配对，成对飞离舞群完成交配。通常雌蚊一生只需交配一次。

蚊的活动主要是指寻觅宿主吸血的行为，其活动能力与温度、湿度、光照及风力等环境因素有关。多数蚊种在清晨、黄昏或黑夜活动，伊蚊多在白天活动。我国偏嗜人血的按蚊如微小按蚊、嗜人按蚊、大劣按蚊，活动高峰多在午夜前后。兼嗜人畜血的多在上半夜，如中华按蚊。

3. 吸血习性 雄蚊不吸血，只吸植物汁液及花蜜。雌蚊在交配后必须吸食人或动物的血液，卵巢才能发育并产卵，在吸血过程中雌蚊获得病原体而成为传播媒介。雌蚊在血源缺乏时可吸食植物汁液以保持个体生存。

蚊虫选择吸血对象因蚊种而异，与蚊种所在的生态环境亦有关，但大多数蚊类兼吸人与动物血，所吸血液的种类多与宿主接触的机会多寡有关。即使是同一蚊种，其吸血习性也可发生变化，如微小按蚊在海南岛主要吸人血，而在长江流域则偏吸牛血。大劣按蚊、嗜人按蚊、白纹伊蚊、埃及伊蚊、致倦库蚊、淡色库蚊等偏嗜人血，中华按蚊、三带喙库蚊等偏嗜家畜血。偏嗜人血的蚊可兼吸动物血，嗜吸动物血的也可兼吸人血。研究蚊的吸血习性是判断蚊与疾病关系的一项重要内容。偏嗜人血的蚊，传播人体疾病的机会较多，往往是蚊媒疾病的主要媒介。因蚊能兼吸人和动物的血，故能传播人畜共患病，如流行性乙型脑炎和黄热病。

4. 生殖营养周期和生理龄期 蚊每次从吸血到产卵的周期称为生殖营养周期。每一周期分 3 个阶段：①寻找宿主吸血阶段；②消化血液和卵巢发育阶段；③寻找孳生地产卵阶段。完成一次生殖营养周期所需的时间，主要取决于胃中血液消化和卵巢发育的速度并受其栖息场所的温度和湿度影响。正常情况下，两次吸血的间隔时间与其卵巢周期性发育相一致，称为生殖营养协调，通常为 2~3 d。但也有个别蚊种需吸血两次以上，卵巢才能发育成熟，称为生殖营养不协调。雌蚊一生一般经历 3~7 次生殖营养周期，产卵几十个至几百个不等。蚊虫历经生殖营养周期的次数是其存活时间的一个相对度量指标，称为生理龄期。蚊虫每排卵一次，就在卵巢小管上留下一个膨大部。因此，根据卵巢小管上膨大部的数目多少，可判断雌蚊的生理龄期。蚊虫个体的生理龄期和种群生理龄期的组成均受环境气候因素的影响，次数越多，传播疾病的机会也越多，故生理龄期的判断在流行病学上具有重要意义。

5. 栖息习性 雌蚊吸血后即寻找较暗、潮湿、无风的场所栖息，以待血液消化，卵巢成熟。室内多以蚊帐内、床下、屋角、门后、墙面及杂物上为栖息地。室外多以草丛、洞穴、树下及人畜房舍附近的农作物为栖息地。大致可分为 3 种类型：①家栖型，吸血后仍停留室内，待胃血消化、卵巢成熟才飞至室外寻找产卵场所，如淡色库蚊、嗜人按蚊。②半家栖型，吸血后随即或稍在室内停留后，飞至室外栖息，如中华按蚊。③野栖型，吸血至产卵完全在野外，如大劣按蚊。栖性分型并非绝对，即使同一蚊种，由于地区、季节或环境的不同，其栖性也会改变。如微小按蚊，是公认的家栖型典型蚊种，但在台湾省和海南省，都曾在无人居住的山地森林区发现有该蚊生活，而在广西、贵州、云南等地却是半家栖的。蚊的栖息习性，是制定灭蚊措施的依据。

6. 季节波动和越冬 蚊虫种群的季节波动与温度、湿度和雨量等密切相关。我国气候南北悬殊，不同蚊种季节波动各异。即使是同一地区的不同蚊种，或不同地区的同一蚊种，也因蚊本身的习性和环境因素，尤其是农作物及耕作制度的影响，而呈现不同的季节波动情况。如中华按蚊，在长江中下游一带，第一代幼虫于每年3月初出现，成蚊密度在5月起始上升，7月达高峰，9月以后下降；但在台湾省却每年4~9月有两个高峰。我国大多数地区在6~9月是成蚊密度高峰季节。媒介蚊虫的季节波动与疾病流行季节有关。

越冬是蚊对冬季气候季节性变化而产生的一种周期性生理适应现象，表现为蚊虫自身规律性生理状态受到阻抑，进入休眠（dormancy）或滞育（diapause）状态。越冬可在不同虫期，包括卵、幼虫或成蚊期进行，因蚊种而异。以成蚊越冬种类，雌蚊表现为不吸血，卵巢发育停止，脂肪体增大，隐匿于山洞、地窖、墙缝、暖房、地下室等阴暗、温暖、不大通风的地方，不食不动，新陈代谢降至最低点，至次年春暖时，蚊始复苏，飞出吸血产卵。伊蚊大多以卵越冬，如白纹伊蚊。嗜人按蚊也可以卵越冬。骚扰阿蚊的幼虫也能越冬。在热带及亚热带地区，全年各月平均温度均达10℃以上，蚊虫无越冬现象。越冬机制复杂，目前尚无统一的解释，受外界因素如温度、光照、内分泌调节及种的遗传特性等多种因素的影响。

【与疾病的关系】

蚊虫除通过叮刺吸血、骚扰睡眠等直接危害人类外，其更重要的危害是作为媒介传播多种疾病。许多传染病如疟疾、丝虫病、流行性乙型脑炎、登革热、黄热病等均可由蚊虫传播。

（1）疟疾 以雌性按蚊作为传播媒介，在不同疟疾流行区，媒介蚊种各有差异。我国广大平原地区尤其是水稻种植区，以中华按蚊为主要传播媒介；长江流域以南地区，以嗜人按蚊为主要传播媒介；南方山区及丘陵地区，以微小按蚊为主要传播媒介；海南省热带丛林和山麓地区，以大劣按蚊为主要传播媒介；台湾省以日月潭按蚊为主要媒介。

（2）丝虫病 我国的班氏丝虫病，以淡色库蚊和致倦库蚊为主要传播媒介，中华按蚊为次要媒介；马来丝虫病以中华按蚊和嗜人按蚊作为主要传播媒介。

（3）流行性乙型脑炎 是由乙型脑炎病毒［encephalitis B virus，又称日本脑炎病毒（Japanese encephalitis virus，JEV）］感染引起的急性脑膜脑炎，受损部位包括脑、脊髓和脑膜。本病毒感染后大部分为不显性（无症状）感染，少数有发热、头痛和呕吐等无菌性脑膜炎的表征。主要传播媒介为三带喙库蚊，白纹伊蚊也可传播。

（4）登革热 是一种热带传染病，主要是通过携带登革热病毒（dengue viruses）的蚊虫叮咬传染给人。登革热病毒在人体内的潜伏期一般在3~14 d，不会直接从人传染给人。埃及伊蚊和白纹伊蚊是主要的传病媒介。

【防制】

蚊虫防制是消灭或防制蚊媒传染病的重要手段，由于蚊对杀虫剂的抗药性越来越严重，加之杀虫剂对环境的污染及对生态平衡的影响，单纯依赖化学灭蚊的做法已不可取，当前多采用综合治理的办法进行防制。

1. 孳生地治理 改变孳生环境、消除或减少孳生场所是有效的种群控制措施。稻田型孳生地的治理，建议采用间歇灌溉、铲除岸边杂草和稻田养鱼；污水型孳生地的治理，可通过疏通下水道、污水沟，改造和健全排水系统，填平污水池等方法达到减少蚊幼虫孳生的目的。对暂时不能改造的污水池、蓄水池、消防池及城市的一般水池，可采用投入化学杀虫剂或生物杀虫剂如苏云金芽孢杆菌（*Bacillus thuringiensis*）Bti-14株或球形芽孢杆菌（*B.sphaericus*，Bs）制剂的方法；搞好环境卫生，平洼填坑、堵塞树洞、处理竹筒、翻缸倒罐及清除废弃器皿、加强轮胎堆放的管理等措施，是容器型孳生地治理的好方法。

2. 灭幼虫 包括化学及生物手段。常用灭蚊药物有双硫磷、倍硫磷、毒死蜱、杀螟硫磷和辛硫磷等化学杀幼剂。由于近年化学防制中抗药性、环境污染等问题突显，杀虫剂不仅要求使用恰当，从整个蚊虫防制策略来看，还应尽可能地少用化学杀虫剂，留待紧急使用。

生物手段包括放养食蚊鱼类和施放生物杀虫剂。可在水沟、水池、河溪放养柳条鱼,荷花缸、太平缸里及宾馆公园中的小型水池内放养观赏鱼类,在饮用水缸中放养塘角鱼、尼罗非鱼、中华斗鱼。在稻田内可放养鲤鱼、非洲鲫鱼及在灌溉沟内放养草鱼等。生物杀虫剂常用的主要为 Bti-14 及 Bs-10 制剂,效果较好;用 Bti-14 和 Bs-10 按 1∶2 配比混合使用,效果更佳。Bs-10 制剂不适用于杀灭白纹伊蚊和埃及伊蚊的幼虫。

3. 灭成蚊

（1）室内速杀　通常采用喷雾器施用化学药物复合配合剂。也可用气雾罐等器械喷洒室内或蚊虫栖息场所。气雾罐的复合剂配方通常由击倒剂、致死剂、增效剂及香精、去臭煤油和抛射剂等组成。

（2）室内滞留喷洒灭蚊　常用于媒介按蚊的防制,是防制疟疾的主要措施之一,对家栖蚊类有明显效果。常用的滞留喷洒杀虫剂有 DDT、马拉硫磷、甲基嘧啶磷和拟除虫菊酯类等,可湿性粉剂配制的水悬剂,适于喷洒吸水性强的泥墙、砖墙,其乳剂适用于木板、水泥等表面光滑的墙面。

采用拟除虫菊酯代替 DDT,取得了明显灭蚊效果,特别是对嗜人按蚊、微小按蚊及大劣按蚊等孳生地较难处理蚊种,效果更为明显。

（3）室外灭蚊　一般用于某些蚊媒病,如登革热或流行性乙型脑炎流行时,进行区域性或病家室内外及其周围处理。采用超低容量喷洒灭蚊,在居民点一般用辛硫磷及马拉硫磷合剂,在村庄周围可用马拉硫磷乳油。

（国果　吴建伟）

▶▶▶ 第三节　蝇 ◀◀◀

蝇属双翅目环裂亚目（Cyclorrhapha）,全世界已知 34 000 多种,我国记录有 4 200 多种。与人类疾病有关者多属蝇科（Muscidae）、丽蝇科（Calliphoridae）、麻蝇科（Sarcophagidae）及狂蝇科（Oestridae）。重要的机械性媒介蝇种有舍蝇（家蝇）（*Musca domestica vicina*）、大头金蝇（*Chrysomyia megacephala*）、巨尾阿丽蝇（*Aldrichina grahami*）、丝光绿蝇（*Lucilia sericata*）、棕尾别麻蝇（*Boettcherisca peregrina*）和厩螫蝇（*Stomoxys calcitrans*）等。

【形态】

1. 成蝇　体长 4~14 mm,呈暗灰、黑、黄褐等色,许多种类带有蓝绿、青、紫等金属光泽,全身被有鬃毛。

（1）头部　多呈半球形。具一对大的红黑色复眼,通常雄蝇两眼间距离较窄,雌蝇较宽。头顶具 3 个单眼,三角形排列。触角一对位于颜面中央,分 3 节,第 3 节最长,其基部外侧有触角芒一根。大部分蝇类的口器为舐吸式,可伸缩折叠,以唇瓣直接舐吸食物,唇瓣腹面有对称排列的假气管,食物由此流入两唇瓣间的口腔。吸血蝇类的口器为刺吸式,能刺入人、畜皮肤吸血（图 16-10）。不食蝇口器退化,只在头下方成为遗迹。

（2）胸部　前胸和后胸退化,中胸特别发达,其背板和侧板上的鬃毛、斑纹等特征是分类的根据。前翅 1 对,有 6 条纵脉,均不分支。后翅退化为平衡棒。足 3 对,较短,分节,末端有爪、爪垫各 1 对和 1 个刚毛状的爪间突。爪垫发达,密布黏毛,足上密布鬃毛,可分泌具有黏附作用的黏液适于携带各种病原体（图 16-11）。

（3）腹部　圆筒形由 10 节组成。前 5 节构成前腹部,明显可见;第 6 节以后称后腹部,演化为外生殖器。雌蝇外生殖器通常藏于腹部,产卵时伸出至孳生物中。雄蝇外生殖器是蝇种鉴定的重要依据。

2. 幼期

（1）卵　较小,长约为 1 mm,卵圆形或香蕉状,乳白色,常数十至数百粒堆积成块。

（2）幼虫　俗称蛆（maggot）。圆柱形,头尖后钝,无足无眼,多呈乳白色长为 1~13 mm。幼虫分 3 龄,2、3 龄幼虫的第一胸节两侧有前气门 1 对,腹部第 8 节后侧有后气门 1 对,由气门环、气门裂和钮孔组成（表 16-2）,是主要的呼吸孔道。1、2 龄幼虫有 2 个气门裂,3 龄幼虫有 3 个气门裂。后气门形状是幼虫分类的

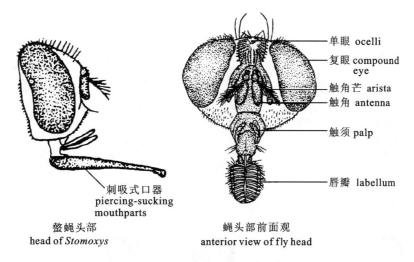

图16-10　蝇头部
Fig. 16-10　Head of flies

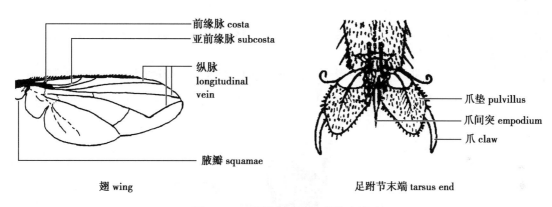

图16-11　蝇的翅脉及足跗节末端
Fig. 16-11　Venation and tarsus end of fly

重要依据。

（3）蛹　为围蛹，即蛹壳由第3龄幼虫表皮硬化而成，多呈圆筒形，棕褐色至黑色，不食不动。
常见蝇类的主要区别特征见表16-2。

表16-2　六种常见蝇的主要特征
Table 16-2　The characteristics of 6 flies

特征 characteristics	舍蝇 *Musca*	金蝇 *Chrysomya*	丽蝇 *Calliphora*	绿蝇 *Lucilia*	麻蝇 *Sarcophaga*	螫蝇 *Stomoxys*
体型	中	大	大	中	中,大	中
体色	灰褐	青绿金属光泽	灰黑	绿色金属光泽	暗灰	暗灰
口器	舐吸式	同左	同左	同左	同左	刺吸式
第四翅脉	末端弯成折角	同左	同左	同左	同左	末端弧形弯曲
胸背部	有4条等宽黑纵纹	有许多细毛，无条纹	前中部有3条黑纵纹	无条纹	有3条黑纵纹	有4条不清楚的纵纹

续表

特征 characteristics	舍蝇 *Musca*	金蝇 *Chrysomya*	丽蝇 *Calliphora*	绿蝇 *Lucilia*	麻蝇 *Sarcophaga*	螫蝇 *Stomoxys*
腹背部	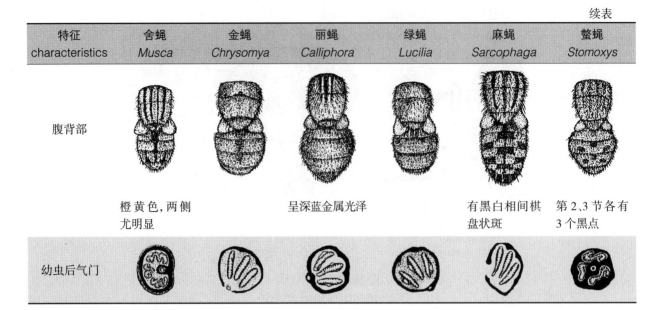					
	橙黄色,两侧 尤明显	呈深蓝金属光泽			有黑白相间棋 盘状斑	第2、3节各有 3个黑点
幼虫后气门						

【生活史】

蝇为全变态发育,除少数蝇类(如麻蝇、狂蝇、舌蝇)直接产幼虫外,典型的蝇类生活史包括卵、幼虫、蛹和成虫 4 个时期(图 16-12)。

成蝇自蛹羽化 1~2 d 后进行交配,一般一生仅交配一次,有效的交配时间约需 1 h,数日后雌虫产卵。雌蝇一生产卵 3~8 次,每次产卵数十粒至数百粒。一般在夏季,环境温度较高,卵产出后 1 d 即可孵化,

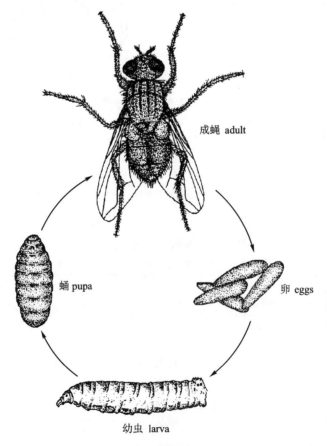

图 16-12　蝇生活史
Fig. 16-12　Life cycle of flies

但高于42.8℃以上不能孵化。幼虫经两次蜕皮后发育为三龄幼虫。三龄幼虫约经3 d发育后,停止进食,离开孳生地,钻入周围干松的泥土中静止化蛹。夏秋季,蛹一般3~6 d羽化。整个生活史所需时间在8~30 d,与温度、湿度、食物等因素有关,因种而异。成蝇的寿命因种、季节及营养条件而不同,寿命一般为1~2个月。

【生态】

1. **孳生习性** 营自生生活的蝇幼虫以有机物为食,各种富含有机物之处均可成为其孳生地。根据孳生地的性质,可将其分为粪便类、垃圾类、腐败植物质类和腐败动物质类。不同种蝇的孳生地不同,但居住区内的蝇类适应性较强,往往对孳生地的要求不太严格。如家蝇幼虫是杂食性的,在上述各类型孳生物中均能孳生。捕食性和残食性的蝇种,常以捕食其他昆虫为生(如食蚜蝇);营寄生生活的种类,多有其适应的宿主。

2. **取食习性** 成蝇的食性比较复杂,大体上可分为3类:①不食蝇类,其口器退化,不能取食,如狂蝇(*Oestrus*)、皮蝇和胃蝇科蝇类,该类蝇多与传病无关;②吸血蝇类,以动物与人的血液为食,雌、雄均吸血,如厩螫蝇;③非吸血蝇类,多数种类为杂食性,腐败的动、植物,人和动物的食物、排泄物、分泌物和脓血等均可为食。吸血蝇和非吸血蝇类是传播疾病的媒介。蝇取食频繁,且边吃、边吐、边排粪,该习性在蝇类机械传播疾病方面具有重要意义。

3. **活动与栖息** 蝇类多在白昼具亮光处活动,夜间常停落于天花板、电线或悬空的绳索上。活动受温度的影响较大,如家蝇4~7℃仅能爬动,20℃以上才比较活跃,30~35℃时最活跃。蝇善飞翔,如家蝇每小时可飞行6~8 km,一般活动范围为1~2 km。蝇类的扩散受气象、孳生物气味及种群密度等因素的影响,有时可随车船等交通工具扩散。

4. **季节波动** 蝇类对气候有相对严格的选择性。除不同蝇种有不同的季节分布外,同一蝇种在不同地区也具有不同的季节分布,并且在不同年份可因气候的变化而表现不同的季节分布特征。一般可将我国的蝇类分为春秋型(如巨尾阿丽蝇)、夏秋型(如大头金蝇、丝光绿蝇、尾黑麻蝇)、夏型(如厩螫蝇)和秋型(如舍蝇),其中以夏秋型和秋型蝇类与夏秋季肠道传染病的流行关系最为密切。蝇类一般每年可完成7~8代,在我国南方可达10代以上。

5. **越冬** 蝇除卵以外的各时期都可以越冬。多数蝇类以蛹越冬,如金蝇、丽蝇、麻蝇;少数蝇类以幼虫越冬,如绿蝇、厕蝇;以成蝇越冬的蝇类不多,如厩腐蝇。在不同地区,家蝇可以幼虫、蛹或成虫越冬。越冬的幼虫多在孳生物底层,蛹在孳生地附近的表层土壤中,成虫蛰伏于墙缝、屋角、菜窖、地下室等温暖隐蔽处。在冬季平均气温10℃以上的地区,家蝇可终年活动,无需越冬。

【与疾病的关系】

某些蝇类的幼虫可直接寄生于人体引起蝇蛆病,杂食性蝇类可机械传播人类疾病,吸血蝇类可生物性传播疾病,居住区蝇类、吸血蝇类的活动骚扰人类。

1. **传播疾病** 蝇类通过机械和生物方式传播人类疾病。

(1)机械性传病 杂食性蝇类体内外可携带病原体,通过在人类食物上停落、舐食、呕吐及排泄等活动,将病原体传播扩散。常见的有:消化道疾病,如痢疾、霍乱、伤寒、脊髓灰质炎和肠道蠕虫病等;呼吸道疾病,如肺结核和肺炎;皮肤疾病,如细菌性皮炎、炭疽和破伤风;眼病,如沙眼和结膜炎等。

(2)生物性传病 吸血蝇类舌蝇(采采蝇)能传播流行于非洲的人体锥虫病(睡眠病)。另外,冈田绕眼果蝇(*Amiota okadai*)可作为结膜吸吮线虫的中间宿主。

2. **蝇蛆病** 蝇幼虫直接寄生于人或动物的组织或腔道而引起疾病。感染的幼虫以宿主组织为食,引发宿主病变。蝇幼虫为该病的病原,去除幼虫后症状即可缓解并逐渐消失,一般无后遗症。根据寄生部位的不同,常见的蝇蛆病有以下类型。

(1)胃肠道蝇蛆病 多由家蝇、厕蝇、腐蝇、金蝇、丽蝇等属蝇种引起。多因蝇卵或蛆随污染的食物或饮水进入人体而致病。多数患者有消化道症状,常在粪便或呕吐物中发现蝇蛆。

(2)口、耳、鼻咽蝇蛆病 多由金蝇、绿蝇和麻蝇等属的蝇类引起。常因这些器官的分泌物气味招致蝇类在此产卵或产幼虫,严重时可穿透软腭与硬腭,鼻中隔、咽骨遭破坏,甚至引起鼻源性脑膜炎。

（3）眼蝇蛆病　多由狂蝇属的蝇类一龄幼虫引起,羊狂蝇引起的最为常见。蝇在飞行过程中直接冲撞人或动物眼部,将幼虫产于眼结膜和角膜上致急性结膜炎。多数患者眼内有异物感、痒痛和流泪等症状。

（4）泌尿生殖道蝇蛆病　多由麻蝇、绿蝇、金蝇、厕蝇等属的蝇类引起。因外阴的异味诱使蝇类产卵或幼虫,可引起尿道炎、膀胱炎与阴道炎等。

（5）皮肤蝇蛆病　多由纹皮蝇(*Hypoderma lineatum*)和牛皮蝇(*H.bovis*)幼虫所引起,多见于牧区。雌蝇产卵于人的毛发或衣服上,孵出的幼虫钻入人皮下移动,主要症状多为移行性疼痛,出现幼虫结节或匍行疹,移行的部位可有痛胀和瘙痒感。

（6）创伤蝇蛆病　主要由金蝇、绿蝇、丽蝇、亚麻蝇等蝇种引起。由于创伤出血、伤口化脓所散发的气味诱使蝇产卵或幼虫而致病。

【防制】

防制工作应从生态学的总体观点出发,采取综合防制的原则,以搞好环境卫生、清除蝇类的孳生场为基本环节,因地制宜应用物理防制、化学防制和生物防制等有效的补充手段,消除住区蝇类危害。根据蝇的生态及生活习性,杀灭越冬虫态、早春第一代及秋末最后一代成蝇,可收到事半功倍的效果。

1. **环境防制**　通过消除、隔离孳生物和改变孳生物的性状,控制或消除孳生场所。如及时清除垃圾、粪便,堆肥和沼气发酵等。

2. **物理防制**　采用淹杀、闷杀、堆肥等方法杀灭幼虫及蛹,通过直接拍打、电子灭蝇灯捕杀、捕蝇笼诱捕、粘蝇纸粘捕等方法杀灭成蝇。

3. **化学防制**　目前常用的药物有马拉硫磷和倍硫磷、溴氰菊酯、氯氰菊酯等。灭成蝇可用美曲膦酯糖液、美曲膦酯鱼杂或倍硫磷饭粒等毒饵诱杀。厕所、马厩、猪圈、禽圈、禽舍等多蝇场所,可用倍硫磷、肟硫磷、马拉硫磷或氯氰菊酯滞留喷洒。室内速杀常用敌敌畏乳剂、肟硫磷乳剂或氯菊酯乳剂喷洒。野外速杀药剂有肟硫磷或杀螟硫磷乳油等。

4. **生物防制**　应用蝇类天敌和致病生物灭蝇。寄生性天敌主要为寄生蜂类,特异性寄生于蛹期。白僵菌、苏云金芽孢杆菌 H-9 或阿维菌素对家蝇及丝光绿蝇的幼虫有杀灭效果。

（国果　吴建伟）

▶▶▶　第四节　白　蛉　◀◀◀

白蛉(sandfly)在分类学上属于双翅目、白蛉亚科(Phlebotominae),是一类体小而多毛的吸血昆虫。全世界已知的白蛉有 600 多种,我国已记述的约有 67 种。

【形态】

成虫体小,长为 1.5~4.5 mm。全身密被灰黄色细毛。头部球形,复眼一对大而黑;触角一对细长而明显;下颚须一对,在头下向后弯曲;刺吸式口器约与头等长,雌蛉口器发育完善,雄蛉口器发育不全。口腔内多有口甲和色板,咽内有咽甲,这些特征是白蛉分类的重要依据。胸部多毛,背面隆起呈驼背状。翅一对狭长而尖,翅上多长毛,停息时两翅向背面竖立,与躯体约成 45° 角。腹部背面第 2~6 节有毛。足细长,足上有毛。腹部分 10 节,背面有长毛,第 1 节的长毛均竖立,第 2~6 节的长毛在不同蛉种竖立或平卧。因此将白蛉分为竖立毛、平卧毛与交杂毛三大类。腹部最后两节特化为外生殖器(图 16–13)。雄外生殖器与雌受精囊的形态在分类上极为重要。

【生活史】

白蛉的生活史属于完全变态。它的发育过程经历卵、幼虫、蛹和成虫 4 个时期(图 16–14)。卵很小,产于地面泥土里或墙缝、洞穴内。在适宜条件下,6~12 d 孵化。幼虫分为四龄,尾端第 9 腹节的几丁质板上有长的尾鬃。幼虫以土壤中的有机物为食,一般经 25~30 d 化蛹。幼虫蜕下的皮留附于蛹尾端。蛹在

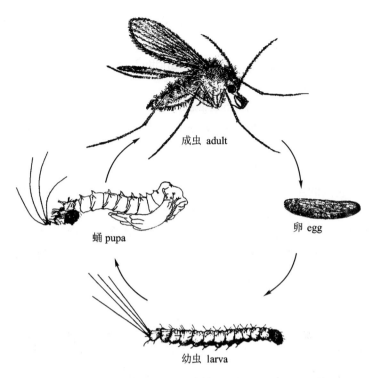

成虫 adult

蛹 pupa

卵 egg

幼虫 larva

图 16-14 白蛉生活史
Fig. 16-14 Life cycle of sandfly

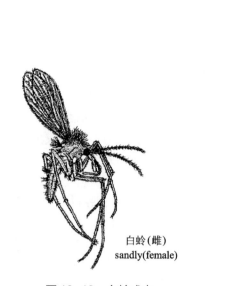

白蛉(雌)
sandly(female)

图 16-13 白蛉成虫
Fig. 16-13 Adult of sandfly

适宜气温下经 6~12 d 羽化为成虫。成虫羽化后 1~2 d 即可交配。生活史发育所需的时间根据不同蛉种及环境温度、湿度及食物情况而有差异。一般说来,21~28℃条件下从卵至成虫需6~8周。雄蛉寿命较短,交配后不久死亡,雌蛉可存活 20 d 左右。

【生态】

1. **孳生习性** 白蛉发育的早期阶段均在土壤中生活,以地面下 10~12 cm 处为多见。白蛉孳生的场所有人房、畜舍、厕所、窑洞等的墙、地裂缝等处。

2. **取食习性** 白蛉羽化后,雌雄成蛉多在吸血前进行交配,一生交配一次。雄蛉不吸血,以植物汁液为食。雌蛉吸血兼吸植物汁液。吸血对象因蛉种而异,通常竖立毛类蛉种嗜吸人及哺乳动物血,而平卧毛类蛉种嗜吸鸟类、爬行类与两栖类动物血。

3. **活动与栖息** 白蛉的活动时间多在黄昏至次日清晨。白蛉的飞行能力较弱,只能做跳跃式飞行。其活动范围一般在 30 m 以内。中华白蛉等家栖蛉种吸血后通常栖息于室内阴暗、无风处,如屋角、墙缝。吴氏白蛉(*Ph.wui*)等野栖蛉种吸血后飞出室外,栖息于窑洞、树洞、野生动物洞穴等处。同一蛉种也可因环境不同而栖性不同,如中华白蛉在平原地带为家栖,在山区和黄土高原地带则为野栖。

4. **季节波动与越冬** 每年白蛉出现 3~5 个月。在北方,中华白蛉于 5 月中旬出现,6 月中、下旬达高峰,8 月中旬消失。大多数蛉种一年繁殖一代。白蛉以四龄幼虫潜藏于 2.5~10 cm 的地表浅土中越冬。

【与疾病的关系】

白蛉除了叮人吸血外,能传播多种疾病,在我国已知可传播内脏利什曼病。

1. 利什曼病

(1)内脏利什曼病 病原是杜氏利什曼原虫。在我国广大流行区的主要媒介为中华白蛉,新疆为长管白蛉(*Ph.Longiductus*)、吴氏白蛉(*Ph.wui*)和亚历山大白蛉(*Ph.alexandri*),内蒙古和甘肃部分地区为吴氏白蛉。川北和陇南山区存在以中华白蛉为主要媒介的内脏利什曼病自然疫源地。

(2)东方疖 又称皮肤利什曼病,病原是热带利什曼原虫。该病流行于地中海、西南亚、中亚和拉丁美洲,主要由巴氏白蛉、司氏白蛉(*Ph.sergenti*)和中间白蛉(*Ph.intermedius*)传播。

（3）皮肤黏膜利什曼病　病原是巴西利什曼原虫。该病流行于拉丁美洲,主要媒介是中间白蛉和巴拿马白蛉(*Ph.panamensis*)。

2. 白蛉热(pappataci fever/sandfly fever)　病原为病毒,由白蛉经卵传递。该病流行于地中海地区至印度一带,主要由巴氏白蛉传播。

3. 巴尔通体病(bartonellosis)　又称奥罗亚热(Oroya fever)或卡里翁病(Carrion disease),是由杆菌样巴尔通体(*Bartonella bacilliformis*)所引起的疾患。流行于拉丁美洲,主要由野口白蛉(*Ph.noguchi*)和疣肿白蛉(*Ph.verrucarum*)传播。

【防制】

我国的主要种类有中华白蛉和长管白蛉等。白蛉活动范围小,飞行能力弱,且对药物敏感。根据我国防制中华白蛉的经验,采用以药物杀灭成蛉为主,结合环境治理和做好个人防护的综合防制措施可收到明显效果。防制方法如下:①在白蛉高峰季节之前,使用化学杀虫剂进行室内药物滞留喷洒,或熏杀。②改善人房、畜舍及禽圈卫生条件,保持清洁干燥,并清除周围环境内的垃圾,清除白蛉幼虫的孳生地。③安装纱门纱窗,使用蚊帐,涂搽忌避剂或用艾蒿烟熏。

(徐绍锐　刘明社)

▶▶▶　第五节　蚤　◀◀◀

蚤(flea)属于蚤目(Siphonaptera),寄生于哺乳动物和鸟类体外。全世界的蚤类已知超过2 000种和亚种,我国有650种和亚种,其中仅少数种类与传播人畜共患病有关。

【形态】

成蚤体型小,黄褐色,体长为1~3 mm,雌蚤较长,雄蚤(图16-15)稍短,虫体两侧扁平,无翅,有眼或无眼。体表分布有鬃(bristle)、刺和栉(comb),均向后方生长。

头部略呈三角形,触角有3节,位于触角窝(antennal fossa)内。腹面具有刺吸式口器,由针状的下颚内叶一对和内唇组成食物管,外包以分节的下唇须形成喙。有的种类颊部边缘具有若干粗壮的颊栉(genal comb)(图16-16)。

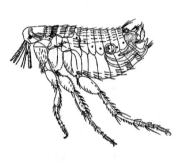

图16-15　雄蚤
Fig. 16-15　A male flea

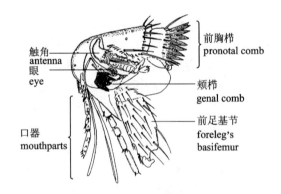

图16-16　蚤头部及前胸
Fig. 16-16　Head and prothorax of flea

胸部分成3节,每节由背板、腹板及侧板构成。有些种类前胸背板后缘具有前胸栉(pronotal comb)。3对足长而发达,基节粗壮,善于跳跃,故俗称跳蚤。

腹部10节,前7节为正常腹节。雄蚤第8~9腹节、雌蚤第7~9腹节特化为外生殖器。第8节上的臀板(pygidium)为感觉器官,略呈圆形,板上有若干杯状凹陷并且各具一根细长鬃和许多小刺。雌蚤在第7~8腹板的位置上可见几丁质较厚的受精囊(图16-17)。雌蚤受精囊形状与雄蚤外生殖器形状均因种而

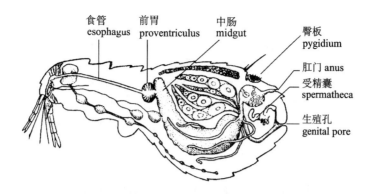

图 16-17 蚤的内部结构

Fig. 16-17 Internal features of flea

异,是分类的重要依据。

【生活史】

　　蚤的发育为全变态,包括卵、幼虫、蛹和成虫 4 期(图 16-18)。卵大多呈椭圆形,长为 0.4~1.0 mm,乳白色或淡黄色。在适宜的温、湿度条件下,人蚤卵期为 5 d。幼虫微小,长圆柱形,体色灰白,有 3 个龄期。在阴暗潮湿环境,人蚤幼虫蜕皮两次,需 14~20 d,变为成熟幼虫。体长约为 4.5 mm,甚活泼,爬行敏捷,咀嚼式口器。成熟幼虫吐丝作茧,在茧内第 3 次蜕皮,然后化蛹。发育的蛹已具成虫雏形,头、胸、腹及足均已形成,并逐渐变为淡棕色。蛹期通常为 14~21 d,人蚤需 21~26 d,寒冷环境中可长达 1 年。成蚤的羽化需要一定的刺激,例如空气的振动、动物的扰动及温度的上升等,可引导它破茧而出。羽化后即可交配、吸血。雌蚤一生可产卵数百个至数千个不等。成蚤的寿命为 1~2 年。

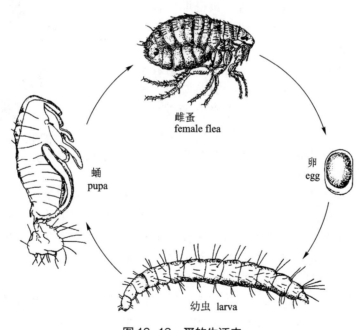

图 16-18 蚤的生活史

Fig. 16-18 Life cycle of flea

【生态】

　　1. 吸血习性　蚤是温血动物的体外寄生虫,雌雄蚤均吸血。吸血习性视蚤的种类而不同。有的嗜吸哺乳类和鸟类的血,有的嗜吸人血。蚤叮刺吸血活动频繁,通常一天吸血数次。常吸血过量,以致血食来不及消化即随粪便排出。蚤耐饥能力很强,有些蚤能耐饥达 10 个月以上。雌蚤的生殖活动与吸血密切相关。

249

2. 孳生习性　雌蚤于吸血后,卵巢开始发育,通常在宿主皮毛上和窝巢中产卵。由于卵壳缺乏黏性,卵散落到宿主的窝巢及活动场所,成为幼虫的孳生地,如鼠洞、畜禽舍、屋角等,幼虫以成虫粪便、动物皮屑、血块等为食。阴暗、潮湿、温暖的环境适宜幼虫和蛹的发育。

3. 活动　蚤的宿主范围很广,主要是小型哺乳动物,尤以啮齿目(鼠)为多。由于蚤善于跳跃,可在宿主体表和窝巢内外自由活动,个别种类如潜蚤(*Tunga*)等可固着甚至钻入宿主皮下寄生。传病的蚤类对宿主选择性不严格。蚤成虫对宿主体温的反应敏感,当宿主体温升高或下降时,蚤会很快离开,寻找新的宿主。这一习性在蚤传播疾病上具有重要的意义。

【与疾病的关系】

蚤通过吸血骚扰、寄生和传播疾病对人造成危害。蚤在活动场所随家畜或鼠类活动侵入人的居室吸血或骚扰。不同个体对蚤吸血的反应各不相同,有人因蚤叮咬影响休息或因搔抓导致继发感染。在中南美洲及热带非洲,穿皮潜蚤(*Tunga penetrans*)可寄生于人体引起潜蚤病。

蚤主要通过生物方式传播疾病通常传播鼠疫、地方性斑疹伤寒及绦虫病,其中以鼠疫最为重要。

1. 鼠疫(plague)　是由鼠疫耶尔森菌(*Yersinia pestis*)所致的一种烈性自然疫源性疾病。临床分为腺鼠疫、肺鼠疫和败血症鼠疫3种类型,发热、淋巴结肿大、肺炎、毒血症及出血等为主要症状。欧洲、亚洲和非洲都曾暴发过人类鼠疫流行,死亡者数以万计。蚤类携带鼠疫耶尔森菌是造成鼠疫流行的重要传播媒介和储存宿主。病原体通过蚤在野栖啮齿动物传播而形成鼠疫的自然疫源地,当人进入疫源地后发生感染,造成鼠疫在鼠类和人类之间的流行。

鼠疫的发生和流行包括鼠疫耶尔森菌、动物宿主和传播媒介3个环节。在自然条件下可感染鼠疫的野生啮齿目和兔形目的动物有227个种和亚种之多。我国发现的染疫宿主动物有80多种。自然感染鼠疫耶尔森菌的蚤可达200种和亚种。人间鼠疫的传播媒介,主要为印鼠客蚤(*Xenopsylla cheopis*)、致痒蚤(人蚤)(*Pulex irritans*)、具带病蚤(*Nosopsyllus fasciatus*)等。鼠疫耶尔森菌在蚤前胃中菌栓的形成,对传播鼠疫的作用具有重要意义。蚤刺吸病鼠或患者的血液后获得鼠疫耶尔森菌,其在蚤胃内迅速繁殖,数量逐渐增加,推入前胃(proventriculus),附着于前胃内壁的棘状突起上(图16-19)形成菌栓,堵塞前胃。导致蚤所吸的血液不能进入胃内,造成血液回流将病原反吐进入宿主体内,这一途径是蚤传播鼠疫的主要方式。此外,蚤因饥饿频繁吸血可增加蚤传鼠疫的机会;蚤粪污染宿主皮肤伤口也是造成鼠疫传播的另一个途径。

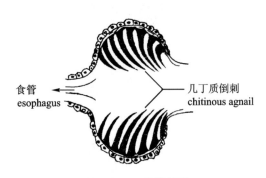

食管
esophagus

几丁质倒刺
chitinous agnail

图16-19　蚤的前胃
Fig. 16-19　Proventriculus of flea

2. 鼠型斑疹伤寒　是由莫氏立克次体(*Rickettsia mooseri*)所致的在鼠类中流行的一种自然疫源性疾病,可通过蚤传播于人。印鼠客蚤是主要媒介。蚤叮刺鼠型斑疹伤寒感染的病鼠时,吸入莫氏立克次体,在蚤胃内,立克次体侵入胃壁的上皮细胞繁殖,一般在10~12 d后大量立克次体逸出至胃腔,随蚤粪排出。人可经破损皮肤或眼结膜擦入或经呼吸道吸入含立克次体的蚤粪而感染,症状以发热、头痛、皮疹为主,预后较好。传染性的粪便可保持9年的感染力。

3. 绦虫病　蚤可作为犬复殖孔绦虫、缩小膜壳绦虫和微小膜壳绦虫的中间宿主。犬复殖孔绦虫成虫寄生于犬、猫等动物的肠道,而缩小膜壳绦虫和微小膜壳绦虫则寄生于鼠类的肠道。人体感染这些绦虫主要是误食了含拟囊尾蚴的蚤幼虫所致。通常作为中间宿主的蚤类有犬栉首蚤(*Ctenocephalides canis*)、猫栉首蚤(*C. felis*)和致痒蚤等。

【防制】

我国的重要蚤类有印鼠客蚤、致痒蚤、具带病蚤、犬栉首蚤和猫栉首蚤等。蚤类的防制采用综合性措施,主要包括如下。

1. 保持环境整洁,通风干燥,用拟除虫菊酯等化学药物喷洒灭蚤。

2. 消灭动物宿主,毒杀或捕杀室内外的鼠类,堵塞鼠洞。

3. 清洁禽畜用的高安全性药物配制成灭蚤香波给畜体洗澡。

4. 管理好宠物,定期对犬、猫等进行药浴,佩戴灭蚤项圈,保持宠物巢窝整洁干燥。

5. 加强个人防护,进入鼠疫自然疫源地,外露皮肤涂抹二乙甲苯酰胺或邻苯二甲酸二甲酯(防蚊油)防蚤叮咬。

6. 养成良好的个人卫生习惯,经常换洗衣被,防止蚤类孳生;对跳蚤感染患者的衣物可喷洒灭蚤药液洗涤,置于阳光下曝晒或煮沸灭蚤。

(赵亚娥　胡丽)

▶▶▶ 第六节　虱 ◀◀◀

虱(louse)属于虱目(Anoplura),是哺乳动物和鸟类的体外永久性寄生吸血昆虫。虱体小,无翅,背腹扁平,足粗壮,跗节只有一节,具一爪。寄生于人体的虱有两种,即虱科(Pediculidae)中的人虱(*Pediculus humanus*)和阴虱科(Pthiridae)的耻阴虱(*Pthirus pubis*)。一般认为人虱又分为两个亚种,即人头虱(*P. humanus capitis*)和人体虱(*P.humanus corporis*)。

【形态】

1. **人虱**　灰色或灰白色,体狭长,雌虫可达 4.4 mm,雄虫稍小(图 16-20)。触角短,眼明显,位于触角后方。口器为刺吸式,由 3 根口针组成,平时储在咽部近腹面的口针囊内。吸血时以吸喙固着皮肤,口针刺入,靠咽和食窦泵的收缩将血吸入消化道。胸部 3 节愈合,无翅,3 对足均粗壮,长度大致相等。各足胫节远端内侧具指状胫突,跗节仅 1 节,其末端有一弯曲的爪,爪与胫突配合形成强有力的攫握器。腹部呈长椭圆形,分节明显。

人头虱和人体虱形态区别甚微。仅在于人头虱体略小、体色稍深、触角较粗短。

2. **耻阴虱**　形态结构似体虱(图 16-21),但体短似蟹形,体的长度与宽度约相等,腹部宽短。

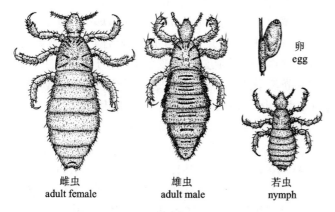

图 16-20　人体虱雌雄成虫、若虫和卵
Fig. 16-20　Adult,nymph and egg of *Pediculus humanus corporis*

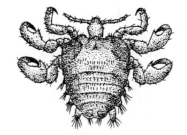

图 16-21　耻阴虱成虫
Fig. 16-21　Adult of *Pthirus pubis*

【生活史】

虱属于不完全变态昆虫,生活史发育经历卵、若虫和成虫 3 个时期(图 16-22)。卵椭圆形、约为 0.8 mm×0.3 mm,白色,俗称虮子(nit),常黏附在毛发或纤维上。若虫外形与成虫相似,但较小,尤以腹部较短,生殖器官尚未发育成熟。若虫经 3 次蜕皮为成虫。在最适的温度(29~32℃)、湿度(RH 75%)条件下,人虱由卵发育到成虫需 23~30 d,耻阴虱需 34~41 d。人体虱寿命约为 1 个月,最长不超过 2 个月。人头虱寿命略短。耻阴虱寿命约为 1 个月。

【生态】

1. **产卵习性**　人头虱主要寄生于人头发上,产卵于发根,常见于耳后。人体虱主要生活在贴身衣裤上,产卵于衣裤的皱褶、衣领、裤腰等处。耻阴虱寄生在体毛较粗、较稀之处,主要寄生在阴毛及肛门四周的毛上,也可见睫毛、胡须、腋毛、胸毛、眉毛、头发等处,产卵于毛的基部。

2. **取食习性**　若虫和雌、雄成虫都嗜吸人血。虱不耐饥饿,如得不到血食,只能存活 2~10 d。若虫每日至少需吸血两次。不论白天或晚上人虱都可吸血,但多在夜晚或宿主安静时。吸血时间为 3~5 min。成虫每日需数次吸血,常边吸血边排粪。虱的排粪与传播疾病有密切关系。

3. **活动与散播**　虱对温度和湿度都极其敏感。人虱的最适温度是 30℃,此时人体虱的爬行速度为 6~30 cm/min。正常情况下虱不离开人体,但当宿主患病、运动后体温升高,或死后尸体变冷,虱即爬离宿主。这些习性有利于虱的散播和疾病的传播。人虱的散播是由人与人之间的直接和间接接触引起的,如酒店的枕头、床单,桑拿浴室的毛巾、内裤等。耻阴虱的传播主要是通过性交或坐便器接触传播。

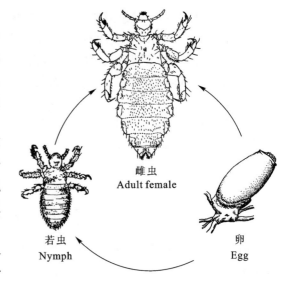

图 16-22　人体虱的生活史
Fig. 16-22　Life cycle of *Pediculus humanus corporis*

【与疾病的关系】

1. **直接危害**　人虱叮刺吸血后,在叮刺部位可出现丘疹和瘀斑,产生剧痒,由于抓搔可继发感染。严重者因抓搔引起脓疱、溃疡。耻阴虱的感染与患者不洁性交史有关,寄生在睫毛上的耻阴虱可引起眼睑奇痒、睑缘充血等。阴虱病可从患部找到虫体确诊。

2. **传播疾病**　人虱特别是人体虱能传播流行性斑疹伤寒、战壕热和虱传回归热。此外,地方性斑疹伤寒由蚤传到人后,也能由人虱传播。由于人虱终生寄生于人体,故只在人群之间传播疾病。

(1)流行性斑疹伤寒　是一种急性传染病,病原是普氏立克次体(*Rickettsia prowazekii*),主要通过人体虱传播,虱刺吸患者的血液获得感染。立克次体侵入虱胃上皮细胞并大量增殖,数天后上皮细胞破裂,病原即随同虱粪一同排出。人感染斑疹伤寒可以通过含立克次体的虱粪污染皮肤上的伤口,或由于病虱被压破后立克次体经伤口侵入。当人用含立克次体的虱粪污染的手指擦眼时,通过眼结膜或将病虱用牙咬破时立克次体通过口腔黏膜而进入体内;虱粪内的立克次体可被吸入呼吸道中或经眼结膜而侵入人体。流行性斑疹伤寒在一年四季都有发生,但在冬、春两季最多。最适宜的感染温度为 32~32.5℃。立克次体在虱粪中可以存活很久,可达 66 d。

(2)战壕热(trench fever)　又称五日热(five-day fever),病原是五日热巴尔通体(*Bartonella quintana*),是由人虱传播引起的急性自限性发热性疾病。临床上以头痛、发热和剧烈的骨、关节和肌肉疼痛为特征。其典型症状是短期的发热,为一种回归热的热型。在发热期间,伴有机体各部位的疼痛,其中以两足的胫部最为显著。人感染这种疾病,是由于含有战壕热巴尔通体的虱粪污染皮肤上的创口如虱咬伤、抓伤或皮肤的磨损处而引起,也可由于虱被压碎或挤破后,含有病原的虱肠内液汁污染了这些创口而引起。虱感染战壕热的病原后仍照常生存,且终生具感染性。

(3)回归热　虱传回归热病原体是俄拜疏螺旋体(*Borrelia obermeieri*)。人感染螺旋体后,经过 6~9 d 的潜伏期,突然恶寒、高热,持续数天后热退,经过 3~9 d 的无热期,忽然又发热,如此出现 2~3 次或以上,并有头痛,是一种周期性发作的急性发热传染病。病原体随患者血液被虱吸入后 5~6 d 即穿过胃壁进入血腔,故不从粪便排出。其传病是由虱体被碾碎后,病原体经伤口进入人体而致。

【防制】

首先是预防,注意个人卫生,勤洗澡和洗发、勤换洗衣服、被褥等。物理方法灭虱包括对衣物蒸煮、干热、熨烫等,不耐高温的衣物可用冷冻法。化学药物灭虱,如使用化学灭虱剂喷洒、浸泡。对人头虱和耻阴虱可将毛发剪去,再加用药物洗剂清洗涂搽。

(刘明社　徐绍锐)

▶▶▶ 第七节　蜚　蠊　◀◀◀

蜚蠊(cockroach)俗称蟑螂,属于网翅总目(Dictyoptera)、蜚蠊目(Blattaria)。世界上已发现蟑螂有350科约5 000余种。我国已记载18科60属250余种,室内常见有11种。

【形态】

蜚蠊成虫椭圆形,背腹扁平,虫体大小因种而异,大的可达100 mm,小的仅为2 mm。体呈棕褐色或深褐色,体表油亮。头小,口器为咀嚼式。触角1对,细长且分节多。复眼1对,肾形,单眼2个。胸部棕褐色,前胸背板很大,中胸有1对革质前翅,后胸有1对膜质后翅。少数种类无翅。3对足粗大多毛,强劲有力,善于疾走。腹部较胸部窄长,第6、7节背面有臭腺开口,第10节背板上有1对分节的尾须。雄虫的最末腹板有1对腹刺,雌虫则无。雌虫的最末腹板形似分叶状,具有夹持卵鞘(ootheca)的作用(图16-23)。

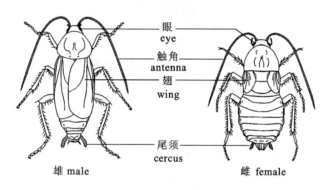

眼 eye
触角 antenna
翅 wing
尾须 cercus
雄 male
雌 female

图16-23　东方蜚蠊雌雄成虫
Fig. 16-23　Adults of *Blatta orientalis*

【生活史】

蜚蠊为渐变态昆虫,生活史为不完全变态,发育过程包括卵、若虫和成虫3个阶段(图16-24)。雌蜚蠊在产卵前先分泌一种物质,形成暗褐色坚硬袋状卵鞘,附着于虫体腹部末端,然后将成熟卵产于其中。卵鞘形态及其内含卵数为蜚蠊分类的重要依据。每个卵鞘含卵16~48个,需1~3个月孵化。

若虫孵出后,经5次蜕皮发育羽化为成虫。若虫期约需5个月。成虫羽化后数天即可交配,约10 d后开始产卵鞘。一只雌蜚蠊一生可产卵鞘数个或数十个不等。整个生活史一般需数月或1年以上。雌虫寿命约半年,雄虫寿命较短。

【生态】

1. **取食习性**　蜚蠊为杂食性昆虫,嗜食含糖和淀粉的食品,也食人、畜排泄物、分泌物及腐败的动物尸体,因而可能沾染多种病原体,如痢疾志贺菌、伤寒沙门菌、霍乱弧菌和阿米巴包囊等,起机械传播疾病的作用。蜚蠊的耐饥力较强,但不耐渴,需经常饮水,有时可见蜚蠊残食其同类及卵鞘。

2. **活动与栖息**　蜚蠊活动及藏匿的场所极为广泛。由于身体扁平,能通过窄缝而进入橱、柜、抽屉等处。蜚蠊主要用足行走,爬行迅速,每分钟可达21 m。其活动时间主要在夜间,从傍晚开始,至晚9~11时最多,天明后又隐匿起来。生活的最适宜温度为20~30℃。蜚蠊感觉灵敏,稍有惊扰迅即逃遁。蜚蠊的臭腺能分泌一种气味特殊的棕黄色油状物质,使所接触过的食物及用品留有臭味,通常称为"蟑螂臭",是其驱避敌害的一种天然防御功能。它还有群居的习性,在杂物堆积的隐蔽场所,常可发现成群聚居。

3. **季节波动与越冬**　蜚蠊的季节波动受温度影响较大,通常始见于4月,7~9月达高峰,10月以后

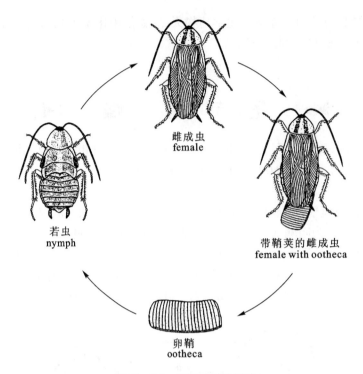

图16-24　德国小蠊生活史
Fig. 16-24　Life cycle of *Blattella germanica*

渐少。当温度低于12℃时,便以成虫、若虫或卵越冬。在有取暖设备的房间可常年活动。海南地区无越冬现象。越冬场所与栖息场所基本一致,多为隐蔽不受干扰之处。

【与疾病的关系】

蜚蠊能通过体表或体内(以肠道为主)携带数十种病原体而机械性传病。从其体内分离出细菌、病毒、真菌及寄生虫卵和包囊等。如蜚蠊可携带痢疾志贺菌、副伤寒沙门菌、铜绿假单胞菌、变形杆菌等多种细菌,腺病毒、肠道病毒、脊髓灰质炎病毒和肝炎病毒等病毒,蠕虫卵、阿米巴及贾第虫包囊等。蜚蠊还可作为美丽筒线虫、东方毛圆线虫、棘头虫和缩小膜壳绦虫的中间宿主,并作为过敏原,可引起变态反应。

此外,蜚蠊也可用于疾病的治疗。蜚蠊作为药用,最早载于《神农本草经》。目前,在我国已用于临床的蜚蠊类药物有消癥益肝片、康复新、心脉龙等,主要用于治疗肿瘤、心血管病和促进伤口愈合。

【防制】

我国的重要蜚蠊种类有德国小蠊(*Blattella germanica*)和美洲大蠊(*Periplaneta americana*)等。防制蜚蠊的根本措施是保持室内清洁卫生,妥善保藏食品,及时清除垃圾。人工清除柜、箱、橱等缝隙内的卵荚,予以焚烧或烫杀。可用诱捕器、诱捕盒捕杀成虫,并用化学药物制成胶(毒)饵、"蟑螂笔"、粘蟑纸、熏蒸剂等杀灭成虫。对蜚蠊变应原过敏的哮喘或皮炎患者可进行脱敏治疗。

(尹铁球　吴仕筠)

▶▶▶ 第八节　其他昆虫 ◀◀◀

一、蠓

蠓(biting midge)属于双翅目蠓科(Ceratopogonidae),俗称"小咬"或"墨蚊",是一类个体细小的昆虫。全世界已知蠓类分5个亚科,125属,5 500多种。

我国目前已发现细蠓亚科(Leptoconopinae)、铗蠓亚科(Forcipomyiinae)、毛蠓亚科(Dasyheleinae)、蠓

亚科（Ceratopogoninae）4个亚科,38属1000余种,多数为非吸血蠓类。我国吸血蠓有3个属,其中库蠓属（Culicoides）分布最为广泛,种类最多,有305种;其次为蠛蠓属（Lasiohelea）66种;细蠓属（Leptoconops）42种;共413种。嗜吸温血动物血液的蠓类具有医学意义。

【形态】

1. **成虫** 黑色或深褐色,刺吸式口器,体长为1~3 mm,头部有一对发达的复眼。触角一对,分15节,雌虫触角轮毛稀少,雄虫毛多如羽状。触角基部后方有单眼一对。翅上被覆细毛和微毛,形成一定形状的暗斑和淡斑,其大小、颜色、位置等为分类依据。除细蠓外,蠛蠓和库蠓的翅均具径中横脉。蠛蠓有发达的爪间突,而库蠓和细蠓的爪间突不发达或退化（图16-25）。

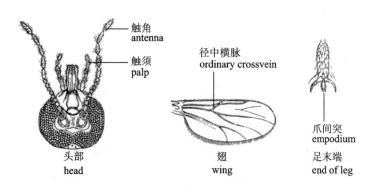

图16-25 蠛蠓的头部、翅和足末端

Fig. 16-25 The head, wing and leg's end of *Lasiohelea*

2. **虫卵** 呈香蕉形,长为0.35~0.65 mm。刚产出时为灰白色,表面被有胶状物,可黏附在物体上。随后渐变为褐色或黑色,透过虫卵可见胚胎期眼点或头毛。

3. **幼虫** 蠕虫状,大小因种不同而异,长为0.3~6.4 mm。头部呈深褐色,咀嚼式口器,胸、腹部灰白、奶油或淡黄色。水生或陆生,分为4个龄期。

4. **蛹** 为裸蛹,头背部有头盖,前胸背侧有呼吸管一对。早期淡黄色,羽化前呈深褐或黑色。不活动,可见于水中或有积水的淤泥中。

【生活史与生态】

蠓的生活史为完全变态。雌蠓交配后需要吸血卵巢才能发育,3~4 d后发育成熟并产卵于孳生地。雌蠓通常一生产卵2~3次,每次产卵几粒或100~200粒不等。在适宜温度条件下,虫卵约5 d孵化。幼虫孳生在富含有机质的松软潮湿的土层表面,如池塘、水沟、树洞及林中坑洼沼泽等积水处,以藻类、真菌、鞭毛虫等为食。22~38 d化蛹,蛹于5~7 d羽化。蠓通常1年可繁殖1~4代,视种类与地区不同而异。雄蠓交配后1~2 d死亡,雌蠓寿命约为1个月（图16-26）。

蠓的活动以午后、傍晚或凌晨最为频繁,吸血蠓类交配时常有群舞现象。雄蠓吸食植物汁液,仅雌蠓吸血。不同种类雌蠓吸血有一定的倾向性,有的嗜吸人血,有的嗜吸禽类或畜类血;有的则没有选择性,兼吸

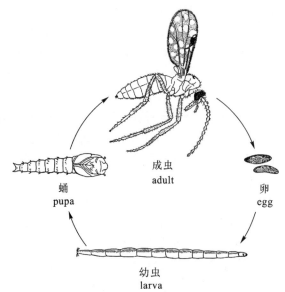

图16-26 蠓的生活史

Fig. 16-26 Life cycle of Ceratopogonidae

人、畜和野生动物血。绝大多数蠓的吸血活动是在白天、黎明或黄昏进行。多栖息于树丛、竹林、杂草、洞穴等避风、避光处。蠓的飞行能力不强,一般不超过0.5 km。成蠓出现于4~10月,密度高峰为7~8月,以

幼虫或卵越冬,在华南等地则全年均可存在。

【与疾病的关系】

蠓叮人吸血,使患处奇痒,并发红疹,甚至发生溃疡,对林区和野外作业的人群危害较大。更重要的是蠓可传播多种疾病,目前已知蠓可作为 18 种人畜寄生虫的媒介,可携带 20 余种与人畜有关的病毒。在拉美和非洲等地区,发现库蠓能在人群中传播曼森丝虫、欧氏丝虫和链尾丝虫病。在我国,对蠓与人体疾病的关系了解得尚不够清楚。福建、广东和台湾,曾在自然界捕获的台湾铗蠓(*Lasiohelea taiwana*)体内分离出乙型脑炎病毒。

【防制】

1. 环境防制　搞好环境卫生,消除杂草、填平洼地水坑,清除蠓的孳生地。

2. 化学防制　对成蠓出入的人房、畜圈和幼虫孳生地的沟、塘、水坑等环境用 DDT、马拉硫磷或溴氰菊酯等进行滞留喷洒,兼灭成虫和幼虫。

3. 个人防护　在有吸血蠓类地区野外作业的人员,可在暴露的皮肤上涂擦忌避剂防蠓叮咬,也可燃点艾草、树枝等,以烟驱蠓,头面部可使用头网。被叮咬出现局部肿、痒时,可用 10% 碱水、氨水或清凉油涂搽。

二、蚋

蚋(*Simulium* spp.)俗称"黑蝇",属双翅目蚋科(Simuliidae)。根据 Rothfels(1979)蚋的细胞分类系统,蚋科分为 4 个亚科。全世界已报告了副蚋亚科(Parasimuliinae)和蚋亚科(Simuliinae)53 亚属 1 660 多种;截至 2003 年底,我国已报告的种类仅限 1 个亚科,即蚋亚科 5 属 19 亚属 226 种。国内具有代表性的常见种类有斑布蚋(*Simulium maculatum*)、毛足原蚋(*Prosimulium hirtipes*)、刺扰原蚋(*Pr. irritans*)、黄足纺蚋(*S. aureohirtum*)、五条蚋(*S. quinquestriatum*)、节蚋(*S. nodosum*)等。

【形态】

1. 成虫　体小而粗壮,长为 3~5 mm,灰黑色或带暗黄色。头部椭圆形,刺吸式口器。雄蚋复眼大,与胸背约等宽;雌蚋的两复眼被额明显分开。触角节短而粗,有短毛,由 9~12 节组成。胸背明显隆起,足短健。翅宽阔,纵脉发达,有平衡棒。腹部 11 节,有的种类腹部背面有银色闪光斑点,末尾 2 节演化成尾器。足的颜色与跗突的有无及尾器的结构是分类重要依据。

2. 虫卵　略呈圆三角形,长为 0.1~0.2 mm,卵壳表面光滑,薄而透明,初产时淡黄色,逐渐变为黑褐色。通常 150~500 粒排列成鳞状或成堆,黏附于清澈流水中的岩石、水草与树枝等表面。

3. 幼虫　呈圆柱形,虫体后端膨大,中段较小。刚孵出的幼虫约为 0.2 mm,淡黄色,以后逐渐变为褐色,成熟幼虫长 4~15 mm。头端有一对由放射状刚毛组成的口扇和一对触角,前胸腹面有一只具小钩的胸足,尾部有一个具小钩的吸盘和一个可缩入体内的尾鳃。

4. 蛹　属于半裸茧型,茧由幼虫唾液腺分泌的丝织成,前端开口,其形状在不同的种类亦不相同。蛹的头及胸部前端裸露在外,后端可牢固地黏附于水中石块、植物或其他附着物上。

【生活史与生态】

蚋的生活史为完全变态(图 16-27)。蚋孳生、产卵于水中,虫卵黏附于水草、石块或沉没于水里。雌蚋一生能产卵数百个,发育期为 4~12 d 或更长。幼虫喜欢生活在水流清澈的小溪等急流中,污水、温泉不适合蚋生长。幼虫有 6~9 个龄期,以水中微小生物为食,借胸足和尾吸盘附着于物体上进行交替移动,3~10 周发育成熟。幼虫经多次蜕皮后结茧化蛹,茧由幼虫唾腺分泌的丝状物黏附在水中石块或水草上。蛹期约为 1 周,通过气管鳃由茧的开口处伸出水中呼吸。羽化时可借助茧内气泡上升,从水中爬出,亦可借翅腋气泡或展翅上升浮出水面。

雄蚋不吸血,以植物汁液为食,交配后几天即死亡。雌蚋交配后开始吸血,寿命可达 2~4 个月。雌蚋吸血无严格的选择性,嗜吸畜、禽血,兼吸人血。人初被蚋叮咬吸血时不觉疼痛,经 1 min 后渐有感觉,被叮刺皮肤表面伤口可冒出一个小血珠是被蚋叮刺的特征。蚋均为野栖,成虫栖息草丛及河边灌木丛,飞行距离达 2~10 km。蚋一般出现于春、夏、秋 3 季,6~8 月为活动高峰,以卵或幼虫在水下越冬。高纬度地区,

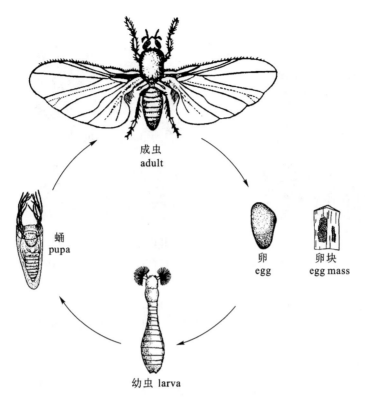

图 16-27　蚋的生活史
Fig. 16-27　Life cycle of Simuliidae

蚋出现于 3~11 月,中纬度地区(如福建)全年出现,一年可繁殖 6~7 代。

【与疾病的关系】

蚋呈世界性分布,对人的危害主要是叮吸人血,不吸血的蚋与人、畜疾病无关。蚋在山区、林区、草原等地对人造成很大的骚扰,被刺叮处常出现局部红肿、疼痛、奇痒及炎症,影响人们的工作和休息。大量刺叮可引起皮炎,导致强烈的过敏反应,甚至继发感染,引起淋巴管、淋巴结炎及"蚋热"等。在非洲和拉丁美洲,某些蚋的种类为盘尾丝虫病和罗阿丝虫病的传播媒介,但在我国蚋与人体疾病的关系还不清楚。

【防制】

采用综合防制措施,并涂擦忌避剂进行个人防护。也可利用寄生物和天敌灭虫,如病毒、真菌、微孢子虫和索虫科线虫等。这些病原生物感染后可阻止蚋幼虫化蛹发育,导致虫体死亡。由于蚋生活在急流中,幼虫可以附着在各种水中物体和岩石上,清除孳生地和使用药物实际上很困难,如有可能,可间歇阻断水流使蚋蛹和幼虫干死。

三、虻

虻(*Tabanus* spp.)属双翅目虻科(Tabanidae),是一类大、中型昆虫,俗称"牛虻"或"瞎虻"。全世界已知 4 亚科 137 属 4 500 种,我国已记录 3 亚科 14 属 450 种。

【形态】

1. **成虻** 体型粗壮,体长为 1~3 cm,体表多细毛,呈黄色、灰色、褐色或黑色,足短粗多毛。多数胸部、腹部或翅上有鲜艳色斑和光泽,其颜色和斑纹是分类依据。头部复眼较大,多具金属光泽,死后不久复眼上的金属光泽随即消失。雄虻两眼紧挨相接,雌虻两眼分离。触角一般较短,分 3 节,第 3 节上有 3~7 个环痕,其数目多少依种类而异,无触角芒。雄虻口器退化;雌虻口器为刮舐式,可刺破宿主皮肤吸血(图 16-28)。翅宽,透明或具鲜艳色斑,翅脉复杂,多翅室。腹部较宽扁覆以软毛,可见 7 节,第 8~11 节演化为尾器。

2. **虫卵** 呈纺锤形,长 1.5~2.5 mm,初产时黄白色,以后变为黑色。常由 3~4 层形成卵块,每块含虫

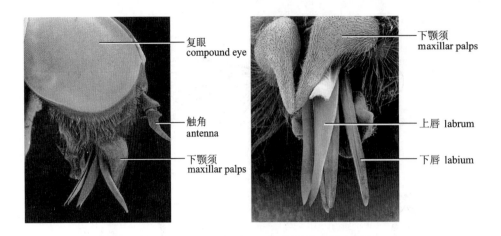

图 16-28 虻头部(左)和口器(右)的扫描电镜图

Fig. 16-28   SEM micrographs of head(left)and mouth(right) parts of *Tabanus* spp.

卵数十至数百粒,通过胶质黏附于植物叶片、茎秆,挂在水面、湿土或岩石上。

3. **幼虫** 体型细长,两端较尖,由 11 个环节组成。早期淡黄色,以后接近黑色。1~7 腹节有疣状突,尾部有一个短呼吸管,其顶端有气门开口。

4. **蛹** 为裸蛹,较幼虫粗短,分头胸部和腹部,暗棕黄色。头部、腹部都长有刺和毛,中胸有一对气门。腹部 1~7 节相似,各腹节均有呼吸孔,腹末端有背、侧、腹 3 对结节,称为蛹星体(pupal aster)。

【生活史与生态】

虻的生活史为完全变态(图 16-29),孳生地可分为 3 类。①水生:幼虫孳生在小河、湖泊、池塘等淡水或咸水滩及河底泥沙中;②半水生:水边渗漏地带、洼地、沼泽地,土壤内有腐殖质,如稻田等;③陆生:牧场的牛栏、灌木丛、庭园、草场、森林和被落叶覆盖的潮湿土壤。

虻的飞行能力很强,每小时可飞行 45~60 km。雄虻的寿命仅为几天,以植物汁液或花蜜为食,交配

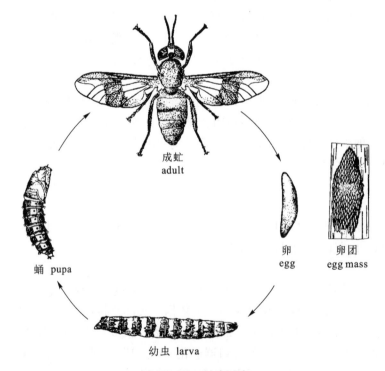

图 16-29 虻生活史

Fig. 16-29   Life cycle of tabanids

后很快死亡。雌虻可存活 2~3 个月,交配后吸血产卵。虫卵产出时数百粒聚集成堆或块状,经 1 周孵化。幼虫孵出后落入地面潮湿土壤或水中,以有机物为营养,或以土壤中其他生物幼虫为食。其发育时间较长,一般需数月甚至 1 年以上,大部分种类一年繁殖 1 代。幼虫成熟后在土中化蛹,并逐渐发育移向土表,经 1~3 周羽化为成虫。10 月以后幼虫即向土层深处移动,在 22~25 cm 深的土中越冬。

虻主要刺吸牛、马、驴等大型家畜的血,也侵袭其他动物和人。白天活动,在盛夏最为活跃,6~8 月为高峰。在热带和亚热带地区有不少种类吸血高峰在傍晚,寒、温带地区常在白天强烈日光下吸血。阴雨天虻类一般很少活动,常栖息于河边植被或草丛树林中。

【与疾病的关系】

虻对人的主要危害是叮人吸血,被叮刺者可引起荨麻疹样皮炎及全身症状,常出现局部红肿、疼痛、奇痒及炎症与继发性感染。在国外有的地区,斑虻属和虻属还可传播人类疾病,如罗阿丝虫病和土拉菌病(tularemia)等。在我国,虻与人类疾病的关系还不清楚。此外,虻对家畜的危害也很大,是炭疽病、锥虫病及马传染性贫血的传播媒介,为我国畜牧业的重要害虫。

【防制】

由于虻的孳生地较为分散,孳生地类型多样,环境防制比较困难。防制以针对成虫防护为主,药物杀灭为辅。从事野外工作时,在裸露的皮肤处涂搽忌避剂。在稻田工作时亦应做好个人防护,防止幼虫叮咬。在虻的栖息场所可喷洒杀虫剂。

四、松毛虫

松毛虫(*Dendrolimus* spp.)属于鳞翅目枯叶蛾科(Lasiocampidae)松毛虫属(*Dendrolimus*),是一种林业害虫。成虫在静止时两翅合拢,色泽棕褐,形似枯叶,称枯叶蛾。其幼虫以危害松树为主,称松毛虫。我国已发现约 7 属 80 余种,危害较大及分布较广的有马尾松毛虫(*Dendrolimus punctatus* Walker)、赤松毛虫(*D. spectabilis* Butler)、油松毛虫(*D. tabulaeformis* Tsai et Liu)、落叶松毛虫(*D. superans* Butler)、云南松毛虫(*D. houi* Lajonquiere)、思茅松毛虫(*D. kikuchii* Matsumura)6 种。其中以马尾松毛虫分布最广,危害最大。

松毛虫最初被引起注意是在 20 世纪 70 年代,我国浙江、江苏、江西、广东、湖北、福建等不少地区,发生了一种以皮炎及关节肿痛为主要临床症状的疾病。经过大量流行病学调查,证明是因接触松毛虫而引起的,国内医学界将其定名为松毛虫病。

【形态】

成虫展翅时,雄虫长为 36.1~48.5 mm,雌虫长为 42.8~56.7 mm。全体黄褐至棕褐色,前翅较宽,外缘呈弧形,翅面斑纹不太明显,外缘为黑褐色斑,内侧为淡褐色斑。幼虫包括 6 个龄期,其体色、体型、毛束、毛丛随着龄期不同而异。五龄幼虫体呈灰黑色,体长为 26~46 mm。成熟幼虫(六龄)棕黑色,体长为 38~58 mm,体表遍布白色鳞片,其间混有一些金黄色鳞片。胸部背面及腹部两侧有软的白毛,各节上的黑色毛束明显而发达。体表在第 2、第 3 胸节背面各有一条毒毛带(毒毛区),上有很多毛窝,每一毛窝长出一根毒毛,每一毒毛带上有毛窝 4 800 多个。毒毛末端尖,中空管状,管内有棕黄色的黏稠状毒液。毒毛外表有很多倒刺状小棘,每根毒毛下面有一毒腺细胞(图 16-30)。

【生活史与生态】

生活史为完全变态(图 16-31)。雌蛾交配后产卵于马尾松的枝条上,成行排列。虫卵赤豆色,从产出到孵化需 5~10 d。刚孵出时虫体呈灰黑色,爬动活泼,遇惊扰即吐丝下垂,并能扭曲跳动。第五龄及第六龄期的松毛虫幼虫毒毛及毒腺细胞很发达,是致病期。成熟幼虫吐丝结茧将自己裹在其中,茧呈长椭圆形,长 30~45 mm,灰白色或淡黄褐色,茧皮表面附着有很多脱落的毒毛,毛尖朝外,分布不均。茧内虫体缩短变粗,活动能力减弱,体表的各种毛均逐渐脱落,形成蛹前期,一般 3 d 后蜕皮化蛹。蛹初期为青绿色,然后颜色逐渐加深,变为棕黄或棕褐色,蛹期 13~22 d。茧外有散生黑色短毒毛。松毛虫的蛾期虫体黄褐或棕褐色,头部触角 1 对,口器退化,胸部发达,前翅和后翅布满鳞片,足 3 对。雌蛾多产卵于生长良好的

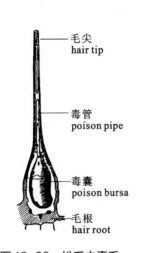

图 16-30　松毛虫毒毛

Fig. 16-30　Poison hairs of pine caterpillar

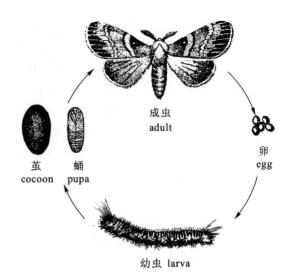

图 16-31　松毛虫生活史

Fig. 16-31　Life cycle of pine caterpillar

森林边缘松树针叶上,每头雌蛾可产卵数十粒至数百粒不等。成虫有强烈的趋光性,飞行能力强,最远的可达 2 km。在我国长江流域各省,每年发生 2~3 代,在两广一带每年发生 3~4 代,以三龄幼虫在松针丛中或树皮缝中越冬。

【与疾病的关系】

松毛虫的毒毛尖锐,与人接触时极易刺入皮肤。毒毛上有微小的倒刺小钩,刺入皮肤后难以拔出,引起痛痒、肿块。松毛虫化蛹时,毒毛密布于茧壳外,因此虫茧也具有高度的致病性。在山林中割草、砍树、放牛等接触虫体或被虫体污染的环境是主要的感染方式。松毛虫的毒毛和毒素与皮肤接触后进入人体内,可引起过敏性炎症反应,主要累及皮肤与关节,有时眼、耳郭也可受损,称为松毛虫病。病程一般为数天或十几天,部分病情可延续数月,极少数达 10 多年之久。其症状有畏寒、低热、头痛、食欲不佳、全身不适等。

毒毛刺入皮肤后,多数患者局部出现直径为 1~2 cm 的红斑,中心可触及疼痛的结节状肿块。部分病例肿胀的结节触及有波动感,穿刺可抽出血性黏稠分泌物,但培养无细菌生长。少数患者可出现难愈的窦道及瘘管,甚至并发化脓性关节炎。若病变呈慢性,当骨关节受累发病时,可逐渐强直。松毛虫病皮肤受损表现为斑丘疹、风团、水疱、脓疱及皮下结节等。经治疗后,常在 1 周内退疹痊愈,少数可至数月,形成慢性皮炎。

【防制】

感染本病可导致严重后果,应引起足够重视。治疗应采用摘除毒毛与药物治疗相结合的办法。对全身或局部发痒者可用 10% 葡萄糖酸钙静脉注射,口服抗过敏药如氯苯那敏(扑尔敏)等。局部病灶处可用 0.5%~1% 普鲁卡因加泼尼松龙做病灶周围封闭,或封闭加蛋清外敷,每日 1 次,并兼用抗过敏、止痛、抗炎的药物。

贯彻"灭早、灭小、灭了"的治虫原则,做好个人防护,上山时穿长袖衣服,防止接触松毛虫。

五、隐翅虫

隐翅虫(*Paederus* spp.)属鞘翅目(Coleoptera)隐翅虫科(Staphylinidae),是一类黄褐色小型甲虫。该科分 30 亚科,2 696 属,全世界已发现 36 000 多种。有 250 余种属于毒隐翅虫属(*Paederus*),我国已发现 19 种。其中褐足毒隐翅虫(*Paederus fuscipes*)分布广泛,其他常见的还有黑足毒隐翅虫(*P. tamulus*)、圆胸毒隐翅虫(*P. gemellius*)等。隐翅虫体内含有毒素,接触者可致隐翅虫皮炎(paederus dermatitis)。

【形态】

成虫体长为 6.5~8 mm,头部黑色,形状与蚂蚁相似,有散在刻点,颈部有缢痕,略带黄色。咀嚼式口器,头部两侧具复眼一对。眼前方有鞭状触角一对,基部黄色,顶部褐色,由 11 节组成,以第 3 节最长。前胸橙黄色,椭圆形。鞘翅短,其长度接近虫体总长的 1/3,仅覆盖于虫体中段胸部。鞘翅具有蓝黑色金属光泽,光学显微镜下可见密布刚毛。膜翅脉纹简单,藏于鞘翅内。膜翅展开后其长度可达尾部末端,收拢时靠尾端向背部上翘弯曲将其折叠推入鞘翅内。腹节大部裸出,紧靠鞘翅后的 4 个腹节为橙黄色,尾部为蓝黑色。腹部末端数节内缩,特化为尾器。足黄褐色,末端黑褐色,粗短而强壮,适于疾走。褐足毒隐翅虫(*Paederus fuscipes*)为该属代表(图 16-32)。

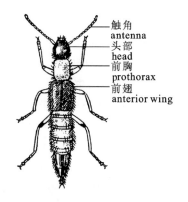

触角 antenna
头部 head
前胸 prothorax
前翅 anterior wing

图 16-32 隐翅虫成虫
Fig. 16-32 Adult of *Paederus* spp.

【生活史与生态】

隐翅虫的发育属完全变态,虫种分布很广,完成生活史所需时间因种而异,多数 1 年 1 代。成虫生长和栖息于温带地区的江河岸边、田园等处,也有栖息于鸟巢、蚁穴,经常成群飞行。白天藏于草丛、石块下,夜间活动,有趋光性,尤其是日光灯。入室后在灯下飞行,可跌落、停歇在人体或桌子等物体表面。在停留面行走迅速,并随时准备起飞。隐翅虫是杂食性昆虫,有的可捕食蚜虫、稻飞虱等其他小型昆虫及各种农作物害虫,因此被认为是益虫。但从医学昆虫角度考虑,由于它对人体皮肤有损害,所以仍需加以防制。

【与疾病的关系】

隐翅虫常飞跌于人体暴露部位,如面部、颈部、四肢等处,但并不叮咬人或释放毒液。只有当虫体被拍击或压碎时,其体内的强酸性毒液(隐翅虫素 pH 1~2)沾染皮肤,即可引起局部皮肤损害,使人的皮肤产生烧灼痛感,并引起炎症。开始仅为点、片或条索状红斑,称线性皮炎或隐翅虫皮炎。随后红斑上出现密集的丘疹、水疱和脓疱,常呈线条状排列。中央呈灰褐色坏死,灼痛明显。皮疹广泛时伴全身不适,严重的可有剧痛及发热、恶心、呕吐等全身症状。1~2 周后脱痂而愈,并可能留下咖啡色样色素沉着,一般 1~2 个月后逐渐消失。隐翅虫皮炎好发于头、面、颈、四肢及胸背等外露部位。如受害部位为眼睑等细嫩皮肤,症状尤为严重。此病多见于夏、秋季,雨后闷热天气较多。

【防制】

隐翅虫体型小,具有趋光性,可钻过一般家庭纱窗,因此病损常在人们睡眠中发生。亦见于学生晚上在教室自习或在路灯下看书时,该虫掉落衣服领口或皮肤暴露处引起损害。预防本病应注意在夏、秋季夜间关好门窗,防虫入室,必要时可减少房间照明度。若发现隐翅虫掉落于皮肤时,切不可用手拍打或挤捏。如不慎沾染毒液后,应立即用水清洗,涂搽 10% 氨水或 5% 碳酸氢钠溶液,也可将蛇药片用水或醋调匀外搽。临床报告用棉签蘸利巴韦林注射液(又名病毒唑、三氮唑核苷)涂搽患处,每 2 h 一次,数小时后灼痛肿胀就明显减轻,次日溃烂处就干燥结痂。如果眼睑受损,可参用 3% 硼酸溶液湿敷、吗啉胍滴眼液、氧氟沙星滴眼液或硫酸软骨素滴眼液滴眼或局部湿敷。

六、臭虫

臭虫(bed bug)属半翅目(Hemiptera)臭虫科(Cimicidae),目前已知 6 属 80 余种,其中仅温带臭虫(*Cimex lectularius*)和热带臭虫(*Cimex hemipterus*)两种生活在人居室内,嗜吸人血,与人类关系密切。臭虫对人的危害主要是通过叮咬引起的直接危害,虽然在它体内发现了多种病原体,但是这些病原体能否通过臭虫传播目前尚未得到证实。

【形态】

1. **成虫** 背腹扁平,椭圆形,红褐色。大小约为 5 mm × 3 mm,全身被有粗而短的毛。两种臭虫形态相似(图 16-33),较明显的区别是温带臭虫的前胸凹陷较深,两侧缘向外延伸成薄边;而热带臭虫前胸的凹陷较浅,两侧缘不外延。头宽扁,两侧有突出的复眼一对。触角一对,分 4 节,末两节细长。刺吸式口器,弯折向腹面,吸血时前伸。中后足基节有新月形臭腺孔,第 5 节腹面后缘右侧有一个三角形凹陷,称柏氏器(organ of Berlese),是精子的入口,为交配用。雄虫腹部末端狭窄而尖,有角质交尾器一个,镰刀形,向左侧弯曲,储于尾器槽中。

2. **卵**　呈椭圆形,长约为 1 mm,黄白色,有卵盖,卵壳上有网状纹。

【生活史与生态】

生活史为不完全变态(图 16-34),雌雄交配吸血后,雌虫在床板、蚊帐缝隙内产卵。虫卵常黏附在成虫活动和隐匿处,如床板、蚊帐、家具、墙壁的缝隙等。雌虫可一次产卵 1 至数枚,一生可产卵 100~200 枚,冬季通常停止产卵。虫卵 8 d 可孵化出若虫,分 5 个龄期,每次蜕皮前均要吸血。在末次蜕皮后变为成虫,完成生活史需6~8 周。气温低时,会延长发育时间。雌、雄虫及若虫均嗜吸人血,也吸鼠、兔或家禽血。白天藏匿,夜晚活动吸血,行动敏捷,不易捕捉。成虫耐饥力很强,可耐饥 6~7 个月,甚至可长达 1 年。若虫耐饥力稍弱,也可达 70 d。臭虫生活在人居室及木质床榻的各种缝隙中,有群居习性,在隐匿处常见聚集的臭虫。在温暖地区适宜条件下臭虫每年可繁殖 6~7 代,成虫寿命可达 9~18 个月。

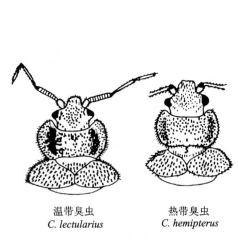

温带臭虫　　热带臭虫
C. lectularius　*C. hemipterus*

图 16-33　臭虫头部及前胸形态
Fig. 16-33　Head and prothorax of
bed bug

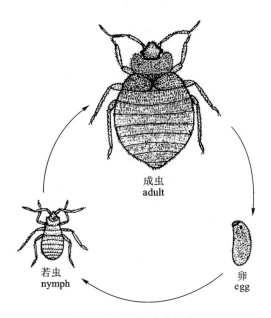

成虫
adult

若虫
nymph

卵
egg

图 16-34　臭虫生活史
Fig. 16-34　Life cycle of a bedbug

【与疾病的关系】

臭虫对人的危害主要是骚扰吸血,叮刺时将唾液注入人体,引起局部红肿、痛痒难忍。严重时造成贫血,神经过敏,失眠及虚弱。实验条件下可传播鼠疫、钩端螺旋体病(leptospirosis)、回归热(relapsing fever)、Q 热(Q fever)、乙型肝炎(hepatitis B),但至今尚未证实在自然情况下传播疾病。

【防制】

防制臭虫的基本方法是环境治理。首先要填塞室内墙壁、地板、床板缝隙,以免孳生和匿藏臭虫。室内可放卫生球等忌避剂,喷洒药物于室内缝隙灭虫。对行李应检查处理,用沸水烫洗衣物、被褥、家具,或在日光下反复曝晒。

(徐绍锐　李晋川　刘明社)

数字课程学习……

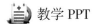教学 PPT　　　英文小结　　　思考题　　　自测题

第十七章

蛛 形 纲

蛛形纲节肢动物的形态特征是身体分为头胸和腹两部,或头胸腹愈合成躯体,成虫具足4对,无触角,无翅。蛛形纲至少可分9个亚纲,与医学有关的是螨亚纲或蜱螨亚纲(Acari)、蝎亚纲(Scorpiones)和蜘蛛亚纲(Araneae),以蜱螨亚纲最重要。蜱螨亚纲已知种类约5万种(其中蜱类约800种)。蜱螨亚纲的节肢动物简称"蜱螨",其鉴别要点(图17-1)有:①身体圆形或卵圆形,头胸腹愈合成一体,称为躯体,与躯体相连的部分称为颚体(gnathosoma)或假头(capitulum),颚体位于躯体前端或前部腹面,内含口器。②虫体为小型节肢动物,小者体长仅为0.1 mm左右,大者可达10 mm以上(最大不超过40 mm)。一般来说,蜱较大,螨较小。③成虫和若虫腹面有足4对,幼虫足3对,气门(有或无)位于第4对足基节的前或后外侧。生殖孔位于躯体前半部。肛门位于躯体后半部。

蜱螨生活史可分为卵、幼虫、若虫和成虫4个基本时期,若虫期为1~3个或更多。成熟雌虫可产卵、产幼虫,有的可产若虫,有些种类行孤雌生殖(parthenogenesis)(图17-2)。与医学有关的蜱螨类群隶属于不同的分类层次(表17-1),每个类群又包括了许多具体的种类。

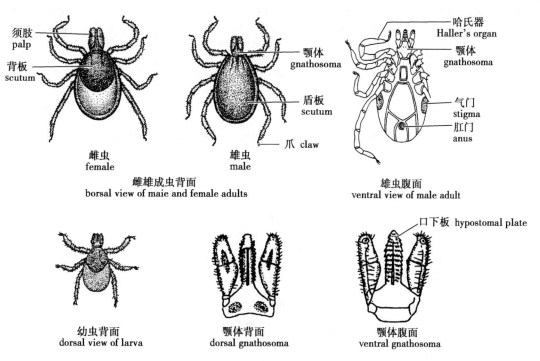

图 17-1　硬蜱形态
Fig. 17-1　Morphology of hard ticks

263

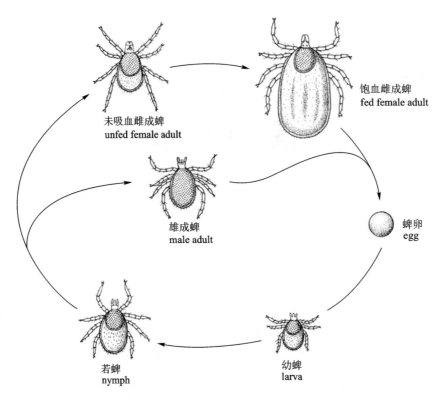

图 17-2　蜱螨生活史示意图
Fig. 17-2　Life cycle of Acari

表 17-1　蜱螨亚纲中与医学有关类群的分类地位
Table 17-1　Some categories of medical Acari in zoological taxonomy

类群 category	总目 superorder	亚目 suborder	总科 superfamily	科 family	已知种类 species number
蜱 tick	寄螨总目 Parasitiformes	后气门亚目 Metastigmata	蜱总科 Ixodoidea	硬蜱科 Ixodidae 软蜱科 Argasidae 纳蜱科 Nuttalliellidae	全球硬蜱科 800 多种，软蜱科 150 种、纳蜱科 1 种；中国硬蜱约 100 余种、软蜱 10 余种
恙螨 chigger mite	真螨总目 Acariformes	前气门亚目 Prostigmata	绒螨总科或恙螨总科 Trombidioidea	列恙螨科和恙螨科 Leeuwenhoekiidae Trombiculidae	全球 3 000 多种及亚种，中国 400 多种及亚种。约 50 种可侵袭人体
革螨 gamasid mite	寄螨总目 Parasitiformes	中气门亚目或革螨亚目 Gamasida Mesostigmata	［革螨股（Gamasina）下分若干总科］	许多科	全世界革螨亚目约 8 000 多种，中国超过 600 种
疥螨 sarcoptid mite	疥螨总目 Sarcoptiformes	无气门亚目 Astigmata	疥螨总科 Sarcoptoidea	疥螨科 Sarcoptidae	28 种和亚种
蠕形螨 demodicid mite	真螨总目 Acariformes	前气门亚目 Prostigmata	禽螨总科 Cheyletoidea	蠕形螨科 Demodicidae	140 余种和亚种
尘螨 dust mite	疥螨总目 Sarcoptiformes	无气门亚目 Astigmata	粉螨总科 Acaroidea	蚍螨科 Pyroglyphidae	34 种

▶▶▶ 第一节 蜱 ◀◀◀

蜱（tick）属于专性体表寄生虫，与医学有关的是硬蜱（hard tick）和软蜱（soft tick）两大类。硬蜱躯体背面有一块角质盾板，软蜱则无。蜱是蜱螨中体型最大的一类。全世界已发现硬蜱有800多种，软蜱有150种。

【形态】

1. **硬蜱** 圆形或长圆形，体长为2~10 mm，雌蜱饱食后可达20~30 mm。颚体位于躯体前端，向前突出。颚体由颚基、螯肢、口下板及须肢组成。颚基与躯体前端相连，雌蜱颚基背面有一对孔区，有感觉及分泌体液帮助产卵的作用。螯肢从颚基背面中央伸出，是重要的刺割器。口下板位于螯肢腹面，与螯肢合拢时形成口腔。口下板腹面有倒齿，为吸血时固定于宿主皮肤上的固着器官。须肢一对位于螯肢两侧，分4节，对蜱体有固定作用。气门一对，位于第4对足后外侧，气门板宽阔。雄蜱背面的盾板几乎覆盖着整个躯体，雌蜱盾板小，仅占体背前部的一部分，有的蜱在盾板后缘形成不同花饰称缘垛（festoon）。足4对，第1对足跗节具哈氏器（Haller's organ），有嗅觉功能（图17-1）。

2. **软蜱** 颚体小，位于躯体前部腹面，从背面看不见。颚基无孔区，须肢长杆状，各节均可活动。躯体背面无盾板，体表多呈颗粒状、皱纹或盘状凹陷。气门板小，位于第4对足前外侧。生殖孔位于腹面的前部，两性特征不显著（图17-3）。成虫及若虫第1、第2对足间有基节腺开口。基节腺分泌液有调节虫体水分和电解质平衡的作用。某些钝缘蜱属虫体在吸血时，病原体可随基节腺液的分泌物而感染新的宿主。

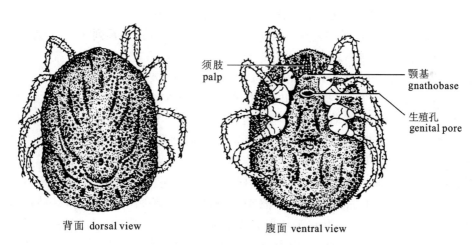

须肢 palp　　颚基 gnathobase　　生殖孔 genital pore

背面 dorsal view　　　　腹面 ventral view

图17-3 软蜱成虫

Fig. 17-3 Adults of soft ticks

【生活史】

蜱的生活史过程分为卵、幼虫、若虫和成虫4个时期（见图16-2）。硬蜱若虫只一期，软蜱若虫经过1~6期不等。幼虫足3对，若虫足4对。硬蜱完成一代生活史所需时间2个月至3年不等，软蜱6个月至2年不等。硬蜱寿命为1个月到数10个月不等，软蜱寿命为5~6年到数十年不等。蜱类寿命长，病原体在其体内可大量繁殖，并得到长期保存。

【生态】

1. **产卵及孳生** 成虫吸血后交配落地产卵，产卵地常为草根、树根、畜舍等处的表层缝隙。硬蜱多生活在森林、草原、灌木等处，软蜱多栖息于宿主的巢穴。硬蜱一生产卵一次，产卵数百至数千个，因种而异。软蜱一生可产卵多次，一次产卵50~200个，总数可达千个。雌蜱产卵后干瘪死亡，雄蜱一生可交配数次。

2. **吸血习性及宿主范围**　蜱的幼虫、若虫、雌雄成虫均吸血。宿主范围广泛,涉及陆生哺乳类、鸟类、爬行类和两栖类。硬蜱多在白天侵袭宿主,吸血时间较长,一般需数天。软蜱多在夜间侵袭宿主,吸血时间较短,一般数分钟到 1 h,可多次吸血。蜱的吸血量很大,吸饱血后虫体可胀大几倍至几十倍,雌性硬蜱甚至可达 100 多倍。蜱的嗅觉敏锐,可主动寻觅宿主。吸血多在皮肤较薄、不易被搔抓的部位,如动物或人的颈部、耳后、腋窝、大腿内侧、阴部和腹股沟等处。

3. **宿主更换**　蜱在生活史中有更换宿主的现象,根据其更换宿主的次数可分为 4 种类型。①单宿主蜱:生活史各期都在同一个宿主体上寄生、吸血,如微小牛蜱。②二宿主蜱:幼虫与若虫在同一宿主寄生、吸血,成虫则寄生另一宿主,如残缘璃眼蜱(*Hyalomma detritum*)。③三宿主蜱:幼虫、若虫、成虫分别在3 个不同宿主体上寄生,如全沟硬蜱、草原革蜱。90% 以上的硬蜱为三宿主蜱,蜱媒病的重要媒介大多数是三宿主蜱。④多宿主蜱:幼虫、各龄若虫和成虫及雌蜱每次产卵前都需寻找宿主寄生吸血,每次吸饱血后离去,软蜱多为多宿主蜱。蜱的宿主更换使其有可能在不同宿主之间传播虫媒病。

4. **季节波动与越冬**　影响蜱季节波动的因素较多,因种类不同而不同。多在栖息场所越冬,越冬虫期因种而异。

【与疾病的关系】

1. **直接危害**

(1) 叮刺损害　蜱在叮刺吸血时多无痛感,但由于螯肢、口下板同时刺入宿主皮肤,可导致局部充血、水肿等急性炎症反应,还可造成继发性感染。

(2) 蜱瘫痪　有些硬蜱的唾液中含神经毒素,可随蜱的叮刺吸血活动注入宿主导致运动性神经纤维传导障碍,引起上行性肌肉麻痹,重者可致呼吸衰竭而死亡,称为蜱瘫痪。此病多见于儿童,如能及时发现,将蜱除去,症状可消除。我国东北和山西有人体蜱瘫痪病例报道。

2. **传播疾病**　蜱的医学重要性主要在于其能够充当传播媒介传播一系列疾病(蜱媒病),多数蜱媒病同时又是自然疫源性疾病及人畜共患病,能够在人与其他脊椎动物宿主之间互相传播。

(1) 森林脑炎(forest encephalitis)　病原体为森林脑炎病毒,主要分布于俄罗斯远东地区、欧洲及我国东北(黑龙江和吉林两省林区)等地,我国四川、河北、新疆、云南等省(自治区)也有散发病例,患者主要是伐木工人。传染源主要为野生脊椎动物(野生啮齿类、鸟类等)。本病是通过硬蜱叮刺吸血传播的,我国的主要媒介是全沟硬蜱(病毒可经卵传递),多发生在 5~8 月,人群普遍易感。潜伏期一般为 7~21 d,起病急,临床上有高热、恶心、呕吐、剧烈头痛、昏迷、肌肉瘫痪等表现,病死率极高,可在发病后 5~6 d 因延髓麻痹、呼吸循环衰竭而死亡。本病临床表现与流行性乙型脑炎相似,应通过实验室检查加以区别。

(2) 新疆出血热(Xinjiang hemorrhagic fever, XHF)　病原体为新疆出血热病毒(一种蜱媒 RNA 病毒),主要流行于新疆,患者主要是牧民。传染源主要为绵羊和塔里木兔,其次是急性期患者及其他牧区家畜或野生动物。本病可以通过硬蜱叮刺吸血传播(传播媒介主要是亚东璃眼蜱,病毒可经卵传递),也可以接触传播(羊血经皮肤伤口、医务人员接触急性期患者新鲜血液等)。发病高峰期为 4~5 月,人群普遍易感。潜伏期 2~10 d 或更长,起病往往较急,以发热、头痛、出血(皮肤黏膜瘀点或瘀斑、呕吐物呈咖啡色、大便柏油样和血尿等)、低血压(重者出现休克)、蛋白尿等为特征,重者可死亡。该病临床表现与肾综合征出血热(流行性出血热)相似,但本病肾功能损害较少、较轻,多无明显少尿及多尿期的病程分期,肝功能损害往往较重,不同于肾综合征出血热。

(3) 蜱媒回归热(tick-borne relapsing fever)　又称地方性回归热(endemic relapsing fever),病原体为波斯疏螺旋体(*Borrelia persica*)和拉氏疏螺旋体(*B. latyshewi*)。本病散在分布于亚洲、非洲、欧洲和美洲的热带、亚热带及部分温带地区,我国新疆、青海等西部地区也存在流行。野生啮齿类是本病的主要传染源,其次是患者。软蜱是本病的传播媒介,病原体可以通过唾液腺或基节腺排出体外,经叮刺吸血或基节腺分泌物污染皮肤伤口传播(以前者为主),我国的主要传播媒介是乳突钝缘蜱和特突钝缘蜱。发病多在4~8 月,人群普遍易感。潜伏期为 2~15 d 或更长,起病往往较急,以不规则间歇发热为主要临床特征,往往表现为急性发作的畏寒、寒战、高热(可达 40 ℃),持续 4~6 d 后退热,退热时多伴大汗。间歇期一般为

2~10 d,间隙后又再度发作(畏寒、寒战、高热),间歇期与发作期交替进行,发作次数为 3~9 次,病程一般持续 5~8 周。发作时常伴有头痛、恶心、呕吐、全身酸痛等症状。本病临床表现与虱媒回归热(流行性回归热)相似,应加以鉴别。

（4）莱姆病（Lyme disease）　该病因首先在美国康涅狄格州莱姆镇发现而得名,病原体为伯氏疏螺旋体（*Borrelia burgdorferi*）。流行遍及世界五大洲,但以美国及欧洲为多,我国黑龙江、新疆、吉林及河南等省(自治区、直辖市)存在本病流行。传染源为啮齿动物、其他大型哺乳动物及患者。主要通过硬蜱的叮刺吸血传播,传播媒介有丹敏硬蜱（*Ixodes dammini*）、太平洋硬蜱（*Ixodes pacificus*）、蓖子硬蜱（*Ixodes ricinus*）及全沟硬蜱（*Ixodes persulcatus*）等,在我国主要是全沟硬蜱。人群普遍易感,发病季节为 5~9 月。临床上有发热、恶寒、头痛、肌肉游走性疼痛、关节痛、关节肿大、淋巴结肿大、跛行、血红蛋白尿,以及皮肤上出现慢性游走性红斑（erythema chronicum migrans,ECM）等;还可并发神经系统损害(脑膜炎、脑炎等)、心肌炎、血管炎、肾炎和肺炎等,是多系统受累的传染病。皮肤慢性游走性红斑是本病的特点。

（5）北亚蜱传立克次体病（North Asia tick-borne rickettsiosis）　北亚蜱传立克次体病又称西伯利亚蜱传斑疹伤寒（Siberian tick-borne typhus）,病原体为西伯利亚立克次体,流行于俄罗斯、蒙古、中国、印度、巴基斯坦及伊朗等国的部分地区,在我国主要流行于新疆、内蒙古、黑龙江一带。传染源主要是小型啮齿动物(鼠类),主要通过硬蜱的叮刺吸血传播,媒介蜱种较多,如草原革蜱等。人群普遍易感,感染后可获得强而持久的免疫力。发病季节多在 3~11 月。临床上有发热、初疮(蜱叮刺处可见棕色焦痂)、局部淋巴结肿大、皮疹等表现,预后大多呈良性结果。

（6）Q 热　病原体为 Q 热立克次体［也称贝氏立克次体（*Rickettsia burneti*）或贝氏柯克斯体（*Coxiella burneti*）］,流行遍及全世界,我国许多省份有流行,是我国主要的人畜共患病之一,患者多见于兽医、牧民、屠宰场及皮革厂工人等。家畜(牛、绵羊等)是人体 Q 热的主要传染源,其次是野生哺乳动物。Q 热的传播途径较多,主要由呼吸道吸入传播,其次是通过消化道食入、皮肤黏膜接触感染、蜱的叮刺吸血传播及蜱的粪便污染伤口而感染等,多种硬蜱和软蜱可作为本病的传播媒介。人群普遍易感,感染后可获得持久免疫力。发病无明显季节性,潜伏期为 2~4 周,起病较急,常有发热、头痛、乏力及肌肉疼痛等表现,一般无皮疹出现,常伴有间质性肺炎。

（7）其他　能够通过蜱传播的疾病还有土拉菌病及巴贝虫病等。土拉菌病又称兔热病（rabbit fever）,病原体是土拉热弗朗西丝菌（*Francisella tularensis*）,临床上有发热、皮肤溃疡、局部淋巴结肿大等表现,可通过皮肤接触、呼吸道吸入、消化道食入、蜱或革螨叮刺进行传播(革螨更重要)。巴贝虫病是一种原虫病,病原体为巴贝虫（*Babesia*）,主要寄生于牛、马、羊等哺乳动物的红细胞内,硬蜱是传播媒介,人偶尔感染,我国云南有报道。

【重要种类及防制】

1. 我国重要的媒介蜱种类　我国重要的媒介硬蜱有全沟硬蜱、草原革蜱（*Dermacentor nuttalli*）及亚东璃眼蜱（*Hyalomma asiaticum kozlovi*）等,我国重要的媒介软蜱有乳突钝缘蜱（*Ornithodoros papillipes*）等。

2. 综合防制要点　蜱的综合防制以环境防制、化学防制及个人防护为主。①环境防制:草原地带可采用牧场轮换和牧场隔离办法灭蜱。结合垦荒,清除灌木杂草,清理禽畜圈舍,堵洞嵌缝以防蜱类孳生,捕杀啮齿动物等。②化学防制:蜱类栖息及越冬场所可喷洒化学杀虫剂等。牲畜可定期药浴杀蜱。③个人防护:进入有蜱地区应穿防护服、长袜长靴及防护帽等;皮肤外露部位可涂布忌避剂,并要快步走,不停留,定时检查体表,清除蜱类。

(郭宪国)

▶▶▶ 第二节　恙　螨 ◀◀◀

恙螨属真螨总目、绒螨总科或恙螨总科（Trombidioidea）中的恙螨科（Trombiculidae）和列恙螨科（Leeuwenhoekiidae）。恙螨成虫和若虫营自生生活,幼虫寄生。全世界已知恙螨种类达 3 000 多种,我国有400多种。

【形态】

恙螨（chigger mite）分类以幼虫形态为主要依据。恙螨幼虫（图17-4）多呈椭圆形，红、橙、淡黄或乳白色，刚孵出时体长约为0.2 mm，饱食后可达0.5~1.0 mm。颚体着生躯体前方，有螯肢及须肢各一对。须肢圆锥形，分5节。躯体背面前端有盾板，形状因种而异。盾板中部有两个圆形的感毛基（sensillary base），由此生出呈丝状、羽状或球杆状的感器（sensillum）。多数种类在盾板的左右两侧有眼1~2对。盾板后方的躯体上有横列的背毛，因种而异。幼虫有足3对，分为6节或7节，末端有爪一对和爪间突一个。

【生活史与生态】

恙螨生活史分为卵、前幼螨（prelarva）、幼虫、若蛹（nymphochrysalis）、若虫、成蛹（imagochrysalia）和成虫7个期。卵发育为成虫约需3个月。成虫和若虫营自生生活，幼虫营寄生生活（靠刺吸宿主组织液为生），以啮齿动物为主，偶然寄生于人。成虫躯体多呈葫芦形，体被密毛，状似绒球。雌雄成虫不直接交配，而是雄虫产精包（spermatophore）以细丝粘于地表，雌螨通过生殖吸盘摄取精包并在体内受精，属于间接受精（图17-5）。

恙螨成虫和若虫主要以土壤中的小型节肢动物和昆虫卵为食，幼虫刺吸宿主组织和淋巴液为生。除幼虫必须寄生外，生活史其他时期都在地面浅表层生活，孳生地多见于土壤湿润、其他小型节肢动物多、

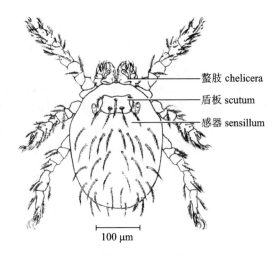

图17-4 恙螨幼虫（地里纤恙螨）背面观
Fig. 17-4 Dorsal view of chigger mite
（*Leptotrombidium deliense*）

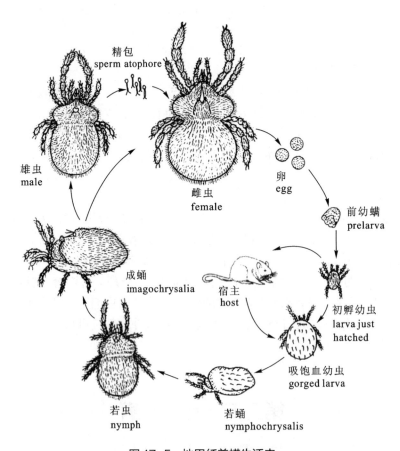

图17-5 地里纤恙螨生活史
Fig. 17-5 Life cycle of *Leptotrombidium deliense*

鼠类(幼虫宿主)经常出入的场所。恙螨活动范围很小,孳生地常孤立分散,点状分布,称为螨岛(mite island)。恙螨地理分布广泛,以温暖潮湿地区的种类最多。洪水、暴雨可促使恙螨扩散。季节波动受许多因素影响,因种而异,但多有春、秋两个季节高峰。恙螨幼虫寄生的宿主范围很广,包括哺乳类、鸟类、爬行类、两栖类及无脊椎动物,以鼠类为主。多数恙螨对宿主的选择性不强(特异性低),有些种类可侵袭人体。寄生部位多为皮薄而湿润处,如鼠的耳郭、外耳道与会阴部,鸟类的腹股沟与翼腋下,爬行类的鳞片下,人的腰、腋窝、腹股沟、阴部等处。幼虫叮刺宿主皮肤时,先以螯肢爪刺入皮肤,然后注入唾液(内含溶组织酶)溶解周围组织、造成凝固性坏死,刺吸过程中一般不更换部位和宿主。

【与疾病的关系】

1. **直接危害**　幼虫叮刺取食可造成周围组织的凝固性坏死,可在皮肤上形成特殊的"焦痂",产生炎症性损害,称为恙螨皮炎(trombiculosis)。

2. **传播疾病**

(1)恙虫病(tsutsugamushi disease)　又名丛林斑疹伤寒(scrub typhus),病原体为恙虫病东方体(*Orientia tsutsugamushi*)。该病分布很广,主要流行于日本、印度和澳大利亚之间的三角地带,我国主要发生于浙江、福建、台湾、广东、云南、四川、贵州、江西、新疆、西藏等省(自治区、直辖市),沿海岛屿为多发地带,近年江苏、山东、安徽等地有散在流行。鼠类是主要的传染源和储存宿主,家兔、家禽及某些鸟类也能感染本病。鼠类感染后多呈隐性感染,但体内保存东方体时间很长,故传染期较长。患者作为传染源的意义不大。恙螨幼虫是本病的唯一传播媒介,主要是地里纤恙螨与红纤恙螨等。恙螨幼虫一生中仅叮刺取食一次,其对恙虫病的传播属于隔代传播,即东方体经卵传递至下一代(第二代、第三代)幼虫,由下一代幼虫叮刺取食时将东方体随唾液注入新的宿主。人群对本病普遍易感,但患者以青壮年居多,感染后免疫力可持续数月(最长10个月)。发病高峰季节北方为10~11月,南方为6~8月。潜伏期为4~20 d。临床特征为突然起病、发热、恙螨叮刺处有焦痂、淋巴结肿大及皮疹,发热时可伴有相对缓脉、头痛、全身酸痛、疲乏思睡、食欲不振、颜面潮红、结膜充血等症状或体征。皮肤焦痂是本病的一个特征,焦痂呈褐色或黑色、圆形或椭圆形,局部无痛痒,直径0.5~1 cm,偶有继发化脓现象。若不及时治疗,易引起多器官损害,甚至死亡。

(2)其他　有研究表明,恙螨(如小盾纤恙螨等)还可以传播肾综合征出血热(流行性出血热),详见第三节"革螨"部分。

【重要种类及防制】

1. **我国重要的媒介恙螨种类**　有地里纤恙螨(*Leptotrombidium deliense*)、小盾纤恙螨或小盾纤恙螨(*L. scutellare*)、微红纤恙螨(*L. rubellum*)、海岛纤恙螨(*L. insulare*)、吉首纤恙螨(*L. jishoum*)、红纤恙螨(*L. akamushi*)及高湖纤恙螨(*L. kaohuense*)等种类,其中最重要的是地里纤恙螨和小盾纤恙螨。

2. **综合防制要点**　恙螨的综合防制以环境防制、化学防制及个人防护为主。①环境防制:搞好环境卫生、清除杂草及灭鼠等。②化学防制:在人经常活动的地方及鼠洞附近孳生地喷洒化学杀虫剂等。③个人防护:野外工作时衣裤口要扎紧,外露皮肤可涂忌避剂(如邻苯二甲酸二甲酯)或将衣服浸泡忌避剂后再穿。

(郭宪国)

▶▶▶ 第三节　革　螨 ◀◀◀

在动物分类上,革螨(gamasid mite)属于寄螨总目、中气门亚目(Mesostigmata)或革螨亚目(Gamasida)中的"革螨股(Gamasina)",下分若干总科,其中皮刺螨总科(Dermanyssoidea)与医学关系比较密切。革螨种类繁多(全世界已知革螨亚目约8 000多种,中国约有600多种),我国仅皮刺螨总科的革螨就接近300种。革螨对一些动物源性疾病如肾综合征出血热(流行性出血热)、森林脑炎、Q热、鼠疫等病原体起到贮存、传播作用。

【形态】

革螨成虫（图17-6）呈卵圆形，黄褐色，长度多为0.2~0.5 mm（大者可达1.5~3.0 mm）。颚体位于躯体前端。螯肢由螯杆和螯钳组成，雄虫螯肢演变为导精趾。须肢长棒状。躯体背面有背板1~2块。多数种类躯体腹面前缘具叉形胸叉。雌螨腹面有几块骨板，雄螨腹面的骨板常愈合为一块全腹板。雌虫生殖孔位于胸板之后，雄虫生殖孔位于胸板前缘。有一对气门，位于第3、4对足基节间的外侧，向前延伸形成气门沟。足4对，分6节，第1对足跗节背面亚末端有一个跗感器，司感觉。

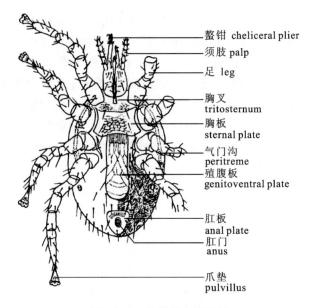

螯钳 cheliceral plier
须肢 palp
足 leg
胸叉 tritosternum
胸板 sternal plate
气门沟 peritreme
殖腹板 genitoventral plate
肛板 anal plate
肛门 anus
爪垫 pulvillus

图17-6 革螨雌虫腹面观
Fig. 17-6 Ventral view of female gamasid mite

【生活史与生态】

革螨生活史分为卵、幼虫、前若虫（第一若虫）、后若虫（第二若虫）和成虫5个时期。雌螨直接产卵的称为卵生（oviparity），直接产幼虫或若虫的称为卵胎生（ovoviviparity），有的行孤雌生殖。一般情况下1~2周完成生活史。

革螨大多数营自生生活，对传病意义不大；少数营寄生生活，刺吸宿主的血液，易传播疾病。自生革螨又可分为捕食性和腐食性类群，其中捕食性革螨是益虫，可用于害虫的生物防制。寄生革螨多数寄生宿主体表，少数寄生体内（鼻腔、呼吸道、外耳道、肺部等）。体表寄生革螨食性复杂，有的专性吸血，有的兼性吸血（除吸血外，还可取食其他食物）。多数革螨整年活动，但有繁殖高峰，影响季节波动的因素复杂，因种而异。体表寄生革螨的宿主范围很广泛，包括哺乳类、鸟类、爬行类、两栖类及无脊椎动物，哺乳动物宿主以鼠类为主。多种革螨的宿主特异性低，有些种类可侵袭人体。

【与疾病的关系】

1. 直接危害

（1）革螨皮炎 革螨叮刺吸血可造成局部皮肤损害（包括过敏性损害），产生炎症性损害，称为革螨皮炎。

（2）螨病（acariasis） 少数体内寄生革螨偶尔侵入人体，引起各种螨病（螨源性疾病），如肺刺螨属（Pneumonyssus）的革螨寄生肺部可以引起肺螨病等。值得注意的是，引起螨病的螨类组成比较复杂，多数螨病的病原体不是革螨，而是其他螨类（粉螨、跗线螨等）。

2. 传播疾病

（1）肾综合征出血热（hemorrhagic fever with renal syndrome，HFRS） 又称为流行性出血热（epidemic hemorrhagic fever，EHF），病原体为汉坦病毒（Hantaan virus），流行十分广泛，以欧洲和亚洲为甚，我国绝大多数地方都有流行。患者多见于青壮年。传染源主要是鼠类。本病传播途径复杂，病原体随鼠类排泄物（唾液、尿、粪便等）污染尘埃后可经呼吸道传播，污染食物或水源后可经消化道传播，接触破损皮肤或黏膜后经接触传播，还可通过革螨和恙螨叮刺传播（以革螨最重要）。国内已证实多种革螨可作为本病的传播媒介，病毒在革螨体内可经卵传递。人群普遍易感，一年四季均可发病。潜伏期为8~40 d，起病急，临床上常有发热、出血倾向和肾损害三大表现，典型病例的病程可分为发热期、低血压期、少尿期、多尿期及恢复期。此病病死率高，患者可死于休克、肾衰竭（尿毒症）及肺水肿等并发症。

（2）立克次体痘（rickettsial pox） 病原体为小蛛立克次体（Rickettsia akari），主要流行于美国东北部，我国可能存在此病。传染源主要是鼠类，本病的主要媒介革螨为血异刺皮螨（Allodermanyssus sanguineus），通过叮刺吸血传播。

（3）其他 革螨可能与森林脑炎、Q热、地方性斑疹伤寒及兔热病等20多种疾病的传播有关。

【重要种类及防制】

在我国,有重要医学意义的革螨有柏氏禽刺螨(*Ornithonyssus bacoti*)、鸡皮刺螨(*Dermanyssus gallinae*)、格氏血厉螨(*Haemolaelaps glasgowi*)和毒厉螨(*Laelaps echidninus*)等。其综合防制要点与恙螨防制相似。

(郭宪国)

▶▶▶ 第四节 疥 螨 ◀◀◀

疥螨(sarcoptid mite)是一类永久性寄生螨,是人和哺乳动物疥疮的病原体。寄生于不同动物的疥螨种类不同,寄生于人体的疥螨为人疥螨(*Sarcoptes scabiei*)。

【形态】

人疥螨成虫椭圆形,黄白色,雌螨长为 0.3~0.5 mm,雄螨长为 0.2~0.3 mm。颚体位于前端。螯肢钳状,尖端有小齿,适于啮食宿主皮肤的角质层组织。须肢分 3 节。无眼、无气门。躯体背面有波状横纹、锥凸和圆锥状鳞片,后半部有几对杆状刚毛和长鬃。腹面光滑,仅少数刚毛。有 4 对足,短粗圆锥形,分 5 节,前两对足与后两对足之间的距离较大。足基部有角质内突。雌、雄螨前两对足末端均有步爪(ambulacrum);后两对足的末端雌、雄不同,雌虫为长刚毛,而雄虫第 4 对足末端为步爪。雌性生殖孔位于后两对足之间偏前,雄性生殖孔位于第 4 对足之间。躯体后缘正中有肛门(图 17-7)。

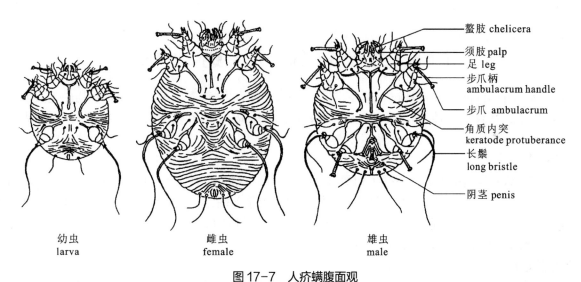

螯肢 chelicera
须肢 palp
足 leg
步爪柄 ambulacrum handle
步爪 ambulacrum
角质内突 keratode protuberance
长鬃 long bristle
阴茎 penis

幼虫 larva 雌虫 female 雄虫 male

图 17-7 人疥螨腹面观
Fig. 17-7 Ventral view of human sarcoptid mite

【生活史】

疥螨生活史分为卵、幼虫、前若虫、后若虫和成虫 5 个时期。疥螨寄生在宿主表皮角质层的深处,以角质组织和淋巴液为食,并以螯肢和前足跗节爪挖掘形成一条与皮肤平行的蜿蜒虫道,虫道最长可达 10~15 mm。幼虫有足 3 对,若虫有足 4 对。疥螨交配多在人体皮肤表面进行。雄虫交配后死亡,雌螨交配受精后最为活跃,最易感染新宿主。雌性后若虫在交配后 20~30 min 钻入宿主皮内,蜕皮为雌虫,并在虫道内产卵,一生可产卵 40~50 个。雌螨寿命为 5~6 周。疥螨若离开宿主 2 d 即死亡。

【与疾病的关系】

疥螨对人体的危害是其直接寄生皮肤导致疥疮,疥疮属于虫源病。疥疮的皮损为小丘疹、小疱及虫道,多对称分布。多发生于皮肤柔软嫩薄处,如指间、腕屈侧、肘窝、腋窝前后、乳房、腹股沟、外生殖器等处;儿童皮肤嫩薄,全身均可被侵犯。疥疮丘疹淡红色、针头大小、可稀疏分布,中间皮肤正常;亦可密集成群,但不融合。剧烈瘙痒是疥疮最突出的症状,引发瘙痒的原因是雌螨挖掘虫道时的机械性刺激,以及排泄物、分泌物和死亡虫体崩解物引起的过敏反应。白天瘙痒较轻,夜晚加剧,睡后更甚,可能是由于疥螨夜间在温暖的被褥内活动增强所致,患者睡眠常受影响。由于剧烈瘙痒、搔抓,可引起继发性感染,发生脓疮、毛囊炎或疖肿。

疥疮流行于世界各地,多发于学龄前儿童及青年集体中。传染源主要是患者。感染方式主要是通过接触传播,包括与患者握手、同床睡眠等直接接触(夜间睡眠时,疥螨活动十分活跃,常在宿主皮肤表面爬行和交配,增加了传播机会),以及通过患者被服、手套、鞋袜等间接接触,公共浴室的更衣间、桑拿室的毛巾、酒店的被子是重要的社会传播场所。许多寄生哺乳动物的疥螨偶尔也可感染人体,但症状较轻。

【实验诊断】

根据接触史及临床症状可作出初步诊断。检出疥螨,则可确诊。常用的检查方法有:①用消毒针尖挑破虫道尽端取出疥螨,或刮取患处皮屑镜检;②用消毒的矿物油滴于皮肤患处,再用刀片轻刮局部,将刮取物镜检;③采用解剖镜直接观察皮损部位,查找虫道取出疥螨。

【防制】

1. 预防 加强卫生宣传,注意个人卫生,避免与患者直接接触,避免使用患者的衣被。发现患者应及时治疗,患者的衣服可采取沸煮或药物消毒处理。

2. 治疗 将外用药物涂搽于患处。常用药物有 10% 硫软膏、10% 苯甲酸苄酯搽剂、复方美曲膦酯霜剂、10% 克罗米通乳霜(优力肤霜)及伊维菌素等。用药前应先清洗患处,然后将药剂直接涂搽患处及全身,每晚 1 次。反复用药后至无新皮损出现为止。家中或同宿舍患者应同时治疗。

(郭宪国)

▶▶▶ 第五节 蠕 形 螨 ◀◀◀

蠕形螨(demodicid mite)俗称“毛囊虫”,是一类永久性寄生螨,寄生于人和哺乳动物的毛囊和皮脂腺内。寄生于人体仅见两种,即毛囊蠕形螨(*Demodex folliculorum*)和皮脂蠕形螨(*D.brevis*),前者感染率高于后者。

【形态】

毛囊蠕形螨和皮脂蠕形螨形态基本相似,螨体小,呈蠕虫状,乳白色,半透明。成虫长为 0.1~0.4 mm,雌虫略大于雄虫。体分三部分:颚体、足体及末体。颚体位于前端,宽短梯形,螯肢、须肢各 1 对。虫体腹面有 4 对短足,呈芽突状。毛囊蠕形螨末体较长,约占躯体长度的 2/3,末端钝圆;皮脂蠕形螨略短,末体约占躯体长度的 1/2,末端呈锥状(图 17-8)。

【生活史】

人体两种蠕形螨生活史相似,分卵、幼虫、前若虫、若虫和成虫 5 个阶段。毛囊蠕形螨成虫寄生于毛囊内,也可进入皮脂腺。雌、雄成虫于毛囊口交配后,雄螨死亡,雌螨则进入毛囊或皮脂腺内产卵。完成一代生活史约需半个月,雌螨寿命为 4 个月以上。蠕形螨主要寄生于人体的额、鼻、鼻沟、头皮、颏部、颧部和外耳道,也可寄生于颈、肩背、胸部、乳头、大阴唇、阴茎和肛门等处,以宿主细胞和细胞代谢物、皮脂和皮脂腺分泌物、角质蛋白等为营养来源。蠕形螨对外界不良环境因素有一定的抵抗力,在干燥空气中可存活 1~2 d,在耵聍中可存活 4 个月。

【与疾病的关系】

1. 蠕形螨病 人体蠕形螨寄生可引起毛囊扩张、上皮变性、角化过度或角化不全、真皮层毛细血管增生扩张及皮脂腺分泌阻塞等病变,虫体代谢产物可引起变态反应,虫体进出活动携带其他病原生物进入毛囊或皮脂腺可致继发感染。由蠕形螨感染所导致的疾病称蠕形螨病,属于虫源病的范畴。临床上表现为鼻尖、鼻翼两侧、颊、眉间血管扩张,患处皮肤出现潮红、充血,有的出现红色痤疮状丘疹(针尖至粟粒大小不等)、湿疹样红斑、脓疮、结痂及脱屑,皮肤有痒感及烧灼感。另外,蠕形螨感染可能与“酒渣鼻”、毛囊炎、痤疮、脂溢性皮炎和睑缘炎等皮肤病的发生有关。在绝大多数情况下,蠕形螨感染者无自觉症状,表现为无症状的带虫者,故有人认为蠕形螨属于条件性致病寄生虫。

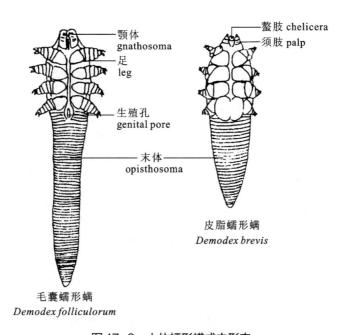

图 17-8 人体蠕形螨成虫形态
Fig. 17-8 Adult morphology of demodicid mites

2. 流行病学要点 人体蠕形螨呈世界性分布,国外有学者报告人群感染率为27%~100%,国内人群感染率为0.8%~81.0%,通过直接或间接接触传播,如共用毛巾等。

【实验诊断】

常用的蠕形螨检查方法有两种。①挤压刮片法:用手挤压或用消毒的各种刮器(痤疮压迫器、弯镊、曲别针等)刮取受检部位皮肤,将挤压或刮取物置于载玻片上,加1滴甘油铺开,然后加盖载玻片镜检;②透明胶纸法:用透明胶纸于晚上睡前粘贴于面部的额、鼻、鼻沟、颊及颏部等处,次晨取下贴于载玻片上镜检。

【防制】

预防蠕形螨要注意个人卫生,勤洗被褥,避免共用洗脸用具等。

外用治疗药物有2%甲硝唑霜、10%硫软膏、苯甲酸苄酯乳剂或苄氯菊酯霜剂等;内服药物可用甲硝唑及维生素B_2,应与外用药联合使用。

(郭宪国)

▶▶▶ 第六节 其他螨类 ◀◀◀

一、尘螨

尘螨(dust mite)属于真螨目、粉螨亚目(Acaridida)、麦食螨科(Pyroglyphidae)、尘螨亚科(Dermatophagoidinae)、尘螨属(*Dermatophagoides*),主要种类有屋尘螨(*Dermatophagoides pteronyssinus*)、粉尘螨(*D. farinae*)和埋内欧尘螨(*Euroglyphus maynei*)等。尘螨普遍存在于人类居住场所和工作环境中,与人类过敏性疾病有关。

【形态、生活史与生态】

尘螨成虫(图17-9)椭圆形,白色或淡黄色,足色深,体长为0.2~0.5 mm。尘螨的生活史分卵、幼虫、第一若虫、第二若虫和成虫5个时期。屋尘螨多见于卧室内的枕头、褥被、软垫和家具中,粉尘螨常在面粉厂、棉纺厂、食品仓库、中药仓库等地面大量孳生。常在春秋季节大量繁殖,秋后数量下降,季节波动因地区不同而异。

273

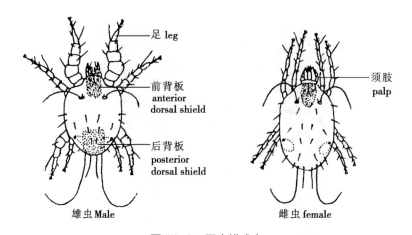

图 17-9　屋尘螨成虫

Fig. 17-9　Adults of *Dermatophagoides pteronyssinus*

【与疾病的关系】

尘螨及其代谢产物是强烈的过敏原,可引起尘螨哮喘和过敏性鼻炎等外源性变态反应性疾病,属于虫源病,患者往往有家族过敏史或个人过敏史。

1. 尘螨性哮喘　属于吸入型哮喘(吸入尘螨抗原所致),患者往往在幼年时期开始发病。起病急,常反复发作。发作时出现呼气性呼吸困难,胸闷气急,不能平卧,严重时因缺氧而导致口唇指端发绀。每次发作往往症状重而持续时间短,多见于睡后或晨起。春、秋季好发,与环境中的尘螨大量孳生有关。

2. 过敏性鼻炎　常在接触尘螨过敏原后突然发作,发病持续时间与接触的时间和尘螨数量有关,表现为鼻塞、鼻内奇痒、连续喷嚏和大量清鼻涕,鼻涕中有较多嗜酸性粒细胞。发作表现为阵发性,症状消失也快。

【实验诊断】

临床上对哮喘和过敏性鼻炎的诊断并不困难,但哮喘和过敏性鼻炎的病因较多(如花粉过敏等),要确定是否为尘螨过敏则相对比较困难,可结合病史及免疫学检查进行诊断,常用的免疫学诊断方法有皮内试验、皮肤挑刺试验、黏膜激发试验、酶联免疫吸附试验等。

【防制】

尘螨呈世界性分布,我国分布也很广泛。引起尘螨过敏涉及许多影响因素,如遗传因素、接触机会、年龄、职业和地区等。儿童尘螨过敏发病率比成人高,且好发于春、秋两季。防制原则包括:①清除尘螨孳生,如保持室内清洁和通风干燥、清除尘埃、勤洗衣被床单等;②药物灭螨,可使用 7% 羟苯甲酯、1% 林旦及虫螨磷等灭螨;③治疗患者,包括用尘螨抗原少量多次注射的脱敏疗法,以及用抗过敏药物对症治疗两方面。

二、粉螨

粉螨(acarid mite)隶属于真螨目、粉螨亚目,种类繁多,包括粉螨科(Acaridae)、脂螨科(Lardoglyphidae)、食甜螨科(Glycyphagidae)、嗜渣螨科(Chortoglyphidae)、果螨科(Carpoglyphidae)、麦食螨科(Pyroglyphidae)和薄口螨科(Histiostomidae)7 科,其中尘螨属于麦食螨科、尘螨亚科(Dermatophagoidinae)、尘螨属(*Dermatophagoides*),常见种类为屋尘螨(*Dermatophagoides pteronyssinus*)、粉尘螨(*Dermatophagoides farinae*)和小角尘螨(*Dermatophagoides microceras*)。

【形态】

粉螨成虫呈椭圆形,体壁薄,乳白色,大小为 0.1~0.5 mm,分为颚体和躯体两部分(图 17-10)。颚体由关节膜与躯体相连,活动自如。螯肢两侧扁平,动趾与定趾呈剪刀状。须肢显著,但较小。躯体前端背面有一背沟和一块盾板,背腹面都着生各种刚毛,腹面有足 4 对。雌、雄虫生殖孔均位于躯体腹面,雄虫有阳茎、肛吸盘和跗节吸盘,雌虫有产卵孔,无肛吸盘和跗节吸盘,肛门为纵裂状,后缘有一陷腔为交合囊。无气门及气门沟,用皮肤呼吸,表皮柔软而呈膜质。

【生活史】

粉螨生活史包括卵、幼虫、第一若虫、第三若虫和成虫 5 个时期,但在第一若虫和第三若虫之间亦可有第二若虫,它在某种条件下可转化为休眠体(hypopus)或完全消失。大多数营自生生活的粉螨为卵生,即从卵孵化出幼虫,幼虫具足 3 对,经过一段活动时期,便开始进入约 24 h 的静息期,然后蜕皮为第一若虫,再经 24 h 静息期蜕皮为第三若虫,第三若虫有足 4 对,与成虫相似,经约 24 h 静息期蜕皮为成虫。粉螨怕光、畏热,喜孳生于阴暗、温暖、潮湿及有机物丰富的环中,如谷物、干果、药材、皮毛、棉花及人们的居室等均是其理想生境。在环境条件适宜时,可大量孳生,如每年的春、秋两季。多以雌虫越冬。

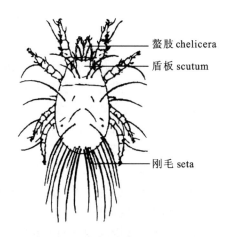

图 17-10　粉螨成虫(腐食酪螨♂)
背面观
Fig. 17-10　Dorsal view of acarid mite(*Tyrophagus putrescentiae* ♂)

（标注：螯肢 chelicera、盾板 scutum、刚毛 seta）

【与疾病的关系】

1. **螨性皮炎**　人被粉螨叮咬或皮肤直接接触其有毒排泄物后,患处出现丘疹、红斑、疱疹,或继发感染成为脓疱。表现为皮肤发痒或奇痒,夜间更甚。

2. **螨性过敏**　粉螨的分泌物、排泄物和死亡螨体的裂解物等可作为过敏原使人致敏,引起过敏性哮喘、过敏性鼻炎、过敏性皮炎等。患者均能出现相应的螨抗原皮肤试验阳性,血清总 IgE 和螨特异性 IgE 水平升高,嗜酸性粒细胞增多等。

此外,粉螨若侵入呼吸系统,可引起患者咳嗽、咳痰、胸痛;若随食物进入消化系统,可引起患者腹痛、腹泻、脓血便、肛门烧灼感、乏力、精神不振、消瘦等;若侵入泌尿系统,可引起患者尿频、尿急、尿痛等症状。

【实验诊断】

对粉螨病的诊断应从临床学、流行病学、病原学及免疫学等方面进行综合分析。临床上从患者的痰液、尿液、粪便中检获螨体或卵即可确诊。

【防制】

粉螨呈世界性分布,感染率与职业有密切关系,在粮库、粮站、面粉厂、药材库、中药店、中药厂、烟厂、毛纺厂等职业人群中感染率较高。

预防主要是防螨、灭螨。保持仓库、居室通风良好,降低湿度,保证粮食或食品等干燥,减少室内螨类的孳生。亦可使用杀螨剂灭螨。人体螨性皮炎可使用止痒剂或抗过敏药。人体内螨病应对症治疗,同时注意避免误食粉螨污染的食品。

三、蒲螨

蒲螨(pyemotid mite)隶属于真螨总目、绒螨目(Trombidiformes)、蒲螨科(Pyemotidae),分 3 属共 25 种。主要是蒲螨属(*Pyemotes*),使人致病的是赫氏蒲螨(*Pyemotes herfsi*)和麦蒲螨(*Pyemotes tritici*)。

【形态】

蒲螨(图 17-11)成虫大小约为 0.2 mm,体分节。雌虫呈纺锤形,躯体背面前端有勺状感器一对;第 1 对足各有爪 1 只,第 2~4 对足各有爪两只和膜状爪间突一个。受孕雌虫后端呈囊状膨大,直径可达 2 mm。雄虫第 4 对足仅各有爪一只,其他虫与雌虫相似。

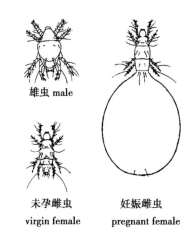

（标注：雄虫 male、未孕雌虫 virgin female、妊娠雌虫 pregnant female）

图 17-11　蒲螨成虫(球腹蒲螨♀)
Fig. 17-11　Adults of pyemotid mite
(*Pyemotes ventricosus* ♀)

【生活史】

蒲螨的生活史包括卵、幼螨、若螨和成螨。其中卵、幼螨、若螨都在体内发育,母体内发育成熟的雄螨自行移至母体生殖孔处并由该处爬出。产出的雄螨不离开母体,附着于母体膨大的末体上。子雌螨在母体内移到生殖孔附近,即将产出时,母体外的雄螨将其拖出生殖孔完成生产。一旦雌螨产出生殖孔,母体外的雄螨即与其交尾。雌螨也可进行孤雌生殖。一个雌螨可产子螨 200~300 个。蒲螨对宿主的选择并不严格,多聚集在有蝶蛾类的稻草、麻袋、棉籽或谷物上。

【与疾病的关系】

蒲螨不寄生于人体,不能从人体吸取营养,只有在数量足够大的时候,游离的雌螨分泌的毒素通过口针注入接触者的皮肤而引起接触性皮疹和瘙痒,即蒲螨性皮炎,又称谷痒症。人接触蒲螨后,患处可出现持续性剧痒,继而出现皮疹,以丘疹或丘疱疹为主要特征。皮炎好发部位为背部、腹部和前臂屈侧等裸露部位。婴儿及皮肤细腻的人群反应敏感,而对于皮肤粗糙、常年从事野外工作的成人几乎没有攻击性。蒲螨性皮炎一般 2~3 d 后痒感渐退,5~6 d 后消失。

【实验诊断】

应询问病史、查体、进行实验室检查和环境调查。如在患者生活环境发现蒲螨有助于确诊。

【防制】

加强个人防护,避免接触有蒲螨孳生的谷物秸秆,或使用忌避剂驱螨。对蒲螨性皮炎的治疗,常用止痒剂如 10% 硫磺或炉甘石洗剂等,严重者可口服抗组胺药。

(赵金红　李朝品　刘志刚)

数字课程学习……

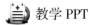教学 PPT　　　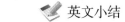英文小结　　　思考题　　　自测题

第五篇
寄生虫病的实验诊断技术与治疗药物

寄生虫病的实验诊断技术,包括病原学诊断、免疫学诊断和分子生物学诊断等,根据寄生虫特异的诊断靶标,并通过实验方法检测获得寄生虫在人体存在的直接或间接证据,为寄生虫感染的临床诊断提供科学依据。

寄生虫病的药物治疗历史悠久,已由传统的中药、植物提取物、重金属化合物发展到现代的化学合成类药物。经过几十年的发展,化学合成类抗寄生虫药已具备高效、低毒、安全等特点,为寄生虫病的防治提供了有效的手段。抗寄生虫药在国家基本医疗保险和工伤保险药品目录中共分为 5 大类,包括抗疟药、抗阿米巴病药及抗滴虫病药、抗利什曼原虫病药、抗血吸虫病药、驱肠虫药。

第十八章

寄生虫感染的实验诊断技术

寄生虫感染的实验诊断,旨在通过寻找并确定指示寄生虫在人体存在的直接或间接的证据,为寄生虫感染的临床诊断提供依据。根据诊断靶标及其性质的不同,一般可分为病原学诊断、免疫学诊断和分子生物学诊断。

▶▶▶ 第一节 病原学诊断方法 ◀◀◀

病原学诊断的靶标是生活史不同阶段的虫体,依各虫种及其生活史特征而定,故病原学诊断具有确定诊断价值。进行病原学诊断时,应考虑尽可能减少患者痛苦并相对便利地获取检验标本。根据标本性质不同,病原学诊断方法可分为以下几种类型。

一、粪便检查

粪便检查适用于肠道寄生虫和虫卵能经肠道随粪便排出的寄生虫感染的诊断,检测的靶标可以是蠕虫卵、幼虫、原虫的包囊和滋养体等。一般要求标本新鲜,容器无化学品、尿液等污染。

(一)原虫检查

1. 滋养体的检查 可用生理盐水直接涂片,涂片厚度以能透过涂片看清书上字迹为宜。方法:取一张干净载玻片,滴加一滴生理盐水,用牙签挑取火柴头大小粪标本,置生理盐水滴中搅匀。为使滋养体保持活动便于观察,天冷季节应注意保温。也可取粪便直接涂片晾干后染色检查。常用染色方法有铁苏木精染色法。染色液配制方法:1% 苏木精溶液 10 mL,29% 氯化铁溶液 4 mL,25% 盐酸 1 mL,蒸馏水 95 mL,混合后使用。此染色液不能久放,需临用前配制。染色前,涂片先经甲醇固定,再用染色液染色数分钟,水洗、晾干即可。经铁苏木精染色后,滋养体形态、结构能清晰可辨。一般急性期患者粪便中易查见滋养体。

2. 包囊的检查 对于阿米巴原虫和蓝氏贾第鞭毛虫的包囊,常用碘液涂片法。染色液配制方法:分别称取碘化钾 4 g 和碘 2 g,溶于 100 mL 蒸馏水中即可。涂片以碘液染色,加盖载玻片后镜检。包囊可显现轮廓、结构特征。一般慢性期患者粪便中易查见包囊。铁苏木精染色法同样适用包囊的染色检查。

3. 隐孢子虫卵囊检查 目前,以金胺–酚改良抗酸染色法染色效果最理想。

(1)染色液配制方法

1)金胺–酚染色液:①第一液(1 g/L 金胺–酚):金胺 0.1 g,苯酚 5.0 g,蒸馏水 100 mL。②第二液(3% 盐酸乙醇)。③第三液(5 g/L 高锰酸钾):高锰酸钾 0.5 g,蒸馏水 100 mL。

2)改良抗酸染色液:①第一液(苯酚复红液):碱性复红 4 g,95% 乙醇 20 mL,苯酚 8 mL,蒸馏水 100 mL。②第二液(10% 硫酸溶液)。③第三液(2 g/L 孔雀绿液):20 g/L 孔雀绿原液 1 mL,蒸馏水 10 mL。

（2）染色方法　先进行金胺－酚染色。粪涂片晾干后,滴加第一液染色 10 min,水洗;滴加第二液作用 1 min,水洗;滴加第三液作用 1 min,水洗。之后,进行改良抗酸染色复染。于粪膜上滴加第一液染色 5 min,水洗;滴加第二液 5~10 min,水洗;滴加第三液作用 1 min,水洗,晾干,显微镜下观察。卵囊被染成玫瑰红色,其内子孢子清晰可辨,易与粪便中其他颗粒相鉴别。

（二）蠕虫卵检查

1. 直接涂片法　蠕虫卵直接涂片法检查同生理盐水直接涂片查滋养体方法。操作简单,因取标本量较少,在感染度低时易漏检。

2. 改良加藤厚涂片法（Kato-Katz 法）　即定量厚涂片透明法。

（1）试剂与器材　①甘油－孔雀绿透明液:甘油 100 mL,3% 孔雀绿溶液 1 mL,蒸馏水 100 mL。②亲水性玻璃纸:市售亲水性玻璃纸,剪成 2/3 载玻片大小,在甘油－孔雀绿透明液中浸泡 24 h 后使用。③尼龙绢片:100 目 / 吋尼龙绢,剪成 5 cm×5 cm 大小。④塑料定量板:长方形塑料板,长略短于载玻片,宽同载玻片,厚 1.37 mm。于中央开一圆孔,直径 6.0 mm,容积为 38.7 mm^3,可容纳粪量约 41.7 mg。⑤塑料刮片。

（2）操作方法　置尼龙绢片于待检粪标本上,用塑料刮片按压尼龙绢片并刮取细粪渣,填充于底衬载玻片的塑料定量板的圆孔中,填满并刮平;小心移去定量板使粪样留在载玻片上。于粪样上覆盖透明玻璃纸,另取一张载玻片轻压其上,使粪样均匀铺开至边缘接近载玻片边,一手压住玻璃纸一端,另一手抽去压片。室温下放置 0.5~1 h 后镜检。做定量检查时,应将整张标本看完,计数虫卵总数乘以 24 即得每克粪便虫卵数（eggs per gram,EPG）。

注意事项:粪膜透明的时间主要受温度决定,故冬季可将标本置 37℃温箱内以加速透明。以本法检查多数蠕虫卵能获得较好效果,对钩虫卵等薄壳虫卵,应控制透明温度和时间,并及时验看,勿因透明过度而失去虫卵轮廓。

3. 沉淀法　是利用虫卵相对密度大于水,经沉淀后达到浓集的目的。对相对密度较小的虫卵浓集效果较差。常用重力沉淀法和醛醚沉淀法等。沉淀法操作应先用 40~60 目 / 吋金属筛或 2~3 层湿纱布过滤粪样悬液。重力沉淀法和离心沉淀法可取粪样 20~30 g。重力沉淀法一般在 1 000 mL 量杯中进行,沉淀时间为 15~20 min,反复加水、沉淀 3~4 次至上液变清,取沉渣镜检。离心沉淀法系将自然沉淀改为 1 500~2 000 r/min 离心 2~5 min,其余同重力沉淀法。醛醚沉淀法一般在试管中进行,取粪样量 1~2 g。将过滤后的粪液 2 000 r/min 离心 2 min,弃上液保留沉渣,加水重复离心一次,弃上液,加入 10% 甲醛 7 mL,5 min 后加入乙醚 3 mL,紧塞管口,用力摇匀,同前离心,管内液体分为 4 层。取管底沉渣镜检。醛醚沉淀法也可用于原虫包囊的检查。

4. 浮聚法　是利用浮聚液相对密度大于虫卵相对密度,使混悬其中的虫卵漂浮在液体表面而浓集。采用的方法有饱和盐水浮聚法、硫酸锌离心浮聚法和蔗糖离心浮聚法等,临床上常用饱和盐水浮聚法检查钩虫卵。

（1）试剂与器材　饱和盐水、青霉素瓶、牙签、滴管、载玻片。

（2）操作方法　用牙签挑取黄豆大小粪样,置于青霉素瓶中,先加入少量饱和盐水并搅拌,使粪样均匀散开,再缓慢加入饱和盐水至接近瓶口并搅拌。提去牙签,用滴管滴加饱和盐水至瓶中液面略高于瓶口,勿使液体溢出。于瓶口平稳盖一张载玻片,静置 15 min 后,快速提起载玻片并翻转,镜检。

5. 尼龙绢集卵孵化法　用于日本血吸虫感染的诊断。

（1）器材　锥形尼龙绢袋,将 260 目 / 吋尼龙绢裁成扇形,两边用聚氨酯黏合剂黏合,上口直径为 8 cm,下口直径为 1.5 cm,上下口间距为 20 cm,上口固定在铁丝圆环上。其他器材有 1 000 mL 三角烧杯、40~60 目 / 吋金属筛、搪瓷杯、竹筷和铁夹等。

（2）操作方法　取受检者粪样约 30 g,置金属筛中,下接下口夹有铁夹的尼龙绢袋,淋水调浆至粪液全部淋洗到袋中。移去金属筛,继续淋洗至袋内流出液变清。取下铁夹,将袋中物淋入三角烧杯,加清洁去氯水至瓶口 1 cm 处。25~30℃放置 2~6 h,肉眼或用放大镜观察水面下水体中有无毛蚴活动。若无毛蚴,应每间隔 4 h 观察一次,3 次阴性可判为阴性结果。血吸虫毛蚴为白色点状物,呈直线运动,碰壁后折返,应与水中原生动物相区别。于孵化前,也可先吸取粪渣沉淀涂片镜检,若发现血吸虫卵,则不必做孵化操作。

6. 钩蚴培养法　用于钩虫感染的诊断。

（1）器材　1 cm×10 cm 试管,滤纸,棉签,冷开水等。

（2）操作方法　将滤纸剪成"T"形,纸条略窄于试管内径,横头标记受检者姓名和检查日期,用棉签挑取粪样 0.4 g,均匀涂抹于滤纸条上 2/3 区域,将滤纸条插进试管,用吸管沿管壁缓缓加入冷开水 2 mL,勿使水面接触粪膜。将试管置于 25~30℃温度下培养。72 h 后肉眼或放大镜观察试管底部有无钩蚴活动。若未发现钩蚴,应继续培养 48 h。本方法既可用作钩虫感染的诊断,又可进行虫种鉴定。

7. 肛门拭子法　用于蛲虫卵和带绦虫卵的检查。常用棉拭子法和透明胶带法。棉拭子法系用棉签浸湿生理盐水后,擦拭受检者肛周皮肤皱褶。之后,将棉签浸于盛有生理盐水的玻璃小瓶内,搅拌后提出并挤干液体,静置 5 min 或离心后取沉淀涂片检查虫卵。透明胶带法操作更简便,系用市售 2 cm 宽透明胶带,粘肛周皮肤,之后贴于载玻片上,镜检。

二、血液检查

血液检查是进行疟疾和淋巴丝虫病病原学诊断的常规方法,通常制成血液涂片,染色后镜检。染色方法常用瑞特染色（Wright staining）法和吉姆萨染色（Giemsa staining）法,后者能长久保持血片原色。染色液配制方法如下。①瑞特染液:称取瑞特染粉 0.5 g 置研钵中,加入 3 mL 甘油充分研磨,将研磨液移入试剂瓶,用总量 97 mL 的甲醇分次洗涤研钵并将洗涤液收集入试剂瓶,摇匀后室温下放置 1~2 周,经滤纸过滤后使用。②吉姆萨染液:称取吉姆萨染粉 1 g 置研钵中,先加入少量甘油充分研磨,分次加入甘油并研磨至总量 50 mL 的甘油用完,将研磨液移入棕色试剂瓶内,用总量 50 mL 的甲醇分次洗涤研钵并收集洗涤液于试剂瓶内,塞紧瓶盖并充分摇匀,至 65℃温箱内 24 h 或室温下 1 周,过滤后使用。

1. 检查疟原虫

（1）血膜制作　受检者耳垂用 75% 乙醇消毒,待干后,操作者左手拇指和示指固定并绷紧耳垂皮肤,右手持一次性刺血针快速刺破耳垂皮肤,蘸取少许血液于一洁净载玻片之 1/3 处,用推片向长端推制成薄血膜;另蘸取一滴血于同一载玻片的空白部中央,用推片的一角将血滴片自内向外均匀旋转展开至直径为 0.8~1.0 cm,为厚血膜。

（2）血涂片充分晾干　用玻棒蘸取甲醇轻抹薄血膜使血细胞固定。用蜡笔分别在薄血膜染色区两端和厚血膜周边画梗和画圈。向厚血膜滴加蒸馏水使其溶血,倾去液体后晾干。

（3）染色　瑞特染色时,不必先固定薄血膜,分别向薄血膜和厚血膜滴加瑞特染液并覆盖染色区,30 s~1 min 后滴加等量蒸馏水,轻微旋转一载玻片使液体混匀,3~5 min 后,倾斜一载玻片,流水冲洗一载玻片数秒,晾干后镜检。吉姆萨染色时,先将吉姆萨染液用磷酸盐缓冲液做 1∶20 稀释,将稀释后染色液滴加并覆盖血片染色区,室温下静置 30 min,同上流水冲洗。若染色血片用磷酸盐缓冲液冲洗,则色泽更鲜艳。

（4）镜检　晾干后油镜下检查。

2. 检查微丝蚴

（1）根据微丝蚴夜现周期性特征,于晚间 9 时至次日凌晨 2 时采血,取 3 滴耳垂血滴于洁净载玻片中央,涂制厚血膜的溶血、固定及染色方法同厚血膜检查疟原虫方法。

（2）晾干后镜检。先在低倍镜下找到虫体,再转到高倍镜下观察,可进行虫体鉴定。详细方法参见第十三章第七节丝虫相关内容。

三、其他排泄物、分泌物和体液检查

1. 痰液检查　一般采用浓集法,主要用于检查肺吸虫虫卵,也可以检查移行至肺部的线虫幼虫,如蛔虫幼虫、钩虫幼虫。

方法:收集受检者 24 h 内咳出的痰液,以深咳出的为佳。将痰液置于容器内,加入等体积的

10%NaOH 溶液,摇动混匀,放入 37℃恒温箱数小时,其间多次用玻棒搅动液体,直至痰液完全消化。将消化的痰液经 1 500 r/min 离心 5 min,弃上清,吸取沉渣置载玻片上,涂片镜检。

注意事项:以深咳出的痰液检出率高。NaOH 消化的时间不宜过长,否则虫卵内部结构消失,不易辨认。怀疑溶组织内阿米巴肺脓肿患者,痰液直接涂片镜检,可能发现滋养体。

2. 支气管肺泡灌洗液检查　主要用于检查肺孢子虫包囊。方法:将灌洗液用黏液溶解剂 2% N- 乙酰半胱氨酸于 37℃搅拌消化 30 min,3 000 r/min 离心 20 min,取沉渣涂片,晾干后用甲醇固定,吉姆萨染色,染色时间需 2~3 h。油镜下观察,包囊壁不着色,囊内小体染成紫红色。

3. 十二指肠液和胆汁检查　主要用于检查蓝氏贾第鞭毛虫滋养体和肝吸虫卵。方法:用十二指肠引流管收集引流液,经 2 000 r/min 离心 10 min,取沉渣涂片镜检;若引流液较黏稠,可先经 10%NaOH 消化处理。由于十二指肠引流术操作较复杂,且受检者多不易接受,可选用简单的胶囊拉线法,操作如下:取 70 cm 长细尼龙线,一端连接 24 cm 长棉线(中间对折成一股),消毒后装入药用胶囊,尼龙线一端留在外面。于晚上睡觉前用温开水吞服胶囊,将尼龙线端用胶布固定在嘴角外;次日晨缓慢抽出棉线,刮取黏附物涂片镜检。

4. 尿液检查　可用于检查丝虫微丝蚴和埃及血吸虫卵。受检者尿液一般需经离心浓集后取沉渣镜检。若为乳糜尿,因含有大量脂肪会影响检查,应先加等量乙醚混合,用吸管吸出上层乙醚层以去除脂肪,再离心浓集。

5. 睾丸鞘膜积液检查　主要用于检查班氏丝虫微丝蚴。睾丸局部皮肤经消毒后,用注射器刺入鞘膜腔并抽取液体,离心后取沉渣镜检。

6. 阴道分泌物检查　用于检查阴道毛滴虫。受检者外阴皮肤黏膜常规消毒后,扩阴器扩开阴道,用消毒棉签从阴道后穹、子宫颈及阴道壁等部位蘸取分泌物,生理盐水涂片,或经瑞特染色或吉姆萨染色后镜检。

7. 脑脊液检查　弓形虫、溶组织内阿米巴滋养体、耐格里阿米巴、棘阿米巴、异位寄生的卫氏并殖吸虫卵和日本血吸虫卵、广州管圆线虫幼虫、粪类圆线虫幼虫、棘颚口线虫幼虫及棘球蚴的原头蚴或游离小钩等可用此法检查。由于上述寄生虫在脑脊液中均为数甚少,故病原学检查阴性者不能完全排除寄生虫感染。方法:取脑脊液 2 mL,2 000 r/min 离心 5 min,取沉渣涂片镜检。检查阿米巴滋养体时,因离心影响其伪足活力,可自然沉淀后吸沉渣镜检。检查致病性自生生活阿米巴和弓形虫均需涂片,用甲醇固定后,瑞特染色或吉姆萨染色,油镜观察。

四、活组织检查

1. 骨髓和淋巴结穿刺活检　用于检查杜氏利什曼原虫无鞭毛体。操作按内科操作常规进行,骨髓穿刺取髂前上棘处,淋巴结穿刺多选择腹股沟淋巴结。仅需少许骨髓液或淋巴结组织液,将其滴于洁净载玻片上,制成涂片,干燥后经甲醇固定,染色同薄血膜染色,油镜下观察。骨髓穿刺检出率高于淋巴结穿刺。阳性者可见巨噬细胞内含多个点状的无鞭毛体。

2. 皮肤组织液检查　用于检查杜氏利什曼原虫无鞭毛体。选择有明显皮肤病变处,消毒后用针或刀片刺破皮肤,吸取少许组织液,制片、染色和观察均同上。

3. 肌肉组织活检　用于检查寄生在肌肉组织里的旋毛虫幼虫。操作按外科操作常规进行,手术穿刺取患者腓肠肌或肱二头肌处米粒大小组织,置载玻片上,滴加 50% 甘油一滴,覆以载玻片并均匀用力压平,显微镜下观察。阳性者可见呈梭形的幼虫囊包。

4. 皮下结节活检　用于检查寄生于皮下的并殖吸虫童虫和链状带绦虫(猪带绦虫)的囊尾蚴。操作按外科操作常规进行,剥开结节后,可见相应的虫体;也可将摘除的皮下结节制成病理切片后检查。

5. 肝组织活检　对于细粒棘球蚴和泡球蚴患者,临床上禁止行穿刺活检。因此,在进行肝组织检查时,应首先排除此两种寄生虫感染的可能性。肝病变中可能查见溶组织内阿米巴滋养体、日本血吸虫卵、犬弓首线虫幼虫、斯氏并殖吸虫童虫等。在各种寄生虫中,最有临床检验意义的是从肝脓肿内的近壁处检查溶组织内阿米巴滋养体。具体方法为：穿刺阿米巴肝脓肿，取近壁处活组织一小块，做生理盐水涂片或病理组织切片。

6. 肠黏膜活检　用于检查日本血吸虫卵或溶组织内阿米巴滋养体。

（1）检查日本血吸虫卵　对粪检和免疫学检查均不能确定的血吸虫病疑似病例，可考虑进行直肠黏膜活检。检查前应询问患者有无出血史，并测定出、凝血时间，嘱其排空粪便。操作时受检者取胸膝位或左侧卧位，直肠镜前端和镜筒外涂抹甘油或液状石蜡等润滑剂，经肛门缓慢插入约 6 cm，抽出镜芯，灯光直视下选择病变部位，钳取米粒大小黏膜组织，置于两张载玻片间，轻压使肠黏膜组织平展后，置显微镜下观察。黏膜破损处行止血处理。检获的虫卵因在组织中时间的不同可分为活卵、近期变性卵和远期变性卵。因此，检获虫卵的诊断意义应结合病史和临床表现等作出综合判断，此方法适宜于无血吸虫病治疗史者的诊断。

（2）检查溶组织内阿米巴滋养体　通过纤维结肠镜取肠黏膜溃疡边缘组织或刮拭物，直接涂片或涂片后染色观察同粪便检查的相应操作。检出率高于粪便检查。

五、寄生虫体外培养和动物接种

常规进行寄生虫病原学诊断，有时因感染度低或标本取材部位的差别等原因而漏检。通过体外培养或动物接种的方法以增加虫体密度，有助于获得阳性结果。

1. 阴道毛滴虫培养　常用肝浸液培养基。

培养基成分：15% 肝浸液 100 mL，蛋白胨 2 g，葡萄糖 0.5 g。

15% 肝浸液制备：称取牛或兔肝 15 g，洗净并剪碎，加蒸馏水 100 mL 浸泡过夜后，煮沸 30 min，4 层纱布过滤，补加蒸馏水至 100 mL。

将培养基各成分混合，加热溶解后，滤纸过滤并调 pH 至 5.5~6.0，以 5 mL 量分装于试管中，55.2 kPa 高压灭菌 20 min，冷却后置 4℃冰箱中备用。使用前每管加灭活无菌牛血清 0.75 mL、青霉素 5 万 U/mL、链霉素 1 mg/mL。

培养方法：无菌条件下用棉拭子从阴道后穹部采样，接种于试管内培养基中，37℃培养 48 h，取培养液涂片或涂片染色后镜检。

2. 杜氏利什曼原虫前鞭毛体培养　常用 3N 培养基培养。

培养基成分：琼脂 1.4 g，氯化钠 0.6 g，去纤维蛋白兔血。

将琼脂和氯化钠置烧杯内，倒入 90 mL 双蒸馏水，加热溶解，以 2~4 mL 分装于试管中，103.4 kPa 高压灭菌 15 min，待冷却至 45℃时，每管加入 15% 去纤维蛋白无菌兔血，混合后置 4℃环境成斜面放置，备用。用前于培养基斜面上加入少许含青霉素 5 000U/mL 和链霉素 1 mg/mL 的双蒸馏水。

培养方法：取受检者活检组织液，接种入培养基，置 20~25℃培养，隔天吸取少量培养液镜检，阳性者可见前鞭毛体。

3. 杜氏利什曼原虫动物接种　常用 BALB/c 鼠、田鼠、地鼠等易感动物。

操作方法：取受检者骨髓穿刺液少许，用生理盐水稀释至 0.5 mL，注入实验动物腹腔，饲养 1 个月后，处死动物，取肝、脾等组织印片或涂片，染色后镜检。于巨噬细胞内发现无鞭毛体者为阳性。

4. 刚地弓形虫动物接种　常用昆明鼠、BALB/c 鼠等易感动物。

操作方法：取受检者组织穿刺液少许，接种入实验动物腹腔，饲养 2~3 周后，抽取腹腔液涂片染色镜检。阳性者可在巨噬细胞内见到弓形虫滋养体。

（王勇　汪世平）

▶▶▶ 第二节　免疫学诊断方法 ◀◀◀

免疫学诊断方法尤其适用于现场大规模人群的流行病学筛查诊断，也可作为寄生虫病辅助诊断的重要依据。

一、皮内试验（IDT）

以日本血吸虫病为例,介绍 IDT 操作步骤如下。

（1）用直径 0.5 cm 的圆圈章在受试者前臂屈面皮肤上盖 1 个圆圈印,局部皮肤消毒,待乙醇完全挥发后再用 1 mL 的结核菌素注射器将抗原液做皮内注射（一般常用 1∶8 000 日本血吸虫成虫冷浸抗原,其制备方法:取 1 g 成虫干粉加含 1/10 000 硫柳汞的生理盐水 100 mL,置 4~8℃ 7 d,再置 56℃ 水浴 4 h,离心后再经蔡氏滤器或磁芯漏斗 G-6 过滤,即为 1% 抗原原液,再以无菌生理盐水稀释 80 倍,即为 1∶8 000 抗原液）。

（2）做皮内注射时使抗原液恰好充满圆圈印范围为止（相当于 0.03 mL）,针头拔出后用干棉球轻擦注射部位。如遇皮肤过敏者则应同时注射盐水对照,以免假阳性。

（3）15 min 后用尺测量丘疹的直径（丘疹最宽处的距离）。

（4）结果判定。注射抗原后出现的丘疹直径扩大至 0.8 cm 以上者为阳性反应,低于 0.8 cm 者为阴性。

二、环卵沉淀试验（COPT）

1. 蜡封片法环卵沉淀试验

（1）先用熔化的石蜡在洁净的载玻片上画两条相距约 20 mm 的蜡线（其作用可增加血清容量并可避免虫卵受压）,在其间滴加受试者血清两滴（血清如无溶血及污染,在冰箱内保存 10 d 对试验无影响）。

（2）用针尖挑取日本血吸虫干卵（100~150 个）或用滴管将鲜卵混悬液一小滴（含卵约 100 个）加入血清中混匀（虫卵过多或过少都会影响结果）。

（3）覆盖 22 mm × 22 mm 盖载玻片,四周用石蜡密封（可防止蒸发及细菌繁殖）,保温 37℃,48 h 后用显微镜观察。如虫卵外周出现泡状（直径 >10 μm）、指状或带状沉淀物并有折光、边缘较整齐者为阳性反应,记录环沉率。环沉率是指 100 个成熟虫卵中出现沉淀物的虫卵数。凡环沉率≥5% 者可作为临床治疗血吸虫病患者的参考指标。

（4）结果判定　①"–":折光淡,与虫卵似连非连;"影状"物（外形不甚规则、低倍镜下有折光,高倍镜下为颗粒状）及出现直径 <10 μm 的泡状沉淀物者,皆为阴性。②"+":虫卵外周出现泡状沉淀物（>10 μm）,累计面积小于虫卵面积的 1/2;或呈指状的细长蜷曲样沉淀物,不超过虫卵的长径。③"++":虫卵外周泡状沉淀物的面积大于虫卵面积的 1/2,或细长蜷曲样沉淀物相当或超过虫卵的长径。④"+++":虫卵外周沉淀物的面积大于虫卵本身面积,或细长蜷曲样沉淀物相当或超过虫卵长径的 2 倍。

以上的阳性反应强度是以干卵作为环卵试验的标准。

2. 双面胶纸条法环卵沉淀试验（DGS-COPT）

（1）双面胶纸条制作。取国产双面胶纸条（厚度约 300 μm）一块,裁剪成 50 mm × 23 mm 长条,用打孔器打两个相距约 8 mm 的圆孔（直径 16 mm）。双面胶纸条的一面有覆盖纸,将含有 50 个圆孔的胶纸条卷成一卷,备用。

（2）剪下含有两个圆孔的胶纸条,将黏胶面紧贴在洁净的载玻片上,使它与载玻片紧密粘牢。

（3）揭去双面胶纸条上的覆盖纸,在圆孔内加入干卵 100~150 个,然后用定量移液器加入受检者血清 50 μL,将血清与干卵混匀。

（4）用镊子将 22 mm × 22 mm 的盖载玻片小心地覆盖在圆孔上,并在其四角稍加压,使它与胶纸粘牢。

（5）将标本片置于 37℃ 经 48~72 h 后,观察反应结果,反应标准及反应强度判断与蜡封片法 COPT 相同。

三、间接血凝试验（IHA）

以日本血吸虫虫卵冷浸抗原致敏红细胞为例,介绍 IHA 方法如下。

1. 红细胞的选择 绵羊、人（O 型）、兔、鸡、鼠等红细胞都可用于间接血凝反应作致敏红细胞之用,但最常用的为绵羊血,因血量多,来源方便。鉴于人体某些疾病对绵羊红细胞可产生嗜异性抗体,易引起非特异性凝集,故有些学者常采用"O"型人血。

2. 红细胞醛化 本试验因采取醛化红细胞从而提高实用价值,醛化红细胞可保存较长时间而不失其原来吸附抗原的功能。最初使用甲醛固定红细胞,后使用戊二醛、丙酮醛或双醛（丙酮醛 + 甲醛或丙酮醛 + 戊二醛）等。醛化方法很多,醛化的浓度、时间和温度等,应根据实验内容而定。以下介绍甲醛化方法。

（1）将抽取的绵羊血保存于等量的阿氏液（Alsever 等渗平衡盐溶液）中。

（2）将上述保存全血离心去上清液,红细胞用 pH7.2 磷酸盐缓冲液（PBS）（整个醛化过程用此溶液）离心洗涤 4~6 次,然后配成 10% 细胞悬液。

（3）一份 10% 细胞悬液加入等量 10% 甲醛溶液（30%~40% 甲醛 10 mL,加 90 mL PBS）,充分摇匀后置 37℃水浴 17 h 左右,转入 50℃水浴 17 h（或 37℃ 48 h）,经常摇动。

（4）用尼龙纱 320 目 / 吋或数层纱布过滤,除去小凝块。用 PBS 离心洗涤 4~6 次,自然沉淀 1~2 次。然后配成 10% 细胞悬液,内含 0.3% 甲醛或 1‰叠氮钠防腐,置 4℃或室温保存备用。

3. 红细胞鞣化和致敏

（1）上述甲醛化红细胞用 pH 7.2 PBS 洗涤 1~2 次,再用此 PBS 配成 2.5% 细胞悬液。

（2）一份 2.5% 细胞悬液加等量 1：20 000 鞣酸溶液,置 37℃水浴中 10 min,经常摇动。

（3）离心去上清液,用 pH 7.2 PBS 洗涤一次。再用 pH6.4 PBS 配成 10% 细胞悬液。

（4）一份上述细胞悬液加等量 1：800 虫卵抗原溶液（纯卵抗原溶液：10 mg 虫卵干粉加 1 mL 生理盐水,4℃冰箱冷浸 48 h,经常振荡。然后以 3 000 r/min 转速离心 30 min。取上清液即为 1：100 抗原母液,再用 PBS 稀释成 1：800 抗原溶液）。在一般室温条件下（4~37℃均可）,离心 15 min,去上清液,用 pH7.2 PBS 洗涤一次,然后用含有 1% 正常兔血清的 PBS（pH7.2）配成 2% 细胞悬液,加 1‰叠氮钠防腐。储存于 4℃或减压冻干备用。每批致敏红细胞均需用阳性兔血清（感染 100~200 条尾蚴 6 周以上）和已知阴性血清测试。阳性滴度在 1：640 以上,阴性血清不出现反应者可用。

4. 微量血凝试验

（1）在微量血凝板（"U"形）上,将被试者血清用含 1% 正常兔血清的生理盐水做倍比稀释,每孔最后含稀释血清 0.05 mL。

（2）每孔加入 0.01 mL 致敏红细胞悬液,充分振荡摇匀后,覆以塑料板,静置 4~24 h,读取结果。呈明显阳性反应（+）的最高稀释度为该血清的滴度（或效价）,用该稀释度的倒数表示。

（3）结果判定 根据血细胞在孔底的沉淀型而定。①"++++"：血细胞呈片状凝集或边沿蜷曲。②"+++"：血细胞布满管底呈毛玻璃样。③"++"：血细胞沉积范围较小,或毛玻璃样沉积出现淡淡的环形圈。④"+"：沉积范围更小,有时呈中心淡、周边浓的环状。⑤"±"："纽扣状"或小圆环外沿不够光滑。⑥"-"：血细胞不凝集,沉积于管底中央,形成典型的"纽扣状"或小圆环,结构紧密,外沿光滑。

四、胶乳凝集试验（LA）

1. 基本原理 在特定条件下将寄生虫抗原与胶乳相连接,使之成为颗粒型抗原。这种抗原与寄生虫感染者血清中的特异性抗体结合后,即形成抗原 – 抗体复合物,在有适当电解质存在的条件下,经过一定时间,胶乳颗粒即凝集在一起,显示肉眼可见的凝集团块,即为阳性反应,否则为阴性反应。

2. 抗原制备

（1）血吸虫卵抗原提取 自人工感染血吸虫 42~45 d 家兔的肝,分离血吸虫卵后,仿照 COPT 制备干卵方法,制备血吸虫纯卵干粉 1 g,加生理盐水 50 mL,置于 4℃浸泡 3 d,然后进行超声粉碎 5 min/ 次,共 3 次,每次停 3~5 min,用 9 000 g 离心 30 min。将上清液再经 100 000 g 离心 1 h,取出上清液,即为可溶性虫卵抗原（SEA）。加入 0.1% 叠氮钠防腐,置 4~6℃保存,备用。

（2）其他吸虫抗原提取 基本同前法提取,但先将吸虫干粉经丙酮脱脂（参考皮内反应干卵抗原制备方法),然后加生理盐水,使含量为 1 g/L,于 4~6℃经 3~5 d,中间用超声粉碎仪如 SEA 提取法处理,最后经离心后,取上清液,即为需用抗原。

寄生虫抗原制备后,可采用紫外分光光度计测定抗原的蛋白质含量,并按公式计算蛋白质含量:蛋白质含量(mg/mL)= $[1.45 \times OD_{280} - 0.74 \times OD_{260}] \times$ 稀释倍数。

3. 胶乳及胶乳抗原制备

(1)羧化聚苯乙烯胶乳及其衍生物的制备

1)羧化聚苯乙烯胶乳制备:在苯乙烯的乳液聚合过程中加入丙烯酸单体,可获得带有羧基的聚苯乙烯胶乳。水、苯乙烯、丙烯酸的质量比为 180∶20∶0.9,引发剂为过硫酸钾,乳化剂为 10~14 烷基苯磺酸钠。应用此方法制备的羧化胶乳含量约占 0.5%,其直径为 0.5~0.6 μm,乳胶颗粒的大小较为适宜。

2)羧化聚苯乙烯衍生物制备:为提高乳胶颗粒结合蛋白分子的反应能力,可通过碳化二亚胺反应,将 ε- 氨基己酸与胶乳相连接,等于引入"手臂",即为羧化聚苯乙烯衍生物。

3)胶乳抗原制备:通过碳化二亚胺反应,将日本血吸虫卵抗原的氨基与羧化聚苯乙烯胶乳衍生物的末端羧基相连接。交联时,抗原含量为 0.3 mg/mL,室温下反应 2 h。离心洗涤后,悬浮于含 1‰叠氮钠的 0.05 mol/L pH7.6 磷酸缓冲液中,即为胶乳抗原。它的胶乳含量为 10 mg/mL。这种颗粒型抗原保存于 4~6℃中,备用。

(2)操作方法　吸取已用生理盐水做 1∶10 稀释的受检者血清约 50 μL,置乳胶试验玻璃板上,加入胶乳抗原约 50 μL,轻轻摇动,使其充分混匀,5 min 后观察反应结果。每次检测时,均用阴性和阳性参考血清作对照。凡 LA 阳性者的血清,应进一步做倍比稀释,以确定其抗体滴度。

(3)反应标准　观察反应结果时,应在光亮处进行。阳性反应呈现清晰的凝集颗粒,阴性反应不呈现凝集颗粒。

五、酶联免疫吸附试验(ELISA)

1. 基本原理

(1)酶标记抗免疫球蛋白测定抗体法(间接法)　将抗原结合于载体(琼脂糖小珠、聚乙烯和聚苯乙烯管或塑料血凝平板)表面,用含有抗体的血清孵育已经致敏的载体,然后洗去过多的血清成分,加入酶标记抗球蛋白,使与载体表面的抗原 - 抗体复合物相结合,洗去多余的酶标记抗球蛋白,最后加底物,测定被酶降解后的底物量,即相当于抗体存在量。

(2)双抗体测定抗原法(夹心法)　以含有特异性抗体的免疫球蛋白致敏载体表面,然后将含有抗原的测试液与已经致敏的载体孵育,洗去过多的抗原测试液,加入含酶标记特异性抗体的结合物,结合物即与载体表面的抗原 - 抗体复合物相结合,最后加底物,测定被酶降解的底物量,即相当于抗原的存在量。

2. 标记方法　有戊二醛法与过碘酸钠法,以戊二醛法为例,介绍具体步骤如下。

(1)采用过氧化物酶　①取 5 mg 绵羊抗兔免疫球蛋白和 12 mg 过氧化物酶溶解于 1 mL 0.1 mol/L、pH 6.8 的 PBS 中,并不时搅拌。②在上液中小心滴加 0.05 mL 的 1% 戊二醛,置室温中 2 h。装入透析袋内,置于 5 L PBS 中透析,于 4℃过夜。注意更换 PBS 2~3 次。③透析后以 20 000 r/min 于 4℃离心 30 min,除去沉渣,上清液即为酶联免疫球蛋白原液,保存于 4℃中备用。一般可保存至少 3 个月。

(2)采用碱性磷酸酶　①将 2 mg 免疫球蛋白溶于 1 mL PBS(pH 7.4)中。②再加入 5 mg 碱性磷酸酶于上液中,在室温下混合,然后将其装入透析袋内,置 pH 7.4 的 PBS 中透析 18 h,需更换 PBS 数次。③在透析后的球蛋白 - 酶混合液中,加 25% 戊二醛使其终浓度为 0.2%,置室温孵育 2 h,再对 PBS 于 4℃透析过夜。换液几次。④将透析袋移入 0.05 mol/L、pH 8.0 的三羟甲基氨基甲烷(Tris)缓冲液中,4℃过夜,换液数次。⑤用含有 1% 牛血清白蛋白和 0.02% 叠氮钠的上述 Tris 缓冲液稀释透析袋中的酶联物至 4 mL,即为酶联物原液,保存于 4℃中备用。

3. 试验方法　酶联免疫吸附试验常用塑料管法或微量平板法,检测抗原或抗体。

(1)塑料管法　①取 11 mm×55 mm 的塑料管,加入 1 mL 抗原(溶于含有 0.02% 叠氮钠的 0.1 mol/L、 pH 9.6 的碳酸钠缓冲液），置于 37℃ 水浴中孵育 3 h，然后将涂有抗原的塑料管冷藏备用。②试验前将塑料管用含 0.05% 吐温 –20 的 0.9%NaCl 溶液洗 3 次，每次静置数分钟，然后将水吸净。③加入 1 mL 已用含有 0.05% 吐温 –20 和 0.025% 叠氮钠的 PBS 稀释的血清，置于室温转动 4 h，将管子如上法再洗涤。④再加入 1 mL 碱性磷酸酶联物，置室温过夜。⑤再按上法洗涤管子，并加 1 mL 底物对硝基苯酚磷酸盐（1 mg 对硝基苯酚溶于 1 mL 0.001 mol/L 氯化酶的 0.05 mol/L、pH 9.8 的碳酸钠缓冲液），置室温 1~2 h，最后加 2 mol/L NaOH 溶液数滴终止反应。⑥结果：因底物和酶相遇即被水解，释放呈黄色的对硝基苯酚，故当反应呈黄色时，即为阳性反应。亦可用分光光度计在 400 nm 波段测定其吸收值来判断。

（2）微量平板法

1）间接法：试验前，将 96 孔塑料微量血凝平板用稀释抗原致敏，即在每一凹孔中滴加 200 μL 已用 0.05 mol/L pH 9.6 碳酸钠缓冲液稀释的抗原，置 4℃ 中过夜致敏，然后用含有 0.05% 吐温 –20 的 0.1 mol/L pH 7.4 的 PBS– 吐温洗涤 3 次，最后一次洗涤后，将血凝板凹孔内水液甩尽，这种微量平板即可用于试验。试验时，于每一凹孔中加入 200 μL 已用 PBS– 吐温稀释的血清，振摇平板后，置室温中 2 h，如上法洗涤，再加已用 PBS– 吐温稀释的酶标记物，振摇平板后，置室温中 2 h，再如上法洗涤，然后加 200 μL 底物（如为 HRP 标记物常用底物为邻苯二胺溶液。配法是将 10 mg 邻苯二胺溶于 25 mL pH 5.0 柠檬酸缓冲液，再加适量 30% 过氧化氢。置室温 30 min，最后在每一凹孔内加入 50 μL 2 mol/L H$_2$SO$_4$，终止酶反应。试验结果用 ELISA 酶标检测仪测定，读取 492 nm 波长消光值。

2）双抗体法：在微量血凝平板的每一凹孔中，加入 200 μL 含有 4~10 μg/mL 特异性抗血清的 pH 9.6 的碳酸钠缓冲液（0.05 mol/L），置于 37℃ 中，孵育 5 h，如上法洗涤，加 200 μL 已用 PBS– 吐温稀释的抗原，置于 4℃ 中过夜，洗涤后，加 200 μL 酶标记抗体，于 37℃ 中，孵育 2 h，洗涤，然后同上法加底物显色反应，并用酶标仪测定结果。

六、酶联免疫电转移印迹法（EITB）

由十二烷基硫酸钠聚丙烯酰胺凝胶电泳（SDS–PAGE）、电泳转印与标记免疫试验 3 项技术结合而成的一种免疫探针技术，称酶联免疫电转移印迹法（enzyme-linked immuno electro transfer blot，EITB），是用于分析蛋白质抗原和鉴别生物学活性抗原组分的有效方法。目前已应用于检测寄生虫感染宿主体液内针对某分子抗原的循环抗体，作为一项高敏感和高特异性的诊断方法，具有一定的发展潜力。免疫印迹试验采用酶标记的探针（即二抗及其标记结合物）既安全又方便，具体操作程序如下（以血吸虫 EITB 为例）。

1. 样本分离

（1）取日本血吸虫成虫按 5~10 对 /1.5 mL 比例加样本缓冲液，制成匀浆，置沸水浴 2 min，离心（10 000 g，30 min），取上清液备用。

（2）上述成虫抗原样本进行 SDS–PAGE 电泳分离，左侧梳孔加标识相对分子质量蛋白质，梳孔右侧样槽加抗原液，电压控制在 160~180 V。

2. 电泳转印

（1）从电泳板中取出已完成电泳的凝胶片浸泡于盛有转印缓冲液（TB）的搪瓷盘内。

（2）在 TB 液内组成转印夹心板层：取相应大小的硝酸纤维（NC）薄膜，徐徐浸入 TB 液，将凝胶片与 NC 膜光面紧贴，两面各放置浸湿滤纸两层，然后再覆盖海绵垫（厚 0.5~1 cm）一层，做好方位标记，最后夹于两层有孔塑料衬板之间，避免各层之间气泡残留。

（3）将 TB 倒入转印槽中，然后插入转印板，使胶片位于阴极侧，NC 薄膜位于阳极侧。

（4）置转印槽于 4℃ 冰箱内，通电转印数小时或过夜，电流控制在 250 mA 上下（40~50 V）。

3. 探针检测

（1）取出转印好的 NC 薄膜，水平放入淬灭剂中，室温摇动 1 h 以封闭未吸附蛋白质的区域，然后用洗涤缓冲液洗 2~3 次，每次 30 min，以除去变形剂，使蛋白质的天然状态和生物学特性得以恢复。

（2）平置 NC 薄膜于浸有 Tris 缓冲液（TBS）的滤纸上，用刀片将薄膜按电泳方向分割为宽约 0.5 cm 的直条，用铅笔做好上端标记。

（3）取其中一个细条，并同标记条带一起做氨基黑染色（也可用考马斯亮蓝或银染）测试分离效果并确定相对分子质量位置，其余细条晾干后置 4℃ 做印迹试验备用（抗原活性可保持 3 个月以上）。

（4）进行印迹试验。①置抗原条于反应板的槽内，正面向上，每槽 1 条，用 0.05%TBS–Tween（TBS–T）液浸湿。②被检血清用 TBS–T 液稀释（常用 1∶150），加入反应槽中，以浸没膜条为限，通常需 0.5~1.5 mL（每槽加液量下同）。③室温（20~25℃）振荡 60 min，以后用 TBS–T 液洗 6 次，每次 3 min。④加已稀释的羊抗人酶结合物，温育 1.5 h，洗涤如上。⑤加入新鲜配制的底物溶液［TBS 50 mL+0.3% 4– 氯 –1– 萘酚甲醇液 3 mL+30%H$_2$O$_2$ 10 μL；或 5 mg/mL 二氨基联苯胺（DAB）0.05 mol/L 枸橼酸缓冲液，pH5.0，每 60 mL 加 3%H$_2$O$_2$ 20 μL 和 1%CoCl$_2$ 0.6 mL］。⑥15 min 后用蒸馏水冲洗数次以终止反应，薄膜条取出置玻板自然干燥。⑦阳性反应可见蓝黑色（4– 氯 –1– 萘酚底物）或棕褐色（DAB）条带。

4. 主要试剂

（1）样本缓冲液 含甘油 10 mL，2– 巯基乙醇 5 mL，10%SDS 30 mL。

（2）转印缓冲液（TB） Tris 3 g，甘氨酸 14 g，甲醇 250 mL，加水至 1 000 mL。

（3）Tris 缓冲液（TBS） 10 mmol/L Tris 含 0.9%NaCl，用 1 mol/L HCl 调 pH 至 7.4。

（4）TBS–T 液 TBS 内含 0.05% Tween–20。

（5）淬灭剂 1%~5% BSA 或 0.1%~0.3% Tween–20 于 TBS 液。

（6）氨基黑染液 1 g/L 氨基黑（C.I.20470），45%（体积分数）甲醇，10%（体积分数）冰醋酸。

（7）脱色液 90%（体积分数）甲醇，2% 冰醋酸。

七、放射免疫电泳（RIA）

1. 材料

（1）放射性核素标记样品（如以 ^{125}I 或 ^{131}I 标记抗循环抗原抗体，标记可采用氯胺 T 氧化法，要求被标记抗体纯度高，放射性也高）。

（2）感光胶片（如用 X 光胶片 4F）。

（3）显影液（市售粉剂或按 Kodak D–196 配）。

（4）定影液（市售粉剂或按 Agfa 201 配）。

（5）抗成虫血清（以日本血吸虫成虫免疫家兔获得）。

（6）已知抗原和待检血清。

2. 方法

（1）按对流免疫电泳要求制备琼脂（或琼脂糖）板，抗原孔加已知抗原或待测血清，抗体孔加抗成虫血清及标记抗体 1 μL，然后进行对流免疫。

（2）电泳后，肉眼观察并记录结果，后将琼脂板放入生理盐水中浸泡 12~24 h，再用流水冲洗 4 h，以洗去游离的标记物质。

（3）取出琼脂板用电吹风吹干。

（4）在暗室内（暗红光照明），于吹干的琼脂板上加一薄纸（如擦镜纸），再紧贴等大的 X 线片，然后再加一张载玻片，用黑纸包好压紧，保证胶片紧密接触琼脂。感光的时间依射线种类和样品中放射性强度及感光胶片灵敏度而定。如 X 线片（4F）用 ^{131}I 时需 6~24 h，而用 ^{125}I 则要时间更长些（最好先行预测）。

（5）在暗室内感光后，先打开黑纸，取出胶片，置显影液中显影，20℃ 左右，一般需要 5~10 min。

（6）取出，经清水冲洗 30 s。

（7）再放入定影液中定影 10 min，使胶片形成良好的透明度。

（8）最后取出经清水冲洗 10~20 min，阴干后观察结果。

（9）结果判定　在抗原与抗体孔之间出现有弧形的沉淀线黑影则为阳性。

八、免疫荧光法（IF）

荧光抗体染色的基本方法有3种。

1. 直接法　是滴加荧光抗体于待检标本上，30 min 后用缓冲液冲洗，干燥后在荧光显微镜下观察。若有相应的抗原存在，即与荧光标记的抗体结合，在镜下可见到发出荧光的抗原抗体复合物。本法的缺点是每检查一种抗原，必须制备与其相应的荧光标记的抗体。

2. 间接法　是将抗原与未标记的特异性抗体（如患者血清）结合，然后再使之与荧光标记的抗免疫球蛋白抗体（抗抗体）结合，三者的复合物可发出荧光。本法的优点是制备一种荧光标记的二抗，可以用于多种抗原、抗体系统的检查，既可用以测定抗原，也可用来测定抗体。

3. 补体法　原理与间接法相似，不同之处是在用免疫血清处理标本时，加上新鲜豚鼠血清作为补体，使标本上的抗原形成抗原 – 抗体 – 补体复合物，然后再用抗补体 C3 的荧光抗体染色，使上述复合物发出荧光。常用的荧光素有异硫氰酸荧光素（fluorescein isothiocyanate，FITC）、罗丹明（rhodamine，B200，RB200）等。

现以疟疾荧光抗体试验为例，介绍间接法。

（1）荧光抗体　羊抗人 IgG 荧光抗体。

（2）抗原标本　①使用两种抗原：人同种疟原虫抗原和食蟹猴疟原虫异种抗原。②制片：选择新感染（即新发现）临床患者，最好在耳垂取血，如静脉抽血抗凝，应在 30 min 内将片制成半厚血片（即厚的薄片）标本，为 1 cm×（4~5）cm 的长条形。将充分干燥的血片立即放入有干燥剂的塑料袋或铝质饭盒内。封口，保存于 4℃冰箱中，可使用 1~2 个月；保存于 –20℃，可使用 3~4 个月；–70℃可使用 6~10 个月。③虫数和虫期：每个高倍镜视野，至少有裂殖体 1 个，大滋养体 4~5 个。

（3）血清标本采集、保存和稀释　①事先用圆规在滤纸上画一直径约为 1.2 cm 的圆圈。自耳垂采血，以圆圈中心接触血滴，让其扩展至所划范围，相当于 20 mL 血量。每受检者取血滴 3 个，迅速干燥，装入纸袋，放入有干燥剂的塑料袋中。保存于 4℃冰箱中，可使用 1 个月；于 –25℃，可使用 2~3 个月；–70℃可使用 4~6 个月。滤纸干血滴按 25 μL 加 PBS 250 μL 的比例稀释，相当于 1：10 的血清稀释度。将干血滴剪下，浸泡于 PBS 中 20~30 min。②取静脉或耳垂血，用毛细管收集，析出血清，保存于冰箱中，1 个月内试验。

（4）染色　①抗原血膜，用蜡笔画出，分割成 1 cm×1 cm 方形。②置 0.1 mol/L HCl 液中脱血 5 min。③用 pH 8.0 0.01 mol/L PBS 流水中冲洗后，再置同样 PBS 的染缸中浸泡 5 min，不时轻轻摇动，洗净酸液后，风干或烘干。以上 3 步，可事先成批处理，充分干燥后包装，保存待用。④在一个血膜上滴加 1：20 稀释度的受试者血清，再用玻棒将血清铺开，使覆盖整个血膜，置湿盒内，再置 37℃孵箱中，反应 30 min。⑤用上述 PBS 缓流冲洗 30 s~1 min，将血片浸于染缸中，摇动两次，每次 5 min，而后风干或吹干。⑥在血膜上滴加荧光抗体液（用 pH 8.0 PBS 稀释的羊抗人 IgG 荧光抗体 1：8 或 1：16）1 滴，用玻棒铺开，使覆盖整个血膜，置湿盒内，再置 37℃孵箱中反应 30 min。⑦洗净血膜后，用 0.1‰伊文思蓝复染 10 min，然后用 PBS 流水冲洗 0.5~1 min，风干待检。⑧镜检后，对阳性血检标本，再做倍比稀释，再行染色，以确定终点滴度（即最高滴度）。⑨每批染色，应设正常血清，阳性血清（1：20）和盐水对照。

（5）镜检方法和结果判定　染好并干燥的血片标本，用 pH 8.5 或 pH 8.0 碳酸（或磷酸）缓冲甘油封片，也可在血片标本上加一小滴 PBS（pH8.0）盖片后镜检。镜检时使用荧光光源，以及适合的激发滤片和吸收滤片，用 5×40 倍（或 10×40 倍）显微镜进行荧光观察（使用明视野集光镜和平面反光镜）。

根据裂殖体和大滋养体的荧光强度分级：①"+++~++++"：原虫细胞质荧光明亮，形态结构清楚。②"++"：原虫细胞质荧光一般明亮，形态结构清楚。③"+"：原虫细胞质荧光清楚可见，形态结构不太清楚。④"±"：原虫细胞质和有虫红细胞轮廓有较弱荧光，但形态结构模糊。⑤"–"：原虫细胞质不显荧光。"+"以上的荧光强度定为阳性，最低的阳性稀释度暂定为 1：20。

九、其他免疫标记技术

（一）ABC-ELISA

1. 基本原理 因亲和素（avidin）与生物素（biotin）之间极强的亲和力，至少要比抗原和抗体之间的结合力高1万倍，且两者结合迅速而稳定，故用于免疫标记技术中，可提高检测的灵敏度，并可缩短反应时间。在包埋寄生虫抗原的反应板凹孔中，加寄生虫感染者血清后，即形成抗原–抗体复合物，再加生物素标记的羊抗人IgG（biotin-IgG），即与复合物相结合，再加ABC复合物（亲和素–生物素–酶结合物），即与biotin-IgG相结合，最后用相应底物进行显色反应后，用分光光度计测定吸光值，即可判读反应结果。

2. 抗原制备 参考胶乳凝集试验部分的抗原制备方法。

3. 生物素标记羊抗人IgG 羊抗人IgG血清经50%和33%饱和硫酸铵盐析一次，收集γ球蛋白部分，透析后测定蛋白质含量。临用前，以0.1 mol/L NaHCO₃配成1 mg/mL浓度。将生物素用N–羟基丁二酰亚胺进行酯化反应，使成为酯化生物素，然后用二甲基甲酰胺配成10 mg/mL浓度，以每毫克抗球蛋白加0.2~0.4 mg酯化生物素的比例，将酯化生物素二甲基甲酰胺溶液加于羊抗人IgG中，振荡混匀10 min，置于室温中3~4 h，然后用PBS透析24 h，多次换液后，即为生物素标记物，保存备用。

4. 生物素标记辣根过氧化物酶 按上述生物素标记羊抗人IgG方法，制备生物素标记辣根过氧化物酶（HRP-Bio）。

5. ABC溶液配制 在PBS–吐温中，分别加入亲和素和HRP-Bio，使各自的终浓度为8~12 μg/mL和3~4 μg/mL，置室温中混匀20~30 min，即可应用。通常在临用前30 min配制。

6. 操作方法 在已包被抗原的40孔反应板凹孔中，加待测血清，如ELISA法孵育、洗涤后，加biotin-IgG如上法孵育、洗涤，再加ABC洗涤，于37℃经15 min，洗涤后加底物（邻苯二胺OPD），置37℃经10~15 min，最后用2 mol/L H₂SO₄终止反应，用酶标检测仪测定样本OD值。检测时每一样本做两份，求得均值。

7. 反应标准 以健康人测得的OD均值，加2个标准差作为标准值（N）。求每一受检样本的OD值（P）与N值。P/N≥2.0为阳性，1.5≤P/N<2.0为可疑，P/N<1.5为阴性。

（二）免疫金银染色法（immunogold-silver staining，IGSS）

1. 基本原理 IGSS是将血清学方法和显微镜方法相结合的一种免疫标记技术，它的示踪标记物是胶体金（colloidal gold）。胶体金是由氯金酸（HAuCl₄）在还原剂（如白磷、抗坏血酸、鞣酸等）作用下聚合成一定大小（20~40 nm）的颗粒，形成带负电荷的疏水胶体溶液（金溶胶）。由于静电作用而成为比较稳定的胶体状态，故称为胶体金。它能和生物大分子（如抗人IgG）相结合成为金标记抗体，能与抗原–抗体复合物结合，经银显影处理后，在光镜下可见黑褐色的金银颗粒，即为阳性反应，否则，为阴性反应。

2. 固相抗原制备 取寄生虫成虫（如华支睾吸虫）充分洗涤后，做成石蜡切片（或冷冻切片），用于试验。

3. 金标记抗体制备

（1）金溶胶制备 煮沸220 mL双蒸馏水，加入2.8 mL新鲜配成的1%枸橼酸钠溶液，然后在剧烈搅拌下加0.5 mL 4% HAuCl₄溶液，搅拌30 min，即可获得大颗粒（20~40 nm）金溶胶，它的最大吸收峰为528 nm。这种规格的金溶胶适用于光镜和扫描电镜。

（2）金溶胶标记兔抗人IgG

1）金标记兔抗人IgG：将10 mL金溶胶置于容器中，在磁力搅拌下，加入66 μg兔抗人IgG，10 min后，加5%牛血清白蛋白（BSA）溶液2 mL；使其最终浓度为1%，然后将标记物进行纯化。

2）标记物纯化：凝胶过滤法：将上述标记物移入透析袋，用PEG（相对分子质量为20×10³）浓缩至原容积的1/10，置于4℃以8 000 r/min转速离心15 min，将上清液装于0.8 cm×20 cm聚丙烯葡聚糖凝胶（sephacryl S-400），用0.02 mol/L pH 8.2 TBS缓冲液充分平衡后，再用含1%BSA-TBS的缓冲液洗涤，以稳定金溶胶作用。用含 1%BSA–TBS 缓冲液洗脱,流速为 2 mL/15 min,分管收集,每管 4 mL/30 min。层析柱分为 3 个区带,下端是微黄色区带,为最先流出的大颗粒聚合物杂质;中间是明亮深红色洗脱液,即为标记物。

离心法:先将上清液用低速离心,除去再制备过程所形成的可见聚合物,然后再将上清液用 6 000 g 离心 1 h,收集 5 nm 大小的金颗粒,或用 14 000 g 离心 1 h,收集 20~40 nm 大小的金颗粒。用 1%BSA–TBS 缓冲液将收集的金颗粒做 1∶20 稀释时,在 520 nm 波长处测定不同大小金颗粒的 OD 值为 5 nm、20 nm 和 40 nm,金颗粒 OD 值分别为 0.25、0.35 和 0.5。用比色法可鉴定金颗粒的质量。

4. 试液配制

（1）0.02 mol/L pH 8.2 TBS 缓冲液　Tris 4.84 g,NaCl 17.50 g,蒸馏水 1 500 mL 混匀后用浓 HCl 调至 pH 8.2,再加蒸馏水至 2 000 mL。

（2）0.05 mol/L pH 7.4 TBS 缓冲液　Tris 12.1 g,NaCl 17.5 g,蒸馏水 1 500 mL 混匀后用浓 HCl 调至 pH 7.4,再加蒸馏水至 2 000 mL。

（3）10% 正常兔血清　①A 液:9 mL 0.5 mol/L pH 7.4 TBS+1 mL 兔血清 +200 mg BSA。②B 液:9 mL 0.02 mol/L pH 8.2 TBS+1 mL 兔血清 +200 mg BSA。

（4）显影剂　①A 液:对苯二酚 850 mg、枸橼酸 2.55 g、枸橼酸钠 2.35 g、双蒸馏水 85 mL。②B 液:硝酸银 95 mg、双蒸馏水 15 mL。

5. 操作方法　将切片抗原置于 0.5 mol/L pH 7.4 TBS 中作用 200 min,洗涤后,加 10% 兔血清 A 液,10 min 后弃去,加入已稀释的待检血清,置 37℃ 2 h（或 4℃ 20 h）,用 0.5 mol/L pH 7.4 TBS 洗涤 3 次,每次 5~10 min,用 0.02 mol/L pH 8.2 TBS 洗涤 5~10 min。再加 10% 兔血清 B 液,5~10 min 后弃去,加 1∶10 稀释的金标记抗体,于 37℃经 1 h,用 0.02 mol/L pH 8.2 TBS 洗涤 3 次,每次 5~10 min,再用双蒸馏水如上法洗涤 3 次。然后在避光下,于显影液 A 液中作用 3~5 min,再于混合液（显影液 A 液 85 mL+B 液 15 mL）中染色 5~10 min,用蒸馏水冲洗,吹干后,在光镜下检查反应结果。

6. 反应标准

（1）阴性反应　虫体切面呈无色或淡棕色。

（2）阳性反应　虫体切面的肠周围呈黑褐色环,多数环由颗粒状或块状褐色物组成,有时整个切面呈褐黑色。

（夏超明　杨秋林）

▶▶▶ 第三节　分子生物学诊断方法 ◀◀◀

随着现代生命科学与相关技术的迅速发展,寄生虫病的实验诊断已突破了病原学诊断和免疫学诊断的范畴,新近发展的分子生物学诊断技术即基因和核酸检测技术,在寄生虫病的诊断中发挥了独特的优势,尤其在早期诊断和确定现症感染方面优点突出。相对于病原学诊断和免疫学诊断而言,分子生物学诊断方法的最大优势是检测的敏感性高、特异性强。目前,分子生物学诊断方法在血吸虫、疟原虫、弓形虫、锥虫、孢子虫等多种寄生虫感染中已有较多应用。本节仅就以核酸为检测靶标的 PCR 技术和 DNA 探针技术等做简要介绍,详细方法请参阅相关分子生物学技术手册。

一、PCR 技术

PCR 为聚合酶链反应（polymerase chain reaction）的英文缩写,1985 年由 Mullis 等人发明。PCR 是在引物介导下特异性扩增 DNA 的一种技术。该技术的基本原理是,在人工合成的上、下游各一条由 20~30 个核苷酸组成的序列特异引物的引导下,以靶 DNA 为模板,通过变性和退火处理,在 DNA 聚合酶的作用下,以单核苷酸为原料合成一对引物之间的 DNA 片段。这一过程是受温度控制的连续过程,分加热变性 – 退火 – 引物延伸 3 个步骤,称之为一个扩增循环。每经历一次扩增循环,模板 DNA 的拷贝数增加 1 倍,因此,PCR反应产物是以指数形式增加。进行25~30个循环,扩增反应将达到饱和。

在进行PCR操作时,一般经过如下几个环节。

1. 靶DNA模板的制备　PCR对反应起始材料的要求相对较低,DNA粗提物就能满足反应的需要,且用量甚微(pg或ng级)。依标本类型不同,有时需做预处理。悬浮有细胞的液体标本可离心收集细胞成分,经细胞裂解处理后,用酚-氯仿抽提法提取靶DNA模板;固体组织标本可先行研碎,再按前述方法处理。

2. 引物的设计　引物的质量是PCR方法成败的关键环节之一。以诊断为目的的PCR反应,一般应选择待检病原体具种特异性的DNA序列。引物序列可人工设计,或用计算机软件辅助设计。引物设计应遵循具有靶DNA序列特异性、G+C含量适当、引物序列内无二级结构形成、一对引物间无互补序列等基本原则。

3. 扩增反应　是在DNA扩增仪上进行。反应温度、时间和循环数的设定,依不同DNA模板和引物性质而异。

4. 扩增产物的鉴定　经PCR反应后,受检标本中是否扩增出目的DNA序列,必须经过鉴定。常用凝胶电泳法判断DNA片段的大小,可选用琼脂糖凝胶电泳和聚丙烯酰胺凝胶电泳。后者分辨率高,多用于检测100 bp以下较小的DNA片段。

以疟原虫检测为例,简介PCR方法如下。

(1) 经典PCR　是一种体外DNA扩增技术,与自然状态下细胞内DNA的复制、扩增过程十分相似。在理论上,只要在反应系统中存在一个疟原虫分子的模板DNA,在数小时内通过数十循环的连续反应即可使模板DNA得以成百万地扩增,从而使原本无法检测的疟原虫DNA在反应完成后得以检出。

(2) 巢式PCR　在经典PCR的一对引物进行整个反应的基础上,根据靶序列的碱基顺序设计套外和套内引物各一对,分别进行两次PCR。

(3) 多重PCR　是在同一PCR反应系统中加入了两对或两对以上不同引物,根据模板DNA的不同,在经过扩增后的PCR产物中可检出一种或数种疟原虫DNA。

(4) SnMPCR　兼有巢式PCR和多重PCR的特点,整个检测须同时进行两次不同的PCR。第一次PCR使用两对引物,初步判断血样中是否存在疟原虫。第二次PCR为多重PCR,在电泳上可见相应数量的不同DNA条带,用以判定是何种疟原虫感染。

(5) PCR-ELISA　PCR扩增产物须通过溴化乙锭染色的琼脂糖凝胶电泳、斑点杂交或DNA印迹法等方法加以检测。在批量检测时往往耗时费力,亦不易加以自动化操作,且所用的放射性核素、溴化乙锭等均为致突变剂,对健康和环境保护不利。因此,该法不宜作为常规检测方法。

二、核酸探针技术

核酸探针是指用放射性元素、生物素、酶或其他半抗原标记的特定DNA或RNA片段。分为基因组DNA探针、cDNA探针和人工合成的寡核苷酸探针等几类。借助核酸探针可检测特异性或差异性DNA。DNA探针(DNA probe)技术又称DNA分子杂交技术,该技术也是以两条互补的DNA链的变性和复性反应为基础,其中一条链为目的DNA链,另一条为标记有指示物的探针链。这样,通过一定方式检测指示物的存在与否,就可获知标本中目的DNA的有无。DNA探针技术检测的特异性,主要受探针DNA的序列特异性决定,而敏感性则受标记物反应灵敏度的影响。就寄生虫而言,其基因组中多有高度重复的DNA序列存在,它们为非蛋白质编码区域,是进化中演化较快的部分,具有种特异性,因此也是制备DNA探针的合适来源。DNA探针检测步骤如下。

1. DNA探针的制备　作为探针的DNA有多种类型,可源自基因组DNA、锥虫科的动基体DNA(KDNA),也可用基因重组法制备,或是人工合成的寡核苷酸。当获得这些DNA模板后,应对它们进行指示物的标记。标记的质量直接决定了DNA探针检测的成败。标记物可以是放射性核素^{32}P。放射性探针检测方法敏感性高,但因需专用设备条件而常在应用中受限,故也可考虑用生物素、地高辛等非放射性标记。常用的标记方法有缺口平移法和随机引物标记法等,虽原理略有不同,其基本过程都是以目的 DNA 为模板,以标记有指示物的单核苷酸为原料,在酶的催化下新合成互补 DNA 链。人工合成的寡核苷酸探针,可采用末端标记的方法,将 ^{32}P 连接在 5′–OH 上。标记后的探针可用层析分离、纯化。

2. 分子杂交　这一步骤系将待检靶 DNA 经酶切消化、凝胶电泳分离和碱变性后,转印到硝酸纤维素膜等固相载体上,之后与标记 DNA 探针进行结合反应,此为经典的 Southern 杂交。也可直接将变性的靶 DNA 点样于硝酸纤维素膜上,经烘烤固定后,再与标记探针反应,此称为 Dot 杂交。Southern 杂交因碱变性的目的 DNA 转印到固相膜上的结合力较强,DNA 不易扩散,故条带清晰,分辨率高;Dot 杂交操作简便。将未杂交的成分洗脱后,标记物经显色即可观察结果。

3. 标记物的显示　不同的标记物要求相应的显示方法。用放射性核素标记的探针,需用放射自显影曝光在 X 线片上;生物素标记探针可通过 ABC 系统以酶反应显色底物指示;地高辛标记探针则是用酶标抗地高辛抗体结合地高辛后,最终也是以显色底物指示。

目前,核酸探针技术已广泛用于疟原虫、隐孢子虫、巴贝虫、弓形虫、锥虫、贾第虫、丝虫、血吸虫、肝片吸虫、包虫、猪带绦虫和猪囊虫等虫种鉴定及相应疾病的诊断。

三、基因芯片技术

基因芯片(gene chip)又称 DNA 微阵列(DNA microarray)或 DNA 芯片(DNA chip),是一种在固相载体上很小面积内固定许多特定的寡核苷酸片段或基因片段作为探针的生物芯片。在一定条件下,固相载体上的核酸探针可以和来自样品中的互补核酸片段杂交,并将样品中的核酸片段进行标记,在专门的识别仪器下可检测到这种杂交信号。基因芯片按照固定在固相载体上的核酸分子不同,可以分为 cDNA 芯片和寡核苷酸芯片。利用碱基配对的原理,在同一个固相载体上可同时进行多基因的检测。基因芯片技术可以在一张芯片上同时对多个患者进行多种疾病的诊断,也可以在同一张芯片上对同一疾病的多种相关基因进行检测分析。该技术检测速度快,样本用量较少,还可检测病原体的亚型。具有高通量、高速度、高灵敏度、低成本和自动化程度高的优势。

目前,分子生物学诊断方法在包括寄生虫在内的病原生物感染的诊断中,得到越来越广泛的应用。它们不仅已成为诊断的重要手段,同时在病原体鉴定、遗传学分析、基因工程操作等方面,发挥着重要的作用。

此外,随着分子生物学与微电子技术相结合的核酸检测分析技术的发展,高通量、高集成、微型自动化、快速检测分析手段层出不穷,随着系统生物学的发展,各种组学技术应运而生,包括基因组学、蛋白质组学、转录组学、代谢组学技术等,将日益广泛应用于临床疾病诊断、药物研发等领域。

(尹铁球　汪世平)

数字课程学习……

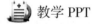 教学 PPT　　　📖 英文小结　　　📕 思考题　　　📝 自测题

第十九章

常用抗寄生虫药

寄生虫病的药物治疗历史悠久。早在 2 000 年前，我国最早的药学著作《神农本草经》上就已记录了使用中药常山治疗疟疾。唐代孙思邈在《千金方》中列出 10 多个治疗绦虫的药方。我国古代其他医书中，也有关于用柴胡、青蒿、鳖甲等治疗疟疾等寄生虫病的记载，有些药物如石榴根、槟榔、雷丸等至今仍被使用。17 世纪初期，国外学者开始使用金鸡纳树皮的生物碱治疗疟疾和阿米巴病。此后，随着化学工业的发展，人们开始使用重金属类化合物和砷类化合物治疗某些寄生虫病，但因这些药物毒性较大而渐被淘汰，并逐渐向化学合成类药物发展。近 20 多年来，抗寄生虫药不断更新，并取得了很大的进展。新的抗寄生虫药物更有效、更安全。如吡喹酮抗血吸虫作用，是血吸虫病治疗史上的一个重要发现，该药具有高效、低毒、可口服等优点，并具有广谱的抗其他吸虫的作用；苯丙咪唑类药物是高效、安全的抗肠道线虫的药物，其中甲苯咪唑由于口服吸收良好，对旋毛虫病、猪囊尾蚴病和棘球蚴病也有一定疗效。我国在抗寄生虫药物研制方面也取得了举世公认的成就，如国内研制的青蒿素及其衍生物不但可以抗耐氯喹的恶性疟，而且可以抗血吸虫。高效、低毒，尤其是广谱抗寄生虫药的使用，为寄生虫病的防治提供了有效的技术手段。但抗寄生虫药的种类偏少，且部分药物也出现了敏感性降低或抗药性问题，因此，抗寄生虫新药仍需要加大研发力度。

▶▶▶ 第一节 抗寄生虫药的种类与选择 ◀◀◀

一、抗寄生虫药及选择

寄生虫病是由寄生虫感染人体引起，常见人体寄生虫可分为原虫和蠕虫，原虫包括疟原虫、阿米巴、利什曼原虫等，蠕虫包括吸虫、绦虫和线虫等，因此，抗寄生虫药可分为抗原虫药和抗蠕虫药（表 19-1）。

表 19-1　常见的抗寄生虫药
Table 19-1　The antiprotozoal and antihelminthic drugs

寄生虫虫种 species	首选药物 drugs of first choice	次选药物 drugs of secondray choice
疟原虫（间日疟、恶性疟、三日疟、卵形疟）	氯喹 + 伯氨喹	甲氟喹、咯萘啶
耐药性恶性疟原虫	青蒿素衍生物	乙胺嘧啶 + 周效磺胺
杜氏利什曼原虫	葡萄糖酸锑钠	喷他脒、两性霉素 B 脂质体
溶组织内阿米巴	甲硝唑	依米丁、氯喹
非洲锥虫	舒拉明	喷他脒、美拉肿醇
美洲锥虫	硝呋替莫、苄硝唑	

续表

寄生虫虫种 species	首选药物 drugs of first choice	次选药物 drugs of secondray choice
蓝氏贾第鞭毛虫	甲硝唑	
肺孢子虫(菌)	磺胺甲噁唑 + 甲氧苄啶	喷他脒
刚地弓形虫	乙胺嘧啶 + 磺胺嘧啶	螺旋霉素
阴道毛滴虫	甲硝唑	
小隐孢子虫	硝唑沙奈	
肠道线虫(蛔、鞭、钩、蛲虫)	阿苯达唑、甲苯咪唑	噻嘧啶、左旋咪唑
淋巴丝虫(班氏、马来丝虫)	乙胺嗪	伊维菌素
盘尾丝虫	伊维菌素	多西环素、舒拉明、乙胺嗪
旋毛虫	阿苯达唑	
广州管圆线虫	阿苯达唑	
粪类圆线虫	噻苯唑	阿苯达唑、甲苯咪唑
日本血吸虫	吡喹酮	
曼氏血吸虫	吡喹酮	奥沙尼喹
埃及血吸虫	吡喹酮	美曲膦酯
肝吸虫	吡喹酮	阿苯达唑、三苯双脒
片形吸虫	三氯苯达唑	阿苯达唑、硫氯酚
并殖吸虫	吡喹酮	硫氯酚
各种肠绦虫	吡喹酮	硫氯酚
猪囊尾蚴	阿苯达唑、吡喹酮	
细粒和多房棘球蚴	阿苯达唑	甲苯咪唑

根据最新《国家基本医疗保险、工伤保险和生育保险药品目录》,抗寄生虫药也分为抗原虫药、抗蠕虫药及杀体外寄生虫药(包括杀疥螨药、杀虫剂及驱虫剂)三类(表 19-2)。

表 19-2　2023 年《国家基本医疗保险、工伤保险和生育保险药品目录》(抗寄生虫药,杀虫药和驱虫药)

Table 19-2　*List of drugs for national basic medical insurance, industrial ingury insurance and matermity insurance*
(2023, antiparasitic drug, insecticide, anthelmintic)

分类 classification	编号 number		药品名称 drug name	剂型 dosage form
一、抗原虫药				
抗疟药				
	甲	1139	伯氨喹	口服常释剂型
	甲	1140	蒿甲醚	口服常释剂型
	甲	1141	奎宁	口服常释剂型
	甲	1142	氯喹	口服常释剂型
	甲	★(1142)	氯喹	注射剂

续表

分类 classification	编号 number	药品名称 drug name	剂型 dosage form
	甲　1143	青蒿素类药物	
	甲　1144	乙胺嘧啶	口服常释剂型
	乙　1145	咯萘啶	口服常释剂型
	乙　★(1145)	咯萘啶	注射剂
	乙　1146	磺胺多辛乙胺嘧啶	口服常释剂型
	乙　★(1141)	奎宁	注射剂
	乙　1147	哌喹	口服常释剂型
	乙　1148	羟氯喹	口服常释剂型
抗利什曼病药和锥虫病药物			
	甲　1149	葡萄糖酸锑钠	注射剂
二、抗蠕虫药			
抗吸虫药			
	甲　1150	吡喹酮	口服常释剂型
抗线虫药			
	甲　1151	阿苯达唑	口服常释剂型
	甲　1152	甲苯咪唑	口服常释剂型
	乙　1153	哌嗪	口服常释剂型
	乙　★(1153)	哌嗪	锭剂
	乙　1098	双羟萘酸噻嘧啶	口服常释剂型
	乙　★(1154)	双羟萘酸噻嘧啶	颗粒剂
	乙　★(1154)	双羟萘酸噻嘧啶	栓剂
三、包括杀疥螨药、杀虫剂及驱 虫剂的杀体外寄生虫药	乙　1155	克罗米通	软膏剂

　　根据 2018 版《国家基本药物目录》(中华人民共和国国家卫生健康委员会),抗寄生虫药包括抗疟药、抗阿米巴病药及抗滴虫病药、抗利什曼原虫病药、抗血吸虫病药、驱肠虫药 5 类(表 19-3)。

表 19-3　2018 版《国家基本药物目录》(抗寄生虫药)

Table 19-3　*National essential drug list*(2018,antiparasitic drug)

序号 No.	品种名称 drug name	剂型、规格 dosage form,specification	备注 remarks
（一）抗疟药			
55	氯喹 Chloroquine	片剂：75 mg、250 mg 注射液：2 mL：80 mg、5 mL：322 mg	
56	羟氯喹 Hydroxychloroquine	片剂：0.1 g、0.2 g △	
57	伯氨喹 Primaquine	片剂：13.2 mg	
58	乙胺嘧啶 Pyrimethamine	片剂：6.25 mg	
59	青蒿素类药物		注释

序号 No.	品种名称 drug name	剂型、规格 dosage form, specification	备注 remarks
（二）抗阿米巴病药及抗滴虫病药			
*（30）	甲硝唑 Metronidazole	片剂、胶囊：0.2 g 氯化钠注射液：100 ml：0.5 g	
（三）抗利什曼原虫病药			
60	葡萄糖酸锑钠 Sodium Stibogluconate	注射液：6 mL（按锑计 0.6 g，约相当于葡萄糖酸锑钠 1.9 g）	
（四）抗血吸虫病药			
61	吡喹酮 Praziquantel	片剂：0.2 g	
（五）驱肠虫药			
62	阿苯达唑 Albendazole	片剂、胶囊：0.1 g、0.2 g	

注释：第 59 号"青蒿素类药物"是指按规定列入《抗疟药使用原则和用药方案（修订稿）》中的以青蒿素类药物为基础的复方制剂、联合用药的药物和青蒿素类药物注射剂。

△：表示药品应在具备相应处方资质的医师或在专科医师指导下使用，并加强使用监测和评价。

二、常用药物简介

1. 甲苯咪唑

【药理作用】

甲苯咪唑为一高效、广谱驱肠蠕虫药。它选择性地使线虫的体被和肠细胞中的微管消失，抑制虫体对葡萄糖的摄取，减少糖原量，减少 ATP 生成，妨碍虫体生长发育。对多种线虫的成虫和幼虫有杀灭作用。对蛔虫、蛲虫、鞭虫、钩虫、绦虫感染的疗效常在 90% 以上，尤其适用于上述蠕虫的混合感染。甲苯咪唑显效缓慢，给药后数日才能将虫排尽。本品对钩虫卵、蛔虫卵和鞭虫卵有杀灭作用，有控制传播的重要意义。

【临床应用】

本品主要用于驱肠线虫，也用于驱带绦虫。治疗棘球蚴病的疗效不及阿苯达唑。

【不良反应】

常用量不良反应较轻，少数有头晕、恶心、腹痛、腹泻，大剂量偶致超敏反应、中性粒细胞减少、脱发等。具胚胎毒性，对本品过敏者、孕妇及 2 岁以下儿童禁用。个别病例服药后因蛔虫游走而见吐虫，同时服用噻嘧啶或改用复方甲苯咪唑可避免。

【制剂及用法】

片剂：50 mg、100 mg/ 片，咬碎后咽下。

驱蛔虫、钩虫、鞭虫：成人及儿童均 100 mg/ 次，每日 2 次，或 200 mg 顿服，驱钩虫、鞭虫需连服 3 d。

驱蛲虫：100 mg 顿服，2 周后重复 1 次。服药后 4 d 驱虫达高峰，持续排虫 1 周左右。

驱绦虫：300 mg/ 次，每日 3 次，连服 3 d。

治棘球蚴病：400 mg/ 次，每日 3 次，4 周为一个疗程；间隔 1 个月后再重复疗程。

复方甲苯咪唑（速效肠虫净片）为甲苯达唑与左旋咪唑复方制剂，每片含甲苯达唑 100 mg，左旋咪唑 25 mg。孕妇及 2 岁以下儿童禁用。一般驱虫治疗用 2 片顿服法。驱蛲虫予 1 片顿服，2 周后重复 1 片。

2. 阿苯达唑

【药理作用】

阿苯达唑对肠道寄生虫，如线虫类的蛔虫、蛲虫、钩虫、鞭虫和粪类圆线虫，绦虫类的猪肉绦虫、牛肉绦虫、短膜壳绦虫等的驱杀作用及其机制基本同甲苯咪唑。但由于它口服后吸收快，血药浓度比口服甲苯达唑后高 100 倍，肝、肺等器官中均达到相当高的浓度，并能进入棘球蚴囊内。因此，对肠道外寄生虫病，如棘球蚴病（包虫病）、猪囊尾蚴病（囊虫病）、旋毛虫病、华支睾吸虫病及卫氏并殖吸虫病等也有较好疗效，为甲苯咪唑所不及。对于脑囊尾蚴病,有较缓和治疗作用,比吡喹酮较少引起颅内压增高和癫痫发作等强烈反应,但仍应住院治疗,并随时警惕脑疝等反应发生。对华支睾吸虫病的疗效稍逊于吡喹酮,疗程也稍长。

【临床应用】

本品主要用于驱肠线虫,也用于驱带绦虫、包虫、华支睾吸虫和旋毛虫等。驱蛔虫、蛲虫及钩虫疗效显著,驱鞭虫较差。治疗旋毛虫病有效率可达 100%。

【不良反应】

本品副作用轻,一般耐受良好。每日 400 mg 时,20%~30% 的病例可出现消化道反应和头晕、嗜睡、头痛等。多在数小时内自行缓解。每日 800 mg 时,初期有 30% 出现白细胞减少,5~6 个月后可恢复。少数可见肝功能障碍,1~2 周恢复。有胚胎毒和致畸作用,孕妇及 2 岁以下儿童禁用。肝、肾功能不全者,溃疡病患者及有癫痫史者慎用。治疗猪囊尾蚴病和棘球蚴病时,所用剂量较大,疗程很长,但也多能耐受。主要反应系由猪囊尾蚴解体后释出异体蛋白质所致,可见头痛、发热、皮疹、肌肉酸痛。治疗脑囊尾蚴病时,则可引起癫痫发作、视力障碍、颅内压增高,甚至脑水肿和脑疝。治疗旋毛虫病时也可出现发热、肌痛和水肿加重等不良反应。

【制剂及用法】

片剂:100 mg、200 mg/ 片;混悬液:100 mg/5 mL,100 mg/ 栓。

抗线虫病(驱蛔虫、蛲虫、钩虫及鞭毛虫):每日 400 mg 顿服或分 2 次服,儿童 200 mg 顿服;驱钩虫 10 d 后,驱蛲虫 2 周后重复 1 次。抗旋毛虫病:24 mg/(kg·d),3 次 /d,连服 5 d。

抗猪囊尾蚴病和棘球蚴病:15~20 mg/(kg·d),2 次 /d,30 d 为一个疗程,间隔 15 d 后再重复疗程,可连续给药数个疗程。

抗肠绦虫病:400 mg,顿服或分 2 次服,儿童减半。

抗吸虫病:8 mg/(kg·d),连服 7 d。

3. 甲硝唑

【药理作用】

甲硝唑能抑制多种原虫的氧化还原反应,使虫体死亡。

【临床应用】

甲硝唑是阿米巴痢疾、阿米巴肝脓肿及其他肠外阿米巴病、滴虫性阴道炎、尿道炎等治疗的首选药物。也可用于治疗贾第虫病、蠕形螨感染等。本药还有抗厌氧菌的作用。

【不良反应】

该药为高效低毒的抗原虫药,但某些人服用后可出现食欲下降、恶心、腹泻、腹痛等胃肠道反应,偶见头痛、失眠、皮疹、白细胞减少和神经系统症状等,停药后可恢复。妊娠早期、哺乳期妇女、中枢神经系统疾病及血液病患者禁用。

【制剂及用法】

片剂:每片 200 mg;阴道泡腾片:每片 200 mg;栓剂:每个 0.5~1 g;注射液:500 mg(10 mL),100 mg(20 mL),125 mg(250 mL),500 mg(250 mL)。甲硝唑葡萄糖注射液:甲硝唑 0.5 g+ 葡萄糖 12.5 g(250 mL)。

治疗阿米巴病:成人口服每次 400~800 mg,每日 3 次,5~10 d 为一个疗程。静脉滴注以 15 mg/kg 开始,之后以 7.5 mg/kg 维持,每 6~8 h 重复 1 次。

治疗滴虫病:成人每次服 200 mg,每日 3 次,另外,每晚用 200 mg 栓剂放入阴道内,连用 7~10 d,为保证疗效,须夫妻同治。

治疗贾第虫病:常用量为每次 400~800 mg,口服每日 3 次,5 d 为一个疗程。

4. 氯喹

【药理作用】

氯喹为 4- 氨基喹啉类衍生物,其抗疟作用主要为干扰疟原虫红内期裂殖体 DNA 的复制和转录过程或阻碍内吞作用,从而使虫体因缺乏氨基酸而死亡。但目前已发现有部分恶性疟原虫对氯喹产生了耐药性。

【临床应用】

用于治疗疟疾急性发作,控制疟疾症状。但因对红外期疟原虫无效,故不能根治间日疟,也不能用作病因性预防。本药有时可用于治疗阿米巴肝脓肿、华支睾吸虫病、卫氏并殖吸虫病和结缔组织病等。

【不良反应】

用于抗疟治疗时,不良反应较少。仅有轻微头晕、头痛、胃肠道不适、皮肤瘙痒、耳鸣等,少数患者可出现精神症状,停药后自行好转。长期用药,可致角膜及视网膜退化变性,出现视力障碍。有时可出现白细胞减少,可致胎儿畸形,少数患者可出现心律失常。如大剂量长疗程使用,应采取适当的预防措施。

【制剂及用法】

磷酸氯喹(chloroquine phosphate)片剂:每片含磷酸氯喹 0.125 g、0.25 g。用于控制疟疾发作,口服首剂 1 g,第 2、第 3 天各服 0.5 g,2 次分服。小儿首次 16 mg/kg(高热期的酌情减量,分次服),6~8 h 后及第 2 天、第 3 天各服 8 mg/kg。用于疟疾症状抑制性预防,每周口服 1 次,每次 0.5 g,小儿每周 8 mg/kg。

注射液:每支 129 mg(盐基 80 mg)(2 mL);250 mg(盐基 155 mg)(2 mL)。静脉滴注:每次 2~3 mg/kg,用 5% 葡萄糖注射液或 0.9% 氯化钠注射液 500 mL 稀释后缓慢滴注。

复方磷酸氯喹片(复方止疟片):每片含磷酸氯喹 110 mg 和磷酸伯氨喹 8.8 mg。每日 1 次,每次口服 6 片,连服 3 d。

5. 吡喹酮

【药理作用】

吡喹酮为吡嗪异喹啉衍生物,为广谱抗吸虫药和驱绦虫药,尤以对血吸虫有杀灭作用而受重视。吡喹酮除对血吸虫有杀灭作用外,对其他吸虫,如华支睾吸虫、姜片虫、卫氏并殖吸虫,以及各种绦虫感染和其幼虫引起的猪囊尾蚴病、棘球蚴病都有不同程度的疗效。该药对线虫和原虫感染无效。

在体外实验中,吡喹酮能为血吸虫迅速摄取。在最低有效浓度(0.2~1.0 μg/mL)时,可使虫体兴奋、收缩和痉挛。略高浓度时,则可使血吸虫体被形成空泡和破溃,粒细胞和吞噬细胞浸润,终致虫体死亡。整体实验结果表明,用药后数分钟内,肠系膜静脉内 95% 的血吸虫向肝转移,并在肝内死亡。

吡喹酮的上述作用可能与其增加体被对 Ca^{2+} 的通透性,干扰虫体内 Ca^{2+} 平衡有密切关系。除去培养液中的 Ca^{2+} 或加入 Mg^{2+},则可取消上述作用。由于虫体发生痉挛性麻痹,使其不能附着于血管壁,被血流冲入肝,即出现虫体肝移。在肝内由于失去完整体被的保护,更易被吞噬细胞所消灭。吡喹酮对哺乳动物细胞膜则无上述作用,由此表现出其作用的高度选择性。

【临床应用】

治疗慢性日本血吸虫病:20 mg/kg,每日 3 次,一日疗法,或 10 mg/kg,每日 3 次,连用 2 d,远期治愈率可达 90% 以上。对急性血吸虫病,有迅速退热和改善全身症状的作用,远期疗效也可达 87%。有心、肝等并发症的晚期患者多能顺利完成疗程。

【不良反应】

本品副作用轻微、短暂。可在服药后短期内发生腹部不适、腹痛、恶心,以及头晕、头痛、肌束颤动等。少数出现心电图改变。

【制剂及用法】

片剂:200 mg/ 片、250 mg/ 片和 500 mg/ 片。

治疗日本血吸虫病:急性期成人总量 120 mg/kg,儿童总量 140 mg/kg,4~6 日疗法,每日等分为 2 或 3 次口服;慢性期总量 60 mg/kg,儿童总量 70 mg/kg,2 日疗法,每日等分为 2 或 3 次口服;晚期总量 40 mg/kg,2 d 分服。对有较重夹杂病或年老体弱的患者采用 5 mg/kg,每日 3 次的 6 日疗法。此药治疗血吸虫病疗效甚佳,急性血吸虫病患者治疗后 6~12 个月粪检转阴率为 99%,慢性与晚期患者转阴率为 91%~100%。

治疗埃及血吸虫病和曼氏血吸虫病:40 mg/kg,顿服。

治疗华支睾吸虫病:25 mg/kg,每日 3 次,连服 1~2 d。

治疗卫氏并殖吸虫病:25 mg/kg,每日 3 次,共 2~3 d。疗效满意,毒性反应轻,优于其他治疗药物。

治疗肝片吸虫病:剂量同卫氏并殖吸虫病,疗程 3 d。

治疗姜片虫病:10 mg/kg,一剂疗法。

治疗绦虫病:①猪肉绦虫病和牛肉绦虫病:10 mg/kg,顿服。②短膜壳绦虫病:15~25 mg/kg,顿服。

治疗猪囊尾蚴病:①皮下与肌肉组织猪囊尾蚴病:总剂量一般为 120 mg/kg,4 日疗法,每日剂量分 3 次服。②脑囊尾蚴病:总剂量为 180 mg/kg,6 日疗法。因囊虫死亡后炎症反应易引起脑水肿甚至脑疝,故疗程中应同时用肾上腺皮质激素和脱水剂。③眼囊尾蚴病:先行手术,后用吡喹酮治疗。

6. 乙胺嗪

【药理作用和临床应用】

服用乙胺嗪后,班氏丝虫和马来丝虫的微丝蚴迅速从患者血液中减少或消失。本品对淋巴系统中的成虫也有毒杀作用,但需较大剂量或较长疗程。其抗虫作用机制可能有两方面:一是其分子中的哌嗪部分使微丝蚴之肌组织发生超极化,失去活动能力,以致不能停留于宿主周围血液中;二是破坏微丝蚴体被的完整性,使其易于遭受宿主防卫机制的破坏。

【不良反应】

乙胺嗪本身毒性较低而短暂,可引起厌食、恶心、呕吐、头痛、无力等。但因丝虫成虫和幼虫死亡,释出大量异体蛋白,引起的过敏反应较明显,表现为皮疹、淋巴结肿大、血管神经性水肿、畏寒、发热、哮喘,以及心率加快、胃肠功能紊乱等。一般发生于给药之日,持续 3~7 d。

【制剂及用法】

枸橼酸乙胺嗪片剂:50 mg/ 片、100 mg/ 片。1 日疗法:1.5 g,1 次或分 2 次服。7 日疗法:0.2 g/ 次,3 次 /d,连服 7 d。

(吴忠道　汪雪兰)

▶▶▶ 第二节　抗寄生虫新药——青蒿素及其衍生物 ◀◀◀

青蒿素是从中药的药源植物菊科艾属黄花蒿(*Artemisia annua*)干燥的茎叶部分提取出来的抗疟有效成分。1971 年,中国科学家证明了黄花蒿的提取物有抗疟作用,经进一步研究,于 1972—1973 年分离出 7 种倍半萜化合物,其中一种具有抗疟原虫的作用,定名为青蒿素。1974 年,经临床初试证明青蒿素对恶性疟显示出良好的治疗作用,经临床扩大试用,进一步证实青蒿素治疗恶性疟、间日疟和脑型疟的退热时间和原虫清除时间均比现有其他抗疟药快。然而由于青蒿素在水中和油中难溶,故用药剂量大。且近期复燃率较高。经过我国科学家的不断努力,先后研制出蒿甲醚(artemether)、青蒿琥酯(artesunate)、双氢青蒿素(dihydroartemisinin)、蒿乙醚(artemotil)等青蒿素衍生物,提高了青蒿素的疗效和使用范围。青蒿素及其衍生物是我国科学家对世界医药发展作出的重大原创性贡献,已被 WHO 列为第二代新抗疟药。

【理化性质】

从化学结构(图 19-1)上看,青蒿素类药物的基本结构相同,即均含有过氧桥倍半萜内酯,所不同的

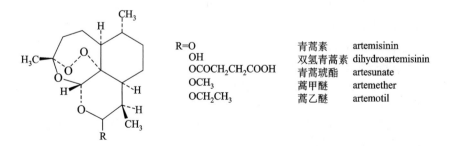

图 19-1　青蒿素及其衍生物的化学结构式

Fig. 19-1　The chemical structural formula of the artemisinin and its derivatives

是在第 12 位取代基—R 上。R═O 为青蒿素,R═OH 为双氢青蒿素,R═OCH$_3$ 为蒿甲醚,R═OCH$_2$CH$_3$ 为蒿乙醚,R═OCOCH$_2$CH$_2$COOH 为青蒿琥酯,相对分子质量分别为 282、284、298、312 和 384。在常温下,该类药物除青蒿素和蒿乙醚较稳定外,其他均不稳定。青蒿素为白色针状结晶粉,味苦,易溶于乙酸乙酯、氯仿和丙酮,能溶于乙醇、乙醚和甲醇,在水中几乎不溶。青蒿琥酯为白色结晶性粉,无臭、无味,其钠盐在水中易溶。蒿甲醚、蒿乙醚和双氢青蒿素的理化性质与青蒿素相似,但前两者在油中的溶解度高。

【药理作用】

青蒿素类药物对鼠疟和猴疟原虫的红内期无性体均有强大的快速杀灭作用,其衍生物的药效高于它们的母体青蒿素 10 倍以上。同时它们对鼠疟的抗氯喹和抗甲氟喹等其他抗药虫株有良好的治愈效果,表明青蒿素与其他抗疟药无交叉抗药性。青蒿素和蒿乙醚对食蟹猴疟原虫(*P.cynomolgi*)配子母细胞有杀灭作用。在猴疟模型上,以蒿乙醚 2.5~5.0 mg/kg 单次给药,药后 4~20 h 血中配子母细胞对蚊子的感染力明显下降,药后 24~48 h 对蚊子则完全丧失了感染能力。但对红外期原虫和蚊体内的子孢子无效。

青蒿素类药物对恶性疟原虫和间日疟原虫无性体均有高效、速效杀灭作用,而且对从环状体至裂殖体的各发育阶段均有明显的杀灭作用(而其他控制临床发作的药物主要作用在裂殖体),故比其他抗疟药控制临床症状快和救治凶险型疟疾的成活率高。青蒿素类药物对恶性疟原虫的配子母细胞有抑制或杀灭作用。研究发现以青蒿琥酯总量 600 mg,给药后 10~20 d 可清除血中的恶性疟配子母细胞;给药后 7 d 血中配子体对大劣按蚊失去部分感染力,给药后 14 d 则完全失去感染力;每日口服青蒿素 1 200 mg,连服 5 d,用药后 14 d 也可使大劣按蚊完全丧失感染能力;蒿甲醚对恶性疟配子母细胞亦有作用,但较伯氨喹弱。

目前认为,青蒿素类药物抗疟作用机制是干扰表膜 – 线粒体功能,阻断以宿主红细胞细胞质为营养的来源供应,使疟原虫无法得到合成自身蛋白质的原料,出现氨基酸饥饿,形成自噬泡,并不断排出疟原虫体外,使原虫损失大量细胞质,导致原虫滋养体瓦解而死亡。近年来的研究提示,青蒿素类药物的抗疟作用具有铁依赖性,氧自由基参与了青蒿素类药物的抗疟作用,青蒿素类药物具有氧化和烷化蛋白质的作用,能明显增强血红素对人红细胞脂膜的氧化作用,并能诱发虫体 DNA 的损伤等。

【不良反应及注意事项】

青蒿素类药物在治疗剂量内应用很安全,不良反应轻,仅少数患者出现一过性的轻度网织红细胞下降、心电图出现 P–R 或 Q–T 间期轻度延长,疗程结束后不需任何处理很快自然恢复正常。鉴于该类药物具有胚胎毒,故孕妇应禁用;大剂量应用对中枢神经系统和心脏有影响,故对合并神经系统疾病和心脏病的患者应慎用。

【制剂及用法】

青蒿素及其衍生物制剂规格及用法见表 19–4。

表 19–4　青蒿素类药物及其用法
Table 19–4　Species and usage of artemisin derivatives

制剂 preparation	规格及用法 specification and usage
青蒿素栓剂	每个栓含青蒿素 100 mg、200 mg、300 mg、400 mg、600 mg 5 种规格
蒿甲醚注射液	每支含蒿甲醚 80 mg
蒿甲醚胶丸	每丸含蒿甲醚 50 mg
青蒿琥酯注射液	双包装粉针剂,每瓶含青蒿琥酯 60 mg,临用时 60 mg 青蒿琥酯加 5%NaHCO$_3$ 注射液 0.6 mL,待完全溶解后,再加 5% 葡萄糖注射液或 5% 葡萄糖氯化钠注射液 5.4 mL 稀释使每毫升含青蒿琥酯 10 mg,供静脉注射 肌内注射给药:注射用青蒿琥酯 60 mg,加 5% 碳酸氢钠 1 mL,待溶解后加注射用水 2 mL,使每毫升含青蒿琥酯 20 mg,供肌内注射用
青蒿琥酯片	每片含青蒿琥酯 50 mg
双氢青蒿素片	每片含双氢青蒿素 20 mg

【临床应用】

（一）治疗疟疾

1. 一般性疟疾的治疗　指的是无合并症恶性疟、抗药性恶性疟和间日疟等良性疟疾。青蒿素类药物按各自剂量和疗程用药，均可收到良好的治疗效果，其退热时间和原虫清除时间均比其他抗疟药快，但近期复燃率较高。口服青蒿素总剂量 0.8~2.0 g，3 日疗法，平均退热时间为 34.1~56.7 h，平均原虫转阴时间为 33.3~64.5 h。青蒿素栓剂直肠给药，成人总剂量 2.8 g，3 日 6 次疗法，治疗恶性疟 355 例，退热时间 15~39 h，原虫转阴时间为 36~53 h，经 28 d 随访，83 例的复燃率为 45.8%。青蒿素栓剂的优点是使用方便，不受年龄、性别及病情的限制，已收入我国药典。

有研究显示，青蒿琥酯总量 240 mg 静脉注射，采用 3 日 4 次疗法，治疗现症疟疾 346 例，其中恶性疟 258 例、间日疟 55 例、脑型疟 33 例，均能迅速控制临床症状和清除无性体原虫。口服总剂量 600 mg 1~3 日疗法，治愈率为 0%~20%；400 mg 5 日疗法，治愈率为 50%~60%；600 mg 5~7 日疗法，治愈率为 85%~95%。

蒿甲醚肌内注射 480 mg 5 日疗法，治愈率为 70%~90%；600 mg 5 日疗法，治愈率达 90% 以上；蒿甲醚片剂 500 mg 5 日疗法，治愈率为 70%~80%；600 mg 5 日疗法，治愈率达 95%。治疗凶险型疟疾，总的原则是有哪种药就先用哪种；如品种齐全，应首选青蒿琥酯静脉注射，该药在用药后数分钟，患者血中就可达到有效药物浓度；如无青蒿琥酯，应选青蒿素的其他衍生物，如蒿甲醚肌内注射等。

2. 恶性疟的治疗（建议选用以下一种疗法）

（1）蒿甲醚　口服总剂量 640 mg。分 7 d 服用，每日 1 次，每次 80 mg，首剂加倍。

（2）青蒿琥酯　口服总剂量 800 mg。分 7 d 服用，每日 1 次，每次 100 mg，首剂加倍。

3. 重症疟疾的治疗（建议选用以下一种疗法）

（1）蒿甲醚　每日肌内注射 1 次，每次 80 mg，连续 3~5 d，首剂加倍。若原虫密度大于 15 万 /μL，首剂给药后 4~6 h，再给予 80 mg 肌内注射。

（2）青蒿琥酯　每日静脉注射 1 次，每次 60 mg，连续 3~5 d，首剂加倍。若原虫密度大于 15 万 /μL，首剂给药后 4~6 h，再给予 60 mg 静脉注射。注射时，需先将 5% 碳酸氢钠注射液 1 mL 注入含青蒿琥酯 60 mg 粉针剂中，反复振摇 2~3 min，待溶解澄清后，再注入 5 mL 5% 葡萄糖溶液或 0.9% 氯化钠溶液，混匀后缓慢静脉注射。

（二）预防和治疗血吸虫病

蒿甲醚和青蒿琥酯不仅有抗疟作用，而且还有抗血吸虫的作用，两者杀虫作用的共同特点是对 1~3 周龄的血吸虫童虫有效，而此期（潜伏期）正好是吡喹酮杀虫作用的低谷期。经过大量动物试验、优化给药方案及现场试用，现已将蒿甲醚和青蒿琥酯列为预防或早期治疗日本血吸虫病的药物，实现了药物预防血吸虫病的重大突破。进一步的研究表明，蒿甲醚和青蒿琥酯亦有抗曼氏血吸虫和埃及血吸虫作用，在非洲的曼氏血吸虫病流行区现场试用，获得了满意效果。因此，蒿甲醚和青蒿琥酯在血吸虫病流行区可用于人群预防血吸虫病和防止急性血吸虫病，亦可用于短期接触疫水的人群，如旅游者、防洪抢险者及水上作业人员等。

1. 蒿甲醚

（1）制剂　胶囊：0.04 g、0.1 g。

（2）用法　接触疫水后 1~2 周服顿服蒿甲醚（按 6 mg/kg 剂量给药），以后每半个月服药 1 次，在停止接触疫水后继服 1~2 次。

在湖南洞庭湖的洲滩型疫区和云南大理山型疫区，进行了蒿甲醚预防人群感染血吸虫病的现场观察。受试人群在实施蒿甲醚口服前均经粪检虫卵，阳性者口服吡喹酮 50 mg/kg 治疗，阴性者则服 40 mg/kg。洲滩型试点的时间为 8~10 月，而山区的为 5~8 月，每 15 d 服蒿甲醚 1 次，剂量为 6 mg/kg，共服 4 次。在第一次服药前及末次服药后 1~2 d 做血常规（包括网织红细胞计数）、肝、肾功能检测和心电图检查。对照组人群在上述时间内服安慰剂。两组人群均于末次服药后 25~32 d 做粪检，考核预防效果。结果：对照组的虫卵阳性率为 13.6%（51/376）和 15%（46/306），每克粪便虫卵数（EPG）为 681±90 和 50±29；蒿甲醚组的虫卵阳性率为 4.2%（13/307）和 5.5%（20/365），每克粪便虫卵数为 122±79 和 29±11，与对照组的差别均显著。此外，对照组各有 2 例及 4 例急性血吸虫病发生。

在曼氏血吸虫感染率高达 76% 的科特迪瓦重度流行区，受试人群每 3 周服 1 次蒿甲醚（6 mg/kg），连服 6 次的保护率达 50% 以上，并可明显减轻感染程度。此外，据报道，在塞内加尔 Richard Toll 曼氏血吸虫病重度流行区，患者首日服用青蒿琥酯 4 mg/kg，以后连续 4 d 每日服用 2 mg/kg，总剂量 12 mg/kg，治后 10 周粪检结果示治愈率达 54%，与吡喹酮单剂 40 mg/kg 的效果（63%）相仿。

2. 青蒿琥酯

（1）制剂　片剂：0.1 g。

（2）用法　接触疫水期间，每周服青蒿琥酯 1 次（6 mg/kg），停止接触疫水后继服 1~2 次。

一项现场试点人群预防观察显示，所有受试者于实施预防前均用吡喹酮治疗，其中 346 例于接触疫水后每周服 1 次青蒿琥酯（6 mg/kg），连服 8 次，另 323 例则在相同时间内服安慰剂。两组人群于末次服药后 4 周做粪检考核预防效果。结果，青蒿琥酯组无一例虫卵阳性，而服安慰剂组的感染率为 4.6%。口服上述剂量的青蒿琥酯无明显不良反应，血、尿常规检测，肝、肾功能和心电图检查均未见明显异常。

（吴忠道　汪雪兰）

▶▶▶　第三节　寄生虫病的化学治疗　◀◀◀

一、原虫病的化学治疗

1. 疟疾

（1）间日疟和对氯喹敏感的恶性疟　对无并发症者，口服磷酸氯喹，首剂为 10 mg/kg，6~12 h 后 5 mg/kg，第 2 天、第 3 天 5 mg/kg，总剂量 25 mg/kg。对严重感染者，采取注射给药。静脉滴注磷酸氯喹，首剂 10 mg/kg，8 h 内滴完，继以 15 mg/kg 剂量于 24 h 内滴完；肌内注射或皮下注射磷酸氯喹，2.5 mg/kg，每 4 h 一次，或 3.5 mg/kg，每 6 h 一次，总剂量 25 mg/kg。

（2）耐氯喹恶性疟　对无并发症者，磺胺多辛 1.5 g 加乙胺嘧啶 75 mg（儿童剂量逐减），每日一次，连服 2 d；或硫酸奎宁 10 mg/kg，每 8 h 一次，连服 5~7 d；或蒿甲醚肌内注射，第 1 天 300 mg，第 2 天、第 3 天 150 mg；口服则 150 mg/ 片，第 1、2 天各 4 片，第 3 天 2 片。对严重感染者，盐酸奎宁溶于 500 mL 等渗盐水，首次 20 mg/kg，4 h 内滴完，继以 10 mg/kg，8 h 内滴完，以后改为口服，7 d 为一个疗程；或咯萘啶 2 mg/kg 肌内注射，亦可 10 mg/kg 溶于等渗盐水静脉滴注，1~1.5 h 滴完，8 h 后可重复；或用蒿甲醚肌内注射，剂量同上。

国外推荐甲氟喹 1.0~1.5 g 顿服，但已有恶性疟原虫对甲氟喹产生耐药性的报道，故目前该药严格控制在耐氯喹恶性疟流行区使用，并推荐与青蒿素联合使用。

（3）凶险发作的抢救　抢救原则是：①迅速杀灭疟原虫无性体；②改善微循环，防止毛细血管内皮细胞崩裂；③维持水电解质平衡；④对症治疗。

快速高效抗疟药可选用：①青蒿素注射液 100 mg 肌内注射，第 1 天 2 次，以后每日一次，疗程 3 d。②磷酸咯萘啶注射液 3~6 mL/kg，加 5% 葡萄糖注液或生理盐水静脉滴注或分次肌内注射，2~3 d 为一个疗程。③磷酸氯喹注射液 0.5 g（基质 0.3 g）加于 5% 葡萄糖液或生理盐水 300~500 mL 中，静脉滴注。第 1 天内每 6~8 h 一次，共 3 次，第 2、3 天可再给一次。滴速宜慢，每分钟少于 40 滴。儿童剂量每次应小于 5 mg/kg，较安全为 2.5 mg/kg，滴速为 12~20 滴/min，患者一旦清醒即改为口服。④二盐酸奎宁注射液 0.5 g 加于 5% 葡萄糖盐水或葡萄糖液 300~500 mL，缓慢静脉注射，8 h 后可重复一次。儿童剂量每次 5~10 mg/kg，肝肾功能减退者应减少剂量，延长用药间隔时间。如肌内注射应双倍稀释深部注入，以防组织坏死。

2. 溶组织内阿米巴病

（1）急性阿米巴痢疾 首选药物为甲硝唑（灭滴灵）。成人每日 400~600 mg，儿童 50 mg/kg，分 3 次口服，7~10 d 为一个疗程。一般疗效为 93%~100%，排包囊阴转率为 51.2%~91.3%。由于该药在肠腔内的浓度甚低，不能消灭肠腔内的阿米巴，故需同时服用双碘喹啉类药物，以消灭肠腔内的虫体而防止复发。双碘喹啉成人剂量每次 0.6 g，每日 3 次；儿童 30~40 mg/kg，分 3 次服，疗程 2~3 周，必要时可间隔 2~3 周重复疗程。近年来也有用吡哌酸治疗急性肠阿米巴病的报道。成人每日 1.5~2 g，儿童 30~40 mg/kg，分 3~4 次服用，疗程 7 d。疗效 98.7%，包囊阴转率 35.4%。替代药物为巴龙霉素，成人每日 1.5~2.5 g，4 次分服，疗程 5~10 d。

（2）慢性阿米巴痢疾 急性发作时服用甲硝唑或巴龙霉素或两者合用。六氯对二甲苯对慢性迁延性病例疗效较好。

（3）阿米巴性肝脓肿 首选药物是甲硝唑，剂量为每日 1.8~2.4 g，10 d 为一个疗程。替代药物为氯喹。每日 0.5 g，首次加倍，21 d 为一个疗程。对甲硝唑无效的患者可用氯喹治疗，可连用 10 周。此外，替硝唑、塞克硝唑、奥硝唑等也曾用于临床，疗效良好。但甲硝唑经动物试验提示有致癌、致畸作用，孕妇不宜应用，特别是妊娠前 3 个月者禁服。由于甲硝唑类药物能干扰乙醇的代谢，因而服药期间禁用乙醇类饮料，以免发生急性精神失常。

3. 原发性阿米巴脑膜脑炎 首选药物为两性霉素 B。静脉滴注：成人与儿童均按体重计算。一个疗程 4~8 周。一个疗程总剂量 3 g，开始每次 0.1~0.25 mg/kg，每日一次或隔日一次，以后又逐渐加至每次 1 mg/kg（0.1 mg/mL）。鞘内注射：除静脉滴注外，同时加用椎管内注射 30 次，总剂量 15 mg，椎管内注射量不得超过引流出的脑脊液量。常用 0.5 mg/次，加适量地塞米松，隔日一次。

4. 贾第虫病 首选药物是甲硝唑。成人每日 250~400 mg，儿童 15~25 mg/kg，3 次分服，疗程为 5 d。包囊阴转率可达 90% 以上。近年来发现阿苯达唑和甲苯咪唑体外具较强的抗贾第虫作用。阿苯达唑能使虫体变形、空泡化、抑制细胞分裂，较甲硝唑和替硝唑作用强。剂量每日 20 mg/kg，3 次分服，疗程为 3 d；或每日 400 mg 顿服，疗程为 5 d。疗效可达 90% 以上。甲苯咪唑抗贾第虫作用靶位主要在虫体微管结构，杀虫效果比甲硝唑高 5 倍以上。总剂量 600 mg，3 次分服，疗程为 1 d；或每日 200 mg 顿服，3 d 为一个疗程。疗效可达 90% 以上。

5. 滴虫病 治疗阴道毛滴虫病和肠毛滴虫病的首选药物均为甲硝唑。阴道毛滴虫病局部用药可控制症状，但不易根治。成人每次 0.2 g，每日 3 次服用；每晚还以 0.2 g 放入阴道内，连用 7~10 d。肠毛滴虫病成人剂量每日 600~800 mg，分 3~4 次服用，儿童 10~15 mg/kg，分 3 次服用，疗程为 5~7 d。疗效可达 90% 左右。

6. 内脏利什曼病 首选药物是五价锑剂，即葡萄糖酸锑钠，国产药名为斯锑黑克。总剂量成人为 90~110 mg/kg，儿童为 150~180 mg/kg，分 6 次静脉注射，也可肌内注射，每日一次。替代药物有喷他脒或两性霉素 B。喷他脒临用前配成 4% 水溶液，肌内注射，每次 3~5 mg/kg，每日一次，10~15 次为一个疗程；若将每次剂量增加为 5~6 mg/kg，疗程为 14~16 d，治愈率可提高。或与 5%~10% 葡萄糖注射液混合后静脉滴注，每日一次，15~20 次为一个疗程。

7. 隐孢子虫病 目前尚无特效药物，应采取积极对症和支持疗法。国内曾有报道，用大蒜素胶囊治疗隐孢子虫病效果较好。大蒜素胶囊成人 40~80 mg，儿童 20~40 mg，每日 3 次，疗程为 6~12 d，可重复疗程。巴龙霉素每日 1.5~2 g，4 次分服，疗程平均为 14 d。对免疫功能减损病例可减轻症状，部分病例卵囊消失，但易复发。此外，国外正在试用阿奇霉素（azithromycin）。

8. 结肠小袋纤毛虫病 首选药物为甲硝唑，用法：成人每日 400~800 mg，分 3~4 次服用，疗程为 5~10 d。据报道，疗效可达 90%~100%。

二、蠕虫病的化学治疗

1. 吸虫感染 吡喹酮对寄生在血管内（日本血吸虫、埃及血吸虫、曼氏血吸虫及湄公河血吸虫）、肝胆管内(华支睾吸虫、肝片形吸虫)、肺内(卫氏并殖吸虫)与小肠内(姜片虫、日本棘隙吸虫)等的吸虫均有杀虫作用,现已取代过去常用的药物而成为首选药物。吡喹酮的用量视不同虫种及寄生部位而异。

（1）日本血吸虫病

1）急性血吸虫病:采用吡喹酮总剂量 120 mg/kg(儿童 140 mg/kg)的 6 日疗法,其中 1/2 剂量在第 1 天及第 2 天分服完,其余 1/2 剂量在第 3~6 天服完,每日量分 3 次服。

2）慢性血吸虫病:吡喹酮 40 mg/kg 一次顿服或每日 2 次分服。亦可采用成人总剂量 50~60 mg/kg(儿童体重小于 30 kg 者按总剂量 70 mg/kg 计)。2 日疗法,每日量分 2~3 次在饭后或餐间服,体重超过 60 kg 者仍按 60 kg 计算剂量。

（2）并殖吸虫病和华支睾吸虫病　剂量为每日 75 mg/kg,分 2~3 次服用,2 d 为一个疗程。替代药物为硫氯酚。有人报道用以前治疗肝片吸虫病的三氯苯达唑治疗并殖吸虫病有效。

（3）姜片虫病　吡喹酮直接与其接触,故剂量最小,5~10 mg/kg 顿服即可。

2. 绦虫感染

（1）肠绦虫病　吡喹酮是驱除各种肠绦虫的最有效药物,剂量视不同虫种而异。对牛带绦虫和猪带绦虫,剂量为 5~10 mg/kg 顿服;对短膜壳绦虫和长膜壳绦虫,剂量为每日 15 mg/kg,连服 3 d;对阔节裂头绦虫,25 mg/kg 顿服。对带绦虫,亦可用甲苯咪唑 300 mg,每日 2 次,连服 3 d;或硫氯酚,3 g 顿服;或服用氯硝柳胺、巴龙霉素、槟榔加南瓜子等。

（2）猪囊尾蚴病

1）吡喹酮疗法:对皮肤肌肉型患者,每日 60 mg/kg,分 2~3 次服用,2 d 为一个疗程,有效率为 100%;对脑型患者,每日 20 mg/kg,分 2~3 次服用,3 d 为一个疗程,或每日 20 mg/kg,分 2 次服用,9 d 为一个疗程,有效率可达 98%。国外推荐每日 50 mg/kg,15 d 为一个疗程。对脑型患者必须住院治疗,在服药过程中宜同时服用或注射地塞米松及甘露醇等脱水剂,以减轻囊尾蚴死亡后引起的炎症反应及颅内压增高。眼视网膜型患者禁用吡喹酮,因为囊虫死后引起的炎症反应将加重视力障碍,甚至失明,可采取手术摘除。

2）阿苯达唑疗法:对皮肤肌肉型患者,每日 14 mg/kg,疗效为 100%;脑型患者,每日 14~20 mg/kg,分 2~3 次服用,10 d 为一个疗程,往往需要 1~3 个疗程,有效率为 98%~99%。脑型患者在服药过程中需同时服用或注射地塞米松及甘露醇。

（3）棘球蚴病　本病治疗目前仍以外科手术切除为主,但手术残留囊肿或复发者约为 10%。临床上采用阿苯达唑每日 20 mg/kg,2 次分服,疗程为 1 年,可取得较好疗效。患者长期服用阿苯达唑,耐受性良好,不良反应轻,偶可引起可逆性白细胞减少及一过性血清丙氨酸氨基转移酶升高。本药有致畸作用,孕妇禁用。

3. 线虫感染

（1）肠道线虫病　国内外已广泛采用甲苯咪唑与阿苯达唑治疗蛔虫、钩虫、鞭虫,蛲虫与粪类圆线虫感染。治疗蛲虫与蛔虫感染的疗效最好,用法:甲苯咪唑 200 mg,阿苯达唑 400 mg,一次顿服即可奏效。治疗钩虫疗效次之,采用上述剂量,需连服 2~3 d。治疗鞭虫与粪类圆线虫感染的疗效较差,疗程需 3 d 以上。此外,这两种药对美洲钩虫的驱除效果优于噻嘧啶,对寄生在组织内发育阻滞的钩虫幼虫及移行期幼虫的杀虫作用较差。

（2）旋毛虫病　阿苯达唑治疗旋毛虫病的效果优于甲苯咪唑,剂量采用每日 15~20 mg/kg 或 24 mg/kg,3 次分服,疗程为 7~10 d。少数患者于服药后第 2~3 天体温升高,反应加重,系因虫体死亡崩解的异性蛋白质反应所致。

（3）丝虫病　目前治疗淋巴丝虫病的药物仍以乙胺嗪(海群生)为首选。剂量为每日 0.6 g,3 次分服,10 d 为一个疗程,以两个疗程为宜。替代药物为伊维菌素。与乙胺嗪相比,伊维菌素具不良反应少和一次口服的优点,用药后可迅速清除血中微丝蚴,但持续时间较短,对成虫无杀灭作用。推荐剂量为 100~200 μg/kg。顿服,3~6 个月重复给药一次。对盘尾丝虫病,伊维菌素用法为 150 μg/kg,顿服,6~12 个月重复给药一次。对罗阿丝虫病,伊维菌素剂量为 200 μg/kg,顿服,可使患者血微丝蚴迅速下降并可维持 28 d。

（吴忠道　汪雪兰）

数字课程学习……

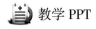教学 PPT　　　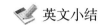英文小结　　　思考题　　　自测题

主要参考文献

英汉名词对照

读者意见反馈

为收集对教材的意见建议，进一步完善教材编写并做好服务工作，读者可将对本教材的意见建议通过如下渠道反馈至我社。

咨询电话　400-810-0598

反馈邮箱　gjdzfwb@pub.hep.cn

通信地址　北京市朝阳区惠新东街4号富盛大厦1座
　　　　　高等教育出版社总编辑办公室

邮政编码　100029

防伪查询说明

用户购书后刮开封底防伪涂层，使用手机微信等软件扫描二维码，会跳转至防伪查询网页，获得所购图书详细信息。

防伪客服电话　（010）58582300

彩　图

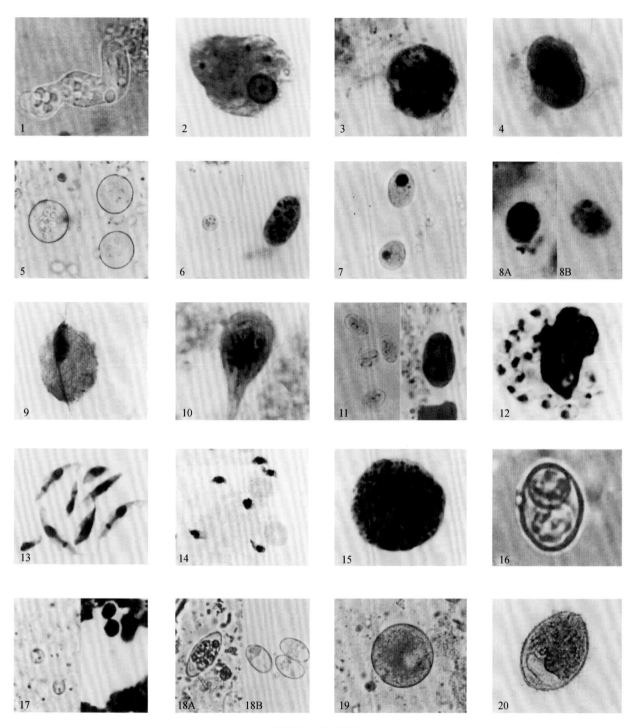

彩图Ⅰ　原虫形态

1. 溶组织内阿米巴活滋养体　2. 溶组织内阿米巴滋养体　3. 溶组织内阿米巴成熟包囊　4. 结肠内阿米巴滋养体　5. 结肠内阿米巴成熟包囊　6. 微小内蜒阿米巴包囊　7. 布氏嗜碘阿米巴包囊　8A. 哈氏内阿米巴四核成熟包囊　8B. 脆弱双核阿米巴滋养体　9. 阴道毛滴虫滋养体　10. 蓝氏贾弟鞭毛虫滋养体　11. 蓝氏贾弟鞭毛虫包囊　12. 杜氏利什曼原虫无鞭毛体　13. 杜氏利什曼原虫前鞭毛体　14. 刚地弓形虫速殖子　15. 刚地弓形虫包囊　16. 刚地弓形虫卵囊　17. 小隐孢子虫卵囊　18A. 贝氏等孢球虫卵囊　18B. 肉孢子虫卵囊　19. 结肠小袋纤毛虫包囊　20. 结肠小袋纤毛虫滋养体

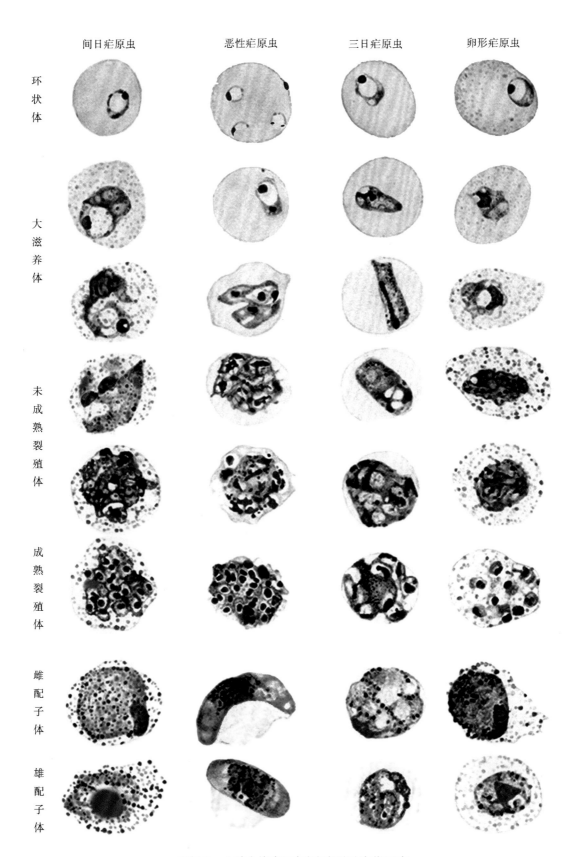

| | 间日疟原虫 | 恶性疟原虫 | 三日疟原虫 | 卵形疟原虫 |

环状体

大滋养体

未成熟裂殖体

成熟裂殖体

雌配子体

雄配子体

彩图Ⅱ　4种人体疟原虫在红细胞内各期形态

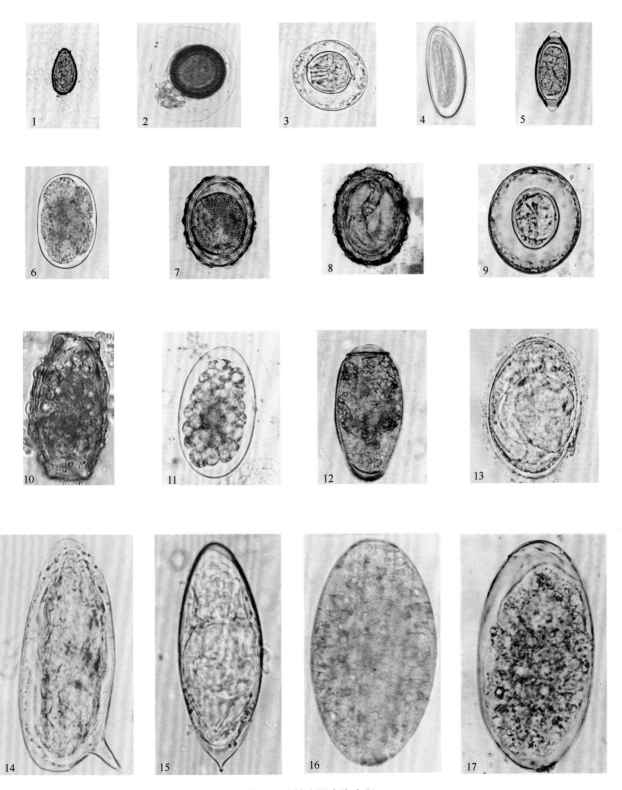

彩图 III　人体主要寄生虫卵
（按比例从小到大排列）

1. 华支睾吸虫卵　2. 完整的带绦虫卵　3. 微小膜壳绦虫卵　4. 蠕形住肠线虫卵　5. 毛首鞭形线虫卵　6. 钩虫卵　7. 受精蛔虫卵　8. 感染期蛔虫卵　9. 缩小膜壳绦虫卵　10. 未受精蛔虫卵　11. 毛圆线虫卵　12. 卫氏并殖吸虫卵　13. 日本血吸虫卵　14. 曼氏血吸虫卵　15. 埃及血吸虫卵　16. 布氏姜片吸虫卵　17. 肝片吸虫卵